专科医师规范化培训创新融合教材

专科技能培训教程

眼科学分册

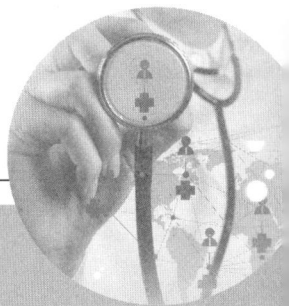

主　编　夏晓波　江　冰

副主编　熊思齐　宋伟涛　刘　萍　姜文敏　邓志宏

编　者（按姓氏笔画排序）

王　华　王　沙　王万鹏　毛俊峰　文　丹　邓志宏
刘　可　刘　萍　江　冰　李　芸　吴小影　何　彦
邹　晶　宋伟涛　张莉薇　陈　露　易军晖　周　霞
郑　巍　姜文敏　姜志伟　夏晓波　陶　慧　蒋　剑
谭　佳　熊思齐　魏　为　魏　欣

秘　书　郑　巍

人民卫生出版社
·北京·

图书在版编目（CIP）数据

专科技能培训教程．眼科学分册 / 夏晓波，江冰主编．—北京：人民卫生出版社，2023.8
ISBN 978-7-117-34016-8

Ⅰ.①专⋯ Ⅱ.①夏⋯②江⋯ Ⅲ.①眼科学 —技术培训 —教材 Ⅳ.①R

中国版本图书馆 CIP 数据核字（2022）第 210893 号

人卫智网	www.ipmph.com	医学教育、学术、考试、健康，购书智慧智能综合服务平台
人卫官网	www.pmph.com	人卫官方资讯发布平台

专科技能培训教程
眼科学分册
Zhuanke Jineng Peixun Jiaocheng
Yankexue Fence

主　　编：夏晓波　江　冰
出版发行：人民卫生出版社（中继线 010-59780011）
地　　址：北京市朝阳区潘家园南里 19 号
邮　　编：100021
E - mail：pmph @ pmph.com
购书热线：010-59787592　010-59787584　010-65264830
印　　刷：河北新华第一印刷有限责任公司
经　　销：新华书店
开　　本：787 × 1092　1/16　印张：25　插页：4
字　　数：608 千字
版　　次：2023 年 8 月第 1 版
印　　次：2023 年 9 月第 1 次印刷
标准书号：ISBN 978-7-117-34016-8
定　　价：86.00 元

打击盗版举报电话：010-59787491　E-mail：WQ @ pmph.com
质量问题联系电话：010-59787234　E-mail：zhiliang @ pmph.com
数字融合服务电话：4001118166　E-mail：zengzhi @ pmph.com

丛书前言

2020 年国务院办公厅《关于加快医学教育创新发展的指导意见》明确提出要"深化住院医师培训和继续医学教育改革"。临床医师在完成住院医师规范化培训后,需要进一步完成专科医师规范化培训,才能成为可独立从事某一专科临床医疗工作的专科医师。而专科技能作为临床实践能力的一环,在专科医师规范化培训及医护人员的继续医学教育中尤为重要。

中南大学湘雅医学院是久负盛名的老校,创办于 1914 年,是我国第一所中外合办的医学院,具备医学本科生、研究生、进修生、住院医师规范化培训等完整的学位教育和继续教育教学体系。中南大学湘雅医学院素来治学严谨,坚持把培养具有扎实的临床实践能力和高尚的职业精神作为教学的根本任务;各附属医院历来重视住院医师规范化培训,尤其在专科医师规范化培训上投入大量的人力和物力,培养了一大批专科高端人才,积累了丰富的专科培训经验。

目前尚无一套涵盖临床医学各专科的专科技能培训教材,为了更好地帮助医护人员提高专科技能操作水平,中南大学湘雅医学院召集各附属医院的临床专科教师,讨论需要撰写的专科技能培训项目和内容,编写了这套《专科技能培训教程》系列教材。

《专科技能培训教程》系列教材涵盖范围广、系统性强,综合了各专科的临床技能培训内容。丛书包括临床各专科和护理共 12 分册,是一套系统的临床专科技能培训教材。内容不但包括常见的各专科技能操作的规范流程、评估标准及操作易犯错误分析,还列出了目前常用的训练方法和相关知识测试题。每一个分册均附有操作视频等数字化资源,生动直观地将专科技能操作全方位多角度展示给学员,让学员有更加身临其境的感受。

本丛书汇聚了湘雅医学院各附属医院临床专家的智慧,紧跟各专科新技术的前沿,对提高各专科医师的专业技能水平有很大的帮助。适用于住院医师及专科医师规范化培训,亦可以用作高等医学院校的专科技能教学的指导用书。

本套丛书由于首次编写,难免有遗漏或错误之处,敬请读者及同仁不吝赐教,予以斧正,以资完善。

陈 翔 吴 静 陈俊香
2022 年 4 月

前　言

百年大计，教育为本。随着我国全面建设社会主义现代化强国新征程，党和国家的发展对高等教育的需要、对科学知识和优秀人才的需要更为迫切。为了推进新医科、新工科、新农科、新文科建设，需要建立培养一流人才和产出一流学术成果，创新体系，为国家、为民族、为人民培养全面发展的优秀人才。

眼科学是研究人类视觉器官疾病发生、发展及防治的专门学科，近年来伴随基础医学和临床医学的快速发展，眼科领域的诊断与治疗方法也随之进步，取得了人类防盲治盲和眼健康的重要成绩。特别是眼球解剖学和生理学的发展，推动了无创眼内成像和疾病机制解析技术，进而实现了眼内手术的突破，并持续不断地沿着"微创"方向发展；生物学、光学等领域的重大发现及技术突破，推动了眼科临床重大诊断和治疗决策的更新迭代，新理论、新技术、新仪器广泛地应用于眼科学临床。

眼科临床专科技能培训是眼科学的重要组成部分，也是掌握眼科临床诊疗技术的重要教学过程。眼科的毕业后医学教育包括住院医师规范化培训和专科医师规范化培训两个阶段，前者注重基础理论和临床实践的基本认识和培训，后者则注重临床实践、临床诊疗技能的提高。根据国家进一步推进医学教育改革与发展的要求，力争未来几年内在全国范围逐渐建立完善的眼科毕业后医学教育体系，培养一批高素质的合格的眼科专科医师，从而满足人民群众日益增长的卫生服务需求，实现中国眼健康的战略目标。

眼科学诊疗技术纷繁复杂，且与光学、人工智能等不同学科领域之间的知识深度交叉融合。古人云"授之以鱼，不如授之以渔"，故为了促进眼科医师更好地开展临床实践，尽快熟悉和掌握专业知识及临床基本技能，推进和普及眼科学检查和治疗技术应用的科学化、标准化、规范化和现代化，全面提高我国眼科学的诊断和治疗水平，我们组织眼科专家编写了《专科技能培训教程——眼科学分册》。本书既整合了传统经典眼科检查和治疗方法，又紧跟眼科学发展前沿，在强调规范化培训的同时，又拓展专科医师的视野和临床思维能力，以期使读者达到不断学习、与时俱进的目的。

本教程共6章，从主观及客观的视功能检查开始，总结了屈光、眼外、眼肌及双眼视功能、眼前节和眼后节常用的检查和治疗方法，紧密贴合临床实际问题，涵盖学术前沿内容，强调"易学易用"。本书最大的特色是帮助眼科医师规范、快速地掌握临床实践技能，既可作为"基本理论、基础知识、基本技能"培训的指导性教材，又能展现现代眼科学的"新知识、新技术、新观念、新方法"。

　　本书的编写得到了全体编委的大力支持和通力合作,特别是一批青年专家学者参与了文稿的组织和校对工作,提供了大量的图片和影像资料。在此向所有关心、支持本书编写的专家同仁表示真诚的感谢!受限于时间和水平,书中错漏之处在所难免,真诚希望广大读者批评指正,提出宝贵的修改意见,以便再版时更趋完善。

夏晓波　江　冰

2022 年 6 月

目 录

第一章 视功能检查 ··· 1
　第一节 中心视力 ··· 1
　第二节 其他视功能 ··· 6
　　一、对比敏感度检查 ······································· 6
　　二、色觉检查 ··· 9
　　三、暗适应检查 ··· 12
　　四、立体视觉检查 ··· 15
　　五、视野检查 ··· 18
　　六、电生理检查 ··· 26

第二章 屈光、视觉功能检查及治疗 ······················· 33
　第一节 屈光检查 ··· 33
　　一、客观验光 ··· 33
　　二、主觉验光 ··· 37
　　三、电脑验光检查 ··· 42
　　四、角膜曲率计检查 ····································· 44
　　五、角膜地形图检查 ····································· 47
　　六、波前像差仪检查 ····································· 51
　第二节 调节集合功能检查 ······························· 53
　　一、调节功能检查 ··· 53
　　二、集合功能检查 ··· 57
　第三节 屈光不正的治疗 ··································· 59
　　一、框架眼镜验配 ··· 60
　　二、角膜接触镜验配 ····································· 66
　第四节 调节集合功能训练 ······························· 74
　　一、调节功能训练 ··· 74
　　二、集合功能训练 ··· 78

第三章 眼外检查及治疗 ··· 84
　第一节 眼睑常用检查 ··· 84
　　一、眼睑翻转法 ··· 84

二、眼睑参数测量 87

三、上睑下垂检查 92

四、重睑检查 97

五、下睑张力检查 101

六、眼外照相 104

第二节　眼睑常用治疗 109

一、睑板腺囊肿内激素注射 109

二、电解倒睫 112

三、眼睑的药物注射治疗 115

第三节　泪器常用检查 128

一、泪道冲洗 128

二、染料试验 132

三、泪道内镜检查 134

四、X 线泪道造影 136

五、泪道核素造影 139

六、磁共振泪道造影 141

第四节　泪器病常用治疗 144

一、泪点扩张 144

二、泪道探通 146

第五节　眼眶常用检查 150

一、眼球突出度测量 150

二、眶压检查 153

三、眼眶触诊 156

四、眼球搏动检查 158

五、眼眶杂音听诊 161

第六节　眼眶常用治疗 163

一、眼眶穿刺活检 163

二、眼眶注射治疗 168

第四章　斜弱视相关检查及治疗 174

第一节　斜弱视相关检查 174

一、眼动检查 174

二、眼位检查 182

三、感知觉检查 187

四、其他常用检查 192

第二节　斜弱视相关治疗 202

一、三棱镜验配 202

二、弱视治疗 206

第五章　眼前节检查及治疗 211

第一节　常规眼前节检查 211

一、裂隙灯显微镜检查 ·· 211

二、荧光素染色检查 ·· 215

三、泪膜稳定性检查 ·· 218

四、泪液分泌检查 ·· 221

五、前房深度检查 ·· 223

六、瞳孔检查 ·· 226

七、房角镜检查 ·· 230

八、眼压测量 ·· 235

九、离焦曲线检查 ·· 239

十、人工晶状体生物测量 ·· 242

第二节　特殊眼前节检查 ·· 246

一、眼前节照相 ·· 246

二、眼前节光学相干断层扫描检查 ·· 248

三、眼表活体共聚焦显微镜 ·· 252

四、印记细胞学检查 ·· 255

五、角膜内皮显微镜检查 ·· 258

六、角膜刮片 ·· 260

七、超声生物显微镜检查 ·· 263

八、角膜散光轴标记 ·· 269

九、青光眼诱发试验 ·· 273

第三节　眼前节疾病治疗 ·· 278

一、角膜异物取出术 ·· 278

二、角膜绷带镜治疗 ·· 282

三、干眼治疗 ·· 286

四、激光治疗 ·· 289

五、其他治疗 ·· 309

第六章　眼后节检查及治疗 ·· 321

第一节　常规眼底检查方法 ·· 321

一、直接检眼镜操作 ·· 321

二、双目间接检眼镜操作 ·· 323

三、前置镜操作 ·· 326

四、三面镜操作 ·· 329

五、常规眼底检查评估表 ·· 331

第二节　特殊眼底检查方法 ·· 332

一、眼底成像技术 ·· 332

二、眼底血管造影 ·· 339

三、眼部 A 型及 B 型超声检查 ··· 346

四、光学相干断层扫描检查 ·· 352

　　五、小儿眼底筛查：儿童数字化广域成像系统 ·· 359

　　六、青光眼视神经乳头检查 ·· 363

　　七、视网膜神经纤维层厚度检查 ·· 367

第三节　眼后节疾病治疗 ·· 370

　　一、眼底激光治疗 ·· 370

　　二、冷凝治疗 ·· 377

　　三、玻璃体腔注射治疗 ·· 381

　　四、球周及球后注射 ·· 385

第一章

视功能检查

第一节　中　心　视　力

(一) 概述

眼部功能检查分为主观检查和客观检查,其中视力检查是主观检查中最重要的手段。视力(visual acuity,VA)分为中心视力与周边视力(又称视野)。视力是分辨二维物体形状大小的能力。中心视力反映视网膜黄斑部中心凹处的视觉敏感度,是形觉的主要标志,分为远视力与近视力,一般用视力表来检测。

(二) 视力测定操作规范流程

1. 适应证

(1)需了解中心视力。

(2)患者能主动配合检查,全身情况稳定。

2. 禁忌证

(1)绝对禁忌证

1)处于休克、昏迷、脑卒中、精神异常及意识明显障碍等情形,全身状况不佳,无法坚持或配合检查。

2)严重心肺疾病如严重心律失常、心肌梗死活动期、重度心力衰竭、哮喘、呼吸衰竭不能维持站位或坐位者。

(2)相对禁忌证

1)主观上不能或不愿意配合。

2)外伤或合并其他疾病需平卧,无法久坐。

3)合并颅脑损伤、心肺腹等重要脏器损伤。

3. 操作前准备

1)患者的准备:①患者位于距远视力表 5m 处,取站位或坐位;②检查顺序为先右后左,可用手掌或遮眼板遮盖一眼,切勿压迫眼球;③消毒双手,完全干燥后用一侧手掌部完全遮盖一眼,注意不要从指缝中偷看,或用遮眼板完全遮盖住一眼;④如果患者有畏光、流泪等角膜刺激症状可以先在结膜囊滴表面麻醉药 1~2 次,闭目 5 分钟,待表面麻醉药起效后再测视力。

2）物品（器械）的准备：①远、近视力表；②有充足光线照明（灯箱内部照明或外部打光）的视力表。国际标准视力表远视力检查的初始距离为 5m，近视力检查的距离为 30cm。视力表 1.0 视标行与患者眼部等高；③清洁遮眼板（一人一换，用后消毒）、视标杆（长度 50cm 以上，头端涂黑）、手部消毒液、针孔板（或小孔镜）；④房间内的照明可调节（电灯开关、窗帘）；⑤卷尺（或地面标尺）、电筒、蜡烛、笔、纸；⑥棉签、表面麻醉滴眼液（备选）。

3）操作者的准备：①核对患者信息，包括患者姓名、性别、年龄、主诉；②确认患者是否已用散瞳药，如果已散瞳则加测小孔，如戴镜则加测戴镜视力并记录镜片度数；③明确患者有无视力测定的禁忌证；④告知患者配合检查的方法，用手指出视标缺口的方向；⑤如需表面麻醉药，则询问有无麻醉药物过敏史。

4. 操作步骤

（1）检查者用视标杆逐行指着视力表的视标，让患者用手指出该视标的缺口方向。

（2）患者已经散瞳或视力低于 1.0 时，须加小孔镜或针孔板检查。患者戴眼镜则先测裸眼视力，再加测戴镜视力，并记录镜片度数。

（3）如果在 5m 处不能识别 0.1 行的视标，则嘱患者向视力表走近，直到识别视标为止。

如患者在视力表 1m 处仍不能分辨 0.1 行的视标的方向，则检查指数（count finger，CF）。检查者伸出不同数目的手指，嘱患者说明手指数目，检查距离从 1m 开始，逐渐移近，记录能辨认指数的距离，如"指数 /30cm"。

如在眼前 5cm 处仍不能识别指数，则检查手动（hand motions，HM）。也从 1m 开始，在患者眼前摆动检查者的手，能识别者记为手动，并记录距离，如"手动 /20cm"。

如在眼前 5cm 仍不能识别手动，则检查光感（light perception，LP）。在暗室中用蜡烛或手电筒置于患者面前，一眼须严密遮盖。测试患者眼前是否有光感，记录"光感（LP）"或"无光感（NLP）"，并记录最远能正确判断光亮有无的距离（如"LP/50cm"）。光感从远到近进行测量，从 5m 一直测到眼前。对于光感大于 1m 者，还要检查光定位。嘱患者测试眼正视前方，不能摆头或转动眼球，遮盖对侧眼，检查者手持弥散光源站立于距患者 1m 处，于左上、左、左下、上、下、右上、右、右下随机变换光源位置，嘱患者指出光源所在位置，能正确指出光源方向则为阳性结果，定位错误或看不到光源为阴性结果，用"+"或"–"表示光源定位的"阳性"或"阴性"；在变换光源位置时用宽大遮光板挡住光源，以防患眼追随光源移动影响结果。视力低于 0.02 时要常规测光感、光定位。

（4）可用耶格近视力表（Jaeger 近视力表）或标准近视力表检查近视力。Jaeger 近视力表分 7 个等级，最小的视标为 J1，最大的视标为 J7。近视力测量宜在明亮光线下进行，患者眼部距离近视力表 30cm。检查者一手持电筒照明近视力表，另一手持笔用笔尖指出要辨认的视标，让患者指出视标的缺口方向，记录患者能分辨一半以上视标的最小行对应的数字，如 J3。如不能分辨最大的视标则记录为 J0。若患者在 30cm 处辨识视标困难，可让其自行调整距离，记录患者能辨识的最小视标行并在其后注明距离，示例：J6（40cm）、J1（20cm）。

（5）视力检查结果的记录：V_{OD} 裸眼视力 / 矫正视力、近视力；V_{OS} 裸眼视力 / 矫正视力、近视力。

（三）并发症及处理

一过性视力障碍：过度按压对侧眼球可出现一过性视物模糊、眩光，嘱患者闭目休息 5~10 分钟则自行缓解。预先提醒患者勿按压眼球。

（四）操作注意事项

1. 检查顺序为先右后左。

2. 用遮眼板或手掌完全遮盖对侧眼，但不要压迫眼球。

3. 戴镜患者先测裸眼视力，再测戴镜视力，并记录镜片度数。

4. 检查者耐心指导，态度亲切，语言柔和。

5. 患者视力不佳、向视力表走动时需有人搀扶，以防摔倒撞伤。

6. 患者有畏光、流泪、眼睑痉挛时可先予以结膜囊表面麻醉，棉签轻轻吸除泪水，眼睑开合自如后再测量视力。患者有眼部开放性创伤时注意勿压迫眼睑、眼球，以免加重眼部损伤或眼内容物脱出。

7. 检查过程中注意观察，防止被检者背诵视力表。

8. 检查完毕后告知患者检查结果并记录。

（五）相关知识

人眼能分辨出两点间最小距离的视角是 1 分（1′）角。视力是视角的倒数，视角为 1′ 时，则视力 =1/1′=1.0；如视角为 5′ 时，则视力为 1/5′=0.2。目前常用的是国际标准视力表及糖尿病视网膜病变早期治疗研究（early treatment diabetic retinopathy study，EDTRS）视力表。国际标准视力表上 1.0 行的 E 字符号，在 5m 处，每一笔画的宽度和笔画间隙的宽度各相当于 1′ 角。正确认清这一行，即具有 1.0 的视力。有些视力表不采用小数记录而是采用分数记录。其将视力表置于 6m 或 20ft（1ft=0.304 8m）处，将视力记录为 6/6、6/12、6/30、6/60 或 20/20、20/40、20/200 等，亦可换算成小数。除字母外，视力表的 E 字图形亦可用有缺口的环形符号、黑白相间的条纹和简单易识的图形代替。实际上，真正测量远方视力的距离是 5m 以上，因为 5m 以外的发散光线进入瞳孔时方可近似地视为平行光线。

视力计算公式为 $V=d/D$，V 为视力，d 为实际看见某视标的距离，D 为正常眼应当看见该视标的距离（例如：若患眼最远在 1m 处可分辨最大视标，该视标在正常眼为 50m 可见，则视力为 1/50=0.02，以此类推）。

对数视力表：有些视力表视标增进率与视角增进率不一致。如视标 0.1 行比 0.2 行大 1 倍，而视标 0.9 行比 1.0 行仅大 1/9。对数视力表，视标阶梯按视角递增，两行视标视角差异大小为 1.26，采用 5 分记录法。国外的最小分辨角对数表达（logarithm of minimal angle of resolution，LogMAR）视力表采用对数法进行视标等级的分级。美国糖尿病性视网膜病变早期治疗研究组采用的视力检查法是目前国外临床试验的标准方法，采用对数视力表，视标增率为 1.26，每隔 3 行视角增加 1 倍，如小数记录行 1.0、0.5、0.25、0.126。该视力表共 14 行，每行 5 个字母，检查距离 4m，识别 1 字为 1 分。全部识别为 100 分，相当于视力 2.0。如能正确读出 ≥20 个字母（视力>0.2 时），记分 +30 分；视力<0.2 时，1m 处检查，记分为 4m 时正确读出的字母数 + 在 1m 处正确读出的字母数，在 1m 处不正确读出字母记录：光感或无光感。

视标的种类：Snellen E 字形、英文字母或阿拉伯数字、Landolt 带缺口的环形视标、儿童用的简单图形视标。

另外，为避免检查者背诵或默记视力表，可选择转盘式、投影式、荧光屏式。适应流行病学调查需要，也可应用便携式视力表，视标级种类繁多，但存在标准化问题。

（六）中央视力测定评估表

见表 1-1-1。

表 1-1-1　视力检查评估表

项目	内容	是	否
操作前准备	核对患者信息,包括患者姓名、性别、年龄、主诉		
	介绍自己即将要进行的检查,取得合作		
	询问及评估患者一般情况		
	评估患者能否配合检查		
	明确患者有无视力检查禁忌证		
	询问患者是否滴散瞳药		
	询问患者是否戴镜、是否随身携带眼镜及镜片度数		
	检查相关设备正常,包括视力表灯箱、电筒、窗帘;清洁遮眼板、手部消毒液、视标杆、纸、笔等准备妥当		
	远视力检查的距离为 5m,近视力检查的距离为 30cm,视力表的 1.0 所在行的高度与患者眼等高		
操作过程	嘱患者位于距离远视力表 5m 处(坐位、站位均可),用遮眼板或手掌严密遮盖一只眼,不要压迫眼球		
	向患者解释如何表示医师指示杆所指视标的缺口方向		
	检查者手执视标杆(顶端涂黑)位于视力表前,用视标杆从上至下逐行指着视力表的视标,让患者说出或者用手指出视标的缺口方向		
	找出受试者的最佳辨认行,一行能辨识出一半以上的视标则可记录该行数值。先检查右眼,后检查左眼		
	如果在 5m 处不能识别 0.1 行的视标,则嘱患者向视力表走近,直到可识别最大视标。测量患者与视力表之间距离,按照公式 $V=d/D$ 计算出患者的视力		
	如走到视力表 1m 处仍不能识别 0.1 行的视标,则检查指数(CF),记录能辨认手指数目的最远距离。格式:指数 / 距离、CF/ 距离		
	如在眼前 5cm 处仍不能识别指数,则检查手动(HM),记录能分辨手动与不动的最远距离。格式:手动 / 距离、HM/ 距离		
	如在眼前 5cm 仍不能识别手动,则在暗室条件下测光感(LP)。格式:光感 / 距离、LP/ 距离;光源移到眼前时仍无光感则记录无光感(NLP)		
	光感>1m,测光源定位,用"+"或"–"表示九方位光源定位的"阳性"或"阴性"		
	视力低于 0.02 时要常规测光感、光定位		
	患者须加小孔镜或针孔板检查时在测得视力后注明"(小孔)";患者戴眼镜应先测裸眼视力再测戴镜视力,记录视力与镜片度数		
	遮盖一眼后发现患者视力差,行动不便,检查中要随时注意患者情况并提醒、帮助、安抚		
操作后处置	向患者简要介绍检查结果		
	告知患者所需可能的进一步检查		

（七）常见操作错误及分析

1. 眼别记录错误　主要是左右眼写错,要养成先右后左的检查以及记录习惯。

2. 项目缺失　主要是检查不够详细,如只检查远视力不检查近视力,或视力低于0.02时未测光感、光定位。

（八）目前常用训练方法简介

可通过同学之间相互练习进行训练,也可以老师设定低视力值让标准化病人扮演,接受检查。

（九）婴幼儿视力检查

婴幼儿难以合作,检查视力应结合行为。可测试一眼对光源或玩具等的注视,追随运动以及交替遮眼反应,如遮盖患儿一侧眼时,其表现如常,遮盖另一眼时则表现拒绝,试图避开遮盖,则表明拒绝遮盖一侧视力较对侧良好。

客观检查婴幼儿视功能还可利用视动性眼震和优选注视法(prefer looking)。"优选注视法"是应用两个图形为均匀灰色图像和黑白相间的条纹图像同时出现在受检者前方两侧,如受检儿童能看清条纹,就可能更多地注视条纹图像而很少注视灰色图像:如视力差,则只对低空间频率条纹图像有反应,对高空间频率条纹图像无兴趣;如视力较好,则对高空间频率条纹图像也可能有兴趣。这样,根据是否有优先注视条纹图像的反应,判断婴幼儿的视力,也可在婴儿建立起视标形状(或食品)认识的能力后,通过其行为表定量测量不会指视标者的视力。

（十）相关知识测试题

1. 需要常规测光感、光定位的情况是
   A. 视力低于0.3　　　　　B. 视力低于0.1　　　　　C. 视力低于0.05
   D. 视力低于0.02　　　　　E. 视力低于0.01

2. 患者车祸伤以后眼睑裂伤伴有头晕、视物模糊、恶心、呕吐,首先做的检查是
   A. 远视力　　　　　B. 近视力　　　　　C. 头部CT
   D. 光感、光定位　　　　　E. 眼压

3. 患者腰部手术,全身麻醉术后眼部异物感半小时。若你是眼科会诊医师,首先应做的检查是
   A. 站位测远视力　　　　　B. 坐位测远视力　　　　　C. 坐位测近视力
   D. 卧位测指数　　　　　E. 卧位测远视力

4. 国际标准视力表的测量距离
   A. 1m　　　　　B. 2m　　　　　C. 3m
   D. 4m　　　　　E. 5m

5. 患者距离视力表3m处能看清0.1的视标,其视力为
   A. 0.3　　　　　B. 0.1　　　　　C. 0.03
   D. 0.06　　　　　E. 0.02

参考答案:1. D;2. C;3. D;4. E;5. D。

（刘　萍）

第二节　其他视功能

一、对比敏感度检查

(一) 概述

视力表所测得的视力反映的是黄斑在高对比度情况下分辨微小目标(高空间频率)的能力。但物像的明暗对比并非都如此强烈。对比敏感度(contrast sensitivity,CS)是指测试在不同明暗对比的情况下,人眼对不同空间频率的正弦光栅视标的识别能力。人眼所能识别的最小对比度,称为对比敏感度阈值。阈值越低则视觉系统越敏感。某些疾病视力检查仍在正常范围,而对比敏感度检查可出现异常。因而检查对比敏感度有助于早期发现及监测相关的视觉异常,其高度敏感性是其他许多检查所不具有的优势,但它的低特异性决定了在临床尚需与其他检查相结合。

(二) 对比敏感度检查操作规范流程

1. 适应证

(1)怀疑视力异常,需了解对比敏感度。

(2)需了解角膜屈光性手术后或角膜接触镜配戴后的视觉表现。

(3)患者能主动配合检查,全身情况稳定。

2. 禁忌证

(1)绝对禁忌证

处于休克、昏迷、精神异常、意识障碍、严重心肺疾病等状态,全身状况不佳,无法坚持或配合检查者。

(2)相对禁忌证

1)不能配合或全身情况不适宜检查者。

2)眼部急性炎症者。

3)矫正视力<0.2 者。

3. 操作前准备

(1)患者的准备:充分休息双眼,矫正屈光不正。

(2)物品(器械)的准备

1)对比敏感度测试卡检查:对比敏感度测试卡、遮盖板。

2)计算机系统检测:TAKAGI-CGT-1000 型自动眩光对比敏感度检查仪、计算机。

(3)操作者的准备

1)核对患者信息,包括患者姓名、性别、年龄、主诉。

2)询问眼部疾病史。

3)向患者交代检查过程、注意事项及必要性。

4)明确患者有无屈光不正。

4. 操作步骤

(1)对比敏感度测试卡检查

1)操作前确认周围环境宽敞明亮,光线充足且为自然弥散光。

2）远处检查患者距离测试卡 3m 左右,近处检查患者距离测试卡 0.4m 左右,用遮盖板遮住对侧眼。

3）嘱患者从左往右、从上往下尽力描述光栅方向。

4）检查从高亮度到低亮度,必要时最后再进行眩光敏感度测试。

5）同法检查对侧眼。

6）记录检查结果,并进行对比敏感度曲线评价。

（2）计算机系统检测

1）操作前调试好自动眩光对比敏感度检查仪以及计算机系统。

2）嘱患者将额头置于额板上,双眼平视仪器目镜。

3）嘱患者从左往右、从上往下尽力描述光栅方向。

4）检查从高亮度到低亮度,必要时最后再进行眩光敏感度测试。

5）同法检查对侧眼。

6）记录检查结果,并进行对比敏感度曲线评价。

（三）并发症及处理

为无创性检查,无并发症发生。

（四）操作注意事项

1. 检查者需配戴习惯的屈光矫正眼镜。

2. 一般建议先检查右眼再检查左眼,从高亮度（明视 $85cd/m^2$）到低亮度（暗视 $3cd/m^2$）,最后再进行眩光敏感度测试。

（五）相关知识

对比敏感度检查最初曾多用 Arden 光栅图表进行检查,方法简便,适用于普查,但不够精确。现多用对比敏感度测试卡（functional acuity contrast test chart,FACT 卡）以及计算机系统检测（如 TAKAGI-CGT-1000 型自动眩光对比敏感度检查仪）。检查时将不同空间频率作为横坐标,将条纹与空白之间的亮度作为纵坐标,即将视角与对比度结合起来,测定对各种不同空间频率的图形人眼所能分辨的对比度,得出敏感度函数。

空间频率是指每度视角所含条栅的数目（周数）,单位为周/度。对比敏感度由黑色条栅与白色间隔的亮度来决定。以不同视角对应的不同的空间频率作为横坐标,条栅与空白之间亮度的对比度作为纵坐标,可绘制出对比敏感度函数曲线。正常人,此函数似倒“U”形。其低频区反映视觉对比度情况,中频区反映视觉对比度和中心视力综合情况,高频区反映视敏度。因此检查对比敏感度有助于早期发现空间频率（周/度）及监测某些与视觉有关的眼病。

（六）对比敏感度检查评估表

见表 1-2-1。

（七）常见操作错误及分析

1. 对比敏感度检查适应证把握不清。

2. 检查前未矫正患者屈光不正。

（八）目前常用训练方法简介

可通过同学之间相互练习进行训练。

表 1-2-1　对比敏感度检查评估表

项目	内容	是	否
操作前准备	核对患者信息,包括患者姓名、性别、年龄、主诉		
	询问患者有无眼部疾病史		
	询问并矫正患者的屈光不正		
	确认周围环境设置及光照符合检查要求		
	准备好所需设备:对比敏感度测试卡、遮盖板或 TAKAGI-CGT-1000 型自动眩光对比敏感度检查仪、计算机		
操作过程	患者测试眼准备:远处检查距离测试卡 3m,近处检查距离测试卡 0.4m(测试卡法);或将额头置于额板上,双眼平视自动检查仪目镜(检查仪法);遮盖对侧眼		
	嘱患者从左往右、从上往下描述光栅方向		
	从高亮度到低亮度检查,必要时更换检查方法复核		
	同法检查对侧眼		
操作后处置	记录检查结果,并进行对比敏感度曲线评价		
	向患者简要介绍检查情况		

(九) 相关知识测试题(选择题)

1. 病理性近视可能出现
   A. 对比敏感度下降　　　　　B. 生理盲点扩大　　　　　C. 周边视野异常
   D. 视网膜电图异常　　　　　E. 以上均有可能出现

2. 主观视功能的检测**不包括**
   A. 色觉　　　　　　　　　　B. 对比敏感度　　　　　　C. 视觉诱发电位
   D. 暗适应　　　　　　　　　E. 视野

3. 对比敏感度检查的方法有(多选)
   A. FACT 卡
   B. Farnsworth-Munsell 100-Hue 试验法
   C. TAKAGI-CGT-1000 型自动眩光对比敏感度检查仪
   D. Panel D-15 检查法
   E. Arden 光栅图

4. 对比敏感度反映的是
   A. 不同物体的远近关系　　　　　　　B. 二维物体的形状、位置
   C. 高对比度时的分辨能力　　　　　　D. 空间、明暗对比二维频率的形觉功能
   E. 视杆细胞的功能状态

5. 视觉系统对所视物体与其背景的亮度差的辨别能力称为
   A. 光适应　　　　　　　　　B. 暗适应　　　　　　　　C. 对比敏感度
   D. 可见度　　　　　　　　　E. 亮度

参考答案:1. E;2. C;3. ACE;4. D;5. C。

(李 芸　蔡瑜婷)

二、色觉检查

(一) 概述

正常色觉者的三种光敏色素数量及比例均正常,称三色视。三种光敏色素以异常的数量进行配比导致的异常三色视称为色弱,其中红色弱需要更多的红色,绿色弱需要更多的绿色,而蓝色弱则需要更多的蓝色进行配比。只有两种光敏色素正常者,称为双色视;红敏色素缺失者为红色盲,绿敏色素缺失者为绿色盲,蓝敏色素缺失者为蓝色盲。绝大多数先天性色觉缺陷疾病为性染色体连锁隐性遗传,异常三色视者和双色视者一般不合并视力丧失。而仅存一种光敏色素者称单色视,又称全色盲,患者不能辨认颜色,同时伴有低视力、眼球震颤等,属常染色体隐性遗传性疾病。色觉检查属主觉检查,有以下几种方法:

1. 假同色图　也称色盲本。在同一副色彩图中,既有相同亮度不同颜色的斑点组成的图形或数字,也有不同亮度相同颜色斑点组成的图形或数字。正常人以颜色来辨认,色盲者只能以明暗来判断。

2. 色彩试验及 D-15 色盘试验　嘱患者按色调将有色棋子依次排列,根据其排列顺序正常与否来判断有无色觉障碍及其性质、程度。

3. 色盲检查镜(anomaloscope)　利用红光与绿光适当混合形成黄光的原理,根据受试者调配红光与绿光的比例是否合适,判断其有无色觉障碍及其性质、程度。

(二) 色觉检查操作规范流程

1. 适应证

(1)怀疑色觉异常者,如色盲、色弱等。

(2)因各种原因需要健康体检者,如考驾驶证、高考等。

2. 禁忌证

(1)绝对禁忌证:无。

(2)相对禁忌证

1)不能配合或全身情况不适宜检查者。

2)眼部急性炎症者。

3)屈光介质不清晰影响判断者。

3. 操作前准备

(1)患者的准备:充分休息双眼,矫正屈光不正,避免配戴有色眼镜以及有色角膜接触镜。

(2)物品(器械)的准备

1)假同色图检查:假同色图,遮盖板。

2)色相排列法检查:FM-100 色盘或 D-15 色盘,遮盖板,计算机评分系统。

3)色盲检查镜检查:色盲检查镜,遮盖板。

(3)操作者的准备

1)核对患者信息,包括患者姓名、性别、年龄、主诉。

2)向患者交代检查过程、注意事项及必要性。

3)确认周围环境宽敞明亮,光线充足且为自然弥散光。

4)询问有无家族遗传史。

5) 明确患者有无屈光不正。

4. 操作步骤

(1) 假同色图检查

1) 操作前确认周围环境宽敞明亮,光线充足且为自然弥散光。

2) 患者距离假同色图 0.5m 左右,用遮盖板遮住一侧眼睛。

3) 判读时间不超过 5 秒。

4) 阅读示教图,判断患者能否进行色觉检查。

5) 阅读检查图,判断患者有无色觉异常。

6) 阅读鉴别图,判断患者色觉异常种类。

7) 同法检查对侧眼。

(2) 色相排列法检查

1) 操作前确认光源箱为标准光源,照射角度为 90°。

2) 嘱患者以 60° 观测,用遮盖板遮住一侧眼睛。

3) 嘱患者将有色棋子按颜色相近程度依次进行排列。

4) 对时间没有严格限制,尽量不超过 2 分钟,直至患者感觉满意为止。

5) 同法检查对侧眼。

6) 记录检查结果,进行评分。

(3) 色盲检查镜检查

1) 嘱患者明适应 5 分钟。

2) 嘱患者平视色盲检查镜目镜,用遮盖板遮住一侧眼睛。

3) 嘱患者调节旋钮,直至觉得上方红绿部混合色与下方标准黄色颜色一致。

4) 重复 3 遍,每次间隔时进行明适应 10 秒。

5) 同法检查对侧眼。

6) 记录检查结果,进行评分。

(三) 并发症及处理

为无创性检查,无并发症发生。

(四) 操作注意事项

1. 检查者需配戴习惯的屈光矫正眼镜。

2. 检查应在充足的自然光线下进行,若使用室内照明,需尽量保持照明光线的色温接近自然光。

3. 双眼分别检查,确保未检眼遮盖严密且不压迫眼球。

4. 示教图不计入检查结果。

(五) 相关知识

色觉分子遗传学已证实人类的三原色感觉是由视锥细胞内的光敏色素决定。含红敏、绿敏、蓝敏色素视锥细胞,分别对波长 570nm、540nm、440nm 的光波最敏感。正常人视觉器官能辨别波长 380~760nm 的可见光(<380nm 为紫外光, >760nm 为红外光),由紫、蓝、青、绿、黄、橙、红七色组成。视锥细胞接受颜色及亮度的刺激,而视杆细胞无色觉,仅接受亮度的刺激,当照明度降低时,光波由波长长的红色向波长短的蓝色部分移去,色觉也由于照明降低首先失去红色,直至最后也无法辨认蓝色。

人眼红敏色素和绿敏色素的视蛋白基因位于 X 染色体的长臂上,蓝敏色素的视蛋白基因位于第 7 对染色体上。常见的色觉障碍是一种性染色体连锁遗传的先天异常,也可发生于某些视神经、视网膜疾病,后者称为获得性色盲。色盲有红色盲、绿色盲、全色盲等不同种类,最常见者为红绿色盲。

(六) 色觉检查评估表

见表 1-2-2。

表 1-2-2 色觉检查评估表

项目	内容	是	否
操作前准备	核对患者信息,包括患者姓名、性别、年龄、主诉		
	询问患者有无家族遗传史		
	询问并矫正患者的屈光不正,避免配戴有色眼镜及有色角膜接触镜		
	确认周围环境宽敞明亮,照明光源符合检查要求		
	准备检查所需用具:遮盖板;假同色图,或色盲检查镜,或 FM-100/D-15 色盘、计算机评分系统		
操作过程	正确向患者解释检查操作过程		
	测试眼准备:遮盖板遮住一侧眼睛。假同色图法嘱患者距图 0.5m 左右观察,色相排列法患者以 60° 观测,色盲检查镜法嘱患者平视目镜		
	检查操作:假同色图法需嘱患者判读图形数字,每次不超过 5 秒;色相排列法嘱患者将棋子按颜色依次排列,时间无须严格限制,尽量不超过 2 分钟;色盲检查镜检查嘱患者明适应 5 分钟后调节旋钮,至感觉上方红绿部混合色与下方标准黄色颜色一致,重复 3 遍,每次间隔时进行明适应 10 秒		
	同法检查对侧眼		
操作后处置	记录检查结果		
	向患者简要介绍检查情况		

(七) 常见操作错误及分析

1. 检查前未矫正患者屈光不正。
2. 患者配戴有色眼镜 / 有色角膜接触镜影响检查结果。

(八) 目前常用训练方法简介

可通过同学之间相互练习进行训练。

(九) 相关知识测试题(选择题)

1. 色光三原色包括

   A. 红、黄、蓝　　　　　　B. 红、绿、黄　　　　　　C. 黄、蓝、绿

   D. 红、绿、蓝　　　　　　E. 红、白、黄

2. 色觉检查中**错误**的是

   A. 需在自然光线下检查

   B. 双眼分别检查

   C. 假同色图法检查时每张图阅读时间不超过 5 秒

  D. 屈光不正者需矫正视力后检查

  E. 所有假同色图阅读结果均计入检查结果

3. 色觉检查的方法有(多选)

  A. 假同色图　　　　　　B. 色彩试验　　　　　　C. D-15 色盘试验

  D. 色盲镜　　　　　　　E. 彩色毛线束试验

4. 下列有关色觉异常的说法正确的是

  A. 光敏色素以异常的数量进行比配即为色盲

  B. 红敏色素缺失者为红色盲

  C. 红敏色素缺失者为绿色盲

  D. 绿敏色素缺失者为蓝色盲

  E. 全色盲为所有光敏色素均不存在者

5. 下列不是必须进行色觉检查的职业是

  A. 公务员　　　　　　　B. 公交司机　　　　　　C. 医师

  D. 空军　　　　　　　　E. 美术老师

参考答案:1. D;2. E;3. ABCDE;4. B;5. A。

(李 芸　蔡瑜婷)

三、暗适应检查

(一) 概述

  暗适应检查可以反映光觉的敏锐度是否正常,对夜盲这一主观症状进行量化评价。正常人最初 5 分钟的光敏感度提高很快,以后渐慢,8~15 分钟时提高又加快,15 分钟后又减慢,直到 50 分钟左右达到稳定的高峰。在 5~8 分钟处的暗适应曲线上可见转折点(锥杆转折点),代表视锥细胞暗适应过程的终止,此后完全是视杆细胞的暗适应过程。检查暗适应的方法有:

  1. 对比法　被检者与暗适应正常的检查者同时进入暗室,分别记录在暗室内能辨别出周围物体所需的时间,如被检者的时间明显延长,即表示其暗适应能力差。

  2. 暗适应计　常用的有 Hartinger 计、Goldmam-Weele 半球形暗适应计、Friedmann 暗适应计等,一般结构分为可调光强度的照明装置及记录系统。通常在 5~15 分钟的明适应后再做 30 分钟的暗适应测定,将各测定点连接绘图即可得到暗适应曲线。

(二) 暗适应检查操作规范流程

  1. 适应证

  (1)怀疑暗适应异常者。

  (2)因各种原因需要健康体检者。

  2. 禁忌证

  (1)绝对禁忌证:无。

  (2)相对禁忌证

  1)不能配合或全身情况不适宜检查者。

  2)对于黑暗、幽闭空间极度恐惧者。

  3)可能诱发急性闭角型青光眼者。

4）屈光介质不清晰影响判断者。

3. 操作前准备

(1)患者的准备：矫正屈光不正，避免配戴有色眼镜及有色角膜接触镜。

(2)物品(器械)的准备

1)对比法：夜光表或照度极弱的视力表，计时器。

2)暗适应计法：暗适应计，照明强度可变的手电筒。

(3)操作者的准备

1)核对患者信息，包括患者姓名、性别、年龄、主诉。

2)向患者交代检查过程、注意事项及必要性。

3)询问受检者眼部疾病史。

4. 操作步骤

(1)对比法

1)检查者(暗适应正常)和被检查者在相同的明适应条件下同时进入暗室。

2)观察夜光表或照度极弱的视力表。

3)记录检查者与被检查者看清夜光表或视力表最大字体所需的时间。

4)对比检查结果，检查结束。

(2)暗适应计法

1)进行 Goldmam-Weele 半球形暗适应计照光强度校准。

2)嘱患者进行 5~15 分钟的明适应。

3)每次测试前，嘱被测者先在暗室内停留 30 分钟。

4)在绝对暗室中注视一照明强度可变的目标，作为刺激视网膜的标准，每经过一定时间测定其恰好能看到该目标时的照明强度，将暗适应时间作横坐标，照明强度的对数值作纵坐标，即可得出一条暗适应曲线。

5)重复 2 次以上，每次间隔不得少于 24 小时。

(三)并发症及处理

可能诱发急性闭角型青光眼发作，需检查前明确前房及房角有无解剖高危因素，一旦出现按急性闭角型青光眼处理。

(四)操作注意事项

1. 确保暗室绝对不漏光。

2. 暗适应计使用前需进行照光强度校准。

(五)相关知识

暗适应是低亮度环境下对光觉感受性缓慢提高的过程。暗适应检查不仅用于眼科疾病的诊断，还广泛应用于实验心理学，如分析引起感受性提高的适应过程的实质和规律、劳动心理学中工作场地照明问题以及交通心理学驾驶员的适应速度问题等。

(六)暗适应检查评估表

见表 1-2-3。

(七)常见操作错误及分析

各种暗适应计的注视点、刺激步骤及记录方法各不相同，使用时必须严格按照各说明书进行。

表 1-2-3　暗适应检查评估表

项目	内容	是	否
操作前准备	核对患者信息,包括患者姓名、性别、年龄、主诉		
	询问受检者眼部疾病史		
	询问患者有无屈光不正		
	向患者交代检查过程、注意事项及必要性		
	准备用物:夜光表 / 照度极弱的视力表、计时器;或暗适应计、照明强度可变的手电筒		
操作过程	矫正屈光不正,避免配戴有色眼镜及有色角膜接触镜		
	对比法:检查者和被检查者在相同的明适应条件下同时进入暗室,观察夜光表或照度极弱的视力表,分别记录检查者与被检者看清夜光表或视力表最大字体所需的时间		
	暗适应计法:暗适应计进行照光强度校准后,对患者进行 5~15 分钟明适应,再进入暗室内停留 30 分钟,在绝对暗室中注视一照明强度可变的目标,测定被检者恰好能看到该目标时的照明强度和经过时间,将暗适应时间作横坐标,照明强度的对数值作纵坐标,即可得出暗适应曲线;重复 2 次以上,间隔时间不得少于 24 小时		
操作后处置	记录并对比检查结果		
	向患者简要介绍检查情况		

(八) 目前常用训练方法简介

可通过同学之间相互练习进行训练。

(九) 相关知识测试题(选择题)

1. 有关暗适应说法**错误**的是

　　A. 正常人最初 5 分钟的光敏感度提高很快

　　B. 正常人的光敏感度在 50 分钟左右达到稳定的高峰

　　C. 在 5~8 分钟处的暗适应曲线上可见转折点

　　D. 视杆细胞暗适应过程终止后,完全是视锥细胞的暗适应过程

　　E. 暗适应曲线上的转折点代表视锥细胞暗适应过程的终止

2. 暗适应计包括(多选)

　　A. Hartinger 计　　　　　B. Friedmann 计　　　　　C. Goldmann 计

　　D. Octopus 计　　　　　　E. Goldmam-Weele 计

3. 下列为暗适应检查适应证的是(多选)

　　A. 夜盲　　　　　　　　　B. 视网膜色素变性　　　　C. 驾驶员

　　D. 飞机飞行员　　　　　　E. 缺乏维生素 A 者

4. 有关暗适应检查**错误**的是

　　A. 对比法中检查者的暗适应需正常

　　B. 暗适应较明适应慢

　　C. 暗适应计法中被检查者需要进行明适应和暗适应

D. 暗适应法测量一次即可作出诊断

E. 对比法和暗适应计法均需保证暗室不漏光

参考答案:1. D;2. ABE;3. ABCDE;4. D。

(李 芸 蔡瑜婷)

四、立体视觉检查

(一)概述

立体视觉(stereoscopic vision)也称深度觉,是感知物体立体形状及不同物体相互远近关系的能力。立体视觉以双眼单视为基础。外界物体在双眼视网膜相应部位(即视网膜对应点)所成的像,经过大脑枕叶视觉中枢的融合,综合成一个完整的、立体的单一物像,这种功能称为双眼单视。双眼单视功能Ⅲ级为立体视。

立体视觉检查,包括近立体视觉和远立体视觉;也包括局部立体视觉(local stereopsis)与整体立体视觉(global stereopsis)。其中,近立体视觉可以查局部立体视觉和整体立体视觉;远立体视觉主要查整体立体视觉。局部立体视觉为低级的,由线条立体图测试,例如苍蝇图、动物图和圆圈图等;整体立体视觉为高级的,由随机点立体图测试。间歇性外斜患者可以具备较好的局部立体视觉,但整体立体视觉容易丧失,是更为敏感的评价双眼视觉的指标。

立体视的检查,常用的工具有很多,有各式各样的检查册。常用的如下:

(1)Titmus立体视检查图册(图1-2-1)。由3组图案组成:①苍蝇定性筛查图片,用于快速筛查被检查者有无立体感觉,以能感知苍蝇翅膀浮起为正常;②动物定量图,每排有5个动物图片组成,共3组,立体视分别为400″、200″和100″,主要用于4岁以下儿童;③圆圈定量图片,共9组,立体视为800″~40″共9级。

(2)RANDOT随机点图(图1-2-2)。右侧上下共8个随机点图,对应不同的随机点立体视级别或空白对照。左侧上方的10个三圈图,和左下方的3组动物图,背景均为随机点图。

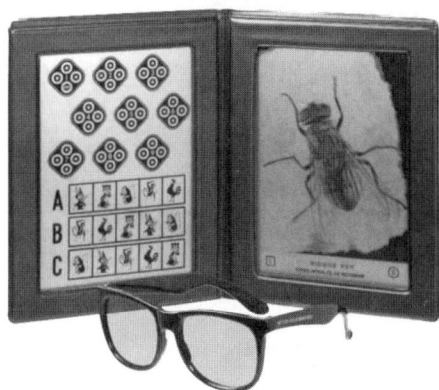

图1-2-1 Titmus立体视检查图册   图1-2-2 RANDOT随机点图册

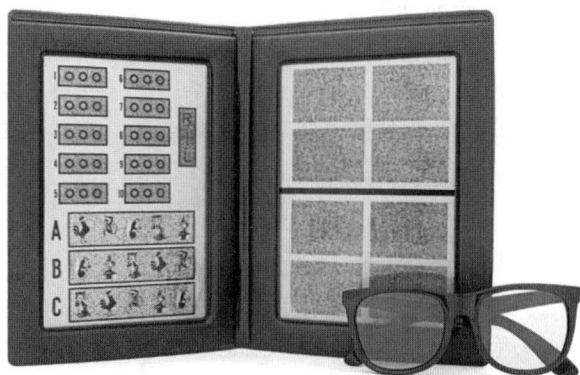

(3)Distance Randot远距离随机点立体图(图1-2-3)。可以对4岁以上人群,进行远距立体视检查。检查距离为约3m(10英尺)。尤其适合间歇性外斜视的患者。间歇性外斜者近处立体视可能非常好,但在远距随机点立体视检查提示往往能力低下。

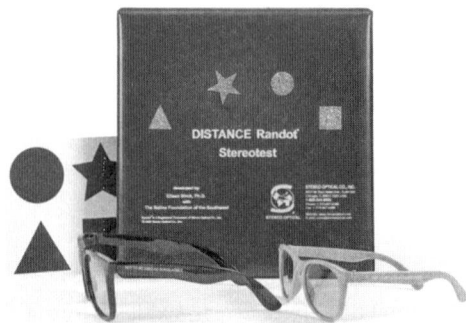

图 1-2-3　Distance Randot 远距离随机点立体图

（4）《立体视觉检查图》（颜少明）。前 3 种检查需要戴偏振眼镜，此检查需要戴红绿眼镜，可进行定性、定量测试。其立体视觉的正常值：≤60″。

本章节会主要讲述 Titmus 立体视觉检查的方法。

对于年龄小、不合作的儿童，可以用简单游戏测试立体视觉；同视机可以定性、定量的测量立体视，检查方法参照第四章斜弱视相关视功能检查。

（二）立体视觉检查操作规范流程

1. 适应证

（1）需了解立体视觉。

（2）患者能主动配合检查，全身情况稳定。

2. 禁忌证

（1）绝对禁忌证：无。

（2）相对禁忌证

1）主观上不能或不愿意配合。

2）不能够理解立体视觉检查。

3. 操作前准备

（1）患者的准备

1）理解立体视觉检查的意义，了解立体视觉检查的步骤。

2）配戴准确的矫正屈光不正眼镜。

3）放松心态，尽量配合，尤其是儿童，注意力调整，准确应答非常重要。

（2）物品（器械）的准备

1）立体检查图谱。

2）偏振眼镜。

3）合适亮度的自然光线，如自然光线暗，使用辅助照明照亮检查图片。

（3）操作者的准备

1）熟悉立体视觉检查图谱。

2）检查提示语言规范、简洁、标准。

4. 操作步骤

（1）在矫正视力的基础上，戴偏振眼镜。

（2）检查视距为 40cm；被检查者视线需直视 Titmus 检查图片界面。

（3）检查苍蝇图。依次让被检查者左眼和右眼单眼观看时，苍蝇都只有一层翅膀。然后嘱被检查者：请用示指和中指捏住苍蝇的翅膀。对年龄小的儿童做出示范动作。

1）被检查者具有近立体视时，会看到一个突出于检查册表面、层次分明的、有两层翅膀的 "立体的苍蝇"。会用双指 "悬空" 捏住苍蝇翅膀。

2）被检查者用双指在检查图表面去捏苍蝇翅膀。结果为：无立体视觉。结束检查。

（4）定量检查立体视锐度。4 周岁以上的儿童用圈图检查；4 周岁以下或者不理解圈图含义的儿童，用动物图检查。

1）检查圈图：让被检查者注视检查册左上方，共有 9 个图案方框，一个方框中绘有 4 个圆圈。从上到下、从左到右依次看，并问："是否有一个圆圈高于检查册表面？是哪个？" 被检查者回答："没有，/ 上 / 下 / 左 / 右。" 核对答案，判断错误或回答没有即结束检查。能够辨认的最后一个图案，即为立体视觉结果。例如：只能辨认第 1 个，立体视觉为 800"；能够辨认最后 1 个，立体视觉为 40"。

2）检查动物图：让被检查者注视检查册左下方，共有 A、B、C 3 行图案方框，一个方框中绘有 5 个动物。从上到下依次看 1 行动物图案，并问：这 5 个动物中，是不是有 1 个动物高于其他动物？是哪个？被检查者回答：没有 / 某动物。核对答案，判断错误或回答没有即结束检查。能够辨认的最后 1 行图案，即为立体视觉结果。例如：仅能辨认 A 行，立体视觉为 400"；能够辨认 ABC 行，立体视觉为 100"。

（5）Titmus 立体视觉检查的正常值：≤100"。

（6）如果年龄小或不理解患者，可以简单测试立体视觉：检查者手拿一支铅笔，被检查者也手拿一支铅笔，让被检查者将笔尖置于（检查者手中的）铅笔上。铅笔可以三个维度摆放。如果能完成，说明有立体视。

（三）并发症及处理

立体视觉检查为无创性操作，无相应并发症。

（四）操作注意事项

1. Titmus 立体视觉检查不是随机点图，有单眼线索，不依赖双眼视觉，单眼观看画面，也可以看出部分图案有 "重影" 差异。

2. 如果将 Titmus 册子旋转 180°，重新观察圈图和动物图，看到原本凸起的小圆圈或动物会 "凹进去"。

3. 答案较简单，容易记忆，不建议频繁测试。

4. RANDOT 随机点图测试方法类似，因图案背景为随机点充填，避免了立体视的单眼线索，检查更加客观。

5. Titmus 立体视觉检查只能查局部立体视，结合随机点图测试整体立体视会更全面。

6. 立体视觉检查也是心理物理学指标，容易受情绪、状态、专注度、理解力等影响。

（五）相关知识

1. 立体视觉是最强的深度提示，当两眼注视某物体时，注视点上的物体成像于双眼的中心凹，称为零视差。近于注视点的物体成像于双眼的颞侧视网膜上，称为交叉性视差；而远于注视点的物体则成像于双眼的鼻侧视网膜上，称为非交叉性视差。所见的注视点和非注视点的水平向视差能使视觉系统产生立体视觉。

2. 立体图的视差角越小,立体视功能越强。

3. 随机点立体视检查图以两张完全相同的随机点作质地,再将两个形状大小和随机点近似的匹配图巧妙地隐藏在两张质地相同的部位中,使两张图形存在微小的两眼视差。

(六) 立体视觉检查评估表

见表 1-2-4。

表 1-2-4　立体视觉检查评估表

项目	内容	是	否
操作前准备	核对患者信息,包括患者姓名、性别、年龄、诊断		
	询问患者病史,查看病历,了解患者检查的目的		
	检查患者验光结果		
	告知患者立体视觉检查的意义及如何配合		
操作过程	选择合适的检查方法		
	配戴屈光矫正眼镜		
	戴偏振或红绿眼镜		
	给予患者规范、简洁、标准的语言指示		
	全程监督,并引导患者配合		
操作后处置	评判患者立体视觉的可靠性		
	对立体视觉结果进行初步判断,并记录结果		

(七) 目前常用训练方法简介

可通过同学之间相互练习进行训练。

(八) 相关知识测试题(判断题)

1. 立体视觉是感知物体立体形状及不同物体相互远近关系的能力。(　　)

2. 整体立体视觉为高级的立体视功能,由随机点立体图测试,是更为敏感的评价双眼视觉的指标。(　　)

3. 不能完成立体图测定,说明没有立体视觉。(　　)

4. 将立体视检查册旋转 180 度,重新观察圈图和动物图,看到原本凸起的小圆圈或动物会"凹进去"。(　　)

5. 线条立体图检查不像随机点图,有单眼线索,不依赖双眼视觉能判断结果。(　　)

参考答案:1. 对;2. 对;3. 错;4. 对;5. 对。

(易军晖)

五、视野检查

(一) 概述

视野检查是青光眼最基本、最重要的诊断方法之一。对于初诊青光眼的患者,它可以用来诊断以及判断青光眼的严重程度;对于复诊的患者,定期复查视野可追踪青光眼的疾病进展,以便临床医师制订最优的治疗方案。除此之外,视野检查也可应用于协助视神经疾病、某些视网膜疾病及颅内神经病变的诊断。

视野计检查是主要的检查方式,它分为动态视野检查和静态视野检查。动态视野是用同一刺激强度光标从某一不可见区向中心可见区移动,以探查不可见区和可见区分界点的方法。平面视野计、弧形视野计和 Goldmann 视野计都是采用这种方法。但这种检查操作较复杂,对操作者和被检者要求很高,操作者需要经过长期的技术培训,而且即使一个熟练的操作者,同一患者同一条件下,其检测结果也会有差异。因此,手动视野计目前在临床上也较少应用,仅对某些视力低下而自动视野计检查不能配合者采用。自动电脑视野计是目前临床上广泛应用的视野检查方法,它采用电脑编程技术控制视野检查的过程。静态视野计通过检查患者光敏感度来对视野缺损深度进行定量分析,精确地进行视网膜光阈值定量测定,并以光敏感度改变定量描述视野损害的程度。检查过程中由计算机自动控制,从而排除了操作者主观诱导对视野的影响。因此,本节将主要介绍静态视野计的操作以及结果分析。

(二) 视野检查操作规范流程

1. 适应证

(1)青光眼患者:所有类型的青光眼患者的诊断以及病情随访。

(2)颅内病变患者。

(3)某些视网膜疾病患者。

(4)视神经病变患者。

(5)其他:驾驶员的体检、残疾的判断。

2. 禁忌证

(1)绝对禁忌证:无。

(2)相对禁忌证

1)视功能太差,不能固视的患者。

2)患者因年龄、受教育程度、身体的基础疾病而导致不能理解视野检查或不能配合视野检查。

3. 操作前准备

(1)患者的准备

1)理解视野检查的意义

2)了解视野检查的步骤。

3)放松心态,尽量配合。

(2)物品(器械)的准备

1)视野计。

2)眼罩。

3)做视野检查所需要配戴的眼镜。

4)确保检测房间环境安静,照明偏弱,温度适中。

(3)操作者的准备

1)核对患者信息,包括患者姓名、性别、年龄、主诉。

2)向患者进行宣教,讲解视野检查过程及注意事项,确保患者了解测试步骤,并提前模拟演习。

3）检查患者视力，给患者验光。

4）洗手消毒。

5）视野检查过程中，需要视野检测师全程给予正确的指导和处理。

4. 操作步骤

（1）选择合适的程序

1）筛选程序：用于普查或特殊职业人员的体检，对于可疑青光眼患者应选用青光眼筛选检查法，检查有无旁中心暗点和鼻侧阶梯。

2）阈值程序：应用于对异常视野进行定量及某些需要随访的患者监测病情变化。推荐使用 30-2 或者 24-2 SITA 标准阈值程序，而对于年轻患者或者曾经接受过阈值程序检查的患者，可以采用 30-2 或者 24-2 SITA 快速阈值检测程序以加快检查速度。30-2 程序模式是在中心 30° 范围内格栅样排列 76 个位点，每个位点间相隔 6°；24-2 程序模式是在中心 24° 内仅仅排列 54 个位点，上下视野检测范围为 24°，而鼻侧则延伸到 30° 范围，与 30-2 程序模式相比，仅去除了最外周的视标。

（2）选择眼别：一般先右后左。

（3）录入患者的姓名、性别、出生日期等基本信息，其中出生日期尤为重要，因为视野分析时需要与正常数据进行年龄的矫正分析。

（4）计算患者的屈光矫正度数：将患者的年龄、验光结果输入视野计，视野计会给出合适的戴镜度数（图 1-2-4）。

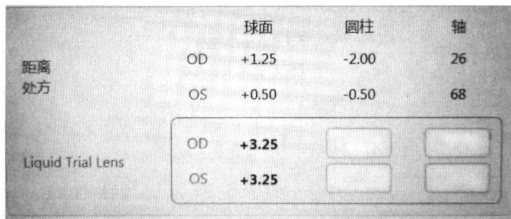

图 1-2-4　视野检查时镜片的选择

（5）给非测试眼戴上眼罩。

（6）调整设备高度，放好换算后的矫正试镜片。

（7）把应答按钮交给患者，告知其直视视野投射屏中央的黄色固视灯。

（8）调整设备显示屏左上方监视框中十字架的位置至患者瞳孔中央。

（9）点击开始键开始。

（10）测试过程中，实时监测观察患者的反应，适当提问，判断患者是否理解和配合检测，如果发现患者不能配合，则重新和患者沟通，再从头开始检测。

（三）并发症及处理

视野检查为无创性操作，无相应并发症。

（四）操作注意事项

1. 视野检测师在检测前应该告诉患者配合检查的重要性，并详细讲解在检查过程中该如何配合。Humphrey 视野计有一段推荐的引导词：这个检查是用来检查视野的，请您始终向前直视黄光(黄色固视灯),在检查中会有另外一个光点出现在您的视线范围内,看到了闪烁光点,请按一下按钮(将应答按钮交到患者手上,并演示按钮)。请不要刻意追逐并寻找光点位置,只要在余光范围看到就按下按钮。如果需要休息,长按应答按钮,检查暂停;松开按钮,检查继续。在检查过程中可以眨眼,但最好是按下应答按钮后迅速眨眼,以免错过下一个光点。

2. 因为屈光不正会降低对刺激视标的视野敏感度,所以必须进行屈光的矫正来获得更加准确的结果。Humphrey 视野计的理论检测距离是眼前 30cm 的视标,因此一般不使用患者原镜,镜框为视野计自带的,特别是不能采用宽边眼镜(图 1-2-5)。屈光不正对 30° 以外的视野检查影响不大,因此不需要进行屈光矫正。低度散光对结果的影响很小,因此小于2.0D 的散光,可以不进行矫正。

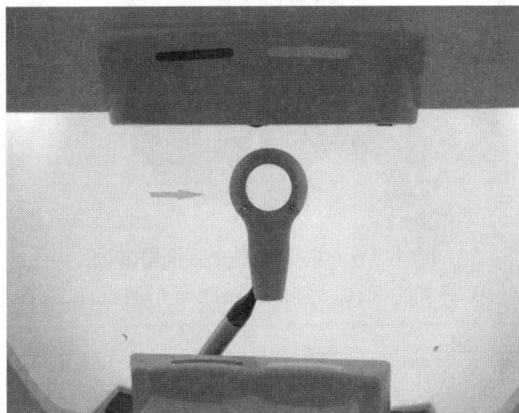

图 1-2-5　视野计自带的镜框(箭所示)

3. 测量过程中,视野检测师需全程监督与指导患者进行视野检查,应特别关注患者有无固视丢失。

4. 视野检测是一个心理物理学的功能检测过程,需要临床医生正确理解和选择检测程序;视野操作技师正确理解设备原理与运行细节,患者正确理解和配合检测,三者结合才能最大限度地减少人为因素对视野检查的影响,让视野检测结果更有意义,更能反映病情。

(五) 相关知识

1. 青光眼视野缺损特点　青光眼视神经损害早期为某些局部视神经轴突丧失,其相应的视野缺损表现为旁中心暗点[比耶鲁姆暗点(Bjerrum 区暗点)]和鼻侧阶梯。随着青光眼病情进展,轴突弥漫性丧失,视野损害开始出现弥漫性损害以及视野向心性缩小,出现弓形暗点、环形暗点以及管视、颞侧视岛等视野形态(图 1-2-6)。

2. 视路损伤与视野　视路有相当长一段径路位于颅底前部,中枢神经系统有 38% 的神经纤维与视觉有联系,50% 以上的中枢神经系统疾病都可能直接或间接影响视路,产生典型的眼部症状和体征,并产生特异性的视野丢失。且因不同位置的颅内病变可以导致不同的视野缺损(文末彩图 1-2-7),临床医师往往可以根据视野的改变,对颅内病变进行诊断和定位。

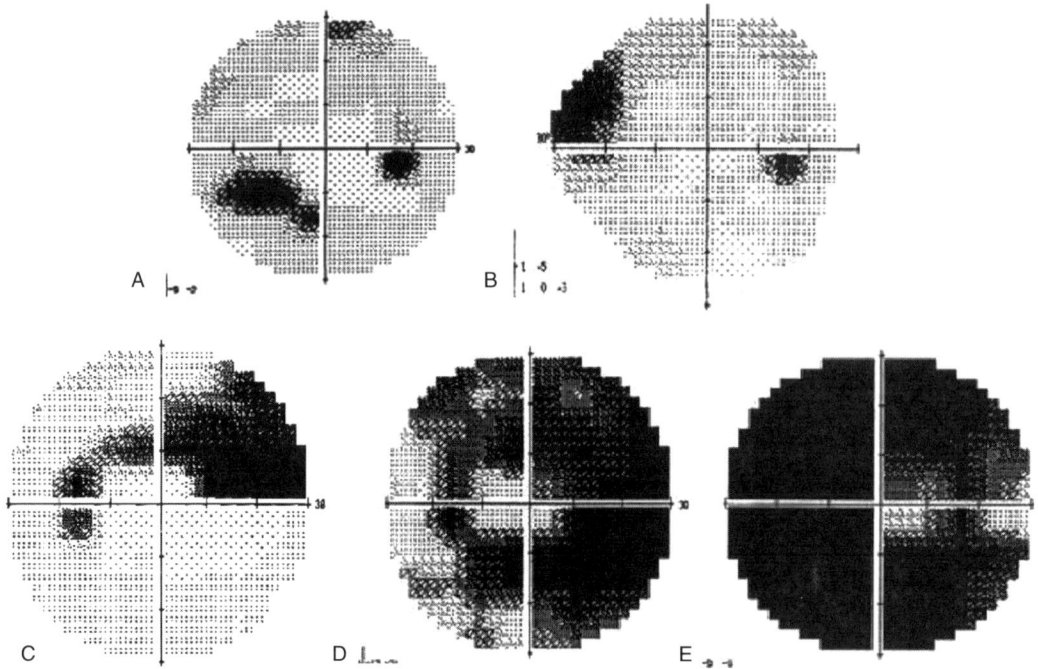

图 1-2-6　常见的青光眼视野缺损

A. 旁中心暗点；B. 鼻侧阶梯；C. 弓形暗点；D. 环形暗点；E. 管视及颞侧视岛。

(六)视野检查评估表

见表 1-2-5。

表 1-2-5　视野检查评估表

项目	内容	是	否
操作前准备	核对患者信息,包括患者姓名、性别、年龄、诊断		
	询问患者病史,查看病历,了解患者检查的目的		
	检查患者验光结果		
	告知患者视野检查的意义及如何配合		
操作过程	选择合适的检查程序		
	选择眼别,一般先右后左		
	录入患者姓名、年龄、性别等基本信息		
	计算患者的屈光矫正度数		
	给非测试眼戴上眼罩		
	放好换算后的矫正试镜片		
	调整显示屏监视框中十字架的位置至瞳孔中央		
	操作过程中,全程监督,并不断引导患者配合		
操作后处置	评判患者视野图的可靠性		
	对视野结果进行初步判断		

(七) 视野结果图分析

视野图主要包括可靠性指标分析、粗略的检测结果、偏差图、视野指数等结果(图 1-2-8)。

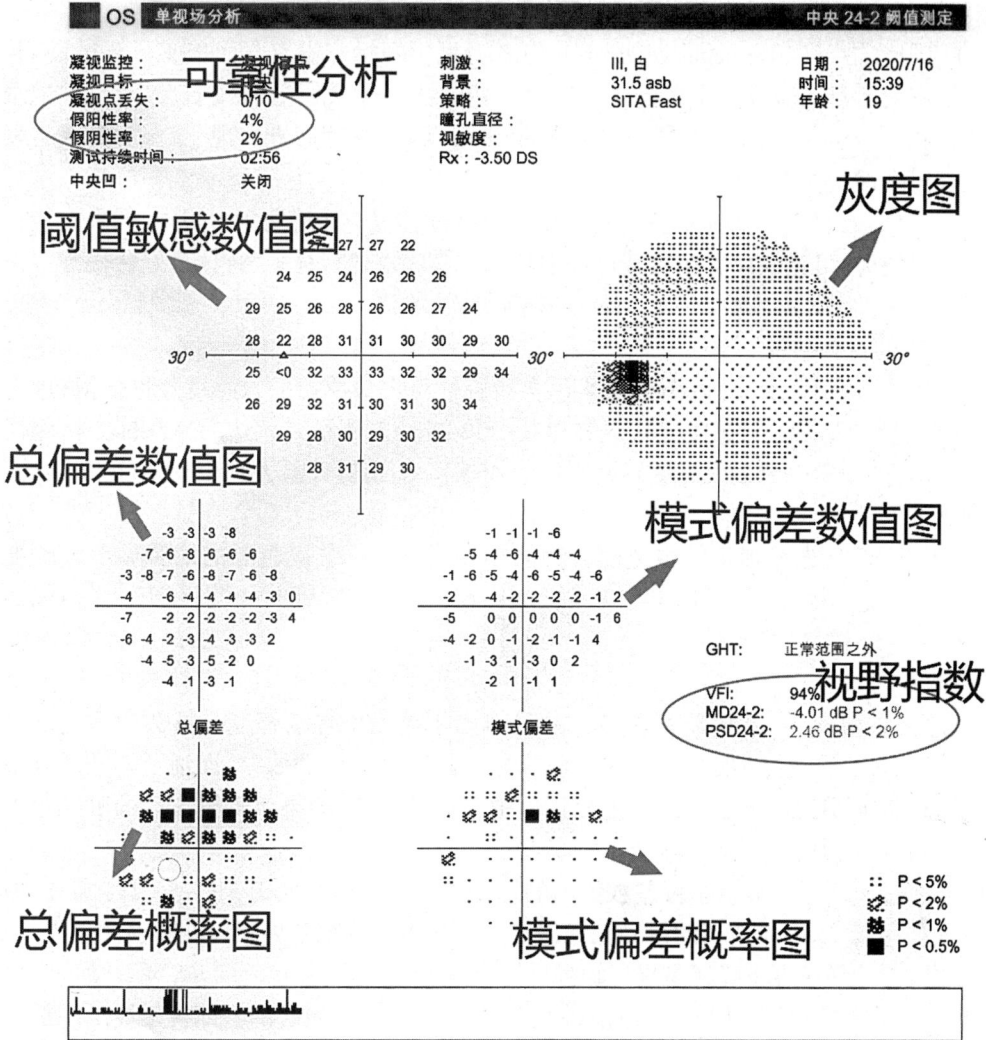

图 1-2-8 视野检查结果图

1. 可靠性指标分析

(1) 固视丢失率(fixation losses):判断患者在检查过程中有没有稳定地盯住注视点。如果固视丢失率≥20%,对应参数后面会打印"××",表示被检查者在本次检查中固视不好,本次测试结果不可靠,建议重新进行检查。要避免出现固视丢失率过高的现象,首先需要在视野检查前,和被检查者进行有效沟通,让被检查者明白这一要求对检查结果的重要性,其次是在检查前和检查中嘱咐被检查者在检查过程中一定要一直盯着前方的固视灯。

(2) 假阳性错误(false positive errors):患者未看见视标仍然按下应答按钮。在测试过程中,视野计会给出正常检查的动作和声音,但却不给出真正的视标,如果此时患者按下应答键,则记录为假阳性错误。如果假阳性错误≥15%,Humphrey 打印报告中假阳性错误的后方会出现"××",高于15%的假阳性报告不能用于青光眼进展分析(glaucoma progression analysis,GPA)随访分析,建议重新进行检查。

如何避免:在检查前和检查过程中,反复向被检查者强调检查的要求:当你感觉到有亮光闪烁时,迅速按下应答器,没有亮光时不能随意按应答器。

(3)假阴性错误(false negative errors):患者看见了视标却没有作出应答。测试期间,视野计在证实为可见区域投射亮度更高的视标,如果被检查者对此视标没有反应,就被记录一次假阴性错误。如果假阴性错误≥15%,Humphrey将会在其后方出现"××"提示。表示此次检查假阴性错误率过高。

如何避免:在检查前需提示被检查者在整个检查过程中保持注意力集中,如果因检查时间过长造成疲劳,可建议患者在检查过程中长按住应答器进行休息,待休息好后松开应答器继续进行。

2. 粗略的检测结果

(1)阈值敏感度数值图:此图标识了每个检查位点上最原始的敏感度分贝数值,这也是其他所有分析的基础。敏感度是用对数单位分贝(dB)来测量和表达的。在标准检测情况下,健康年轻的正常人群最大光敏感度略低于40dB。而视野计最大刺激亮光(10 000asb)对应的敏感度值是0dB。

(2)灰度图:是未经加工的敏感度分贝值的直观表达。灰度越黑的区域显示敏感度越低。但需要注意,由于这些数据未与正常范围比较,所以无法从图中辨别有统计学意义的视野丢失。

3. 偏差图

(1)总偏差数值图:总偏差图中显示的是与同年龄段正常敏感度分贝数的偏差值。从中可以看到每一个位点上实际的敏感度值和同年龄段正常值的偏差,详细了解敏感度下降多少。负值表示敏感度低于同一年龄校正后敏感度的均值,如果年龄校正后的敏感值下降5dB,那么在中心视野就非常有意义。

(2)总偏差概率图:显示总偏差数值图的统计学意义。患者低于5%、2%、1%和0.5%同龄正常人群敏感度,则用适当的符号标记出来。可显示所有正常界限以外的检测位点,无论是整个视野普遍敏感度下降还是局部缺损。

(3)模式偏差数值图:去除如白内障、小瞳孔、屈光不正等引起的整体视敏度下降值之后的数值。这样,就更能突显视岛上局限性的暗点。

(4)模式偏差概率图:它显示模式偏差数值图的统计学意义,和总偏差概率图同理,表示的是每一个位点上的数值在统计学上与同年龄正常人数值的比较。在单个视野分析图中,最有意义的分析就是模式偏差概率图,它对于青光眼的早期诊断有重要意义。

4. 视野指数

(1)平均缺损(mean deviation,MD):显示整个视野比正常平均偏离多少,它是总体偏差图中显示的偏差分贝值的加权平均值。单位为dB。MD代表整个视野的平均缺损,其正常范围与年龄无关。正常人的平均缺损在零附近波动。

(2)模式标准差(pattern standard deviation,PSD):反映诸如由局部视野缺损所引起的不规则性视野改变。值越大,表示视野的形状越不规则,即局部缺损越严重。

(3)视野指数(visual field index,VFI):是对一次视野检查所获得的原始数据进行统计而得到的描写总体的简明数值,是视野总的评价参数,可以快速评估视野缺损。如Humphrey自动视野计阈值30-2程序检查获得的VFI值,就是总体评判中心30°视野总体情况的评价参数,并且它校正了因屈光不正、白内障或小瞳孔而造成的总体视敏度下降数值。也就是说通过VFI值,可以总体了解中心30°视野范围真正的视网膜视功能情况,是MD的加强版,VFI更加权重中央视野,对视野中心变化也更为敏感,可以与神经节细胞的丢失更好地对应。并且VFI受白内障的影响会更少。正常视野的VFI数值接近100%,而视野盲的VFI数值接近0。也就是说,当VFI数值(百分比)越低,代表中心视野越差。VFI值并没有一个正常的可信区间,因为VFI研发设计的初衷是用于疾病分期和进展的衡量指标。

(4) 青光眼半视野测试(glaucoma hemi-field test,GHT): 在30-2或24-2检查的单视野分析报告的右下方,有一个青光眼半视野,这就是GHT。GHT旨在识别典型的青光眼表现的局部视野缺损。它是以水平子午线横坐标为界,将上方视野各划分为5个区域,并将这些区域与下方视野中的镜像区域进行比较。并应用经验概率进行校正后给出不同的结果(图1-2-9)。针对不同的结果,GHT会给出5种提示语。① within normal limit: 在正常范围内,表示受检者与同年龄正常人群无差异;② borderline: 临界值,表示受检者刚好达到正常人群界限值;③ general reduction of sensitivity: 普遍敏感度下降,大多是由于屈光介质过于混浊或晚期青光眼,造成整个视网膜视敏度过低,GHT不进行分析;④ abnormally high sensitivity: 异常高敏感度,多是由于假阳性过高,报告可靠性指数较差;⑤ outside normal limit: 在正常范围外,受检者与同年龄正常人群相比有显著的统计学差异,高度怀疑是青光眼患者。

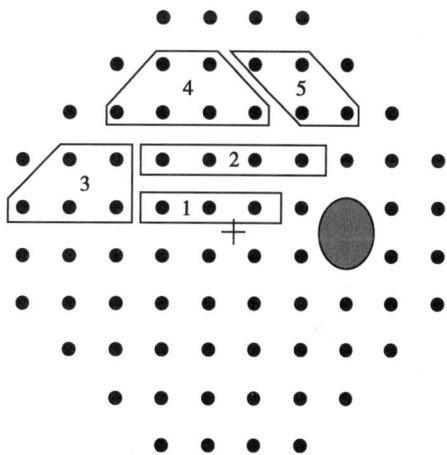

图1-2-9　青光眼半视野测试(GHT)分析时选取的上方视野中的五个区域

(八) 目前常用训练方法简介

可通过同学之间相互练习进行训练。

(九) 相关知识测试题(选择题)

1. 视野检查的戴镜原则正确的是(多选)

    A. 戴镜目的是看清楚无穷远处视标

    B. 戴镜目的是看清眼前30cm处视标

    C. 中心30°以外的视野检查需要戴镜

    D. 中心30°以外的视野检查不需要戴镜

    E. 不可以戴宽边眼镜

2. 在单个视野分析图中,对青光眼的诊断最有意义的是

    A. 阈值敏感度数值图   B. 总体偏差概率图   C. 灰度图

    D. 模式偏差概率图   E. 总偏差数值图

3. 视野检查结果中,假阳性率和假阴性率超过多少说明结果不可靠

  A. 10%   B. 15%   C. 20%

  D. 25%   E. 30%

4. 假阳性率指的是

  A. 看见了视标却没有作出应答

  B. 没看见视标却作出了应答

  C. 没有盯住固视点

  D. 随意应答

  E. 伪盲

5. 视交叉病变导致的视野缺损是

  A. 右侧偏盲   B. 左侧偏盲   C. 颞侧偏盲

  D. 鼻侧偏盲   E. 鼻侧阶梯

参考答案:1. BDE;2. D;3. B;4. B;5. C。

（蒋　剑　刘　丹）

六、电生理检查

(一) 概述

视觉电生理是一类通过记录视觉系统生物电活动以辅助疾病诊断、疗效评估以及预后判断的检查,具有无创、客观、可量化的独特优势。视觉电生理的检查包括视觉诱发电位(visual evoked potential,VEP)、视网膜电图(electroretinogram,ERG)以及眼电图(electrooculogram,EOG)。VEP反映从角膜到视皮质的整体视通路的功能;ERG分为全视野视网膜电图(full-field ERG,FERG)、图形视网膜电图(pattern ERG,PERG)和多焦视网膜电图(multifocal ERG,mfERG),FERG反映全视网膜各类细胞的总体功能,PERG和mfERG主要反映黄斑区的局部功能;EOG反映视网膜色素上皮和感受器细胞的功能状态。

(二) 电生理检查操作规范流程

1. 适应证　VEP主要用于视神经病变的诊断和视力的客观检查,尤其是当其他手段无法测量或怀疑伪盲的时候。图形视觉诱发电位(pattern-reversal VEP,PVEP)的检查结果比闪光视觉诱发电位(flash VEP,FVEP)的结果更可靠,但视力低于0.3或患者不能配合时一般采用FVEP检查。ERG可用于炎症、变性、肿瘤、外伤、眼内异物、中毒等各种视网膜病变,如遗传性视网膜病变、视网膜血管类病变、视网膜脱离、眼外伤、视神经炎、视神经损伤、视网膜药物毒性监测等累及视网膜各层及脉络膜的各种病变。EOG常用于评估视网膜色素上皮病变、某些药物性视网膜病变、脉络膜病变、夜盲、卵黄样黄斑营养不良(Best病)等。

2. 禁忌证

(1)绝对禁忌证:无。

(2)相对禁忌证

1)对于黑暗幽闭空间极度紧张、精神状态与全身情况不佳等无法合作者。

2)对检查过程中所用药物过敏者。

3)角膜状况不佳(角膜穿孔、角膜损伤后初愈等),不建议配戴角膜接触镜者。

3. 操作前准备

(1)患者的准备

1)向患者解释沟通检查的必要性和注意事项。

2)询问过敏史、眼部检查史。

3)检查有无角膜状况不佳。

4)VEP、PERG 检查前需保持瞳孔自然状态,不能缩瞳或扩瞳,矫正拟检眼的屈光不正。

5)FERG、mfERG、EOG 检查前需充分散瞳,避免进行眼底荧光造影等强光刺激的检查,若已进行,则需至少在自然光线下恢复 30 分钟后再开始电生理检查。

(2)物品(器械)的准备:对于接触电极应制订合理的消毒措施以避免交叉感染。

1)视觉诱发电位(VEP):皮肤电极 3 条、皮肤清洁膏、导电膏和棉签。

2)图形视网膜电图(PERG):皮肤电极 3 条、金箔电极 2 条、皮肤清洁膏、导电膏、眼表麻醉药、非刺激性离子导电介质滴眼液、抗生素滴眼液、棉签。

3)全视野视网膜电图(FERG):皮肤电极 3 条、角膜电极 2 条(ERG-Jet 角膜接触电极、金箔电极、DTL 导电纤维)、皮肤清洁膏、导电膏、眼表麻醉药、非刺激性离子导电介质滴眼液、抗生素滴眼液、棉签。

4)多焦视网膜电图(mfERG):皮肤电极 3 条、角膜电极 2 条、皮肤清洁膏、导电膏、眼表麻醉药、非刺激性离子导电介质滴眼液、抗生素眼液、棉签。

5)眼电图(EOG):皮肤电极 5 条、皮肤清洁膏、导电膏和棉签。

(3)操作者的准备:①核对患者信息,包括患者姓名、性别、年龄、主诉;②查看患者其他检查结果,明确检查目的;③明确患者有无禁忌证;④确认患者瞳孔状态、精神状态及理解配合程度。

4. 操作步骤

(1)视觉诱发电位(VEP)检查

1)图形视觉诱发电位(PVEP):①自然瞳孔下,于标准检查距离 1m 处屈光矫正拟检眼,遮盖对侧眼;②清洁皮肤,连接并固定电极:接地电极可贴于前额、枕骨粗隆 - 鼻根连线中点、乳突或耳垂任一位置;参考电极贴于鼻根上方发际线处;作用电极贴于枕骨粗隆 - 鼻根连线枕骨粗隆上方枕叶皮层区;③嘱受检者自然睁眼看刺激屏幕视标,可少量眨眼;④至少应检查国际视觉电生理协会推荐的 1°(60′)翻转棋盘格和 15′ 翻转黑白棋盘格图形刺激。每次检查最少采集 64 次,重复检查 2 次及以上,以采集到较稳定的波形。

2)闪光视觉诱发电位(FVEP):①自然瞳孔下,检查者头部位于闪光刺激器的头托位置上,严密遮盖对侧眼;②接地 / 作用 / 参考电极接法同 PVEP,嘱受检者自然睁眼看正前方,可少量眨眼;③至少使用国际视觉电生理协会推荐的 3.0cd/m^2 亮度、1Hz 刺激频率进行闪光刺激。每次检查最少采集 64 次,重复检查 2 次及以上,以采集到较稳定的波形。

(2)视网膜电图(ERG)

1)全视野视网膜电图(FERG)检查:①患者需充分散大瞳孔,清洁皮肤,连接并固定电极:接地电极一般贴于前额、枕骨粗隆 - 鼻根连线中点、乳突或耳垂任一位置;参考电极贴在外眦角颞侧 1cm 皮肤处。②受检者于暗室中暗适应 20 分钟。③暗室中暗红光下为受检眼滴表面麻醉药以及非刺激性离子导电介质,如人工泪液、甲基纤维素滴眼液等。④角膜电极连接:检查者一手执棉签,另一手执角膜接触电极,用棉签向下轻拨下睑,嘱受检者稍向上看,放置电极于角膜中央(电极透明区正对瞳孔区)并使用医用胶布将电极线固定在脸颊上。⑤检查者头部放于全视野 Ganzfeld 头托上,依次进行暗适应 0.01ERG(0.01cd/m² 闪光亮度)、暗适应 3.0ERG(3.0cd/m² 闪光亮度)、暗适应 3.0 震荡电位、暗适应 10.0ERG(10.0cd/m² 闪光亮度)检查;暗适应检查完成后患者在 3.0cd/m² 背景光下明适应 10 分钟,依次进行明适应 3.0ERG(3.0cd/m² 闪光亮度)、明适应 30Hz 闪烁光 ERG 检查。每次检查以采集到较稳定波形为目的。⑥检查完毕,为受检者取下角膜接触电极,为受检眼点 1 滴抗生素滴眼液,嘱检查者不揉眼、少看强光。

2)图形视网膜电图(PERG)检查:①受检者保持自然瞳孔,为受检眼滴表面麻醉药以及人工泪液。②清洁皮肤,连接并固定电极:接地电极一般贴于前额、枕骨粗隆 - 鼻根连线中点、乳突或耳垂任一位置;参考电极贴在外眦角颞侧 1cm 皮肤处。③角膜电极连接:检查者一手执棉签,另一手执金箔电极,嘱受检者稍向上看或者平视正前方,用棉签向下轻拨下睑,放置电极并使用医用胶布将电极线固定在脸颊上,应保证镀金面埋入眼内部分紧贴角膜缘而未埋入部分没有接触眼睑皮肤。④屈光矫正拟检眼,嘱受检者自然睁眼看刺激屏幕视标,检查过程中可少量眨眼。⑤至少应检查国际视觉电生理协会推荐的 0.8°(48′)翻转黑白棋盘格,4rps,平均刺激次数 100~300 次,以采集到较稳定波形。⑥检查完毕取下电极,为受检眼点 1 滴抗生素滴眼液,嘱受检者勿揉眼。

3)多焦视网膜电图(mfERG)检查:①患者需充分散大瞳孔。为受检眼点表面麻醉药以及人工泪液。②皮肤电极固定于前额正中,检查者一手执 B-A 电极,另一手执棉签,嘱患者放松下视,用棉签轻轻上拨上睑,将电极上部贴结膜斜上戴入结膜囊,再嘱患者平视,用棉签轻轻下拨下睑,将电极下部贴下方结膜戴入。③将刺激器对准患者瞳孔,调节屈光,进行采集,一般使用 61 个或 103 个六边形进行刺激;其中 61 个六边形检查 8 个循环,103 个六边形检查 12 个循环。④采集结束后,握住 B-A 电极手柄,嘱患者依次看上、下方,同时分别用棉签拨开下、上眼睑,轻柔取出电极。受检眼点 1 滴抗生素滴眼液,嘱受检者勿揉眼。

(3)眼电图(EOG)检查

1)受检者充分散瞳、自然光线下明适应约 30 分钟,无须进行屈光矫正。

2)清洁前额及双眼内外眦部鼻颞侧皮肤,连接电极:接地电极在前额正中,左右眼的记录电极分别放于左右眼的内外眦部鼻颞侧皮肤,各厂家电生理仪器略有不同,按说明书连接正确即可。

3)开始检查后,嘱受检者自然睁眼,头部保持不动,并在检查过程中眼球随视标左右闪现而左右水平转动。依次进行基线定标阶段、暗适应阶段(暗适应 15 分钟,每 1 分钟内记录 10 秒,每次间隔 1 分钟)、明适应阶段(明适应 15 分钟,每 1 分钟内记录 10 秒,每次间隔 1 分钟)检查。采集前可先进行练习,最好待记录到高质量且稳定的波形后再开始正式检查,过程中应提醒受检者集中精神跟随视标转动眼球。

(三)并发症及处理

角膜电极配戴后可能有不适感或角膜擦伤,可予抗生素滴眼液点眼 3~5 天。

(四)操作注意事项

视觉电生理的检查结果容易受到干扰,充分沟通解释、取得受检者的配合十分重要。如斜视者应保证受检眼正对刺激屏幕或者刺激光源;使用角膜接触镜时应保证角膜接触镜透光性良好；上睑下垂、翼状胬肉等可能遮挡注视效果的受检者,应尽量排除遮挡(如用胶带提起上睑)或在出具报告时注明干扰因素;眼硅油填充术后,需考虑硅油的影响;行荧光造影、眼底照相等强光照射后,应充分休息等。多项检查同期进行时,顺序一般为 PVEP、PERG、FVEP、FERG、mfERG、EOG。另外,手机等电磁干扰源应避免带入检查室。

(五) 相关知识

临床视觉电生理学检查技术以测定视觉形成过程中生物电变化为观察指标,能从不同角度反映视觉系统在不同水平上的功能状态,具有非创伤性、客观性、定量性和可重复性的特点。其在眼科疾病的诊断和鉴别诊断、疾病的预后疗效评价、视觉功能客观评定等方面具有重要作用,因而受到了众多眼科医师的青睐。它不仅适合于一般的患者,更适合于不能做心理物理检查的患者,如婴幼儿、智力低下者或伪盲者;对屈光介质混浊、看不到眼底者,它可以克服混浊的障碍,测定出视功能。目前临床上应用较广泛的主要有 ERG、VEP 和 EOG,如将各种方法联合应用,可对整个视觉系统疾病进行分层定位诊断,从功能上对视觉系统进行断层扫描。

(六) 电生理检查评估表

见表 1-2-6 ~ 表 1-2-8。

表 1-2-6 视觉诱发电位(VEP)检查评估表

项目	内容	是	否
操作前 准备	核对患者信息,包括患者姓名、性别、年龄、主诉		
	查看患者检查结果,明确检查目的		
	询问过敏史、眼部检查史,明确患者有无禁忌证		
	确认患者瞳孔状态为自然瞳孔、确认患者精神状态及理解配合程度,向患者解释沟通检查的必要性和注意事项		
	皮肤电极 3 条、皮肤清洁膏、导电膏和棉签准备妥当		
操作 过程	PVEP:于标准检查距离 1m 处屈光矫正拟检眼,遮盖对侧眼 FVEP:头部位于闪光刺激器的头托位置上,严密遮盖对侧眼		
	清洁皮肤,连接接地电极于前额、枕骨粗隆 - 鼻根连线中点、乳突或耳垂任一位置;参考电极贴于鼻根上方发际线处;作用电极贴于枕骨粗隆 - 鼻根连线枕骨粗隆上方枕叶皮层区;嘱受检者自然睁眼看刺激屏幕视标,可少量眨眼		
	PVEP:至少应检查 60′ 翻转棋盘格和 15′ 翻转棋盘格图形刺激 FVEP:使用 3.0cd/m² 亮度、1Hz 刺激频率的闪光刺激 每次检查最少采集 64 次,重复检查 2 次及以上		
操作后 处置	记录检查结果		
	向患者简要介绍检查情况		

注:PVEP,图形视觉诱发电位;FVEP,闪光视觉诱发电位。

表 1-2-7　视网膜电图（ERG）检查评估表

项目	内容	是	否
操作前准备	核对患者信息,包括患者姓名、性别、年龄、主诉		
	查看患者其他检查结果,明确检查目的		
	询问过敏史、眼部检查史,明确患者有无禁忌证		
	向患者解释沟通检查的必要性和注意事项,确认患者精神状态、理解配合程度及瞳孔状态（FERG 及 mfERG 充分散瞳,PERG 保持自然瞳孔）,矫正屈光状态		
	清洁前额、外眦角颞侧 1cm 处皮肤		
	用物准备妥当:皮肤电极 3 条、角膜电极 2 条、皮肤清洁膏、导电膏、眼表麻醉药、人工泪液、抗生素滴眼液、棉签		
操作过程	FERG 受检者于暗室中暗适应 20 分钟		
	为受检眼滴表面麻醉药（FERG 在暗室中暗红光下进行）、非刺激性离子导电介质		
	连接电极:将接地电极贴在前额,参考电极贴在外眦角皮肤清洁处。FERG 配戴角膜接触电极,PERG 放置电极于下睑沟内并使用医用胶布将电极固定在脸颊上,保证镀金面埋入眼内部分紧贴角膜缘而未埋入部分没有接触眼睑皮肤;mfERG 检查中应将 B-A 电极妥善固定于结膜囊内		
	波形采集:FERG 依次进行暗适应 0.01ERG、暗适应 3.0ERG、暗适应 3.0 震荡电位、暗适应 10.0ERG 检查;完成后患者在 3.0cd/m^2 背景光下明适应 10 分钟,依次进行明适应 3.0ERG、明适应 30Hz 闪烁光 ERG 检查。PERG 至少应检查 0.8°(48′)翻转黑白棋盘格,4rps,平均刺激次数 100~300 次;mfERG 使用 61 个或 103 个六边形刺激,61 个六边形检查 8 个循环,103 个六边形检查 12 个循环;每次检查以采集到较稳定波形为目的		
	轻柔取下电极		
操作后处置	为受检眼滴抗生素滴眼液,嘱受检者不揉眼、少看强光		
	记录检查结果		

注:FERG,全视野视网膜电图;mfERG,多焦视网膜电图;PERG,图形视网膜电图。

表 1-2-8　眼电图（EOG）检查评估表

项目	内容	是	否
操作前准备	核对患者信息,包括患者姓名、性别、年龄、主诉		
	查看患者检查结果,明确检查目的		
	询问过敏史、眼部检查史,明确患者有无禁忌证		
	确认患者已充分扩瞳、确认患者精神状态及理解配合程度,向患者解释沟通检查的必要性和注意事项		
	充分散瞳,清洁前额及双眼内外眦部鼻颞侧皮肤		
	皮肤电极 5 条、皮肤清洁膏、导电膏和棉签准备妥当		

项目	内容	是	否
操作过程	自然光线下明适应约30分钟		
	接地电极固定在前额正中,左右眼的记录电极分别放于左右眼的内外眦部鼻颞侧皮肤,各家电生理仪器略有不同,按说明书连接正确即可		
	嘱受检者自然睁眼,并在检查过程中眼球随视标左右闪现而左右水平转动。依次进行基线定标阶段、暗适应阶段、明适应阶段检查		
	采集前可先进行练习,最好待记录到高质量且稳定的波形后再开始正式检查,采集过程中应提醒受检者集中精神跟随视标转动眼球		
	轻柔取下电极		
操作后处置	为受检眼滴抗生素滴眼液,嘱受检者不揉眼、少看强光		
	记录检查结果		

（七）常见操作错误及分析

1. 眼部电生理检查往往耗时较长、结果相对难以采集,需要与患者耐心沟通,必要时可让患者先进行适应性训练,检查过程中适时提醒,待波形稳定后再开始采集图形,以求获得更为可信的数据。

2. 由于各检查室之间机器、电极、操作等差异,常导致测量结果有所不同,因此应建立并使用本检查室的正常值,并嘱患者尽量在同一检查室和机器上进行检测。

3. 理解各项眼部电生理检查间的区别与联系,了解检查顺序,合理进行明暗适应、扩瞳等操作。

4. 婴幼儿的视功能一般在1岁后才能达到成人水平,所有儿童的眼部电生理检查结果需与同年龄段该实验室的结果作为参考。

5. 无法配合的儿童可尝试镇静下进行视网膜电图检查,但麻醉药物可对b波振幅产生影响,轻度麻醉时b波波幅可能升高,深度麻醉时b波波幅下降;而视觉诱发电位检查必须在儿童清醒时进行,注意有无偏离固视点及闭眼等情况,单眼记录困难时可用双眼检查结果粗略评估视功能。

（八）目前常用训练方法简介

可通过同学之间相互练习进行训练。

（九）相关知识测试题(选择题)

1. 常用的视觉电生理检查包括(多选)

A. FVEP　　　　　　　　B. FERG　　　　　　　　C. EOG

D. PVEP　　　　　　　　E. mfERG

2. 下列关于视觉电生理检查说法**错误**的是

A. ERG 主要用于检查视网膜功能

B. VEP 主要用于检查视觉系统

C. mfERG 主要反映黄斑功能

D. EOG 主要反映视网膜色素上皮 - 光感受器复合体的功能

E. ERG 检查不适用于婴幼儿

3. 下列关于视觉电生理检查与相对应的疾病说法**错误**的是
   A. ERG：视网膜中央动脉阻塞
   B. VEP：葡萄膜炎
   C. ERG：糖尿病视网膜病变
   D. EOG：视网膜色素变性
   E. VEP：弱视

4. 判断视神经的功能通常用的电生理检查方法是
   A. VEP   B. PERG   C. EOG
   D. VEP 和 PERG   E. EOG 和 PERG

5. 下列哪些人群可行视觉电生理检查(多选)
   A. 婴幼儿、智力低下者   B. 伪盲者   C. 白内障者
   D. 青光眼者   E. 角膜穿孔者

参考答案:1. ABCDE;2. E;3. B;4. D;5. ABCD。

(李　芸　蔡瑜婷)

第二章

屈光、视觉功能检查及治疗

第一节　屈　光　检　查

屈光检查的重要内容是验光,它是一个动态的、多程序的临床诊断过程。从光学角度来看,验光是让无穷远的物体通过被检眼眼前矫正的镜片后恰好在视网膜上产生共轭像,矫正近视、远视、散光。但由于检查的对象是人,而不仅仅是光学概念的眼球,因此患者获得清晰、舒适和持久的视力才是屈光检查的精髓体现。完整的屈光检查包括三个阶段,即初始阶段、精准阶段和终结阶段。

1. 初始阶段　收集患者眼部屈光状况的基本情况,初步分析预测验光的可能结果。该阶段包括:

(1)病史中有关屈光的内容,包括原眼镜处方等。

(2)角膜曲率检查。

(3)客观验光,包括检影验光和电脑验光等。其中检影验光是该阶段的关键步骤。

2. 精准阶段　使用综合验光仪,在客观验光的基础上,让患者对每一微小变化作出反应,该阶段又称为主观验光或主觉验光。

3. 终结阶段　包括试镜架技术和处方确定,它是建立在屈光检查操作基础上,结合患者视觉经验和检查者科学判断的有机结合。

一、客观验光

(一) 概述

客观验光包括检影验光和电脑验光。检影验光是利用检影镜照亮眼球内部,光线从视网膜反射回来经过眼球屈光系统发生改变,通过检查反射光线的变化判断眼球的屈光状态。检影验光可以在生理瞳孔下小瞳检影验光,也可以在睫状肌麻痹后散瞳检影验光。睫状肌麻痹药物通过麻痹支配睫状肌的副交感神经,使得调节作用消失而能获得人眼调节静止状态下的屈光不正度数。

(二) 检影验光操作规范流程

1. 适应证　需要了解患者屈光状态,判断屈光不正的性质和程度。

2. 禁忌证

(1)绝对禁忌证:青光眼、儿童心脏病、颅脑外伤、痉挛性麻痹、唐氏综合征、癫痫以及对药物成分过敏者禁用睫状肌麻痹验光。

(2)相对禁忌证:无法理解和配合的受检者,如婴儿、精神病受检者、智力低下者、言语不通者。

3. 操作前准备

(1)患者的准备

1)睫状肌麻痹验光的患者需提前使用睫状肌麻痹剂。

2)小瞳检影患者需雾视放松调节。

3)患者安坐检查椅上。

(2)物品(器械)及环境的准备

1)检影需在暗室中进行。

2)使用综合验光仪或镜片箱及试镜架进行镜片加减。

3)采用点状光检影镜或带状光检影镜验光。

4)保持检影镜、试镜片干净透明。

(3)操作者的准备

1)核对患者信息,包括患者姓名、性别、年龄、主诉,介绍即将进行的检查,取得合作检查前向患者做好解释工作。

2)调整座椅高度,裸眼高度与医师眼位高度相等。

3)调整综合验光仪的瞳距、高度、前倾角和后顶距。

4)检影距离被检眼 0.67m 或 0.5m。

4. 操作步骤

(1)被检者双眼睁开,注视远距视力表上最大视标。医师右手持检影镜检查,先检查被检者右眼,后检查左眼。

(2)通过改变套筒位置或者检查距离和 360° 转动检影镜的光带,来判断被检者屈光状态为球性(近视、远视)或存在散光。

(3)屈光状态是球性,可观察到顺动或逆动的影动。顺动加正球镜片,逆动加负球镜片直到影动停止(中和点)为止(图 2-1-1)。

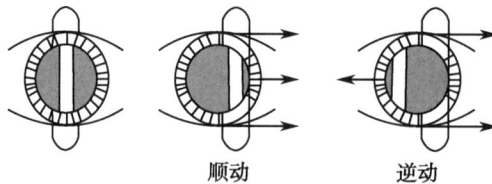

顺动　　　逆动

图 2-1-1　检影验光影动示意图

(4)屈光状态中有散光存在,360° 转动光带会发现破裂现象、厚度现象和剪动现象(图 2-1-2)。确定散光时首先确定两条子午线方向,然后分别中和两条子午线度数。中和时,两条子午线可以分别用球镜中和,也可以一条用球镜中和,另一条用球柱联合来中和。

(5)两主子午线中和完毕后需再次确认球镜中和的主子午线,必要时调整球镜度数。

(6)转动检影镜的套筒,再次确认各子午线。如果所有子午线完全中和,任何位置影动均为中和现象。如有未中和的子午线需进一步调整。

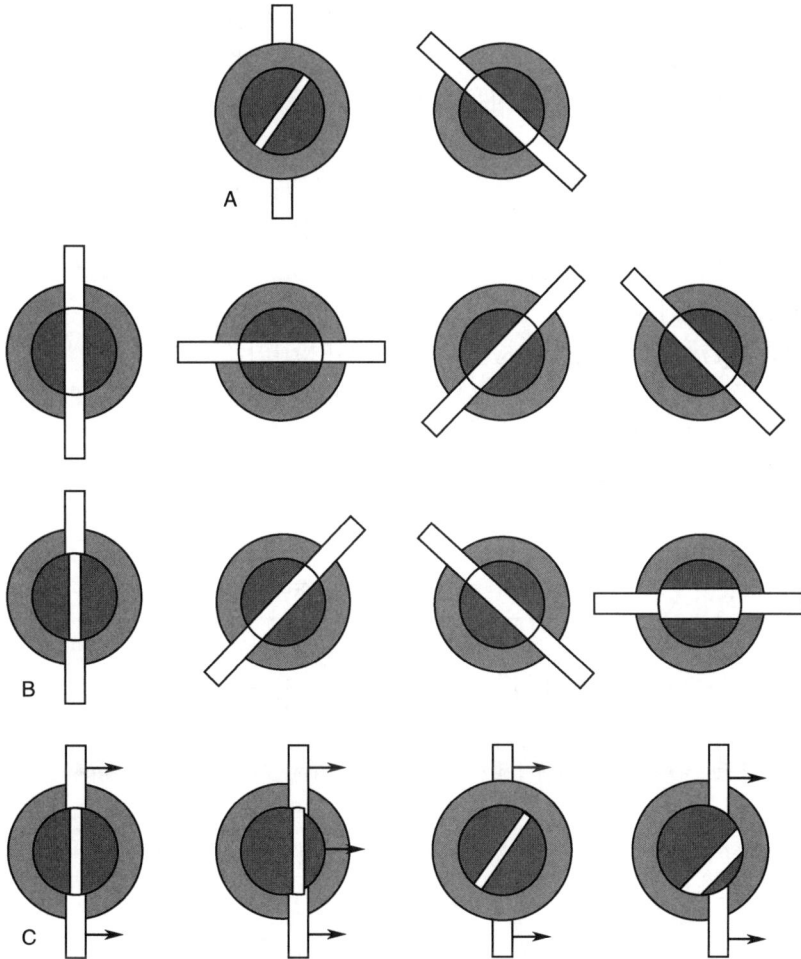

图 2-1-2 散光检影验光影动现象
A. 破裂现象；B. 厚度现象；C. 剪动现象。

(7)记录检影验光结果：暗室检影度数转化为实际检影度数需要计算工作距离。将工作距离的倒数以负球镜的形式用代数法加到总检影度数中得到被检者的实际检影度数。

(三) 并发症及处理

无创性操作无相应并发症。但如患者需在睫状肌麻痹扩瞳后检影，闭角型青光眼患者点用扩瞳药物可能诱发青光眼急性发作，需按青光眼疾病治疗方法进行降压缩瞳，保护视神经。

(四) 操作注意事项

1. 需要在暗室进行，要注意患者与检查者的距离。

2. 小瞳检影患者需雾视放松调节，睫状肌麻痹检影患者需判断检查睫状肌麻痹情况。

3. 仔细通过视网膜检影镜观察影动，彻底中和球镜及散光。

4. 记录检影结果时需要转化检影距离。

(五) 相关知识

1. 使用睫状肌麻痹剂后进行验光是控制调节对屈光度影响比较理想的方法，睫状肌麻痹验光又称散瞳验光。

（1）睫状肌麻痹验光的适应证：① 12 岁以下儿童常规使用；② 16 岁以下的远视性屈光不正儿童，尤其伴有内斜视；③弱视儿童；④怀疑调节痉挛者；⑤临床症状与主觉验光结果不一致时；⑥矫正视力不正常且不能用其他眼病解释者。

（2）睫状肌麻痹剂使用方法：①每日使用 0.5%~1% 阿托品眼液 2~3 次，连用 3~5 天。② 1% 的盐酸环喷托酯滴眼液，每 5 分钟 1 次，共 3 次，最后一次 30 分钟后验光。③ 0.5%~1% 的托吡卡胺（托品酰胺）。其中 1% 的托吡卡胺滴眼液与 0.5% 复方托吡卡胺临床常用，每 5 分钟 1 次，共 3 次，最后一次 30 分钟后验光。④后马托品，其睫状肌麻痹作用弱于阿托品和盐酸环喷托酯。

2. 中和点是被检查者视网膜和检查者视网膜在检影上的共轭焦点。受球差和其他因素影响，中和点实际为一个区。当检影时影动速度很慢、亮度变亮、宽度变宽时提示已接近中和点；一旦达到中和点，瞳孔呈现满圆红的反光。

（六）检影验光操作评估表

见表 2-1-1。

表 2-1-1 检影验光检查操作评估表

项目	内容	是	否
操作前准备	核对患者信息，包括患者姓名、性别、年龄、主诉，介绍即将进行的检查，排除禁忌证，取得患者合作		
	小瞳检影患者需雾视放松调节，睫状肌麻痹检影患者需判断检查睫状肌麻痹情况		
	暗室中准备检影设备，调整患者位置，使其实现与检查者视线高度相当		
	患者与检查者的距离为 0.67m 或 0.5m		
	试镜时需调整瞳距		
操作过程	右手持镜，右眼观察患者右眼；左手持镜，左眼观察患者左眼		
	通过视网膜检影镜观察影动是顺动还是逆动		
	加相应度数的球镜，直到中和		
	如有散光，确认两条主要子午线后加相应度数柱镜，直到中和		
操作后处置	暗室检影度数转化为实际检影度数		
	记录检影结果		

（七）常见操作错误及分析

1. 小瞳检影未予以雾视放松调节，导致近视度数过高或远视度数过低，影响检查结果准确性和稳定性。

2. 睫状肌麻痹不够，调节不能放松，导致近视度数过高或远视度数过低，影响检查结果准确性和稳定性。

3. 中和点位置判断不准确。中和点并不是点，而是一个区域。它与瞳孔大小和工作距离有关，需要反复确定中和点位置。

4. 暗室检影度数转化为实际检影度数时未计算工作距离。

（八）目前常用训练方法简介

可通过同学之间相互练习进行训练,或者采用模拟眼进行检影训练。

（九）相关知识测试题

1. 下列**不属于**客观验光的是(多选)

　　A. 检影验光　　　　　　　B. 电脑验光　　　　　　　C. 综合验光

　　D. 插片验光　　　　　　　E. 角膜地形图

2. 带状光检影如果屈光不正是散光性的,则瞳孔区的反光带可存在以下哪些现象(多选)

　　A. 破裂现象　　　　　　　B. 顺动现象　　　　　　　C. 剪动现象

　　D. 逆动现象　　　　　　　E. 厚度现象

3. 带状光检影如果屈光不正是散光性的,则瞳孔区的反光带可能与检影镜的光带不连续,即存在

　　A. 破裂现象　　　　　　　B. 剪动现象　　　　　　　C. 顺动现象

　　D. 逆动现象　　　　　　　E. 中和现象

4. 应用模拟眼进行检影练习时,下列说法正确的是(多选)

　　A. 顺动加负镜片,逆动加正镜片,直至达到中和状态

　　B. 顺动加负镜片,逆动加负镜片,直至达到中和状态

　　C. 顺动加正镜片,逆动加正镜片,直至达到中和状态

　　D. 顺动加正镜片,逆动加负镜片,直至达到中和状态

　　E. 有散光时首先确定两条子午线方向,然后分别中和两条子午线度数。

参考答案:1. CDE;2. ACE;3. A;4. DE。

（文　丹）

二、主觉验光

（一）概述

确定被检眼屈光状态的主观方法为主觉验光。它通过应用综合验光仪对初始阶段获得的客观验光结果采用雾视技术、双色试验、交叉柱镜技术、双眼平衡技术进行精确的主观反应分析,是规范验光的精准阶段。

（二）主觉验光操作规范流程

1. 适应证　在初始阶段所得到客观验光结果基础上进一步精确屈光不正的性质和程度。

2. 禁忌证　无法理解和配合的受检者,如婴儿、精神病受检者、智力低下者。

3. 操作前准备

(1)患者的准备:被检者安坐检查椅上,调整座椅高度使被检者与镜片平齐。

(2)物品(器械)及环境的准备

1)检查在暗室进行。

2)使用综合验光仪。

3)消毒综合验光仪与被检者接触部位。

(3)操作者的准备

1)核对患者信息,包括患者姓名、性别、年龄、主诉,介绍即将进行的检查,向患者做好解释工作以期获得配合。

2)调整综合验光仪的高度、瞳距、水平调整杆、镜眼距离等。

3)将被检者客观验光获得的屈光度数调整输入到综合验光仪上。

4)测量时先右眼后左眼,单眼检测时需遮盖非检测眼。

4. 操作步骤

(1)初次最正之最佳矫正视力(maximum plus to maximum visual acuity,MPMVA),即找到初步有效的球性矫正度数。

1)雾视在被检眼起始屈光度上加正镜片,一般加 +0.75~+1.00D,继续查该被检眼的视力。如果该眼视力超过 0.5,说明雾视不足,需要继续增加正镜片的度数,直到视力达到 0.3~0.5,说明雾视合适;继而在被检眼前逐渐减少正镜片的度数(每次减少 +0.25D),每减少 +0.25D 的雾视,视力应该提高 1 行,直到获得清晰视力为止,即继续减少正镜片已不能提高视力,反而可能刺激调节,使被检眼看见的视标变黑变小,则返回最好视力的球镜度数。

2)初次的双色试验:被检者观看有红绿背景的视力表,选择前面步骤获得的最佳矫正视力上一行视标,先看绿色(短波)背景视标,然后看红色(长波)背景视标,再看绿色背景视标,比较哪个颜色背景下的视标更清楚。如果红色清楚,说明负镜片欠矫,减去 +0.25D;如果绿色清楚,说明正镜片欠矫,增加 +0.25D,重复以上步骤直到同样清楚为终点。如果无法一样清楚,则当红色较清楚时减 +0.25D 变成绿色清楚为终点。

(2)交叉柱镜(JCC)精确调整散光

1)选择初次 MPMVA 后的最佳矫正视力的上一行,交叉柱镜手轮位置和客观验光柱镜轴向一致,翻转交叉柱镜两面观看散光盘进行不同轴位比较和调整,精确矫正柱镜轴向。

2)轴位确定后再确定柱镜度数。交叉柱镜手轮位置和上述柱镜轴向一致,翻转交叉柱镜两面进行不同度数比较和调整确定柱镜度数,需考虑等效球镜的影响。

(3)再次 MPMVA,即确定最后的单眼球镜度数。同初次 MPMVA,只是此次再精确散光度数和轴位。

(4)双眼调节平衡

1)双眼去遮盖后同时雾视,雾视的标准度为 +0.75D(必要时可增加雾视度数),将视力雾视为 0.5~0.8。

2)垂直棱镜将双眼分离,即打断融像功能。被检者双眼分别看到一像,用综合验光仪的 Risley 棱镜,在右眼上方 3$^\triangle$~4$^\triangle$ BU,在左眼上放 3$^\triangle$~4$^\triangle$ BD,让其注视雾视后的最佳矫正视力的上一行。此时被检者看到的是上下两行相同视标。询问被检者上下视标哪一行更清晰或更模糊,如果上行较清晰,左眼上加 +0.25D(该眼看的是上行)。重复提问,在较清晰的那一眼前加 +0.25D,直至双眼同样模糊。

3)在双眼平衡整个过程中必须一直保持两种状态:双眼均能看视标;双眼一直处于雾视状态。

4)双眼平衡的终点是双眼看视标具有同样的清晰程度,此时调节为零而且雾视相同,到达该点后,将棱镜移去。

5)如果双眼无法同时达到一样清晰,应该选择保持其优势眼清晰作为终点。

(5)双眼 MPMVA:双眼调节达到平衡后,移去棱镜进行双眼 MPMVA,即双眼同时去雾视镜直到达验光终点。其步骤及终点判断同单眼 MPMVA,只是双眼同时同步进行。在双色试验不能一致清楚时,则绿色较清楚时,加 +0.25D 变为红色为终点。

（三）并发症及处理

为无创性检查,无并发症发生。

（四）操作注意事项

1. 小瞳验光时要控制调节,可采用雾视的方法。

2. 客观验光过程中需要与患者良好沟通,反复对比确定度数及轴位。

3. 检查过程中要注意镜片的清晰度,避免被检者呼气或接触影响到镜片清晰度。

（五）相关知识

1. 综合验光仪主要由两部分构成,一部分为验光盘(俗称"肺头""牛眼"),另一部分为视标,分为远用和近用两种(图 2-1-3)。

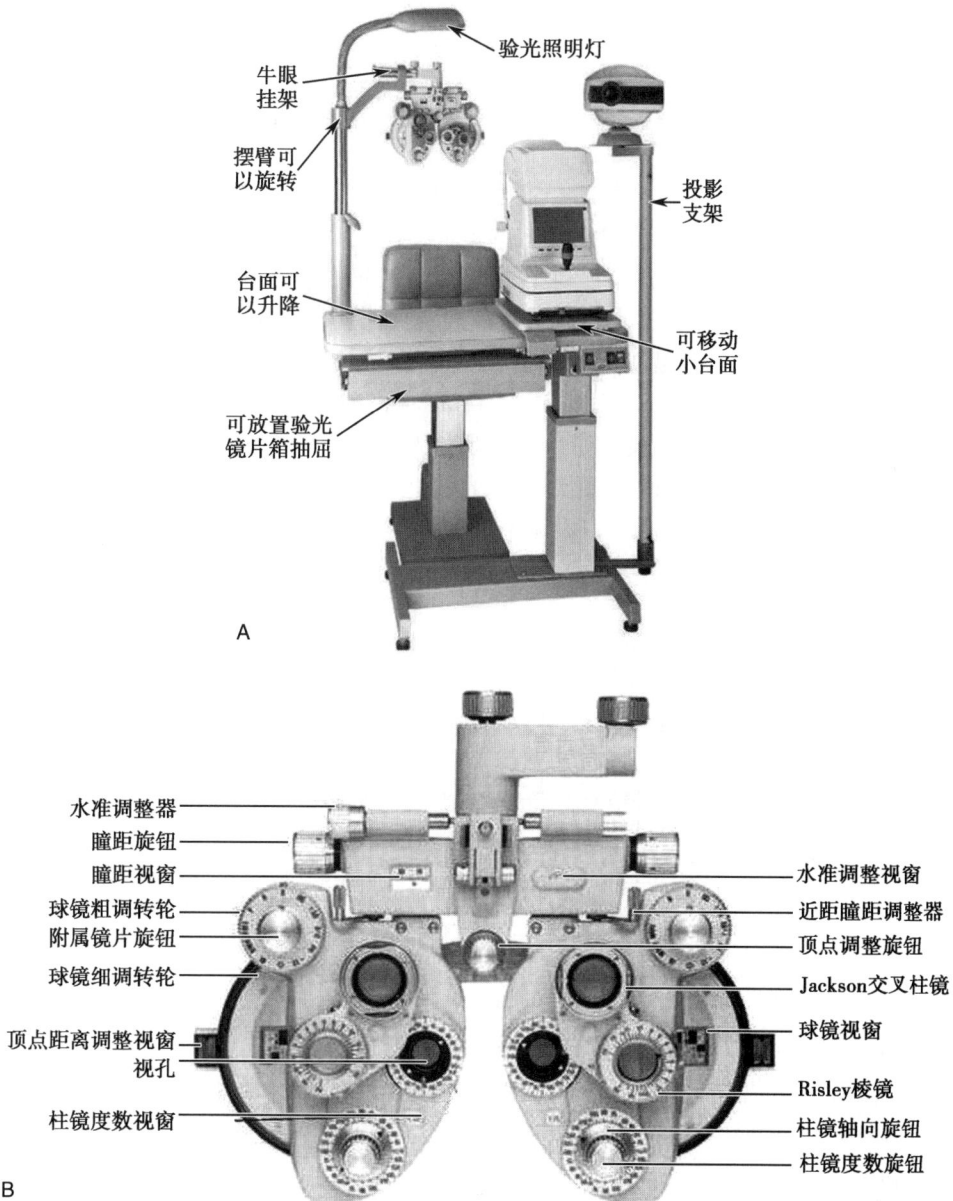

A

牛眼挂架
摆臂可以旋转
验光照明灯
投影支架
台面可以升降
可移动小台面
可放置验光镜片箱抽屉

B

水准调整器
瞳距旋钮
瞳距视窗
球镜粗调转轮
附属镜片旋钮
球镜细调转轮
顶点距离调整视窗
视孔
柱镜度数视窗

水准调整视窗
近距瞳距调整器
顶点调整旋钮
Jackson交叉柱镜
球镜视窗
Risley棱镜
柱镜轴向旋钮
柱镜度数旋钮

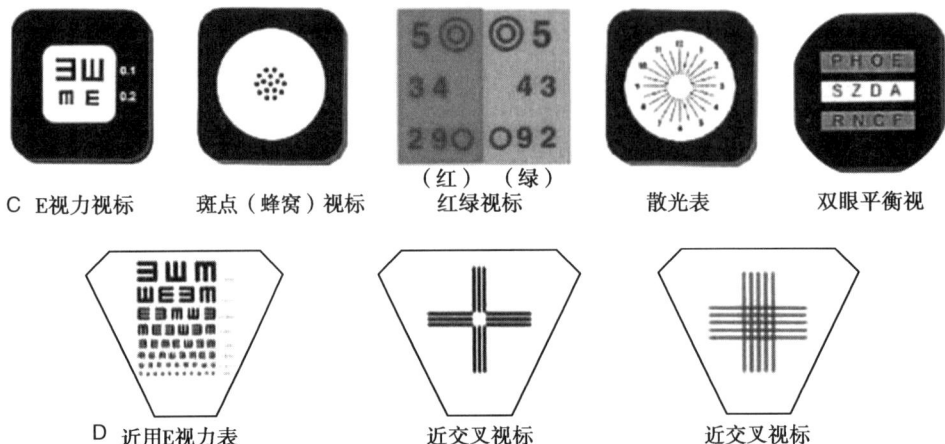

C E视力视标　　斑点（蜂窝）视标　　红绿视标　　散光表　　双眼平衡视
（红）（绿）

D 近用E视力表　　近交叉视标　　近交叉视标

图 2-1-3　综合验光仪及其各部件示意图

A. 综合验光仪；B. 综合验光仪的验光盘；C. 常用远用视标；D. 常用近用视标。

2. 雾视技术　通过在被检眼前加一定度数的正镜片,故意使被检眼的调节处于放松状态,以达到用最高度数的正镜片或最低度数的负镜片使被检眼获得最好的矫正视力。

3. 双色试验　又称红绿试验,它利用了眼屈光介质对不同波长的折射率不等的特点,红光焦点居后、绿光焦点居前、黄光焦点居中来判断验证被检者球镜终点。检测时为不刺激调节先看绿色视标,再看红色视标。如果红色更清楚,被检眼欠矫 –0.25 ;如果绿色更清楚,被检眼欠矫 +0.25。

4. 交叉柱镜技术　通过角膜曲率计和客观验光获得的初步柱镜度数和轴向,利用柱镜轴位和度数可以矢量相加的原理,采用综合验光仪上交叉柱镜精准确定柱镜的轴向和度数。

5. 双眼调节平衡的目的是将"双眼调节刺激等同起来",通过双眼平衡的检查消除单眼检查中因为调节或双眼调节差异导致的潜在误差。

（六）主觉验光操作评估表

见表 2-1-2。

表 2-1-2　主觉验光检查操作评估表

项目	内容	是	否
操作前准备	核对患者信息,包括患者姓名、性别、年龄、主诉,介绍即将进行的检查,排除禁忌证,取得合作		
	清洁综合验光仪与被检者相接触的部位,调整座椅高度,使患者坐姿舒适		
	调整验光仪瞳距、高度、水平调整杆、眼镜距离		
	将患者客观验光结果调整到综合验光仪上		
操作过程	嘱患者双眼睁开,检查先右眼再左眼,单眼检测时将非检测眼遮盖		
	初次 MPMVA: 先雾视,在被检眼起始屈光度上加正镜片(一般加 +0.75~+1.00D,视力达到 0.3~0.5);通过每次减少 +0.25D 或增加 –0.25D 检测最佳矫正视力		
	初次双色试验		

续表

项目	内容	是	否
操作过程	交叉柱镜精确调整散光		
	再次 MPMVA		
	双眼调节平衡		
	双眼 MPMVA		
操作后处置	记录每只眼的屈光度及矫正视力、瞳距		

(七) 常见操作错误及分析

1. 未予以雾视放松调节,导致近视度数过大或远视度数过低,影响检查结果准确性和稳定性。

2. 双色试验需反复比较红绿色清晰状态到一致。如果无法一样清楚,则当红色较清楚时减 +0.25D 变成绿色清楚为终点。

3. 检查时间过长,患者无法进行判断,可以休息后再进行检查。

(八) 目前常用训练方法简介

可通过同学之间相互练习进行训练。

(九) 相关知识测试题(选择题)

1. 下列关于散光盘的说法**不合适**的是(多选)

　　A. 散光盘是初步判断有无散光的一种常用的主观验光工具

　　B. 散光盘可初步判断散光的轴位

　　C. 散光盘的原理是主观看不同方向的线条清晰度一致所引起

　　D. 散光盘可初步判断散光的度数

　　E. 散光盘需要先确定散光度数再决定散光轴位

2. 交叉柱镜精调散光的度数时,当交叉柱镜的红点方向与试戴片一致时视力清晰,则应

　　A. 增加负柱镜片　　　　B. 增加正柱镜片　　　　C. 增加负球镜

　　D. 增加正球镜　　　　E. 记录结果,即为散光度数

3. 散光的度数与轴位是由(　　　　)来进行精准的

　　A. 裂隙片　　　　B. 散光表　　　　C. 视力表

　　D. 交叉柱镜　　　　E. 棱镜片

4. 双眼调节平衡的目的是(多选)

　　A. 单眼达到最佳视力

　　B. 双眼达到最佳视力

　　C. 双眼达到等同视力

　　D. 达到清晰、舒适用眼,避免视疲劳

　　E. 双眼平衡的检查消除单眼检查中因为调节或双眼调节差异导致的潜在误差

参考答案:1. CE;2. A;3. D;4. DE。

(文 丹)

三、电脑验光检查

(一) 概述

电脑验光仪目前是临床检查屈光状态最常用的一种验光设备。在临床上使用最广泛的是客观型电脑验光仪,它具有自动化程度高、屈光测量范围大、操作简便、验光速度快、易学习掌握等优点,适用于各类屈光普查和眼科临床验光检查。电脑验光的结果现在已经成为屈光医师和验光师进行客观检影和主观验光的重要参考指标,它为验光技术的发展掀开了新的一页。

(二) 电脑验光仪操作规范流程

1. 适应证

(1)了解患者屈光状态,判断屈光不正的性质和程度。

(2)作为医学验光中客观验光检查中的第一步。

2. 禁忌证

(1)绝对禁忌证:无。

(2)相对禁忌证

1)流行性结膜炎等接触传播的传染性疾病。

2)头部不能固定于检查位和不能配合检查(如不能固视)的患者。

3)屈光介质严重混浊不能检查者。

3. 操作前准备

(1)患者的准备

1)患者摘掉眼镜或者角膜接触镜。

2)患者就位,调整仪器高度。

3)下颌放在颌托上,前额顶住额托。

4)调整颌托高度至被检者眼外眦角与托架眼高标记平齐,固定头位。

(2)物品(器械)的准备

1)开启电源,仪器预热、自检。

2)用乙醇棉擦拭仪器额托、颌托处或更换垫纸。

(3)操作者的准备

1)核对患者信息、询问病史、明确检查禁忌证。

2)洗手清洁。

3)选择测量模式:D(屈光度)检测或 D/K(屈光度 / 曲率)检测。

4. 操作步骤

(1)引导患者睁大双眼、进入放松注视状态,仪器自动判别左右眼,先检查右眼后检查左眼。

(2)移动、旋转中央操作手柄,调整镜头的高度(适应被检者的注视水平)并将被检眼瞳孔置于操作屏中央。

(3)嘱被检者注视镜头内画面的中央,继续操作手柄在操作屏上对好角膜中心并对焦(至角膜顶点聚焦)准确后自动测量或按检测键手动测量,分别测量双眼,一般每眼测量 3 次。

（4）判读结果可用后打印结果，否则重做。

（三）并发症及处理

为无创性检查，无并发症发生。

（四）操作注意事项

1. 仪器保持清洁，定期测试校准。

2. 环境要求光线明亮。

3. 使用台式电脑验光仪对身高不足的被检者（如儿童），可能需要采用站立位或其他特殊姿势检查。

4. 12岁以下的儿童调节力强，注视配合也较差，在电脑验光之前可使用睫状肌麻痹剂。

5. 引导患者尽量睁大双眼，避免眼睑遮挡或压迫，影响验光结果。

6. 嘱患者注视镜头内画面中央的最远处，让患者的调节放松下来。

7. 泪膜不稳定的患者可以先用人工泪液点眼后再检测。

8. 每眼测量次数最好不少于3次。

9. 先判读结果再打印结果。

（1）电脑验光仪一般会就一些测量异常状况作出提示（参照具体的仪器说明书）：如测量数据不可信时，操作屏显示"E"或"RR"等字样；被检眼屈光度超过测量范围时，显示"OOO"或"OUT"等字样。

（2）如果3次电脑验光的球镜度数相差0.50D以上，应先排除检测者在对准或对焦时出现偏差以及被检者在注视目标时位置不对的情况，否则应考虑被检者有调节异常。

（3）如果裸眼视力不太差，但电脑验光结果表现为明显相对较高的度数，说明可能在电脑验光时被检者有调节未放松的情况存在。

（4）如果三次电脑验光的柱镜度数和轴向变化比较大，要先排除被检者注视配合不佳、被检眼睁开不够等情况，否则应考虑引起不规则散光的器质性病变如圆锥角膜、晶状体脱位等。

10. 参阅说明书，按照不同电脑验光仪的要求操作（图2-1-4）。

（五）相关知识

现在几乎所有医院、眼镜店用的都是客观型电脑验光仪，不但可以测量屈光度，还可以测量瞳距、角膜屈光力等。电脑验光仪的镜眼距一般设置为12mm。电脑验光结果只能作为临床参考，不能作为直接配镜的依据，因为电脑验光仪本身的机械性调节、检测者的操作差异、被检者的配合程度及眼部疾病等因素都会影响检查结果。

（六）电脑验光仪操作评估表

见表2-1-3。

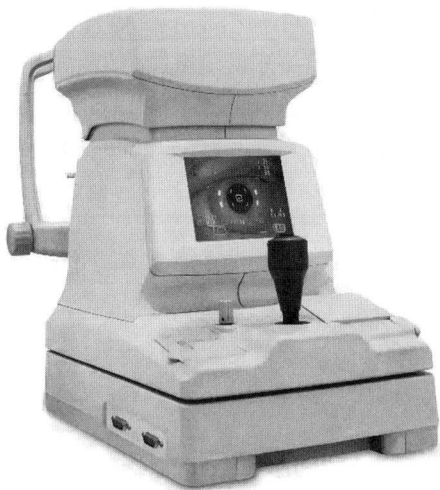

图2-1-4 电脑验光仪

表 2-1-3　电脑验光仪操作评估表

项目	内容	是	否
操作前准备	核对患者信息,包括被检者姓名、性别、年龄、主诉		
	询问被检者病史		
	判断患者是否需要滴用扩瞳滴眼液或人工泪液		
	判断患者能否配合检查		
	明确患者有无流行性结膜炎等检查禁忌证		
	判别检查环境明暗		
	开机预热设备		
操作过程	用乙醇棉擦拭仪器额托、颌托处或更换垫纸		
	嘱患者摆出正确检查体位		
	选择检查程序		
	引导患者放松、正常瞬目、注视		
	调整检查镜头位置、对焦		
	选择时机采集结果		
操作后处置	检查结果的质量评估		
	作出结果判读		

(七) 常见操作错误及分析

1. 未引导被检者注视镜头内画面中央最远处,导致被检者调节未放松,影响检查结果准确性和稳定性。

2. 以电脑验光结果为最终检查结果,不完成医学验光导致验光结果不准确。

(八) 目前常用训练方法简介

可通过同学之间相互练习进行训练。

(九) 相关知识测试题(判断题)

1. 电脑验光结果可以直接替代医学验光结果作为配镜的处方。(　　)

2. 电脑验光仪的镜眼距一般设置为 12mm。(　　)

3. 眼睑压迫会影响电脑验光的散光测量结果。(　　)

4. 电脑验光仪检查前都需要扩瞳。(　　)

5. 客观型电脑验光仪会因为被检者主观故意偏移注视点而出现检查结果的偏差。(　　)

参考答案: 1. 错;2. 对;3. 对;4. 错;5. 对。

(姜志伟)

四、角膜曲率计检查

(一) 概述

角膜曲率计是测量角膜曲率 / 屈光度的仪器。相对于角膜地形图仪而言,它具有价格低廉、维修简单等优点。同时,它的操作难度不大,对于正常、规则的角膜,角膜曲率计具有较好的准确性和可重复性。现在角膜曲率计还是能满足一般日常临床工作的需要,在一些以角膜曲率变化为主的角膜病变(如圆锥角膜等)的早期诊断、治疗的评价、常规人工晶状体的计算等方面仍具有一定意义。

(二) 角膜曲率计操作规范流程

1. 适应证

(1)了解中央角膜前表面屈光力、散光度数及轴位。

(2)诊断某些角膜疾病如圆锥角膜、扁平角膜或大散光等。

(3)观察角膜手术后中央角膜表面曲率的状态。

(4)帮助人工晶状体的数据计算,指导白内障手术。

(5)帮助验配角膜接触镜。

2. 禁忌证

(1)绝对禁忌证:无。

(2)相对禁忌证

1)严重影响角膜透明性的角膜疾病而无法进行准确测量者。

2)流行性结膜炎等接触传播的传染性疾病。

3)头部不能固定于检查位和不能配合检查(如不能固视)的患者。

3. 操作准备

(1)患者的准备

同电脑验光检查(参见本节电脑验光检查患者的准备)。

(2)物品(器械)的准备

1)开启电源,仪器预热、自检。

2)用乙醇棉擦拭仪器额托、颌托处或更换垫纸。

3)逆时针旋转目镜到最大限度。

4)将一张白纸放在曲率计镜筒前面,观察目镜内反射的影像。

5)缓慢顺时针旋转目镜至清晰看到目镜内的影像。

(3)操作者的准备

1)核对患者信息、询问病史、明确检查禁忌证。

2)洗手清洁。

4. 操作步骤

(1)引导被检者双眼平视前方。

(2)双眼分别测量(建议先右后左),使检查镜筒射出的影像投照在被检眼角膜的正中央。

(3)检查者调节旋钮至观察到目镜内角膜反射的影像清晰(不同角膜曲率计的影像不同,有红色方格与绿色台阶、有两个轴向垂直的带"十"字的圆圈、有空心"十"字与"十"字标等)。

(4)检查者在目镜观察下转动镜筒找到更接近水平位的第一主径线。

(5)旋转微调使镜中两像恰好相接触(红方格与绿台阶)或重合(两"十"字),记录眼别、标尺上的屈光度(或曲率半径值)及轴位。

(6)将镜筒旋转到第一主径线的垂直位(旋转90°),重复第5步操作。

(7)进行另一眼测量(重复第 2~6 步)。

(三) 并发症及处理

为无创性检查,无并发症发生。

(四) 操作注意事项

1. 检查环境光线应偏暗。

2. 被检查者头部与台面垂直不要后仰。

3. 引导被检者检查时保持固视。

4. 在保证精准对焦、测量的同时尽量动作轻快,减少患者的配合时间以保证结果的稳定性。

5. 及时准确记录两眼水平和垂直径线的屈光度/曲率和轴位。

6. 进行结果判读。

(1)通过角膜反射影像的规则程度可以了解角膜的完整性、规则性及泪膜的情况。

(2)对于正常、规则的角膜,角膜曲率计的结果是可信的。

(3)对于高度散光、角膜不规则的患者要进一步行角膜地形图检查。

(4)角膜曲率计只能反映角膜中央 3mm 的曲率值,无法测量周边角膜的屈光状态。

(5)角膜曲率计不适于评估角膜屈光术后或配戴角膜塑形镜后患者的角膜情况。

(五) 相关知识

临床上所指的角膜曲率一般是角膜前表面的曲率,正常角膜曲率数值的表达可以使用曲率半径(mm),也可以使用屈光力(D),两者可以换算。角膜曲率计是利用角膜前表面的反射性来测量角膜前表面曲率的,它只能获得角膜前表面的曲率数据;角膜曲率计测量的范围仅为角膜中央直径约 3mm 的区域,因此它不能用于判断周边角膜的屈光状态;另外,角膜曲率计假定了角膜形状是规则性的,同时假定角膜或泪膜的屈光指数为一固定值,因此它也不能准确判断某些复杂的角膜形态的变化。

(六) 角膜曲率计检查评估表

见表 2-1-4。

表 2-1-4 角膜曲率计检查评估表

项目	内容	是	否
操作前准备	核对患者信息,包括患者姓名、性别、年龄、主诉		
	询问眼干燥症史,判断患者是否需要滴用人工泪液		
	判断患者能否配合检查		
	明确患者有无流行性结膜炎等检查禁忌证		
	判别检查环境明暗		
	开机、初步调整投射影像焦距		
操作过程	用乙醇棉擦拭仪器额托、颌托处或更换垫纸		
	嘱患者摆出正确的检查体位		
	引导患者放松、正常瞬目、注视		

续表

项目	内容	是	否
操作过程	对焦并观察、旋转检查镜筒位置找到第一主径线		
	旋转微调测量第一主径线曲率		
	旋转检查镜筒位置找到第二主径线		
	旋转微调测量第二主径线曲率		
操作后处置	记录检查结果		
	作出结果判读		

(七) 常见操作错误及分析

操作时间过长,导致被检者注视度不够或泪膜不稳定,影响检测的准确性和稳定性。

(八) 目前常用训练方法简介

可通过同学之间相互练习进行训练。

(九) 相关知识测试题(选择题)

1. 角膜曲率计测量范围在角膜前表面中心约

    A. 3mm   B. 6mm   C. 9mm

    D. 10mm   E. 11mm

2. 角膜曲率计测量的角膜第一主径线与第二主径线的位置关系是

    A. 相互平行   B. 约成45°交叉   C. 相互垂直

    D. 不确定   E. 由检查者判断

3. 角膜曲率计能较为准确地测量出常规角膜的

    A. 周边角膜曲率   B. 中央角膜曲率   C. 角膜后表面曲率

    D. 角膜厚度   E. 角膜顶点位置

4. 角膜曲率计能对角膜表面的规则性及泪膜作出初步的

    A. 定性分析   B. 定量分析   C. 分级

    D. 半定量分析   E. 无法分析

5. **不会**影响角膜曲率计检查结果的因素有

    A. 角膜表面的规则性   B. 角膜上皮的完整性   C. 泪膜的稳定性

    D. 检查者的熟练程度   E. 角膜缘的小片云翳

参考答案:1. A;2. C;3. B;4. A;5. E。

(姜志伟)

五、角膜地形图检查

(一) 概述

角膜地形图也称计算机辅助的角膜地形分析系统,它是通过计算机图像处理系统将角膜形态进行数字化分析,然后将所获得的信息以彩色形态图加数字、线条标注的形式来直观表现,类似地理学中的地形图,故得名角膜地形图。

临床上目前应用的角膜地形图仪大致分为三类:传统的以角膜曲率测量为基础的角膜地形图仪、"新型"的以角膜高度测量为基础的角膜地形图仪和将以上两种测量技术结合起来的角膜地形图仪(后两种均具有眼前节的分析功能)。

角膜地形图仪具有适应证广、测量范围大、测量精确度高、重复性好、计算机分析算法能不断发展等优点。因此,已经广泛应用于角膜疾病、眼表疾病的分析和诊断;各类屈光手术、白内障手术、角膜手术和眼表手术的术前筛查评估、手术设计及术后评估;角膜接触镜(尤其是硬性透气性接触镜和角膜塑形镜)的验配、调整及效果评价。尤其在现代屈光性手术(包括白内障手术)的设计、硬性角膜接触镜的验配、扩张性角膜疾病的筛查诊断等方面有着不可替代的作用。一台"新型"角膜地形图仪除了可以进行角膜测量,还可以兼有眼前节分析、角膜像差测量、眼前节照相、眼表分析等多种功能。目前与地形图相关的角膜地形学方兴未艾,角膜地形图检查技术仍将在眼前节检查技术的发展中占据极其重要的地位。

(二)角膜地形图仪操作规范流程

1. 适应证

(1)了解角膜前、后表面的规则性、散光及屈光力状态。

(2)扩张性角膜疾病的筛查、诊断和手术指征评估。

(3)各类角膜屈光手术、眼内屈光手术的术前筛查评估、手术设计及术后评估。

(4)白内障手术的手术设计及术后评估。

(5)了解眼表手术、角膜手术、角膜创伤瘢痕对角膜形态和屈光的影响。

(6)各种角膜接触镜的验配,角膜塑形镜的验配、效果评估。

(7)了解泪膜情况。

2. 禁忌证

(1)绝对禁忌证:无。

(2)相对禁忌证:同角膜曲率计检查(参见本节角膜曲率计检查相对禁忌证)。

3. 操作前准备

(1)患者的准备:同电脑验光检查(参见本节"电脑验光检查患者的准备")。

(2)物品(器械)的准备

1)开启电源,仪器预热、自检。

2)用乙醇棉擦拭仪器额托、颌托处或更换垫纸。

(3)操作者的准备

1)核对、输入患者信息、询问病史、明确检查禁忌证。

2)洗手清洁。

4. 操作步骤

(1)嘱患者尽量睁眼,注视前方固视标志。

(2)移动、旋转中央操作手柄,调整仪器镜头的高度(适应被测者的注视水平)并将被检眼瞳孔置于操作屏中央。

(3)嘱被检者注视前方固视标志,继续操作中央手柄,在操作屏上对好角膜中心并对焦(至角膜顶点聚焦)准确后,自动扫描或按钮手动扫描/拍摄。

(4)检查扫描、拍摄的图像结果,符合图像质量标准则保存并选取需要的图像打印。

(三)并发症及处理

为无创性检查,无并发症发生。

（四）操作注意事项

1. 检查环境应偏暗,避免眼外不均匀光影对仪器图像采集的干扰。

2. 检查前应询问病史、核对被检者资料并向被检者讲明注意事项。

3. 检查角膜、前房、虹膜前避免散瞳;检查晶状体前应散瞳。

4. 对身高不足的被检者(如儿童),可能需要用站立位或其他特殊姿势检查。

5. 扫描前让患者正常瞬目,避免泪膜不稳定影响结果,必要时可给予人工泪液。

6. 扫描时被检者眼睛必须完全睁开,避免眼睑或睫毛遮挡/压迫。如被检眼有上睑下垂、倒睫,可由他人协助撑开眼睑,但不能压迫眼球。

7. 扫描、拍摄时引导被检者眼睛一直注视前方标志。

8. 如被检者面部阴影影响检查,可嘱其适度调整头部位置。

9. 发现检查图像质量不符合要求,需重新检查。

10. 要根据结果判读及患者的需要选取相应的结果图进行打印

(1)角膜前表面的屈光力轴向图:是最经典也是运用最广泛的描述角膜形态的角膜地形图,适用于评价、测量患者的散光情况以及各种屈光手术的术前设计、人工晶状体的计算、角膜塑形镜的验配等。

(2)角膜前表面的屈光力切线图:适用于确定圆锥角膜的顶点位置、不规则角膜表面(如瘢痕)的局部形态的变化、角膜塑形后和角膜屈光手术后的治疗区域及中央岛。

(3)高度图(尤其是后表面的高度图):能够更准确地判定圆锥的形态、位置,筛查疑似圆锥角膜,其敏感性和准确性要高于屈光力图,高度图还可以运用于硬性角膜接触镜的验配,是选择是否使用环曲面或双轴设计的接触镜镜片的首要依据,同时高度图也是角膜屈光手术术后的重要观察指标。

(4)角膜厚度图:在圆锥角膜的筛查和诊断、青光眼的诊断、角膜屈光手术前患者的筛查以及角膜屈光手术后剩余角膜基质床的评估中都非常有价值。

(5)系列图:是在一个屏幕上显示多个不同的图形,在新型的角膜地形图仪中经常将一些相关的图形及参数指标组合成为一些综合性辅助工具,为临床上提高疾病筛查诊断的敏感度和特异度以及提高治疗的精确性提供了更方便、有效的方式(文末彩图 2-1-5)。

11. 参阅说明书,按照不同的角膜地形图仪的要求规范操作。

12. 角膜地形图仪应该定期校准。

（五）相关知识

临床上使用的角膜地形图仪多种多样,不同的角膜地形图仪采用了不同技术的图像采集系统:一类是传统的测量角膜前表面曲率的 Placido 盘投射技术;另一类则是较后发展起来的测量角膜高度的角膜断层扫描技术群,如裂隙扫描技术、Scheimpflug 摄影技术、光学相干断层扫描(optical coherence tomography,OCT)技术和高频超声波扫描技术等。近年来,基于测量角膜高度的角膜断层扫描技术的应用一直是角膜地形图发展的主要趋势。通过角膜断层扫描,可以直接获得角膜前、后表面的高度数据,计算角膜厚度并间接推算出角膜前后表面的曲率数据;此外,还可以测量虹膜、瞳孔、晶状体,甚至可以构建整个眼前节的三维形态;这些都为眼前节测量分析、光线追踪计算提供了数据。与 Placido 盘地形图相比,断层扫描地形图有以下几方面的优势。

1. 可测量角膜前、后表面的数据。

2. 对于复杂角膜形态的测量更准确。

3. 测量范围更广,能更好地测量周边角膜的形态。

4. 可以兼具多种眼前节分析功能。有的角膜地形图仪采用的是单一图像采集技术,而有的则采用了集成技术,如将裂隙扫描技术和 Placido 盘投射技术结合、将 Scheimpflug 摄影技术和 Placido 盘投射技术结合等。同时,不同角膜地形图仪的计算机分析算法也各有不同并在不断发展。因此它们的结果也有所差异,不能交互使用。但是不同仪器的结果相互间也有参考价值。

(六) 角膜地形图检查评估表

见表 2-1-5。

表 2-1-5 角膜地形图检查评估表

项目	内容	是	否
操作前准备	核对患者信息,包括患者姓名、性别、年龄、主诉		
	询问病史		
	判断患者能否配合检查		
	明确患者有无流行性结膜炎等检查禁忌证		
	判别检查环境明暗		
	开机预热设备,输入患者相关信息		
操作过程	用乙醇棉擦拭仪器额托、颌托处或更换垫纸		
	嘱患者摆出正确检查体位		
	选择检查程序		
	引导患者放松、正常瞬目、注视		
	调整检查镜头位置、对焦		
	选择时机采集结果		
操作后处置	检查结果的质量		
	正确选择所需的结果、作出结果判读		

(七) 常见操作错误及分析

1. 操作时间过长,导致被检者注视度不够或泪膜不稳定,影响检测的准确性和稳定性。

2. 角膜地形图用于全眼球生物测量晶体检查时,需使用扩瞳剂。未询问被检者青光眼病史、未了解患者眼压情况可能诱发青光眼发作

(八) 目前常用训练方法简介

可通过同学之间相互练习进行训练。

(九) 相关知识测试题(判断题)

1. 角膜地形图仪与角膜曲率计都只能测量角膜的曲率。( )

2. 角膜切线曲率图适合评估角膜屈光手术术后的手术范围和角膜屈光力变化。( )

3. 角膜高度图对亚临床型圆锥角膜的筛查意义不如角膜屈光力图。( )

4. 角膜地形图的结果不受泪膜情况的影响。(　　　)

5. 角膜地形图检查时环境光线明亮不利于采集到更清晰的图像。(　　　)

参考答案：1. 错；2. 对；3. 错；4. 错；5. 对。

（姜志伟）

六、波前像差仪检查

(一) 概述

波前像差仪是检查和分析全眼屈光系统各级像差来源及程度的仪器,用于评估视觉质量、指导屈光性治疗或手术和评价各种涉及屈光系统改变的治疗或手术的光学效果。实际光学系统(包括人眼)的成像与完美光学系统的成像之间会有一定的偏差,这种偏差即是像差。同一时间点各方向光波最前沿各点所形成的矩阵面,称为波前或波阵面。光经过实际光学系统与经完美光学系统所形成的波前之间的偏差,即为波前像差,用来表示该实际光学系统像差的大小。波前像差仪的应用使眼科医师突破了长期以来对眼部像差的诊断和治疗的局限,对眼屈光的描述有了比简单的球镜、柱镜更为细致的方法。波前像差仪在个性化准分子激光角膜屈光手术设计方面的重要意义已有目共睹;在个性化框架、角膜接触镜的验配、评估;人工晶状体的选择、效果评估等多方面均有应用。当然,由于现在我们对人眼各种高阶像差的临床意义、各种像差之间的相互作用、像差的变化规律等诸多问题的认识还不足,因此人眼的波前像差仍是一个需要广大眼科医师进一步了解和深入研究的课题。

(二) 波前像差仪操作规范流程

1. **适应证**　检查和分析眼屈光系统各级像差的来源及程度。

2. **禁忌证**

(1)绝对禁忌证:无。

(2)相对禁忌证:同电脑验光检查(参见本节电脑验光检查相对禁忌证)。

3. **操作前准备**

(1)患者的准备

1)患者就位,调整仪器高度。

2)下颌放在颌托上,前额顶住额托。

3)调整颌托高度至被检者眼外眦角与托架眼高标记平齐,固定头位。

(2)物品(器械)的准备

1)开启电源,仪器预热、自检。

2)用乙醇棉擦拭仪器额托、颌托处或更换垫纸。

(3)操作者的准备

1)核对、输入患者信息、询问病史、明确检查禁忌证。

2)洗手清洁。

4. **操作步骤**

(1)嘱患者尽量睁眼,放松调节、注视前方固视标志。

(2)移动、旋转中央操作手柄,调整仪器镜头的高度(适应被测者的注视水平)、焦距;并将被检眼瞳孔置于操作屏中央,系统程序将自动识别眼别并探查瞳孔边缘。

(3)继续微调操作手柄,对焦并采集扫描图像。

(4)检查扫描图像结果,符合图像检测质量标准则可以保存并打印结果。

（三）并发症及处理

为无创性检查,无并发症发生。

（四）操作注意事项

1. 检查环境应偏暗,保证瞳孔直径在 4~8mm 之间及避免眼外不均匀光影对仪器图像采集的干扰。

2. 检查前应询问病史、核对被检者资料并向被检者讲明注视和放松调节等注意事项。

3. 对身高不足的被检者(如儿童)可能需要采用站立位或其他特殊姿势检查。

4. 扫描前让被检者正常瞬目,待其泪膜涂布均匀后及时检查并采集数据,必要时可给予人工泪液。

5. 扫描时被检者眼睛必须完全睁开,避免眼睑或睫毛遮挡。如被检眼有上睑下垂、倒睫,可由他人协助撑开眼睑,但不能压迫眼球。

6. 扫描时引导被检者眼睛一直注视前方,放松调节。

7. 正确判读结果。

(1)绿色代表没有或轻微波前像差,暖色代表波前相位超前的正向波前像差,蓝色代表波前相位滞后的负向波前像差。

(2)Zernike 多项式定量描述像差时单位为 μm。

(3)三阶以下为低阶像差,三阶以上(含三阶)为高阶像差。

(4)二阶像差(离焦、散光)可对应于传统的屈光不正(近视、远视和规则散光),是影响视觉质量的最主要因素。

(5)慧差、球差等高阶像差对视觉质量也有显著影响。

(6)临床上对波前像差的结果要根据患者的瞳孔(瞳孔越大,高阶像差越大)、调节状态、年龄、泪膜情况等引起像差波动的因素来具体分析。

(7)发现检查图像质量不符合要求需重新检查。

8. 不同品牌的波前像差仪使用前请参阅说明书,按照要求规范操作。

9. 波前像差仪应该定期校准。

（五）相关知识

人眼的像差主要是角膜像差和晶状体像差。角膜前表面在眼像差中占比最大,其次是晶状体的后表面,此外,还有泪膜的像差也不能忽视。在正常照明条件下,二阶像差对视觉质量的影响最大;在高阶像差中,三阶及四阶像差对视觉质量影响相对较大;单项高阶像差中,球差对视觉质量的影响最大。但是,整体像差对人眼视觉质量的影响是复杂的,总像差值大或某一部位(如角膜)的像差值大并不意味着人眼的视觉质量必然差——不同的像差,组合在一起具有协同作用,有些组合能提高视觉质量,而有些像差组合会降低视觉质量。

另外,不同部位的像差之间也存在互补作用,即角膜与晶状体的像差间存在相互补偿,角膜前、后表面之间的像差也是这样;同时,人眼对像差的补偿还包括神经性补偿——一种视觉神经系统对眼屈光系统像差的适应性调整,这种调整会改善人的视觉体验。所以在临床各种屈光矫正治疗(屈光手术、配镜等)中,应考虑到各项像差的协同作用以及人眼各部位像差之间的互补关系。我们仍需在各项屈光矫正性治疗中对全眼像差协同调整的规律作出更多更深入的探索。

（六）波前像差仪检查评估表

相关内容同表 2-1-5。

（七）常见操作错误及分析

同角膜曲率计检查（参见本节角膜曲率计检查常见操作错误及分析）。

（八）目前常用训练方法简介

可通过同学之间相互练习进行训练。

（九）相关知识测试题（判断题）

1. 瞳孔直径会影响波前像差的结果。（　　　）

2. 波前像差结果中不显示离焦、散光的结果。（　　　）

3. 高阶像差对视觉质量的影响大于低阶像差。（　　　）

4. 球差反映了球镜度数。（　　　）

5. 角膜散光较大的患者的视觉质量一定比角膜散光较小的患者差。（　　　）

参考答案：1. 对；2. 错；3. 错；4. 错；5. 错。

（姜志伟）

第二节　调节集合功能检查

双眼视觉是指用两眼同时观察物体的视觉。尽管两眼分别形成视网膜像，但正常的双眼视觉能把两视像融合为单一知觉对象。若观察的是立体物体，两眼视网膜像不完全对称，形成双眼视差，产生立体知觉。

视觉系统作为感觉器官，其功能是获取外界不同空间位置物体的信息。要对外物保持清晰的双眼单视，首先必须将双眼扫视或追随到物体的相应位置，然后集合或散开调整双眼视线对准该物（聚合），最后准确对焦（调节）并保持一定时间注视。在不同距离位置上的外物对视觉系统有一定调节需求和聚散需求，并且需有足够储备和灵活性，保证清晰、持久、舒适的视觉。

双调节集合的检查方法有很多，以下列出以综合验光仪检查为主的常用非斜视双眼视功能。因为综合验光仪集中了各种镜片（球镜、柱镜、三棱镜、交叉柱镜、马氏杆、红绿镜片等），让双眼视功能检查比较顺畅。

一、调节功能检查

（一）概述

调节为调整眼屈光力以看清外物，属于双眼视范畴。看近物时通过睫状肌收缩，晶状体悬韧带放松、晶状体增加表面弯曲、晶状体变厚，对光线的折射能力增强，聚焦在视网膜上。调节分为 4 类：张力性调节、辐辏性调节、近感性调节和模糊性调节。

（二）调节功能的操作规范流程

1. 适应证

（1）所有屈光不正患者。

（2）双眼视疲劳，怀疑双眼视功能异常患者。

53

2. 禁忌证

(1)精神异常及意识明显障碍,不能配合检查者。

(2)儿童哭闹或不合作状态下。

(3)双眼视力差,无固视能力患者。

3. 操作前准备

(1)患者的准备:清醒安静状态。

(2)物品(器械)的准备

1)准备好综合验光仪,全部刻度归位清零。

2)屈光不正者在综合验光仪上予以矫正度数。

(3)操作者的准备:核对患者信息,包括患者姓名、性别、年龄、主诉;告知患者及家属即将要进行的检查,取得合作。

4. 操作步骤

(1)负相对调节(negative relative accommodation,NRA)

1)打开双侧视孔,置入双眼平衡后的屈光度数,有老视的被检测者在远用屈光完全矫正的基础上加近附加值(即看近时增加的正镜度数,ADD power),放下近视力检查拉杆,放置到40cm处,视标为能看清的最小视标上一行视标。

2)双眼同时打开,适当照明。

3)检测 NRA,双眼同时增加正球镜度数,每次加 +0.25D,每 3 秒增加一次,直到被检者主诉开始出现模糊并且保留这一模糊时刻 3~5 秒。若 3~5 秒内模糊视恢复清晰,可继续增加屈光度;但若超过 5 秒仍未恢复,停止测试,退回最后能看清的度数,用此时的球镜度与主觉验光屈光球镜度的差值,做记录。

4)正常值:(+2.00 ± 0.50)D。

(2)融合性交叉柱镜(fused cross cylinder,FCC)调节反应

1)先关闭双侧视孔,置入双眼平衡后的屈光度数,放下近视力检查拉杆,放置到 40cm 处,调整综合验光仪上的近距离检查旋钮到近距离检查状态,视标为近交叉视标。

2)双侧视孔调整为 ± 0.50D 交叉柱镜,暗照明下检查(自然光,不增加额外照明)。

3)嘱患者观看近交叉视标,并报告是横线清楚还是竖线清楚。

4)被检者应主诉竖线较清楚,双眼同时加负球镜,每次加 –0.25D,直至横、竖线一样清晰为止。

5)若被检者应主诉横线较清楚,双眼同时加正球镜,每次加 +0.25D,直至横、竖线一样清晰为止。

6)记录终止球镜度与原主觉验光屈光球镜度之差异的球镜度。

7)若为正值,则说明调节滞后;若为负值,则说明调节超前。

8)正常范围:非老视者 +0.25D~+0.75D(老视者随着年龄增加 BCC 值也增加)。

(3)正相对调节(positive relative accommodation,PRA)

1)打开双侧视孔,置入双眼平衡后的屈光度数,有老视的被检测者在远用屈光完全矫正的基础上加 ADD,放下近视力检查拉杆,放置到 40cm 处,调整综合验光仪上的近距离检查旋钮到近距离检查状态,视标为最好视力上一行视标。

2)双眼同时打开,适当照明。

3)检测 PRA,双眼同时增加负球镜度,每次加 −0.25D,每 3 秒增加一次,直到被检者主诉开始出现模糊并且保留这一模糊时刻 3~5 秒,若 3~5 秒内模糊视恢复清晰,可继续增加屈光度;但若超过 5 秒仍未恢复,停止测试,退回最后能看清的度数,用此时的球镜度与主觉验光屈光球镜度的差值,做记录。

4)正常值:(−2.50 ± 1.00)D。

(4)调节幅度

1)在综合检影台照明条件下戴主觉验光屈光度数镜片。

2)将视标由 40cm 远处慢慢向鼻根部移动,移动速度保持 2cm/s,直至看不清视标为止。

3)再向后慢慢移动视标离开鼻根部至看清楚,这一点为调节近点的恢复点。

4)测量视标至镜片的距离,其倒数即为调节幅度。

5)调节幅度应双眼分开检测,然后双眼检测,正常双眼比单眼的调节幅度多 0.50D。

6)正常值:单眼调节幅度最小值 = [15−患者年龄 /4]D。

(5)调节灵活度

1)首先让被检测者戴主觉验光屈光度数眼镜。

2)使用 ± 2.00D 镜片,并令其注视 40cm 或习惯工作距离处,相当于 20/30 的一行字母或与视标大小相同的文字。

3)从正镜度开始,到负镜度翻转镜片多次,正、负为一周期,随着每一次变化,要求被检测者必须看清楚字体,最好能大声读出。

4)先单眼分别检测,再双眼同时检测。

5)记录 1 分钟,翻转镜片的周期数(circle per minute,cpm)。

6)正常值:单眼 12cpm,双眼 8cpm。

(三) 并发症及处理

为无创性检查,无并发症发生。

(四) 操作注意事项

1. 综合验光仪矫正高度屈光不正时,验光仪上显示的镜片度数可能与真正需要的眼镜矫正度数存在差异,需要微调。

2. 由于综合验光仪的体积较大,放置在受检者面前进行检查时,容易诱发受检者近感性调节集合,部分影响最后检查结果的准确性。

(五) 相关知识

1. NRA 是指在集合保持稳定的情况下能放松的调节;PRA 是指在集合保持稳定的情况下能作出的最大调节量。测量的距离常是视近 40cm,类似于日常近距离工作状态,但它们之和并不等同于调节幅度。

2. 调节反应量 当给予一定调节刺激时,人眼将作出相应的调节反应,根据反应量是否精确分为调节超前、调节滞后和正常调节反应。正常调节反应发生在调节刺激后,集合功能不足常会代偿使用调节性集合,故会提前出现调节反应。

3. 调节幅度 检测比较容易实施,常是年龄小的儿童唯一能检测到的调节功能指标。对幼童还可以尝试“移远法”,即把测量视标先放在鼻根部,这时不能看清楚。逐渐向远移动,一旦能看清楚则让幼童辨认出来,此视标离角膜的距离就是调节近点。该方法简单、准确。

4. 调节灵活度 是指调节刺激在不同水平变化时所作出的反应速度,即测量调节变化的灵敏度,调节刺激在两个不同的水平交替变换,在调节刺激每一变换后,当视标清晰时立即报告,计算每分钟的循环次数。测试方法有远近距离切换和镜片切换。

5. 用反转拍测量调节灵敏度时,视标大小、翻转镜度数、检查距离都会对结果有影响,应按照标准条件来检查。连续测量 3 次结果可能会有差异,建议观察此差异,有临床意义。3 次结果需要时间逐渐延长,提示调节不持久。分别注意正镜片和负镜片的速度,常能提示正相对调节和 / 或负相对调节异常。

(六) 调节功能检查评估表

见表 2-2-1。

表 2-2-1 调节集合检查评估表

项目	内容	是	否
操作前准备	核对患者信息,包括患者姓名、性别、年龄、主诉		
	告知患者及家属即将要进行的检查,取得合作		
	询问患者有无屈光不正		
	操作前准备好综合验光仪,全部刻度归位清零		
操作过程	确认患者的屈光度,用验光盘矫正屈光不正		
	选择了正确的远用 / 近用瞳距		
	选择正确的远用或近用视标		
	与患者交流清晰,下达准确指令		
	获得清晰准确的反馈		
	记录检测结果		
操作后处置	分析检查结果		
	向患者简要介绍检查结果		

(七) 常见操作错误及分析

未获得准确的验光结果而进行调节和集合的检查将会影响其结果判定;同时,调节集合需要患者的理解和主观配合,长时间的检查会影响结果的准确性。

(八) 目前常用训练方法简介

可通过同学之间相互练习进行训练。

(九) 相关知识测试题 (判断题)

1. 调节为调整眼屈光力以看清外物。调节分为 3 类:张力性调节、近感性调节和模糊性调节。( )

2. 在不同距离位置上的外物对视觉系统有一定调节需求和聚散需求,并且有足够储备和灵活性。( )

3. NRA 是指在集合保持稳定的情况下能放松的调节。( )

4. 正常人单眼调节幅度最小值 =15– 患者年龄 /4D。( )

5. 正常调节反应发生在调节刺激之后,集合功能不足常会出现调节反应滞后。( )

参考答案:1. 错;2. 对;3. 对;4. 对;5. 错。

(易军晖)

二、集合功能检查

(一) 概述

集合功能检查包括了双侧眼球会聚和散开功能。双眼聚散的目的是：为调整双眼视线夹角对准外物，以达双眼单视，获得最佳立体视。聚散分为 4 类：张力性聚散、调节性聚散、近感性聚散和融像性聚散。调节、集合（辐辏）及瞳孔收缩为三联动关系，调节功能和集合功能之间以调节性集合（accommodative convergence，AC）和集合性调节（convergence accommodation，CA）互相影响。临床上以调节性集合 / 调节（accommodation convergence/accommodation，AC/A）值作为诊断和处理双眼视异常的重要依据。

(二) 集合功能检查的操作规范流程

1. 适应证

(1) 所有屈光不正患者。

(2) 双眼视疲劳，怀疑双眼视功能异常患者。

2. 禁忌证　同调节功能检查。

3. 操作前准备　同调节功能检查。

4. 操作步骤

(1) 远距离水平隐斜（von Graefe 法）

1) 被检测者屈光不正完全矫正，远用瞳距。

2) 让患者轻闭双眼，将旋转镜转到视孔前，右眼放置 6$^\triangle$BU（分离镜），左眼放置 12$^\triangle$BI（测量镜）。

3) 注视视标为单眼最佳视力上一行的单个远视标。

4) 让患者睁开双眼，问其是否看到两个视标，一个在右下，一个在左上。

5) 让患者注视右下方的视标，用余光注视左上方的视标。

6) 逐渐减小左眼的棱镜度，直至患者报告上下两个视标垂直向对齐，记录此时左眼前棱镜底向的度数。

7) 继续以同样方向转动棱镜直至患者又见到两个视标，一个在右上，一个在左下。

8) 然后以反方向转动棱镜直至两个视标再次对齐，记录此时的棱镜底向的度数。

9) 两次的平均值为测量结果。

10) 正常值：$-1^\triangle \sim +2^\triangle$。

(2) 近距离水平隐斜（von Graefe 法）

1) 被检者屈光不正完全矫正，近用瞳距。

2) 近用视标置于近视标杆 40cm 处。

3) 让患者闭上双眼，将旋转棱镜转到视孔前，右眼放置 6$^\triangle$BU（分离镜），左眼放置 10$^\triangle$BI（测量镜）。

4) 注视视标为小方块视标或水平单排近视标。

5) 检查方法同远距离水平隐斜。

6) 正常值：$-3^\triangle \sim +3^\triangle$。

(3) 梯度法测 AC/A

1) 打开双侧视孔，置入双眼平衡后的屈光度数，有老视被检者在远用屈光完全矫正的基础上加 ADD,放下近视力检查拉杆,放置到 40cm 处。

2)双眼同时打开,注视近用视标,双眼同时添加 +1.00D 球镜度,放松调节,测定其眼位(方法同近距离水平隐斜检查),并做记录。

3)双眼前加 –1.00D 球镜度,刺激调节,再测定眼位(方法同近距离水平隐斜检查),并做记录。

4)AC/A=[(–1.00D 的隐斜度)–(+1.00D 的隐斜度)]/2。

5)正常值:$3^{\triangle}$/D~$5^{\triangle}$/D。

(4)集合近点

1)被检者屈光不正完全矫正,集合近点必须双眼同时检测。

2)综合检验室适当照明。

3)将视标由 40cm 远处慢慢向鼻根部移动,移动速度保持在 3~5cm/s,直至视标被看成两个,再少许退回至视标重新恢复一个。

4)测量此时视标至角膜前 / 框架镜片的距离,这一距离为集合近点。

5)记录视标的最近距离,这一距离为集合近点。

6)正常值:5cm。

(5)远距离水平聚散幅度

1)被检者屈光不正完全矫正,远用瞳距。

2)远视标为视力较差眼最好矫正视力的上一行,保证视标清晰。

3)旋转棱镜置于双眼视窗前,棱镜度设置为 0 并使 0 刻度位于垂直位。

4)嘱患者注视远视标,同时以每秒 $1^{\triangle}$ 的速度旋转双眼前的棱镜为基底朝内(base in,BI)方向。

5)随棱镜的增加,注意患者的反应。当患者报告视标模糊时,表示散开融像集合达极限,记录此时双眼棱镜总量(模糊点,例如 $2^{\triangle}$),继续增大棱镜量;当患者报告视标发生分离时,表示散开性调节性集合达极限,记录此时双眼棱镜总量(破裂点,例如 $10^{\triangle}$)。

6)然后减小 BI 棱镜量,当分离的视标又恢复为单一视标时,表示双眼再次发生散开性融像运动重新建立双眼单视,记录此时的双眼棱镜总量(恢复点,例如 $6^{\triangle}$)。

7)最终记录结果:如远距聚散力,BI 2/10/6。若无模糊点时的记录标记为 BI*/10/6。

8)恢复棱镜度设置为 0 并使 0 刻度位于垂直位。

9)改用基底朝外(base out,BO)方向缓慢增大棱镜量,当患者报告视标模糊时,表示集合性融像集合达极限,记录此时双眼棱镜总量(模糊点,例如 $12^{\triangle}$),继续增大棱镜量;当患者报告视标发生分离时,表示集合性调节集合达极限,记录此时双眼棱镜总量(破裂点,例如 $18^{\triangle}$)。

10)然后减小 BO 棱镜量,当分离的视标又恢复为单一视标时,表示双眼再次发生集合性融像运动以重新建立双眼单视,记录此时的双眼棱镜量(恢复点,例如 $8^{\triangle}$)。

11)最终记录结果:远距聚散力 BO 12/18/8。

(6)近距离水平聚散幅度

1)被检者屈光不正完全矫正,近用瞳距。

2)用近用视力表杆固定近用视力表盘于 40cm。注视视标为能看清视标的上一行。

3)旋转棱镜置于双眼视窗前,棱镜度设置为 0 并使 0 刻度位于中位。

4）嘱患者注视近视标。

5）检查、记录方法同远距离水平聚散幅度。

（三）并发症及处理

为无创性检查,无并发症发生。

（四）操作注意事项

详见本章第二节中调节功能检查的相关内容。

（五）相关知识

1. 集合功能是动物双眼视觉发展到高级阶段的产物,由于在种属过程晚期获得,因而不稳定,可塑性大,易受内外环境影响,也可经训练而改善重建。

2. 集合功能测试均使用小视标,这个视标必须精细的调节才能辨认出。集合功能和调节功能融合在一起。

3. AC/A 值常是固定的,也不是后期训练治疗可以改变的。但如果调节功能明显异常可能会干扰测到准确的 AC/A。

4. 远近距离水平聚散幅度测量中,恢复点更能反映患者的日常聚散功能状态。

（六）集合功能检查评估表

相关内容同表 2-2-1。

（七）常见操作错误及分析

未获得准确的验光结果而进行调节和集合的检查将会影响其结果判定;该检查需要患者的理解和主观配合,长时间的反复检查会影响结果的准确性。

（八）目前常用训练方法简介

可通过同学之间相互练习进行训练。

（九）相关知识测试题（判断题）

1. 集合（聚散）为调整双眼视线夹角对准外物,以达双眼单视;共分为张力性集合、调节性集合、融像性集合。（　　　）

2. 用综合验光仪查远距离水平隐斜时,患者不用屈光不正完全矫正。（　　　）

3. 用综合验光仪查 AC/A 时,有老视的被检者在远用屈光完全矫正的基础上加 ADD。（　　　）

4. 用综合验光仪查近距离水平聚散幅度,被检者屈光不正完全矫正,近用瞳距。（　　　）

5. 测集合近点时,将 1 个视标由远处慢慢向鼻根部移动,直至视标被看成两个,再少许退回至视标重新恢复 1 个,测量此时视标至角膜前 / 框架镜片的距离,这一距离为集合近点。（　　　）

参考答案:1. 错;2. 错;3. 对;4. 对;5. 对。

（易军晖）

第三节　屈光不正的治疗

现代视光学可以通过多种方法来矫正屈光不正,获得清晰、持久、舒适的视觉。其中矫正屈光不正的主要非手术治疗包括框架眼镜和角膜接触镜。

一、框架眼镜验配

(一) 概述

框架眼镜是矫正眼屈光、保护眼球健康和提高视觉质量的一种特殊的医疗器具,是人们普遍接受的屈光矫正方法。

(二) 框架眼镜验配操作规范流程

1. 适应证

(1)单光框架眼镜:是最常见的镜片类型,适合矫正大部分的屈光不正。

(2)双光框架眼镜:适用于老视及屈光不正伴视近高 AC/A 者。

(3)渐进多焦点框架眼镜

1)适合绝大部分的老视者。

2)调节不足或调节疲劳、集合过度和假性集合不足等双眼视功能异常者。

3)双光和渐近多焦点镜可一定程度上延缓近视伴调节滞后、视近内隐斜儿童的近视进展。

2. 禁忌证

(1)绝对禁忌证:无。

(2)相对禁忌证

1)年幼及精神障碍等无法配合配戴者。

2)耳有残缺者。

3)非屈光性眼部手术后 1 个月内,屈光性眼部手术后 3 个月内。

3. 操作前准备

(1)患者的准备

1)配戴角膜接触镜者需摘掉角膜接触镜。

2)年幼、精神障碍患者需提前由家属做好解释工作,安抚患者情绪,使其能尽可能配合配镜检查。

3)扩瞳后瞳孔已回缩并充分休息好。

(2)物品(器械)的准备

1)视力表、镜片箱及镜架。

2)瞳距仪或直尺。

3)视标指示棒。

(3)操作者的准备

1)核对患者信息,包括患者姓名、性别、年龄、视觉症状主诉、既往配戴眼镜情况。

2)查看视力(裸眼视力、矫正视力、远近视力)、客观验光、主观验光、斜视或隐斜检查、调节检查等各项结果。

3)告知患者或家属配镜的目的及矫正原则。

4)洗手消毒及镜架消毒。

4. 操作步骤

(1)近视眼框架眼镜的验配

1)验配流程:①裸眼视力检查;②眼位检查;③根据检影验光或综合验光结果复查;④试戴并出具镜片处方。

2) 近视眼配镜处方原则：基本原则为最低负镜度最佳矫正视力原则，不同年龄阶段配镜原则如下。

婴幼儿(0~3岁)：表2-3-1中所示近视度数需考虑配镜。

表2-3-1 婴幼儿近视配镜表 单位：D

近视度数	1岁	2岁	3岁
近视且屈光参差<2.50D	≤−5.00	≤−4.00	≤−3.00
近视且屈光参差≥2.50D	≤−2.50	≤−2.50	≤−2.00

学龄前儿童(3~6岁)：近视度数≥−1.00D，如果出现近视症状，需要对其进行屈光矫正；若其无症状，可暂时观察，每6个月随访；近视度数<−1.00D需矫正。

学龄儿童(≥6岁)：对于视力下降较敏感且有症状的，任何度数的近视均需矫正；近视合并间歇性外斜视或者有较大外隐斜者应予足矫；近视合并内斜或内隐斜者可适当降低度数。

年龄较大的高度近视：初次配镜时常不能接受全矫，可分次逐步矫正。

近视合并老视有症状者：远近视力均应进行矫正。

3) 随访：近视进展较快的青少年，应每3~6个月复查1次验光及眼轴。若本次随访较上次检查度数改变≥0.50D，需要重新给予配镜处方。但如果度数只改变0.25D，矫正后视力即可明显提高者，也可给予新处方。成人配戴框架眼镜建议每2年至少更换一次镜片以保证良好的视觉质量。

(2) 远视眼框架眼镜的验配

1) 验配流程：同近视眼的验配。

2) 远视眼配镜处方原则：远视眼处方应在调节放松的状态下确定，以最佳矫正视力的最高正度数为原则，不同年龄阶段配镜原则如下。

婴幼儿(0~3岁)：表2-3-2中所示远视度数且不伴斜视者需考虑配镜。

表2-3-2 婴幼儿远视配镜表 （单位：D）

远视度数	1岁	2岁	3岁
远视且双眼屈光参差<2.50D	≥+6.00	≥+5.00	≥+4.00
远视且双眼屈光参差≥2.50D	≥+2.50	≥+2.00	≥+1.50

3~10岁儿童：低度远视的3~10岁儿童，若无斜视、弱视以及其他视觉问题，可随访观察。如出现视力下降，伴双眼视功能障碍或其他功能性视觉问题，则需要矫正远视。中高度远视的3~10岁儿童，需要进行光学矫正。一般认为，屈光度数≥+3.00D者，必须进行屈光矫正。屈光矫正的度数需结合小瞳孔下检影验光以及睫状肌麻痹后检影和主觉验光的结果，同时需考虑调节、双眼视功能评估以及患儿的依从性等来确定。高度远视，特别伴有屈光参差性远视的儿童，他们在早期(2~3岁前)往往没有明显体征(如尚未表现出内斜视等)，往往伴弱视或斜视风险，需更加密切随访并早期进行配镜等干预。

10 岁以上儿童：如为低度远视，通常不需要屈光矫正。但如伴有视觉症状或者双眼视功能问题，配戴低度数的框架眼镜往往可以缓解相应症状。另外，相关的视觉训练对该类患者也有所益处。如为中高度远视，通常需要进行屈光矫正。

如不伴有斜视或弱视，屈光处方度数通常为全矫远视度数的 1/2~2/3，同时结合隐性远视与显性远视的度数来最终确定。如伴有斜视，需根据斜视的性质、类型来个性化矫正，如远视伴内斜视应尽可能全矫，远视伴外斜视应给予部分矫正，以减少继发性外斜因素，最终处方的确定需要结合矫正视力、调节能力以及双眼视功能的情况。

成人远视患者：屈光状态已经比较稳定，随年龄增长，调节幅度逐渐下降，隐性远视逐渐转换为显性远视。如果出现症状，远距离可给予适度减量的正镜片矫正。

40 岁以后的远视患者：逐渐开始出现老视，看远看近都需正镜片矫正，远距离可少许减量，近距离则需全矫，可采用双光或多焦点眼镜矫正。

3）随访：儿童远视戴镜者一般每 3~6 个月随访 1 次。远视伴有双眼视功能异常、斜视或者弱视者，建议每 3 个月随访 1 次，伴重度弱视建议每月随访 1 次。

（3）散光眼镜的验配

1）验配流程：同近视眼的验配。

2）散光眼配镜处方原则：原则上散光都应做合理矫正，且不可过矫，轴位要准确，不同年龄阶段配镜原则如下。

婴幼儿：表 2-3-3 中所示屈光度数需考虑配镜。

表 2-3-3　婴幼儿散光配镜列表　　　　　　　　　　　　　　　　　单位：D

散光度数	1 岁	2 岁	3 岁
散光且双眼屈光参差<2.50D	≥3.00	≥2.50	≥2.00
散光且双眼屈光参差>2.50D	≥2.50	≥2.00	≥2.00

学龄前及学龄儿童：大于 1.50D 的顺规散光及逆规散光，大于 1.00D 的斜轴散光需配镜矫正。如远视或近视同时伴有散光，散光 ≥0.50D，需同时矫正散光。如果只伴 0.25D 散光，但矫正后视力明显提高者，也应给予矫正。初诊角膜散光大于 2.00D 或随访时散光变化较大者应检查角膜地形图或眼前节分析系统以排除圆锥角膜。

3.00D 以内的近视散光：儿童青少年及外斜者可全矫，青壮年曾戴正确轴向散光眼镜者可全矫，未曾戴镜或曾戴不正确轴向散光眼镜者，适当减少 0.25~0.50D，个别斜轴及异轴者，根据患者能接受的程度来确定。

3.00D 以上的近视散光：试戴镜不适者可酌情欠矫，分次矫正至足矫。高度散光可根据球柱等值原则，以球代柱，减低散光度数，轴向不变。

混合散光：配镜应参考睫状肌麻痹状态的等效球镜度数，综合考虑眼位、年龄等因素后按普通散光眼的处方原则给予处方。如混合散光等效球镜度为 0 或负度数，则应给予足矫处方。

散光度数高或不规则散光：建议首选硬性透气性接触镜镜片矫正。

3）随访：一般每 6 个月随访 1 次，如伴随斜视或弱视，建议每 3 个月随访 1 次，重度弱视建议每月随访 1 次。2.00D 以上的散光或散光每年增加 0.50D 者,建议检查角膜地形图进行圆锥角膜筛查。

(4)老视眼镜的验配

1)验配流程:见图 2-3-1。

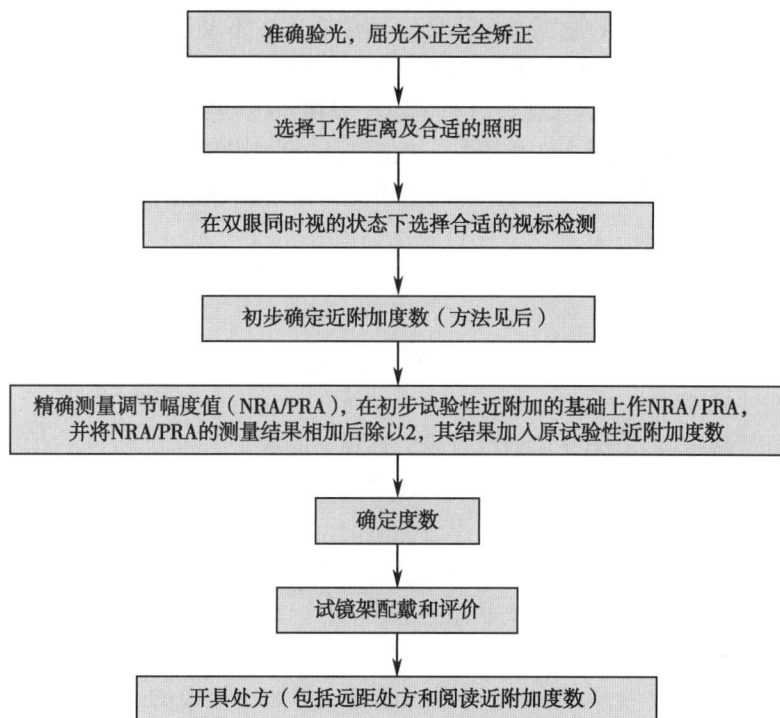

```
┌─────────────────────────────────────┐
│      准确验光,屈光不正完全矫正        │
└─────────────────────────────────────┘
                  ↓
┌─────────────────────────────────────┐
│        选择工作距离及合适的照明        │
└─────────────────────────────────────┘
                  ↓
┌─────────────────────────────────────┐
│    在双眼同时视的状态下选择合适的视标检测  │
└─────────────────────────────────────┘
                  ↓
┌─────────────────────────────────────┐
│      初步确定近附加度数(方法见后)     │
└─────────────────────────────────────┘
                  ↓
┌─────────────────────────────────────────────┐
│ 精确测量调节幅度值(NRA/PRA),在初步试验性近附加的基础上作NRA/PRA,│
│ 并将NRA/PRA的测量结果相加后除以2,其结果加入原试验性近附加度数   │
└─────────────────────────────────────────────┘
                  ↓
┌─────────────────┐
│      确定度数     │
└─────────────────┘
                  ↓
┌─────────────────┐
│   试镜架配戴和评价  │
└─────────────────┘
                  ↓
┌─────────────────────────────────────┐
│  开具处方(包括远距处方和阅读近附加度数)  │
└─────────────────────────────────────┘
```

图 2-3-1　老视配镜流程图

2)初步确定近附加度数的方法

计算法:进行屈光不正($F_{远}$)的检查,将被检眼矫正成正视眼。测量调节幅度[Amp,单位为屈光度(D)]。测定习惯的阅读距离[l,单位为米(m)]。计算 ADD:$ADD = -\dfrac{1}{l} - \dfrac{Amp}{2}$。插片试戴校验:$F_{近} = F_{远} + ADD$。

经验法:检查眼的屈光不正,并完全矫正。根据年龄确定 ADD:首先根据经验公式确定最小调节幅度,$Amp_{最小} = 15 - 0.25 \times$ 年龄;再计算 ADD,$ADD = -\dfrac{1}{l} - \dfrac{Amp_{最小}}{2}$,其中 l 表示习惯阅读距离,0.33~0.40m,可得年龄与 ADD 的对应关系(表 2-3-4)。

表 2-3-4　年龄与近附加值(ADD)的对应关系

年龄	45 岁	50 岁	55 岁	60 岁
ADD/D	1.00~1.50	1.50~2.00	2.00~2.50	2.50~3.00

注:ADD 超过 3.00D 的可能性,阅读距离小于 33cm(阅读距离等于 33cm 时,调节刺激为 1/0.33=3.00D;如果阅读距离小于 33cm,调节刺激就大于 3.00D,ADD 就可能大于 3.00D)。

FCC 法：检查眼的屈光不正，并完全矫正。双眼前置 ±0.50D 的交叉柱镜辅镜。十字视标（FCC 视标）置于习惯的阅读距离位置，采用近用瞳距。当眼睛看视标横线较为清晰时，递加正球镜，直至横线与竖线清晰度相同，所加球镜总度数即为 ADD。在双眼同时视的状态下插片试戴校验。

3）老视眼配镜处方原则：在充分矫正远用屈光不正的基础上，根据患者的阅读需要和习惯，按照"宁低勿高"的原则，适当予以近距离阅读矫正。不要轻易降低老视患者的近附加度数。中低度近视患者常习惯在视近时摘下近视眼镜阅读，并不一定要配戴老视镜。高度近视仍需配戴较低度数近视镜来视近。正视眼一般在 40 岁之后逐渐出现视近困难症状，老视度数也会随年龄增加，一般 2~3 年更换一次眼镜。远视眼患者，老视出现早，一般看远看近都需矫正眼镜。散光患者出现老视时，看远看近均需矫正，散光轴和度数随年龄增长也会变化。半年至 1 年需换镜。

4）随访：一般每 2~3 年换 1 次镜。如伴随散光建议每半年到 1 年随访 1 次。

（三）并发症及处理

无创性检查，无相应并发症，但初戴者有一定的适应过程。

（四）操作注意事项

1. 不要在光线过强，有阳光照射或过暗的环境下验配。

2. 先测右眼，再测左眼，最后双眼平衡，优势眼检查，注意散光度数和轴位的调整。

3. 关注患者需求及适应状态，给出患者满意的配镜处方。

（五）相关知识

1. 近视　是指眼睛在调节静止状态下，外界平行光束通过眼的屈光系统后聚焦在视网膜前，即近视的远点在眼前有限远处。负透镜矫正近视的原理为负透镜使得光线发散，平行光线通过镜片后发散，聚焦在近视眼的远点。例如近视眼的远点在眼前 40cm 处，使用 –2.50D 的镜片，平行光线聚焦在 40cm 后，进入眼的光线正好聚焦在视网膜上。

2. 远视　是指眼睛在调节静止状态下，外界平行光束通过眼的屈光系统后聚焦在视网膜后。正透镜矫正远视的原理为正透镜使光线汇聚，平行光线通过镜片后汇聚，聚焦在远视眼的远点。例如远视眼的远点视网膜后，使用 +2.00D 的镜片，将平行光线聚焦在远点后进入眼的光线正好聚焦在视网膜上。

3. 散光　是由于眼球在不同子午线上屈光力不同，平行光线通过眼球屈光系统后不能形成一个焦点，这种屈光状态称为散光。散光眼的成像特点是会在空间中形成一条前焦线和后焦线。散光的矫正原理即针对两条子午线分别进行矫正，如水平子午线 +1.00D，垂直子午线 –3.00D，则分别在各子午线放置不同屈光力的镜片，这就是柱镜或球柱镜。

4. 老视　俗称"老花"，是人步入中老年后必然出现的视觉问题，主要原因是随着年龄增长，眼晶状体逐渐硬化，弹性减弱，睫状肌的功能逐渐减低，从而引起眼的调节功能逐渐下降。主要表现为视近模糊、不能持久，一般发生在 40~45 岁。老视矫正的基本原理是采用正透镜作为阅读附加来弥补调节不足。框架眼镜在未来一段时间内仍是老视矫正的主要方式，按镜片的构造可采用单焦、双焦及渐近多焦点镜。

（六）框架眼镜验配评估表

见表 2-3-5。

表 2-3-5　框架眼镜验配评估表

项目	内容	是	否
操作前准备	核对患者信息,包括患者姓名、性别、年龄、视觉症状主诉、视力(远近、裸眼及矫正)状况		
	查看患者的既往配镜处方和扩瞳方式等		
	查看患者主客观验光、视功能检查等各项结果		
	明确患者有无框架眼镜验配的禁忌证		
	告知患者或家属框架眼镜验配的参数及注意事项		
	框架眼镜验配的相关物品准备齐全,包括手部、镜架消毒液、镜片洁净处理等		
操作过程	患者检查体位正确,检测距离正确		
	患者视线与视力表 1.0 行视标在同一水平线上		
	患者眼位注视正确		
	镜架大小选择与患者瞳距基本一致		
	患者视标辨认时间把握准确,操作规范		
	检测起止点判断准确,记录规范		
	检测步骤准确熟练,处方精准		
操作后处置	告知患者或家属框架眼镜验配的目的及配戴注意事项		

(七) 常见操作错误及分析

近视过矫、远视欠矫、散光过矫,掌握上述屈光不正的处方原则,针对个体个性化验光配镜。

(八) 目前常用训练方法简介

熟知镜片箱镜片排列规律及镜片特性,精准取换镜片,精确散光度数及轴位,可通过同学之间相互练习进行训练。

(九) 相关知识测试题(选择题)

1. 以下说法正确的是
   A. 正镜片使视野缩小,看到的物体放大
   B. 正镜片使视野放大,看到的物体缩小
   C. 负镜片使视野缩小,看到的物体放大
   D. 负镜片使视野变大,看到的物体放大
   E. 以上说法都不对

2. 成人屈光参差配戴普通框架眼镜,一般能戴屈光参差度数**不大于**
   A. 2.50D　　　　　　B. 2.00D　　　　　　C. 4.00D
   D. 3.00D　　　　　　E. 1.00D

3. 高度远视患者选择镜架时应注意
   A. 大镜框　　　　　　B. 小镜框　　　　　　C. 采用缩径镜片

    D. 选择小鼻托镜架　　　　E. 以上都不对

4. 一正视患者调节幅度为 3.50D,习惯 25cm 阅读,试验性阅读附加为

    A. +1.75D　　　　　　　B. +2.25D　　　　　　　C. +4.00D

    D. +0.50D　　　　　　　E. +1.00D

5. 对于老视的理解**不正确**的是

    A. 是一种屈光不正

    B. 主要是晶状体的改变导致调节力下降

    C. 主要症状是近距离工作出现不适

    D. 对远距离的屈光度无影响

    E. 影响近距离的屈光度

参考答案:1. A;2. A;3. B;4. B;5. A。

(周　霞)

二、角膜接触镜验配

(一) 概述

角膜接触镜是一种戴在眼球前表面角膜上,用以矫正视力或保护眼睛的镜片,包括硬性和软性两种。临床上使用的硬性透气性接触镜(rigid gas permeable contact lens,RGPCL,简写为 RGP)包括矫正屈光不正的硬性透气性接触镜(RGP)和延缓近视进展为目的的角膜塑形镜(orthokeratology lens,OK 镜),它们具有良好的透氧性、生理相容性、抗沉淀性,为广大患者带来良好的视觉矫正效果。OK 镜是一种特殊设计的 RGP 镜片,通过改变角膜前表面曲率改变眼屈光力,拟合周边近视性离焦的原理延缓近视进展。本节专门介绍 RGP 及 OK 镜的验配。

角膜塑形镜
验配流程

(二) 角膜接触镜验配操作规范流程

1. 硬性透气性接触镜(RGP)

(1)适应证

1)配戴者年龄:适用于有需求而又无禁忌证的任何年龄配戴者。年龄过小或过大者,因存在对问题察觉敏感性和操作依从性问题,需要增加对其安全性的监控。

2)一般的近视、远视、散光及屈光参差者。

3)高度近视、高度远视、高度散光者。

4)因长期配戴软镜出现严重缺氧、角膜新生血管或巨乳头性结膜炎等不能再配戴普通软镜但无法放弃接触镜者。

5)角膜不规则散光(屈光性角膜手术、角膜外伤、角膜移植术后)。

6)无晶状体眼(白内障术后、外伤后)。

7)早期、中期圆锥角膜。

8)配合弱视治疗,特别是等效球镜度为近视,屈光参差性弱视或高度散光引起的弱视。

(2)禁忌证

1)眼部禁忌证:眼干燥症、眼睑闭合不全、眼部过敏症、活动性眼病患者、超过角膜接触镜矫正范围的屈光不正。

2)全身禁忌证:严重糖尿病、类风湿关节炎等免疫性疾病、精神病患者。

3)个体条件禁忌证:年幼及年老或因残疾不能操作镜片者、眼睛高度敏感者及依从性差者、孕期。

4)环境条件禁忌证:生活环境有灰尘、烟雾及多风沙等,工作环境有酸碱及挥发性化学物质等,警察、消防员、潜水员等特殊职业者等。

(3)操作前准备

1)患者的准备:①戴软性角膜接触镜者,摘掉角膜接触镜;②年幼患者、眼睛敏感儿童提前由家属做好解释工作,安抚患者情绪,使其尽可能配合试戴镜片;③剪掉患者手部过长的指甲,用洗手液洗净双手,待干;④无眼部不适、无发热、无腹泻等症状。

2)物品(器械)的准备:试戴用纱布、镜子、白开水、护理液、润眼液,试戴片箱等。

3)操作者的准备:①核对患者信息,包括患者姓名、性别、年龄、眼别;②根据试戴片参数选出正确的试戴片;③告知患者或家属试镜的目的;④洗手消毒及试戴片清洗。

(4)操作步骤

1)问诊:了解患者全身病史、眼病治疗史、既往验光记录及戴镜史、药物过敏史、家族遗传史、工作性质及环境,建立档案并完整保存档案。验配前需告知配戴者有关 RGP 镜片配戴可能出现的不适症状、不良反应及注意事项,并签署知情同意书。

2)专科检查:视力(裸眼远、近视力,矫正远、近视力)、眼外观、眼睑、睫毛、眼位、泪器、泪液、球睑结膜、角膜、前房和房水、虹膜和瞳孔、晶状体、玻璃体、眼底等一般眼科健康检查。

3)视光相关检查:眼部参数测量(角膜曲率、角膜直径、瞳孔直径、眼轴、眼睑条件等)、角膜地形图、角膜内皮镜、眼压、泪液质量检查(泪膜镜、Schirmer 试验、泪膜破裂时间)等检查。

4)验光:主客观验光(度数和角膜曲率)、综合验光仪(视功能检查)。

5)选片:RGP 的验配有两种方法。

经验法:验配师根据角膜曲率和验光度数确定镜片处方。该方法耗时少、经济,但失败率较高,可用于高度近视、远视等角膜较规则的患者。

试片法:是目前较常用的方法,验配师根据患者的角膜曲率半径平坦 K 值、角膜散光度、角膜直径、需矫正的度数(主觉验光的球镜度数),选择试戴片进行试戴,配适评估和调整。

6)配适评估:诊断性试戴片的配适评估包括动态评估和静态评估。戴上试戴片后20~30 分钟,配戴者无明显刺激症状如异物感、流泪等,镜片处于稳定状态时,进行动态评估和静态评估。

①动态评估:是指配戴者戴上镜片后,向正前方注视,观察瞬目时镜片中心与角膜中心的位置关系,观察镜片移动的方向、速度、幅度以及瞬目结束时镜片恢复的位置。方法:配戴者向正前方注视,自然瞬目,观察镜片中心定位和活动情况,也可嘱配戴者向上或下方注视时观察镜片的定位和追随状态。使用钴蓝光照明、弥散照明法低倍率或黄色滤光镜下进行观察。

中心定位:理想的中心定位偏位 ≤ 0.5mm,上睑覆盖镜片边缘,镜片光学区始终覆盖瞳孔区。

镜片运动:嘱配戴者向前平视,缓慢瞬目,观察镜片下缘相对于下方角膜缘的移动量,以垂直顺滑型移动方式、移动速度 1~2mm 最为理想。移动度大会导致配戴者舒适性差、异物感强、视力不稳定和角结膜染色;而移动度小会使泪液交换差,易出现角膜缺氧、染色及角膜压痕等。在任何眼位,镜片光学区始终要覆盖瞳孔区。

②静态评估:是对镜片后表面与角膜前表面之间的关系进行评估。一般在裂隙灯显微镜下使用荧光素染色后钴蓝光照明进行观察。方法:用1~2滴滴眼液或生理盐水湿润荧光素条,嘱配戴者向下看,轻轻拉开配戴者的上睑,将荧光素条轻点上方球结膜染色,然后让配戴者瞬目,荧光素将均匀扩散到结膜囊及角膜表面。配戴者向正前方注视,自然瞬目,评估戴镜后的染色状态,分为中心区、旁中心区、边缘区和泪液距隙四个区域。理想的配适:中心区及旁中心区呈均匀淡染绿色,无明显暗区及荧光素聚集,边缘染色带约为0.4mm,泪液距隙60~70μm。若适配状态不佳,应取下镜片,清洗后将镜片放回原包装盒,重新调整试戴片参数,直至达到可以接受的配适状态。

7)试戴片参数调整:影响RGP配适的参数有镜片直径、基弧和镜片厚度。

镜片直径:镜片总直径改变会引起镜片矢高、中心位置、周边弧宽度等参数的变化,从而改变镜片的配适状态。在基弧不变的情况下,增大直径,增加矢高,配适变紧;减小直径,矢高减小,配适变松。减少镜片直径会使正镜和负镜的重心位置前移,重心位置向前,可使镜片配适变松,重心后移则相反。镜片直径定值范围8.80~11.00mm。

镜片基弧:基弧增大,矢高减小,配适变松,反之则相反。基弧改变,引起镜片与角膜表面泪液镜的变化,需要进行片上验光调整屈光度。收紧或放松基弧范围(39.00~46.00D)。

镜片厚度:不同厂家镜片厚度稍有不同,镜片厚度跟重心位置有关。

8)追加光度:戴镜后,屈光状态受泪液透镜影响,须进行片上验光,指导确定最终配镜处方。检查患者戴镜视力,记录片上验光结果,追加球镜直到最好视力。如追加球镜超过4.00D,则追加的度数需进行顶点光度换算。

9)确定镜片处方:根据动态和静态配适评估的结果确定镜片基弧和直径,确定处方,订制镜片。镜片直径的选择:镜片的总直径应小于角膜横径2mm。镜片的光学区直径应比瞳孔直径至少大2mm。

10)对患者进行镜片摘戴和护理培训,并告知复查时间:戴镜后1周、1个月、3个月、6个月、1年。复查项目:询问适应情况、矫正满意度等;戴镜视力、裸眼视力;镜片活动度、中心定位;镜片检查:表面磨损情况、污染情况、清洁程度等;结膜、角膜健康情况(荧光染色);给予患者戴镜指导和眼部异常情况处理,如用药、换片、加强护理、暂停配戴等;预约下次复查日期。

2. 角膜塑形镜(OK镜)

(1)适应证

1)配戴者:①需要提高裸眼视力,不愿戴框架眼镜或不愿接受手术治疗的成年近视患者;②近视度数发展较快、有非常好的依从性、能依照医嘱按时更换镜片及定期复查的青少年近视患者。年龄过小者(<8岁)如有特殊需求,需增加对其安全性的监控。

2)理想适应证:①理想屈光不正的范围,-0.75~-6.00DS,以低于-4.00D为理想矫治范围;②顺规角膜散光<1.50DC,逆规散光≤0.75DC;③角膜平坦K值,42.00~46.00D,角膜平坦K值与希望降低近视度数之差大于35D;④角膜形态从中央到周边逐渐平坦,角膜中央E值较大者相对合适;⑤正常瞳孔形态及大小。

3)相对适应证:①球镜度数,-6.00~-8.00D;②顺规散光,-1.50~-3.50D;③逆规散光,-0.75~-2.00D;④角膜平坦K值,39.00~42.00D。

(2)禁忌证：同常规 RGP 验配。此外还包括：①对角膜塑形镜治疗存在认知误区，期望值过高或不切实际认为角膜塑形镜可将近视治愈者；②屈光度数<–8.00DS；③角膜平坦 K 值<39.00D 或>46.00D；④有明显的眼内散光，矫正屈光不正度数中球镜度数和柱镜度数比小于 2；⑤角膜其他病变、圆锥角膜倾向等；⑥瞳孔较大，特别是夜间瞳孔较大者。

(3)操作前准备：①患者的准备，参照 RGP；②物品(器械)的准备，参照 RGP，准备角膜塑形镜试戴片箱；③操作者的准备，参照 RGP。

(4)操作步骤

1)问诊、专科检查、视光相关检查、验光：参照 RGP。

2)选片验配：完成上述检查后，可以通过经验计算法和诊断性试戴验配法进行验配。

经验计算法：根据患者的角膜曲率半径平坦 K 值、角膜直径、需矫正的度数(主觉验光的球镜度数和散光度数)、角膜地形图等确定镜片参数，直接订片。目前此种方式使用较少。

诊断性试戴验配法：根据角膜曲率半径平坦 K 值选择试戴片。试戴的目的是确定镜片的定位弧，试戴观察镜片的中心定位及活动度，或者根据角膜地形图数据经计算机处理后提供试戴片参数让患者试戴。

3)配适评估：参照 RGP。

动态评估：参照 RGP。

静态评估：是对镜片后表面与角膜前表面之间的关系进行评估。一般在裂隙灯显微镜下使用荧光素染色后钴蓝光照明进行观察。配戴者向正前方注视，自然瞬目，评估戴镜后的染色状态。分为光学区、反转弧区、定位弧区和周边弧区四个区域。配适良好时镜片位置居中、上下活动度在 1~2mm，各弧染色应呈：镜片光学区 5~6mm 与角膜相接触，呈黑色暗区；反转弧区为 0.5~1.0mm 宽度充满泪液，呈绿色环形高亮区；定位弧区有 1.0~1.5mm 宽度与角膜切线接触，呈淡绿色；周边弧宽约 0.4mm 充满泪液，呈亮绿色荧光(表 2-3-6、图 2-3-2)。

4)试戴片参数调整：镜片相对角膜过松、过紧，可选择相邻镜片参数，予以收紧或放松基弧 0.25~0.50D，直至见到满意的四区荧光图；镜片直径相对角膜过大、过小时，处方镜片相应缩小和扩大，镜片定值范围 10.00~11.40mm。

表 2-3-6 配适评估表

项目	偏松配适	平行配适	偏紧配适
中心定位	偏上方或其他位置	正中	中心位置良好或偏下
基弧区暗区	>5mm	3~5mm	<3mm
反转弧	亮区较宽	高亮区宽度合适	高亮区有气泡或较淡
定位弧区	较窄或有较多荧光素，与反转弧分界欠清	均一 360° 平行接触，薄层荧光素分布	宽且接触过紧 360° 环形暗区
边弧翘起度	>0.70μm，周边弧较宽，活动时下方进气泡	约 0.70μm，周边弧合适	<0.70μm，周边弧细窄
移动度	>2.0mm	1.0~2.0mm	<1.0mm

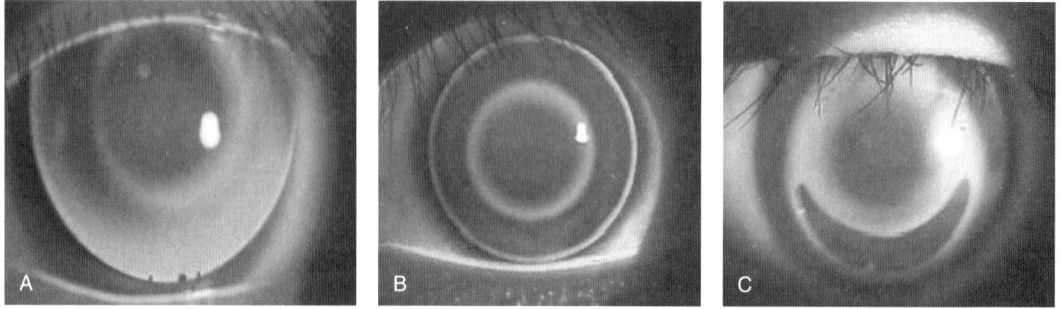

图 2-3-2　角膜塑形镜配适评估图

A. 偏松配适图,B. 平行配适图,C. 偏紧配适图。

5）追加光度：即精确片上验光度数。检查患者戴镜视力,记录片上验光结果,追加球镜直到最好视力。时间允许的条件下可让患者闭眼试戴 1~2 小时。摘下镜片后检查患者裸眼视力和屈光度变化,评估试戴片的矫正效果,一般试戴 1 小时后可降低 0.75~1.25D,检查角膜地形图观察压平区的位置,以了解镜片的定位。

6）确定镜片处方：参照 RGP。

7）对患者进行镜片摘戴和护理培训。

①戴镜前的准备

● 用物准备：一面镜子、两块纯白小方巾、一个装水器皿、一壶冷开水、家用洗手液。

● 环境准备：整洁、干净、干燥。

● 自身准备：无眼部不适(如明显的畏光、流泪、红、痛、异物感等);无发热、无腹泻症状;剪掉过长的指甲,用洗手液洗净双手,待干。

②镜片清洗及护理

● 把镜片凹面向上放在左手掌心,用护理液将镜片浸没,然后用右手示指指腹轻轻搓揉镜片 20 秒,共 3~4 次,用护理液或凉开水冲洗镜片。

● 把镜片放在注满新鲜护理液的镜盒内浸泡 4 小时以上,达到消毒的目的。

● 每 1~2 周使用一次或遵医嘱使用除蛋白清洁液或药片彻底清洁镜片,保证使用效果。

● 禁止用热开水或自来水冲洗镜片。

● 使用后的镜盒,应倒掉镜盒内的护理液并用冷开水冲洗、晾干,以备下次使用。镜片盒建议每 3 个月更换一次。

● 消毒、浸泡、湿润和除蛋白液或药片必须使用通过国家药品监督管理局注册的、适用于硬性角膜接触镜的护理产品。

● 所有护理产品打开后,应于 90 天内使用完,未用完也应丢弃不用。

③镜片配戴方法

● 清洁双手。

● 将镜片从镜盒中取出,注意区分左右眼镜片。戴镜时请按先右后左的顺序进行。

● 镜片常规清洗 3 次后,用凉开水冲洗干净,将镜片凹面向上置于右手示指尖。

● 左手中指将右眼上睑拉开,右手中指将右眼下睑拉开,充分暴露右眼角膜。

● 注视前方镜子,右手示指将镜片对准右眼角膜,轻轻把镜片放在角膜中央。

● 确定镜片已戴在角膜正中后,慢慢松开拉眼睑的手指,闭眼适应几秒钟,然后眼睛由下往上看,以减少不适症状(图 2-3-3)。

● 同样的方法戴上左眼镜片。

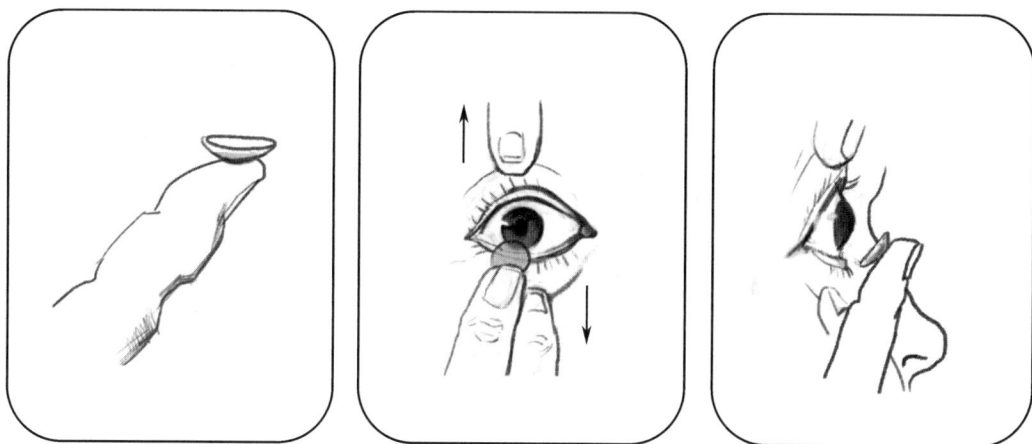

图 2-3-3 镜片配戴方法

④镜片摘取方法:摘镜前洗净双手,以硬性角膜接触镜舒润液或人工泪液点眼。眨眼,确认镜片可在角膜上滑动方可摘镜。

方法一:

● 睁大眼睛或用手指拉开右眼上、下眼睑(方法与戴镜相同)。

● 目视前下方 45°,右手拇指和示指轻捏吸棒中部吸住镜片的边缘,将镜片取出,切忌吸住镜片的中央。要像翻动一页书那样把镜片掀开。不可垂直在角膜上直拉镜片,以免损伤角膜(图 2-3-4)。

● 摘下镜片后,应小心地将镜片轻轻从吸盘的盘端旋转取下,不要用力捏、拉镜片,以免挤碎镜片。

● 同法取左眼镜片。

● 摘下镜片常规清洗 3 次后,凹面向上放入镜盒内。注入护理液并掩盖镜片,将镜片盒盖拧紧后放在阴凉干燥处。

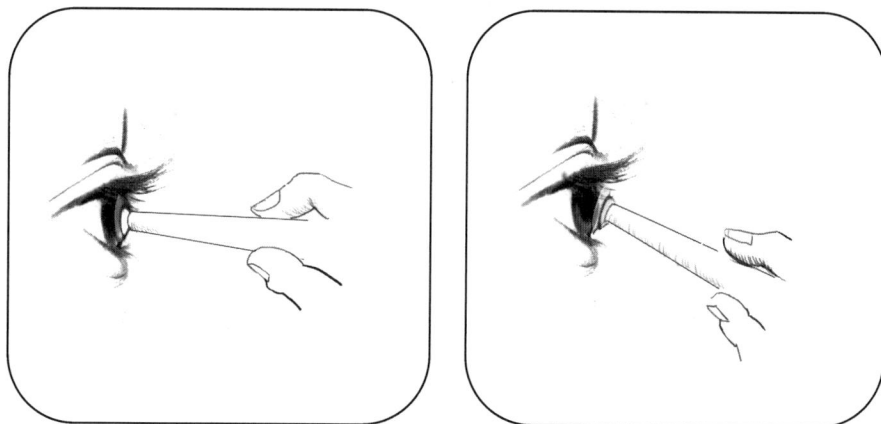

图 2-3-4 镜片摘取方法

方法二：

- 面朝镜子,无镜子时头稍低面部朝下,左手放在眼部前以便接住镜片。
- 右手示指放在外眼角处,同时睁大眼睛。
- 示指向外上方牵拉,随即瞬目,眨眼镜片就会被挤出,左手接住镜片。
- 同法摘取左眼镜片。

8) 复查及复查项目：基本同 RGP,角膜塑形镜多为夜间配戴,戴镜后第 2 天复查。

(三) 并发症及处理

1. 角膜变形 多由镜片偏位导致,改善镜片中心定位方法：调整镜片定位弧定位弧,改善镜片定位;采用大直径镜片;缩小镜片直径,改成散光设计的镜片。

2. 角膜散光 角膜塑形术易导致逆规散光,原为逆规散光较大的患者慎重选择,可试配散光设计的镜片获得良好的中心定位。

3. 角膜屈光回退 角膜塑形后屈光回退速度与降度设计和角膜的生物特性有关,因人而异解释和处理。

4. 角膜损伤 角膜塑形镜以夜间配戴为主,镜片配适不佳、镜片黏附、镜片清洁不彻底、摘镜方法不当等都可出现角膜上皮点片状染色,须严格把握好镜片设计、配适,保持镜片清洁、适度的活动度及泪液循环,可适当滴用人工泪液和抗生素,预防角膜感染。

5. 中心岛或旁中心岛 多见于配适过紧,镜片基弧区配适偏陡,定位弧区较紧,角膜光学区承受的压力不均匀,局部角膜曲率变陡所致。配戴者可出现视力下降、虚影、视物模糊等症状。需修改镜片设计以改善配适。

6. 重影或眩光 由于镜片偏位,或者配戴者暗光下瞳孔较大超过镜片光学区所致。如果是镜片偏位,调整镜片达到良好的中心定位。对角膜直径较大或瞳孔较大者可考虑加大镜片总直径与光学区直径的设计。

7. 干眼 戴角膜接触镜较常见的并发症,可以戴镜频点人工泪液缓解。

8. 角结膜炎 镜片长期刺激、护理液的毒性反应、角膜缺氧等可致角结膜炎症,可以停戴后酌情予以抗生素滴眼液或促进角膜上皮修复的药物。

9. 角膜铁锈环及角膜新生血管 与角膜缺氧或代谢有关,停戴后可消失。

(四) 操作注意事项

1. 角膜接触镜使用有一定的适应期,通常是 1~2 周,应遵医嘱逐渐增加戴镜时间。

2. 在大风和多尘的环境里应注意避免眼睛进异物,建议戴防护镜。

3. 严重感冒、发热、过敏反应及身体抵抗力低时应停戴,游泳及剧烈运动时不戴。

4. 在配戴过程中出现刺痛、畏光、发红、视力明显下降等现象时,应立即停戴并到医院就诊。

5. 戴镜时避免用力揉眼。

6. 镜片为易碎品,尖锐物件如夹子、指甲均会损害镜片。

(五) 相关知识

1. 角膜塑形镜是目前公认的有效延缓近视进展的方法之一,它主要通过暂时性地改变角膜的形状产生周边视网膜近视离焦的作用。使中央角膜变平坦,获得清晰的中心视力,达到第二天不用戴眼镜的效果。它还可以使中周部角膜变陡峭,形成近视性离焦环,减缓眼轴增长,进而延缓近视进展。

2. 角膜塑形镜的验配需要专业的验配团队,包括眼科医师及验配师。首诊眼科医师对近视的青少年进行全面的眼部健康评估,验配师配合进行角膜塑形镜的验配,最后由验光师和眼科医师一起审核配镜处方。对眼科医师、验配师、配镜的青少年及其家长都有严格要求,不正确的验配和不规范的护理都有可能导致角膜感染或其他并发症,因此,配戴角膜塑形镜一定要到正规的医疗机构验配,在配戴过程中需要正确护理、定期复查,保证配戴的安全。

(六)角膜接触镜验配评估表

见表 2-3-7。

表 2-3-7　角膜接触镜验配评估表

项目	内容	是	否
操作前准备	核对患者信息,包括患者姓名、性别、年龄、视觉症状主诉、视力(远近、裸眼及矫正)状况		
	查看患者主客观验光、视功能检查等各项结果,根据结果正确选出第一片试戴片		
	明确患者有无接触镜验配的禁忌证		
	接触镜验配相关物品准备齐全,包括手部、试戴镜片洁净处理等		
操作过程	镜片清洗正确,试戴熟练,操作规范		
	配适评估能抓住要点,判断准确		
	镜片参数调整合理		
	片上验光准确		
	能正确判读角膜地形图		
	检测步骤准确熟练,处方精准		
操作后处置	告知患者或家属配戴角膜接触镜的目的及配戴注意事项		
	签知情同意书,解释精准		
	告知患者复查时间及复查项目		

(七)常见操作错误及分析

角膜接触镜验配过紧或过松,掌握上述接触镜验配评估方法,个性化验配。

(八)目前常用训练方法简介

熟知各种品牌镜片的配适及特点,掌握换片技巧。可通过同学之间相互练习进行训练。

(九)相关知识测试题(选择题)

1. 角膜曲率计检测的是以下哪个区域的角膜曲率
   A. 中央区(光学区)　　　B. 旁中央区　　　C. 周边区
   D. 角膜缘区　　　E. 角巩膜缘区
2. 基弧不变,直径越大,镜片矢高
   A. 越大　　　B. 越小　　　C. 不变
   D. 两者无关　　　E. 越大或越小
3. 睁眼的情况下角膜在空气中时,角膜表面的氧水平约为

A. 12%   B. 21%   C. 31%

D. 7%   E. 15%

4. 角膜塑形镜配戴者主诉,从午后到夜间视力下降明显,引起该问题最可能的原因是

　　A. 镜片质量差   B. 镜片没戴好   C. 镜片降幅不足

　　D. 镜片设计不合理   E. 镜片配适不佳

5. 角膜塑形镜基弧区荧光素图显示中央有 2mm 中央暗区,提示可能为

　　A. 偏松   B. 镜片直径太小   C. 泪液交换理想

　　D. 偏紧   E. 镜片直径太大

参考答案:1. A;2. A;3. B;4. C;5. D。

(周　霞)

第四节　调节集合功能训练

双眼视功能为保证有效收集周围不同空间方位的信息,眼球扫视、集合定位准确,调焦清晰。有效的视功能训练,不在于是用什么工具训练、什么动作,而在于教会患者怎样使用它们。其目的是训练大脑如何控制眼睛。视功能训练师的主要任务:了解问题本质;选择提升患者能力的训练工具;帮助患者掌握、练习技巧"自我治愈"。所以训练过程中应询问患者的感受,感受所看见图像的变化,体会眼睛的感觉。

一、调节功能训练

(一) 概述

模糊感知,是所有调节产生之本。只有感受到模糊,才会启动调节。调节训练的各个方法也有所侧重,例如,远近字母表和正负镜阅读主要扩大调节范围、反转拍主要训练调节灵敏度、拉小号负镜片法训练调节准确性、反转拍适应性训练锻炼调节持久性。患者调节功能训练的出发点不一样,侧重点不一样,但结束点却是一样的:保证调节幅度、精准调节准确度、加快调节灵敏度,最后强化调节持久度。

(二) 调节功能训练操作规范流程

1. 适应证

(1)所有调节功能失常的患者。

(2)集合散开功能失常患者。

2. 禁忌证　无。

3. 操作前准备

(1)患者的准备:有屈光度的需行屈光矫正。

(2)操作者的准备:交代训练目的和方法,取得患者的理解和配合。

4. 操作步骤

(1)模糊感知训练

1)物品准备:+0.50D、+1.00D 镜片。

2)患者戴矫正眼镜,遮一眼,注视>5m 处的物体,物体清晰。

3)眼前加 +0.50D 镜片,感受到模糊(物体有毛边),嘱患者放轻松,深呼一口气,感觉在

空旷的草原看远处的树,患者可能会又看得清楚。这就是放松调节的"秘诀"。

4）如果患者感受不明显,眼前加 +1.00D 镜片,让患者感受模糊,嘱放松,可能还是不能将物体看清晰（图 2-4-1）。

（2）正负镜排序

1）物品准备:不同度数的正镜片和负镜片、字母卡（常用 20/30）、遮眼罩。

2）选择 4~6 片正负镜,间隔 1.00D,打乱次序。调节不足患者以负镜片为主,调节过度患者以正镜片为主。例如,调节不足患者训练镜片:+1.00D、–1.00D、–2.00D、–3.00D,后期调整镜片间隔为 0.50D,甚至 0.25D。

3）患者将镜片置于眼前,尽量看清楚字母卡上的字。比较不同镜片的感觉:哪个字体大? 哪个模糊? 哪个看得轻松? 哪个需要用点劲? 让患者根据感受将镜片排序。

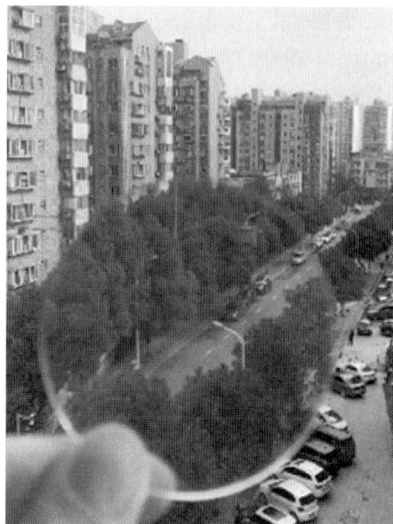

图 2-4-1 模糊感知训练
（+1.00D 镜片内的树有毛影）

4）依据患者调节能力选择镜片的度数。调节过度患者最大能看清 +1.50D,排序的最大正镜片就选择 +2.00D（放松调节,尽可能看清楚）;调节不足患者最大能看清 –2.00D,排序的最大负镜片就选择 –2.50D（增加调节方法:眼睛用点劲,努力看清楚鼻尖的感觉,尽可能看清楚）。

（3）远近字母表

1）物品准备:远、近字母表及遮眼罩。远字母表贴在 2m 或更远的墙壁上,患者能看清每个字母或数字;近字母表拿在手上,能看清每个字母或数字的最近距离（向眼前移动近字母表至看不清,再回退至正好看清,图 2-4-2）。

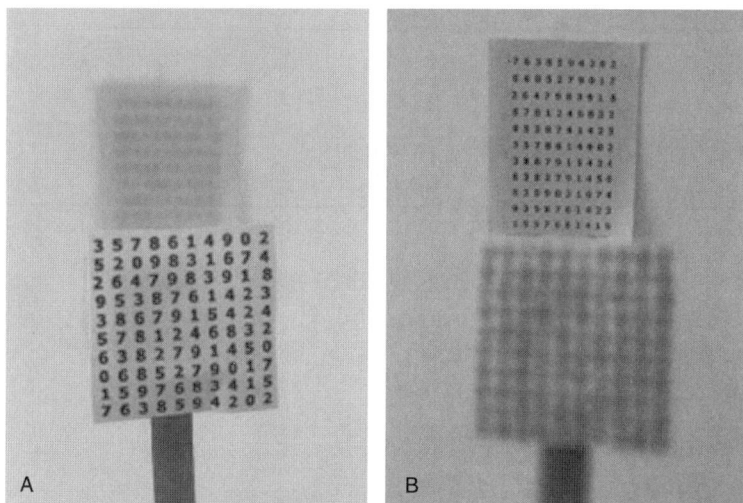

图 2-4-2 远、近字母表
A. 看近清楚时看远不清楚;B. 看远清晰时看近不清晰。

2）先看清远字母表的第 1 个字母 / 数字,然后看清近字母表的第 2 个字母 / 数字;再看清远字母表的第 3 个字母 / 数字,以此类推。远近各 1 个字母 / 数字算 1 个循环,记录每分钟的循环周期次数(circle per minute,cpm)。在看清晰的基础上提高速度。

3）训练分为 3 个阶段:感知阶段,感受模糊,感知使用和放松调节,是最重要的训练阶段;调节幅度训练阶段,强调远、近字母表位置(最大距离差);训练调节灵敏度阶段,保证看清为前提,强调速度。

4）与其他感官统合:加入节拍器、平衡木增加难度。

（4）正负镜阅读

1）物品准备:正镜片和负镜片(正负镜排序刚好看清的度数),字母卡 / 阅读资料、遮眼罩。

2）字母卡置于眼前 40cm 处,遮盖单眼,先置正镜片于另一眼前,嘱看清楚第 1 个字母,换负镜片于眼前,嘱看清楚第 2 个字母;再置正镜片看清楚第 3 个字母,以此类推。正负镜片各 1 个字母算 1 个循环,记录每分钟的循环周期次数。

3）训练分为 3 个阶段。①感知阶段,感知正负镜片看清楚时带来的变化,正镜片会放大字母,会让眼睛感觉放松,负镜片会缩小字母,会让眼睛有“用劲”的感觉。②调节幅度阶段,调整正负镜度数。调节痉挛患者可能从 +0.50/-0.50D 开始,常规增加到 +2.50/-4.00D,青少年可增加负镜到 -6.00D,以看得清晰为标准,不强调速度。③调节灵敏度阶段,保证看清为前提,强调速度。

4）与其他感官统合:加入节拍器、头顶沙包增加难度。

（5）调节灵敏度训练

1）物品准备:合适度数的反转拍(± 0.50D、± 1.00D、± 1.50D、± 2.00D、± 2.50D)、字母卡(20/30、20/40、20/50)和遮眼罩。

2）常规使用 ± 2.00D 的反转拍和 20/30 字母卡。如果看不清,可选择低度数反转拍。字母卡置于在 40cm 处桌上。单眼遮盖训练另外一眼,先训练右眼,再训练左眼;然后不遮盖,双眼训练(图 2-4-3)。

3）将 +2.00D 先放在眼前,看清视力卡上的字母后,快速翻转到 –2.00D 并快速看清视力卡上的下一个字母。如此循环,记录每分钟的循环次数。在看清楚的基础上提高速度。

4）如使用可变度数反转拍,负镜可以更换成 –2.50D、–3.00D、–4.00D、–5.00D、–6.00D,训练更大调节范围的调节灵敏度。

（6）调节适应性训练

1）物品准备:反转拍(± 2.00D)或最大调节幅度的可变度数反转拍、字母卡;正负镜片;三棱镜。

2）最大调节幅度的调节灵敏度。可变度数反

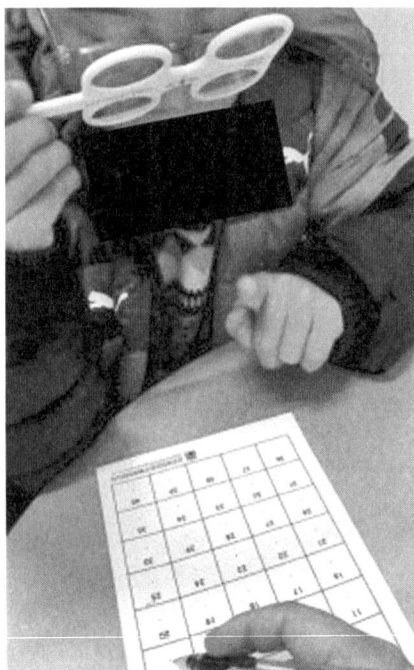

图 2-4-3　反转拍训练

转拍可以为:+2.50D/-4.00D;+2.50D/-6.00D。训练方法同常规反转拍练习调节灵敏度。还可采用 BIM/BOP 增加训练难度。BIM 即在负镜片上加 BI 三棱镜,BOP 即在正镜片前加 BO 三棱镜时可以能看清的最大三棱镜度数。

3)最快频率的调节灵敏度。前两个步骤,在看清楚的基础上提高速度,达到快而准。

4)最持久的调节灵敏度训练。这是所有调节训练的收官练习。选用患者喜欢的书籍、报刊作为"训练卡"。用 ±2.00D 反转拍,先用 +2.00D 镜片阅读一句,反转后用 –2.00D 镜片阅读下一句,继续反转。1~2 周后,改为每次反转读一行;1~2 周后,改为每次反转读一段落;再每次反转读一版。

(三) 并发症及处理

为无创性检查,无并发症发生。

(四) 操作注意事项

1. 模糊感知和正负镜排序是必须的阶段。患者体会模糊的感觉、使用不同调节量的感觉,以及模糊时通过改变调节量达到清晰成像的方法。

2. 远近字母表放在一个共同的视线轴上,更换注视目时不需要转头、抬头、低头及转动眼球等,只训练睫状肌调节。

3. 正、负镜度数的选择是推动调节幅度训练进程的关键。

4. 若忽略调节适应性训练,过早停止训练容易复发,再次出现症状。

5. 使用 ±2.00D 反转拍进行最持久的调节灵敏度适应性训练,是整个调节训练的结束,并作为维持训练,持续练习。

(五) 相关知识

调节目的在于看清外物,在调节刺激下出现调节反应。为了持久而舒服,需有一定调节储备,一般为调节幅度的一半。调节反应要足够准确、快速而持久。如果调节反应不足或过强,与调节刺激之差超过了景深给予视觉系统的忍受度,则出现视物模糊。

(六) 调节训练评估表

见表 2-4-1。

表 2-4-1 调节训练评估表

项目	内容	是	否
操作前准备	核对患者信息,包括患者姓名、性别、年龄、病史		
	物品准备:远近字母表、正负镜片、字母表、反转拍、棱镜、眼罩		
	告知患者或家属双眼视治疗的主要内容及注意事项		
	双眼屈光矫正,予以框架眼镜 / 角膜接触镜 / 角膜塑形镜		
操作过程	患者治疗姿势正确		
	遮盖眼睛或戴特定眼镜,准确选择正负镜片		
	给患者明确指令,并协助完成;且得到准确反馈		
	记录规范		
操作后处置	向患者简要介绍治疗情况,嘱家庭训练注意事项		

(七) 常见错误及分析

无特殊。

(八) 目前常用训练方法简介

通过同学之间相互练习进行训练。

(九) 相关知识测试题:(选择题 + 判断题)

1. 关于调节功能训练,**错误**的是
    - A. 模糊感知是所有调节产生之本,只有感受到模糊,才会启动调节
    - B. 远近字母表和正负镜阅读主要扩大调节范围
    - C. 反转拍主要训练调节灵敏度
    - D. 拉小号负镜片法训练调节准确性
    - E. 患者的调节功能训练的出发点不一样,侧重点不一样,结束点也不一样

2. 下列训练**不是**调节功能训练的是
    - A. 远近字母表
    - B. 聚散球
    - C. 拉小号负镜法
    - D. 反转拍
    - E. 正负镜排序

3. 关于调节的适应性训练,下面说法**错误**的是
    - A. 最大调节幅度训练是指正负镜阅读常规采用能看清的最大正镜和最大负镜来交替阅读
    - B. BIM/BOP 降低训练难度。BIM 即在负镜片上加 BI(底朝内)三棱镜,BOP 即在正镜片前加 BO(底朝外)三棱镜
    - C. 最持久的调节灵敏度训练,选用患者喜欢的书籍、报刊作为"训练卡",先用 +2.00D 镜片阅读一句,反转后用 −2.00D 镜片阅读下一句,循环反转。1~2 周后,改为每次一行;1~2 周后,改为每次一段落;再每次一版
    - D. 不经历调节适应性训练,过早停止训练会很容易复发,再次出现症状
    - E. 最持久的调节灵敏度适应性训练,是整个调节训练的结束

4. 判断题:模糊感知或正负镜排序不是调节功能训练的必需阶段。( )

5. 判断题:±2.00D 反转拍进行持久调节灵敏度适应性训练,结束整个调节训练。( )

参考答案:1. E;2. B;3. B;4. 错;5. 对。

(易军晖)

二、集合功能训练

(一) 概述

集合散开功能主要保证注视不同空间位置的物体时,物像均聚焦视网膜黄斑中心凹。目的是保证成像清晰和形成距离感。与训练相关的集合功能分为调节性集合、融像性集合。集合训练的基本思路:增加调节幅度和调节灵敏度;正常化调节性集合;正常化融像性集合尤其正常使用自由空间下的融像性集合。集合训练可以分为三个阶段,其不同阶段有不同的目标。

1. 第一阶段目标 增加调节幅度及灵敏度;增加总集合的范围;使用调节带动集合;调节集合匹配;发展自主性集合。经典集合训练方法为聚散球、鱼骨卡。

2. 第二阶段目标 在红绿眼镜 / 偏振眼镜帮助下增加正融像范围;增加调节幅度及灵

敏度;增加负融像范围;增加双向融像灵敏度;在集合的过程中将调节及眼动需求整合到一起。常用方法为红绿矢量图、偏振矢量图。

3. 第三阶段目标　在自由空间下(无红绿眼镜/偏振眼镜帮助)达到第二阶段目标。

集合和扫视常相随,扫视功能障碍是最常见的眼球运动障碍,扫视功能训练需要从大运动扫视逐渐到阅读的精细扫视。

(二)集合训练操作规范流程

1. 适应证
(1)所有集合散开功能失常的患者。
(2)所有调节功能失常的患者。
2. 禁忌证　无。
3. 操作前准备
(1)患者的准备:有屈光度的需行屈光矫正。
(2)操作者的准备:交代训练目的和方法,取得患者的理解和配合。
4. 操作步骤
(1)聚散球训练
1)物品准备:聚散球,必要时红绿眼镜、反转拍。
2)聚散球的远端固定在墙壁上,近端用手持着置于鼻子前方。常规离鼻尖:红球 30cm,黄球 60cm,绿球 90cm。
3)感知生理性复视:让患者注视中间黄球,看见黄球 1 个,远处绿球和近处红球都 2 个。注视近处红球,看到 1 个红球,远处黄球和绿球都 2 个;患者看远处绿球,绿球 1 个,近处黄球和红球 2 个(图 2-4-4)。

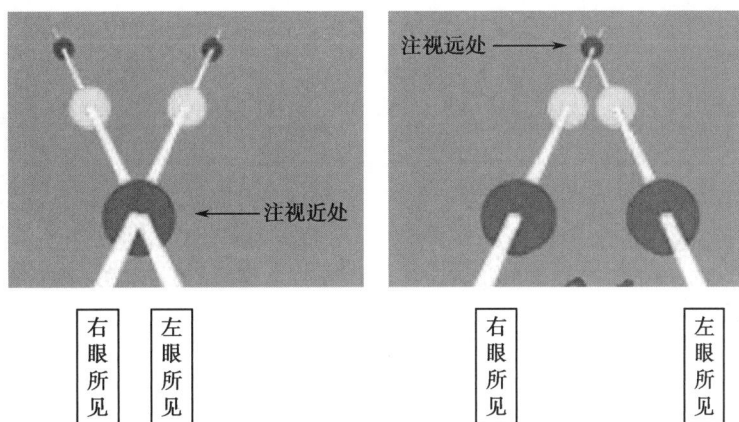

图 2-4-4　聚散球生理性复视示意图

4)移近法:注视红球,看到了"X"且红球在交叉点后,逐渐移近红球,看见交叉点红球渐移近,感受双眼内直肌收缩带来酸胀感(肌肉的本体感觉),移近红球超过集合近点时,出现复视 2 个红球(破裂点),逐渐回退红球至复视消失(恢复点)。在恢复点和破裂点之间移动红球。

5)跳跃法:让患者按次序注视不同颜色的球,红 - 黄 - 绿球或绿 - 黄 - 红球;注视每个球,维持 5~10 秒。此时交叉点必须在注视球上,其他两个球呈生理性复视,稳定且持久。

6)小虫爬法(自主性集合):先注视最近的红球,能够看到交叉的"X",交叉点在红球上。然后,想象有一只小虫慢慢地从红球向自己爬过来,盯着这个小虫子,小虫子爬到哪儿,交叉点也就会移动到该处。虫子爬到中间的任何一个地方都可以停顿,问问患者的感觉。每一个停顿点就是不同程度的自主性集合量。

(2)偏振矢量图训练

1)物品准备:偏振光眼镜和偏振图片。经典的偏振图片有绳圈图、国王小丑图、轨道图。

2)集合训练中的"近小远大(small in large out,SILO)"原则(图 2-4-5):患者戴矫正眼镜和偏振眼镜,左、右眼分别看见一张圆圈图片,两张图片重合时(显示"@")双眼同时看,见一有立体感的绳圈。图片右侧分开显示数字 1、2、3……,刺激集合(base out,BO)产生,正常人仍然能看见一个立体圈,圈直径逐渐变小并向前移近;左侧分开显示 A、B、C、D……,产生散开作用(base in,BI),正常人仍然能看见一个立体圈,圈直径逐渐变大并向后移远。

3)平滑集合散开训练:训练从中位 @ 开始,先 BO 方向移动,逐渐移动到圈变模糊,此数字为模糊点;再继续移动,直到不能维持单个绳圈,图像"破裂"成两个,该数值为破裂点;往回移动卡片,直到两个绳圈恢复成一个立体绳圈,该数值为恢复点。然后将卡片在恢复点与破裂点之间反复移动,体会 SILO 的感觉。同理,进行 BI 方向训练,找到破裂点和恢复点,在恢复点和破裂点区间内体会 SILO 的感觉(图 2-4-6)。

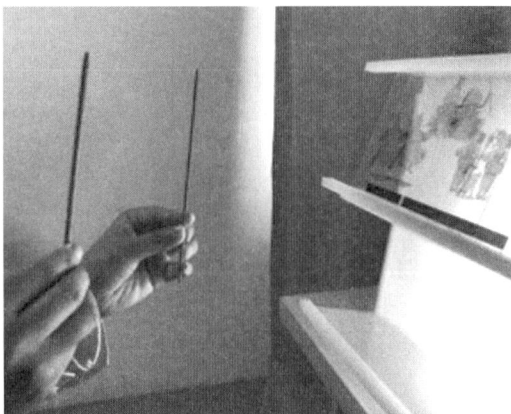

图 2-4-5　偏振矢量图(小丑图)指示棒
指出国王和小丑的空间位置

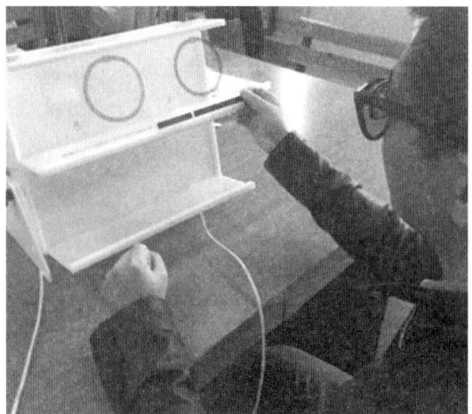

图 2-4-6　偏振矢量图做集合功能

4)跳跃性集合训练:用双层训练架及两副偏振立体图片,将上面的绳圈立体图放置在 BI 的恢复点,将下面的国王小丑立体图放置在 BO 的恢复点。让患者交替融合上、下两组立体图,在集合恢复点和散开恢复点进行跳跃。体会 SILO 的感觉。

5)跳跃性加 BIM/BOP 训练:用 ±2.00D 反转拍,看上面 BI 方向时眼前加负镜,看下方的 BO 方向加正镜。体会 SILO 的感觉。

(3)红绿矢量图训练

1)物品准备:红绿眼镜、红绿可移动矢量图和红绿固定矢量图,常用的聚散量有 $4^{\triangle}$、$6^{\triangle}$、$8^{\triangle}$、$12^{\triangle}$、$16^{\triangle}$(训练距离 40cm)。

2）操作步骤：与偏振矢量图相同。

3）可用固定矢量图做 BO/BI 同方向的阶梯性训练；可做 BO 和 BI 交替的跳跃训练；用红绿反转拍配合红绿固定矢量图，做跳跃训练。

（4）救生圈卡训练

1）物品准备：救生圈卡、指示棒。

2）集合训练：救生圈卡置于患者眼前 40cm 处，患者注视置于训练卡前最下两个相邻的圆环之间的引导棒，引导棒向患者眼前移近。两圆环逐渐模糊、分离成复视。引导棒再移近，靠近的红、绿圆环融合，形成一个新的圆环位于引导棒下。调整融合圆环清晰，凸起于原卡片上面，图案字母亦有凹凸，保持 5~10 秒。左右或前后移动救生圈卡，新的立体圆环会相应同向移动。移到上一行两圆环，重复上述步骤，直到完成最上行距离最远的圆环。

3）散开训练：散开训练步骤和集合训练步骤基本相同。散开训练亦是最下面一对救生圈最容易融合，然后逐步融合上一行。不同的是：辅助指引棒放置训练画片之后；散开融合成的圆环在卡片之后；融合成像后，左右前后移动救生圈卡，新的立体圆环会相应反向移动。透明的救生圈卡（文末彩图 2-4-7）更加利于散开训练。

（三）并发症及处理

为无创性检查，无并发症发生。

（四）操作注意事项

1. 因间歇性外斜视集合近点较远，聚散球移近法训练时，会诱发外斜视的出现。故对间歇性外斜视患者不建议移近到集合近点。

2. 单眼抑制时聚散球不会出现生理性复视，解决办法：①戴红绿眼镜，会有利于两只眼睛同时感受不同颜色的绳子；②用手拨动绳子，运动的绳子会有利于"看见"；③将身体重心偏移到被抑制的一侧，或者是搓一搓被抑制的一侧手指头。

3. 偏振矢量图训练，感受 SILO，移动头部去感受绳圈相应的移动监测是否抑制。

4. 救生圈卡是集合训练的最终阶段。

（五）相关知识

1. 聚散球训练明确判断患者是否双眼注视，明确双眼注视的位置在哪（生理性复视提示双眼注视，实际注视点为交叉点）。聚散球不仅做集合散开训练，更有助于对"自由空间"的理解。

2. 聚散球训练随着注视物体的移近移远（距离改变），眼球不同程度地会聚或散开，且不同距离需要不同程度的聚散量。聚散量掌握准确，复视即会消失。

3. 偏振矢量图训练不改变调节（卡片离患者的距离未改变），仅训练融像性集合，解绑了调节和集合。

4. 偏振矢量图中，近小远大（SILO）的机制：偏振眼镜的干涉下，BO 方向移动卡片，左眼被迫往右边注视，右眼被迫往左边注视，呈现双眼视线在卡片前面交叉，双眼成像在视线交叉点，变近变小（small in，SI）。BI 方向双眼被迫分开，视线交叉在卡片后面，故成像于远处的交叉点上，变远变大（large out，LO）。

5. 偏振矢量图也是空间感知训练。患者用指示棒精准指出绳圈的远近位置，左右或前后移动头部时绳圈也会相应地或左或右、或远或近移动。偏振矢量图是双眼视觉训练由双眼同时视进入双眼立体视的分水岭训练方法之一。

6. 救生圈卡是经典的自由空间集合散开训练,也是集合散开训练的常用终点。有透明和不透明两种,透明的救生圈卡方便训练散开。

7. 救生圈卡上有两串的圆圈呈"V"形排列,距离不等的多对救生圈。距离越近的救生圈越容易集合/散开。当两个救生圈融合后,可以看见三个圈,中间是双眼融合的立体像,两侧分别是左右单眼看见的像。救生圈上"CLEAR"每个字母有不同的视差,所以看见融合救生圈上字母远近不同。

(六)集合训练评估表

见表 2-4-2。

表 2-4-2　集合训练评估表

项目	内容	是	否
操作前准备	核对患者信息,包括患者姓名、性别、年龄、病史		
	物品准备:聚散球、偏振矢量图、偏振眼镜、红绿矢量图、红绿眼镜、裂隙尺、救生圈卡、指示棒		
	告知患者或家属集合治疗的主要内容及注意事项		
	双眼屈光矫正		
操作过程	患者治疗设备选择正确		
	遮盖眼睛,或戴特定眼镜		
	给患者明确指令,并协助完成;且得到准确反馈		
	记录规范		
操作后处置	向患者简要介绍治疗情况,嘱家庭训练注意事项		

(七)目前常用训练方法简介

通过同学之间相互练习进行训练。

(八)相关知识测试题(判断题 + 选择题)

1. 判断题:聚散球训练中,没有感受到生理性复视,可以继续下一步训练。(　　　)

2. 判断题:偏振矢量图集合训练中不能感受到"近小远大(SILO)",不是双眼视觉训练效果不佳。(　　　)

3. 判断题:救生圈卡是集合训练的最终阶段。(　　　)

4. 关于聚散球训练,**不正确**的是(　　　)

　　A. 聚散球训练最大的优势在于知道是否用双眼注视,明确双眼注视的位置在哪儿

　　B. 聚散球不仅做集合散开训练,它还有助于对"自由空间"的理解

　　C. 移近红球超过集合近点时,会出现复视看到两个红球(破裂点)

　　D. 让患者体会到,随着注视物体的移近移远(距离改变),眼球不同程度地会聚或散开,且不同距离需要不同程度的聚散量

　　E. 调节功能异常,不使用聚散球训练

5. 关于偏振矢量图和红绿矢量图,下列说法**错误**的是(　　　)

A. 用绳圈图做偏振矢量图训练,集合(BO 方向)训练时,正常人仍然能看见一个立体圈,圈直径逐渐变小并向前移近

B. 可以体会到近大远小(SOLI)原则

C. 红绿矢量图也能适合于红绿色觉障碍患者

D. 训练散开方向(BI 方向),当头部左右前后移动时,此圈会以相反方向移动

E. 双眼视觉训练由双眼同时视进入双眼立体视的分水岭训练方法之一

参考答案:1. 错;2. 对;3. 对;4. E;5. C。

(易军晖)

第三章

眼外检查及治疗

第一节 眼睑常用检查

一、眼睑翻转法

(一) 概述

眼的睑结膜和穹窿结膜由于眼睑的覆盖没有暴露在外界,进行检查时需要将眼睑翻转。掌握正确的眼睑翻转操作有利于充分暴露睑结膜和穹窿结膜,了解结膜的病理变化和状态,有助于医师对疾病进行诊断和治疗。

(二) 眼睑翻转操作规范流程

1. 适应证

(1)结膜炎患者。

(2)怀疑结膜异物患者。

(3)结膜各种新生物患者。

(4)怀疑贫血患者。

2. 禁忌证

(1)绝对禁忌证

1)角膜即将穿孔。

2)眼球破裂。

(2)相对禁忌证

1)眼睑裂伤或眼睑高度水肿。

2)年幼无法配合检查者。

3)精神障碍等无法配合检查者。

3. 操作前准备

(1)患者的准备

1)清洁面部,去除眼周化妆品,以免影响检查。

2)年幼患者、精神障碍患者检查前需由家属做好解释工作,争取让患者配合检查。

(2)物品(器械)的准备:棉签或玻璃棒。

（3）操作者的准备

1）核对患者信息，包括患者姓名、性别、年龄、主诉、眼别。

2）明确患者有无眼睑翻转操作的禁忌证。

3）告知患者或家属眼睑翻转操作的目的、主要内容及注意事项。

4）检查者洗手、消毒并擦干。

4.　操作步骤

（1）翻转上睑

1）单手法

● 被检查者对光坐位，自然睁眼，原位注视。

● 检查者面对患者，取站立位或坐位。

● 检查者用右手检查被检者左眼，左手检查右眼。

● 先嘱被检查者向下看，将示指和拇指放在上睑部的中央，拇指放在睑板前面靠近睑缘，示指放在上睑眉弓下凹陷处。

● 两指指腹夹住眼睑皮肤等软组织，轻轻向前下方牵拉，示指向下压迫睑板上缘，并与拇指配合将睑缘向上捻转，将眼睑翻转，拇指将上睑固定于上方。

● 检查后，轻轻向前下方牵拉上睑，同时嘱被检者往上看，使眼睑恢复正常位置（图 3-1-1A）。

2）双手法

● 被检查者对光坐位，自然睁眼，原位注视。

● 嘱被检者向下看，以一手的拇指和示指夹住眼睑中央处的睑缘皮肤，向前下方牵引，另一手用玻璃棒或棉签将睑板上缘向下压迫，将眼睑翻转，拇指将上睑固定于上方。

● 检查后，轻轻向前下方牵拉上睑，同时嘱被检者往上看，使眼睑恢复正常位置（图 3-1-1B）。

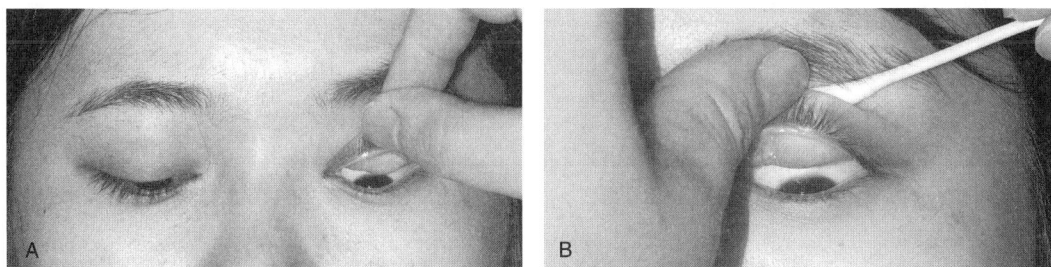

图 3-1-1　上睑翻转方法

A. 单手法上睑翻转；B. 双手法上睑翻转。

（2）翻转下睑：用拇指或示指将下睑皮肤往下牵拉，同时让被检者向上看，暴露下睑结膜（图 3-1-2）。

（三）并发症及处理

眼睑翻转为无创性操作，无相应并发症。

（四）操作注意事项

1. 检查前后检查者要洗手消毒。

2. 翻转眼睑动作要轻巧、柔和，以免引

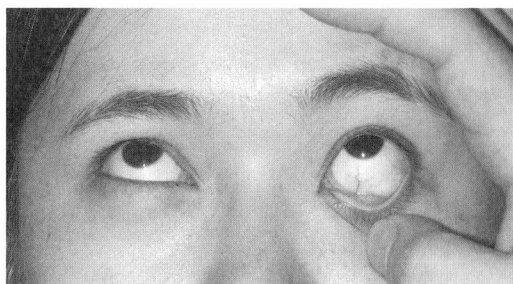

图 3-1-2　下睑翻转方法

起被检者痛苦和流泪。

3. 一般按先右后左的顺序进行眼睑翻转。对于感染性疾病,为避免交叉感染,先检查健眼,再检查患眼。

（五）眼睑翻转测量评估表

见表3-1-1。

表3-1-1　眼睑翻转评估表

项目	内容	是	否
操作前准备	核对患者信息,包括患者姓名、性别、年龄、主诉、眼别		
	明确患者有无眼睑翻转的禁忌证		
	告知患者或家属眼睑翻转的目的、主要内容及注意事项		
	眼睑翻转相关物品准备,包括棉签或玻璃棒		
操作过程	操作前是否洗手		
	示指和拇指位置是否放置正确		
	双眼检查顺序是否正确		
	翻转上睑后是否将眼睑复位		
操作后处置	向患者简要介绍眼睑翻转检查的结果及临床意义		

（六）常见操作错误及分析

翻转上睑时示指放置位置错误,找不到着力点,无法成功翻转上睑。正确的做法是示指和拇指应放在上睑部的中央,拇指放在睑板前面靠近睑缘,示指放在上睑眉弓下凹陷处,两指夹住眼睑皮肤等软组织,向前下牵拉,拇指向上,示指向下,伴随捻转动作,多次练习即可将眼睑翻开。

（七）目前常用训练方法简介

可通过同学之间相互练习进行训练。

（八）相关知识测试题(选择题)

1. 乳头增生主要见于

　　A. 球结膜　　　　　　　B. 穹窿结膜　　　　　　C. 睑结膜

　　D. 睑缘　　　　　　　　E. 角膜

2. 乳头增生

　　A. 多见于球结膜

　　B. 为淋巴细胞增生

　　C. 中心有扩张的毛细血管到达顶峰,并呈轮辐样散开

　　D. 结膜炎症的特异性体征

　　E. 直径大于 0.5mm 时称为巨乳头

3. 滤泡增生

　　A. 多见于球结膜

　　B. 为淋巴细胞增生

C. 中心有扩张的毛细血管到达顶峰,并呈轮辐样散开

D. 多见于细菌性结膜炎

E. 结膜滤泡出现均为病理性

4. 结膜异物常隐匿于

A. 球结膜　　　　　　　B. 穹窿结膜　　　　　　C. 睑板下沟

D. 泪阜　　　　　　　　E. 睑结膜

5. 关于春季卡他性结膜炎描述,正确的是

A. 常见于 20 岁以上男性

B. 上睑结膜巨大乳头呈铺路石样排列

C. 热敷可以改善症状

D. 刮片可见大量的嗜碱性颗粒

E. 不影响视力

参考答案:1. B;2. C;3. B;4. C;5. B。

（张莉薇）

二、眼睑参数测量

(一) 概述

眼睑参数是指眼睑各部位的正常测量值,包括睑裂高度、睑裂长度、内眦间距、瞳孔反光点至上睑或下睑的距离等。了解眼睑参数的正确测量方法,有助于医师获得眼睑各部位测量的准确数值,对眼睑整形手术的术前设计至关重要。

(二) 眼睑参数测量操作规范流程

1. 适应证

(1)上睑下垂患者。

(2)先天性睑裂狭小患者。

(3)先天性、外伤性等因素引起的内外眦畸形患者。

(4)各种原因(如甲状腺相关眼病等)引起的上睑退缩患者。

2. 禁忌证

(1)绝对禁忌证:无。

(2)相对禁忌证

1)精神障碍、昏迷等无法配合检查者。

2)年幼无法配合检查者。

3. 操作前准备

(1)患者的准备

1)清洁面部,去除眼周化妆品,以免影响测量。

2)年幼患者、精神障碍患者检查前需由家属做好解释工作,争取让患者配合测量。

(2)物品(器械)的准备

1)直尺(需要刻度清楚易辨)。

2)手电筒(笔式、点状光源、黄光为佳)。

（3）操作者的准备

1）核对患者信息，包括患者姓名、性别、年龄、主诉。

2）明确患者有无眼睑参数测量的禁忌证。

3）告知患者或家属眼睑参数测量的主要内容及注意事项。

4）洗手消毒。

4. 操作步骤

（1）睑裂高度、MRD1 及 MRD2 测量

1）患者背光坐位，自然睁眼，原位注视。

2）检查者面对患者，取站立位或坐位，视线与患者在同一水平线，右手持直尺，放于上下睑缘中线位置，"0"点与下睑缘平齐，读取上睑缘对应的刻度，即为测量眼的睑裂高度（图 3-1-3）。

3）检查者右手持直尺，左手持手电筒，将手电筒灯光照射至双眼中央鼻梁根部位置，嘱患者原位注视手电筒，直尺放于测量眼瞳孔垂直中线位置，"0"点对齐瞳孔中央反光点，读取上睑缘对应的刻度，即为角膜反射点至上睑缘的

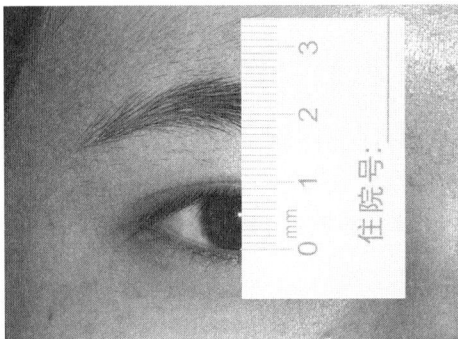

图 3-1-3　睑裂高度测量

距离（margin reflex distance 1，MRD1，图 3-1-4A）；直尺"0"点对齐瞳孔中央反光点或下睑缘，读取下睑缘或者瞳孔中央反光点对应的刻度，即为角膜反射点至下睑缘的距离（MRD2，图 3-1-4B）。

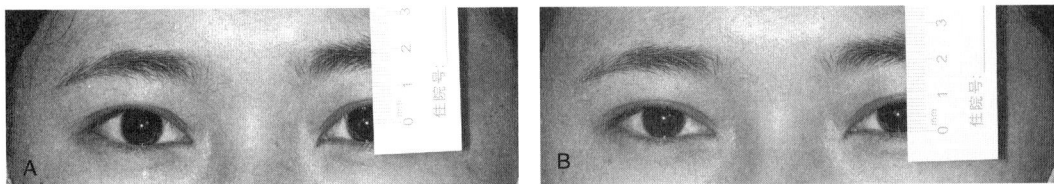

图 3-1-4　MRD 的测量方法

A. MRD1 测量；B. MRD2 测量。

（2）睑裂长度、内眦间距、瞳孔间距的测量

1）患者背光坐位，自然睁眼，原位注视。

2）检查者面对患者，取站立位或坐位，视线与患者在同一水平线，右手持直尺，平行测量眼内外眦连线，直尺"0"点对齐内眦角，读取外眦角对应的刻度，即为测量眼的睑裂长度（图 3-1-5）。如为年幼患者或昏迷患者不配合检查，可于患者熟睡或昏迷状态、眼睑闭合的情况下，检查者右手持直尺，左手轻提上睑，露出内外眦角，再进行测量。

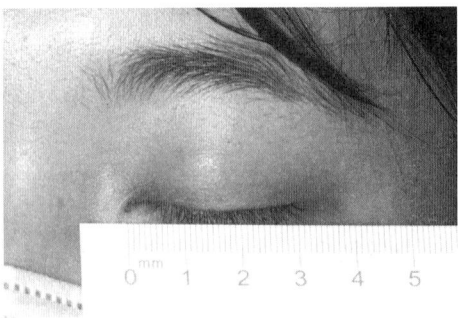

图 3-1-5　睑裂长度测量

3）检查者右手持直尺，平行双眼内眦连线，直尺"0"点对齐一侧眼的内眦角，读取另一

眼内眦角对应的刻度,即为双眼内眦间距(图 3-1-6)。同理,内眦间距亦可在眼睑闭合状态
下进行测量。

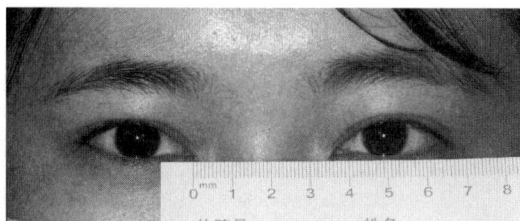

图 3-1-6　内眦间距测量

4)检查者右手持直尺,左手持手电筒,将手电筒灯光照射至双眼中央鼻梁根部位置,嘱
患者原位注视手电筒,直尺平行双眼瞳孔中心反光点连线,直尺"0"点对齐一侧眼的瞳孔中
央反光点,读取另一反光点对应的刻度,即为双眼瞳孔间距(图 3-1-7A)。如为幼龄或其他检
查欠配合的患者,检查者右手持直尺,直尺与双眼瞳孔中央反光点连线平行,"0"点对齐一
侧眼鼻侧或颞侧角膜缘,读取另一眼颞侧或鼻侧角膜缘对应的刻度(白 - 白,white-to-white,
W-W),亦等同双眼瞳孔间距(图 3-1-7B)。

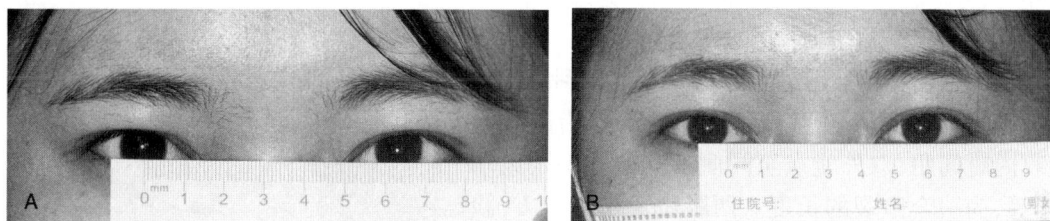

图 3-1-7　瞳距测量

A. 对齐瞳孔反光点测量瞳孔间距;B. 白 - 白测量(右眼鼻侧角膜缘至左眼颞侧角膜缘)。

(三) 并发症及处理

眼睑参数测量为无创性操作,无相应并发症。

(四) 操作注意事项

1. 进行眼睑参数测量操作时需要注意患者的体位、注视眼位以及测量者的视线方向,
以免造成测量误差;年幼患者如坐高过矮,可以采用靠墙站立位。

2. 注意环境光线的影响。如环境光线过强,会导致部分患者无法正常睁眼,影响测量
值的准确程度;环境光线过暗,会影响测量者对结果的判读。

3. 测量前需检查患者有无水平方向的斜视。如有内或外斜视,需在测量时嘱患者用测
量侧眼注视手电筒的光点,以免因眼位偏斜造成测量误差。

(五) 相关知识

睑裂的高度、长度及形状因人而异,不同种族、性别和年龄之间有较大差异。正常成人
睑裂高度为睁眼原位注视时上下睑缘中点间的距离,睑裂长度为内外眦之间的距离。成人
睑裂高度为 7~10mm(平均 8mm),长度为 26~30mm(平均 28mm);上睑缘位于角膜上缘下约
2mm,下睑缘与角膜下缘相切。

不同年龄段睑裂与眼球的位置有所差异:儿童上睑缘位于角膜上缘,成人较之低1~2mm,儿童上睑弯曲弧度较平坦,最高点位于瞳孔鼻侧(图 3-1-8A)。随着年龄的增长,睑裂的暴露区域逐渐向下移位(图 3-1-8B)。

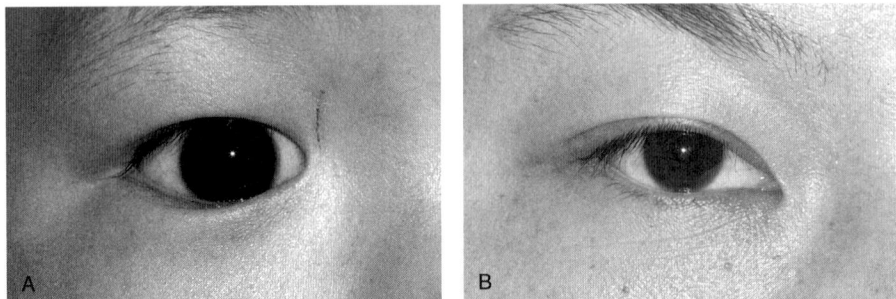

图 3-1-8　不同年龄人群上睑与角膜的关系
A. 儿童上睑位于角膜上缘;B. 成人上睑位于角膜上缘下 1~2mm。

我国双眼内眦间距平均 33.29mm,男性为 33.55mm,女性为 32.84mm;双眼外眦间距平均为 89.98mm,男性为 90.27mm,女性为 86.72mm。一般认为睑裂水平径和内眦间距相等为理想值,符合我国传统"三庭五眼"的面部美学标准。"三庭"是指从前额的发际线到眉部为上庭,从眉到鼻底为中庭,从鼻底到下颏为下庭。"五眼"是指两眼睑裂、内眦间距、双外眦点至同侧发际的水平距离均相等,为一个睑裂的长度。两眼位于中庭上方,睑裂的高度、宽度与面宽比例与之相符,则显得平衡而协调(图 3-1-9)。

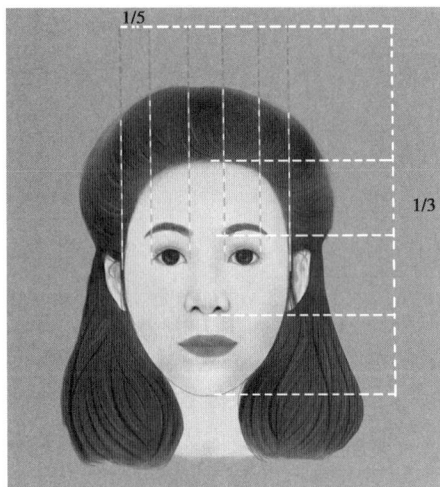

图 3-1-9　"三庭五眼"示意图

MRD1 可用于表示上睑下垂的程度,正常值为 4~5mm。如测得 MRD1 为 2mm,则上睑下垂量为 2~3mm。MRD2 可以反映下睑位置,如有下睑退缩,MRD2 会增大。

(六)眼睑参数测量评估表

见表 3-1-2。

表 3-1-2　眼睑参数测量评估表

项目	内容	是	否
操作前准备	核对患者信息,包括患者姓名、性别、年龄、主诉、眼别		
	明确患者有无眼睑参数测量的禁忌证		
	告知患者或家属眼睑参数测量的主要内容及注意事项		
	眼睑参数测量相关物品准备正常,包括直尺、手电筒		
	测量地点选择得当		

续表

项目	内容	是	否
操作过程	患者测量体位正确		
	操作者视线与患者眼位在同一水平线上		
	直尺摆放位置正确		
	测量起止点判断准确,记录规范		
操作后处置	向患者简要介绍测量结果及临床意义		

(七)常见操作错误及分析

1. 经瞳孔中线测量睑裂高度　造成这种错误的原因主要是混淆了"睑缘中线"和"瞳孔中线"的概念。事实上,瞳孔中线较睑缘中点连线略偏鼻侧,两条"中线"并不重合。

2. 测量内眦间距时未暴露内眦角　错误的原因是内眦赘皮遮挡上、下眼睑在鼻侧交接处的真实内眦角。测量时如没有注意内眦赘皮的因素,直接从外观上可见的"内眦角"进行测量,有可能造成测量值偏大。

(八)目前常用训练方法简介

可通过同学之间相互练习进行训练。

(九)相关知识测试题(选择题)

1. 关于眼睑的正常位置及形态,**错误**的是
   A. 正常成年人上睑位于角膜上缘下约 2mm
   B. 正常儿童上睑位于角膜上缘
   C. 正常儿童下睑缘与角膜下缘相切
   D. 正常成年人睁眼时外眦稍高于内眦
   E. 正常内眦角钝圆,略呈马蹄形

2. 测量睑裂高度时,正确的是
   A. 患者迎光坐位进行测量
   B. 直尺对应瞳孔中线进行测量
   C. 眼睑高度 = MRD1+MRD2
   D. 直尺对应睑缘中线进行测量
   E. 测量时应嘱患者尽量睁大眼睛

3. 有关 MRD 的说法,正确的是
   A. MRD 是指瞳孔颞侧中点到睑缘的距离
   B. MRD1 可用来表示上睑下垂的程度
   C. MRD2 可用来表示上睑下垂的程度
   D. MRD1+MRD2 = 睑裂高度
   E. MRD1 可用来表示下睑退缩的程度

4. 关于眼睑高度随年龄变化,表述正确的是
   A. 眼睑高度随年龄增长逐渐变小
   B. 上睑缘的位置随年龄增长逐渐升高

C. 下睑缘的位置随年龄增长逐渐下移

D. 睑裂大小不随年龄增长而变化

E. 成人上睑正常位置在角膜上缘

5. 关于内外眦间距表述**不正确**的是

A. 内眦间距理论上应等于一个睑裂长度

B. 内眦间距为双眼内眦角之间的距离

C. 外眦间距为双眼外眦角之间的距离

D. 成年男性的内眦间距及外眦间距均小于女性

E. "三庭五眼"中的"五眼"是指两眼睑裂、内眦间距、双外眦点至同侧发际的水平距离均相等,为一个睑裂的长度

参考答案:1. C;2. D;3. B;4. C;5. D。

(谭　佳　绘图:陶　慧)

三、上睑下垂检查

(一) 概述

上睑下垂
相关检查

正常人双眼平视时,上睑缘位于角膜上缘下 1~2mm。在排除额肌的作用下,平视时上睑遮盖角膜上缘>2mm,可诊断为上睑下垂。上睑下垂检查包括额肌肌力、上睑提肌肌力、米勒肌(Müller 肌)功能检查、贝尔现象(Bell 现象)及颌动瞬目征(Marcus Gunn 征)的检查。以上参数的准确测量及眼部生理性或异常运动的检查,对手术方式的选择具有重要指导意义。

(二) 上睑下垂检查操作规范流程

1. 适应证　各种原因导致的上睑下垂。

2. 禁忌证

(1)绝对禁忌证:无。

(2)相对禁忌证

1)精神障碍等无法配合检查者。

2)年幼无法配合检查者。

3. 操作前准备

(1)患者的准备

1)清洁面部,去除眼周化妆品,以免影响测量。

2)年幼患者、精神障碍患者检查前需由家属做好解释工作,争取让患者配合测量。

(2)物品(器械)的准备

1)直尺(需要刻度清楚易辨)。

2)手电筒(笔式、点状光源、黄光为佳)。

3)标记笔。

(3)操作者的准备

1)核对患者信息,包括患者姓名、性别、年龄、主诉、眼别。

2)明确患者有无上睑下垂检查的禁忌证。

3)告知患者或家属上睑下垂检查的主要内容及注意事项。

4. 操作步骤

（1）额肌肌力测量

1）患者背光坐位，自然睁眼，原位注视。

2）检查者面对患者，取站立位或坐位，视线与患者在同一水平线，右手持直尺，令患者尽量向下注视，额肌伸展放松，在眉弓下缘中央部做一标记点，将直尺的"0"点对应标记点，然后令患者尽量向上注视，额肌收缩，眉部上提，测量额肌的活动幅度（图 3-1-10）。我国正常人的额肌活动幅度平均值为（7.92±2.74）mm。

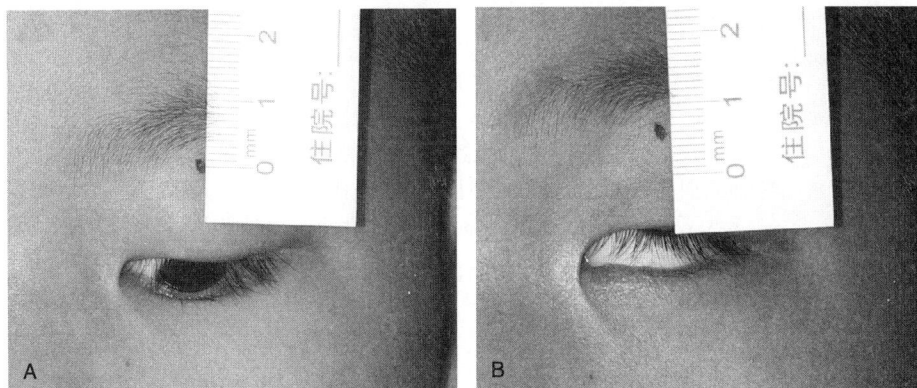

图 3-1-10　额肌肌力测量
A. 患者向下看，眉弓眶缘处作标记（0 刻度位置）；
B. 患者尽力向上看，同时最大限度抬眉，标记点所对应刻度即为额肌肌力。

（2）上睑提肌肌力测量

1）患者背光坐位，自然睁眼，原位注视。

2）检查者面对患者，取站立位或坐位，视线与患者在同一水平线，右手持直尺，令患者平视，以拇指向后压住整个眶上缘眉弓处，以排除额肌的影响。然后令患者尽量向下注视，直尺的"0"点对准上睑缘，再嘱其尽量向上注视，测量上睑可提起的高度，此为上睑提肌活动度，可代表上睑提肌肌力（图 3-1-11）。我国正常人的上睑提肌活动幅度平均值为（13.37±2.55）mm。如为年幼患者无法测定肌力，但可通过观察有无上睑皱襞及额肌收缩的情况来判断。一般而言，具有上睑皱襞（双眼皮）的患者，其肌力也较好；而额肌收缩明显的患者一般上睑提肌肌力较差。另外，还可通过翻转上睑后观察能否自行复位来判断上睑提肌的肌力。如能自行复位则肌力较好，反之则肌力较弱。根据临床手术选择的需要，将上睑提肌肌力分为三级：良好（≥8mm）、中等（4~7mm）、弱（≤4mm）。

（3）米勒肌（Müller 肌）功能检查

1）患者背光坐位，自然睁眼，原位注视。

2）检查者面对患者，取站立位或坐位，视线与患者在同一水平线，右手持直尺，令患者平视，测量睑裂高度或 MRD1。然后将浸有 1∶1 000 肾上腺素和 5% 可卡因的小棉片置于结膜上穹，或将 10% 去氧肾上腺素滴于结膜上穹，10 分钟后再次测量睑裂高度或 MRD1。如上睑提高，说明 Müller 肌有功能，可排除交感神经性上睑下垂。

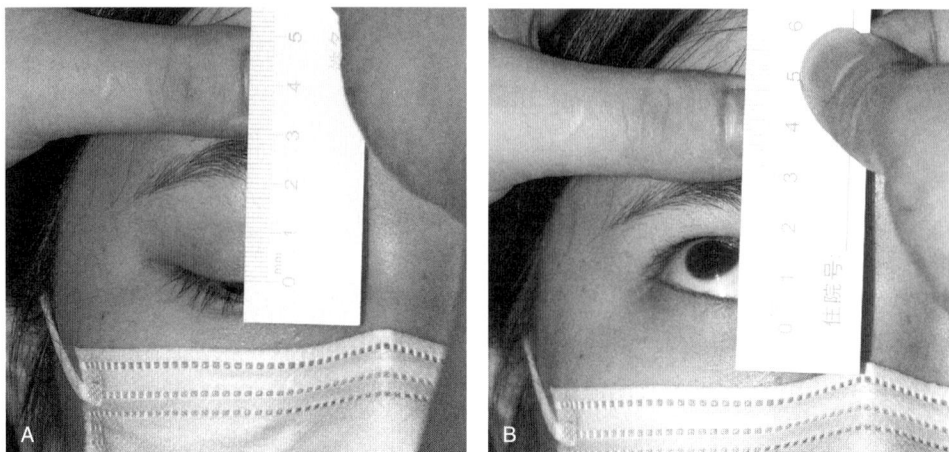

图 3-1-11 上睑提肌肌力测量

A. 患者向下看,将标尺 0 刻度对准上睑缘;B. 压住眉弓部额肌,
嘱患者向上看,上睑缘对应标尺刻度即为上睑提肌肌力。

(4)Bell 现象检查

1)患者背光坐位,自然睁眼,原位注视。

2)检查者面对患者,取站立位或坐位,视线与患者在同一水平线,嘱患者闭合双眼,似睡眠状。检查者用手指轻柔分开患者上下睑,观察患者角膜位置。如眼球处于上转位,则 Bell 征为阳性(图 3-1-12)。如年幼患者不配合检查,可于熟睡状态下,轻轻拉开上睑进行检查。Bell 现象可在上睑下垂术后早期眼睑闭合不全时起到保护角膜的作用。如 Bell 征减弱,上睑下垂矫正量需保守,以防术后发生暴露性角膜炎;如 Bell 征消失,则不宜进行上睑下垂手术。

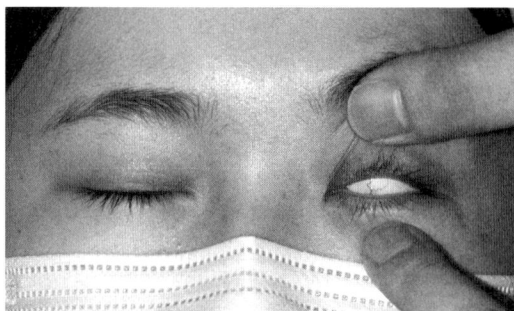

图 3-1-12 Bell 现象

(5)颌动瞬目征(Marcus Gunn 征)检查

1)患者背光坐位,自然睁眼,原位注视。

2)检查者面对患者,取站立位或坐位,视线与患者在同一水平线,嘱患者张口、咀嚼或使下颌向对侧移动,观察是否出现下垂侧上睑突然上提,甚至超过健侧高度。如有则为 Marcus Gunn 征阳性(图 3-1-13)。

(三) 并发症及处理

上睑下垂检查为无创性操作,无相应并发症。

(四) 操作注意事项

1. 进行上睑下垂检查时需要注意患者的体位、头位、注视眼位以及测量者的视线方向,以免造成测量误差;年幼患者如坐高过矮,可以采用靠墙站立位。

2. 注意环境光线的影响。如环境光线过强,会导致部分患者无法正常睁眼,影响测量值的准确程度;环境光线过暗,会影响测量者对结果的判读。

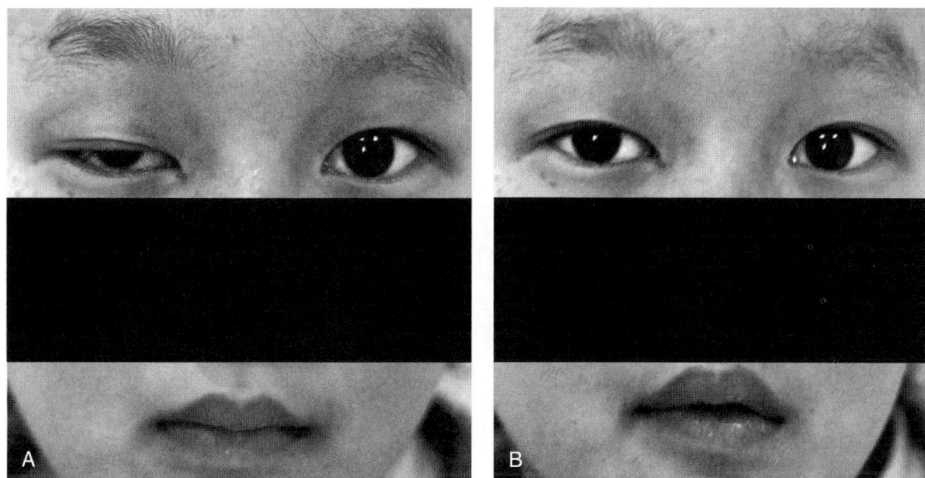

图 3-1-13　颌动瞬目征（Marcus Gunn 征）
A. 静止状态下，右侧上睑重度下垂；
B. 下颌向左侧运动时，右眼睑裂开大，基本等同左侧睑裂大小。

3. 测量前需检查患者有无斜视。如有斜视，需在测量时嘱患者用测量侧眼注视手电筒的光点，以免因眼位偏斜造成测量误差。

4. 测量上睑提肌肌力时需排除额肌的影响。应以拇指压迫眉弓上方，压迫位置过高或过低都将影响测量的准确性。

（五）相关知识

上睑下垂（ptosis）按病因可分为以下几种。①先天性上睑下垂：根据患者是否同时存在眼部及其他部位的先天异常，可分为单纯性上睑下垂、上睑下垂伴眼外肌麻痹、小睑裂综合征、颌动瞬目综合征；②后天性上睑下垂：分为腱膜性、神经源性、肌源性、外伤性、机械性；③假性上睑下垂：指睑裂高度缩小而上睑提肌或 Müller 肌功能正常，包括上睑皮肤松弛、眼睑痉挛、眼球内陷致上睑支撑缺乏、对侧上睑退缩、眼位异常、眼球后退综合征等。

上睑下垂病因、严重程度、对视力的影响程度、是否合并其他疾病等，均可影响治疗方式的选择。各类先天性上睑下垂，可根据病情于 2~5 岁行手术治疗；而后天性各类上睑下垂均需优先治疗原发病，确定无法恢复且稳定半年至 1 年后方可行手术治疗。

上睑下垂的常见术式：①利用上睑提肌的手术，上睑提肌缩短术、上睑提肌前徙术、上睑提肌折叠术；②利用额肌的手术，额肌瓣悬吊术、硅胶带悬吊术、阔筋膜悬吊术；③利用上睑提肌与上直肌联合筋膜鞘的手术，联合筋膜鞘悬吊术；④利用 Müller 肌的手术，Müller 肌缩短术；⑤睑板切除术。

（六）上睑下垂检查评估表

见表 3-1-3。

（七）常见操作错误及分析

1. 测量肌力时起止点判断错误。造成这种错误的原因主要是部分患者理解能力和配合度欠佳，检查者应引导患者"尽力"向下和向上看。

表 3-1-3 上睑下垂检查评估表

项目	内容	是	否
操作前准备	核对患者信息,包括患者姓名、性别、年龄、主诉、眼别		
	明确患者有无上睑下垂检查的禁忌证		
	告知患者或家属上睑下垂检查的主要内容及注意事项		
	上睑下垂检查相关物品准备正常,包括直尺、手电筒、记号笔		
	测量地点选择得当		
操作过程	患者测量体位正确		
	操作者视线与患者眼位在同一水平线上		
	直尺摆放位置正确		
	测量上睑提肌肌力时压迫眉弓手势正确		
	测量起止点判断准确,记录规范		
操作后处置	向患者简要介绍测量结果及临床意义		

2. 测量上睑提肌肌力时压迫眉弓的手势错误。如压迫时未压住整个眉部,而仅压住一个点,就不能完全阻断额肌的作用。而压迫时手指的力量向上或向下时都将影响上睑的上下运动,故应向后平压。

3. 测量 Bell 征时患者睁眼,以致误判为阴性。造成这种错误的原因主要是检查前未告知患者需持续闭眼,导致部分患者(尤其是儿童)在拉开上睑时主动睁眼,眼位恢复到注视位,导致 Bell 征假阴性。

(八)目前常用训练方法简介

可通过同学之间相互练习进行训练。

(九)相关知识测试题(选择题)

1. 关于上睑下垂的定义,正确的是
   A. 不需排除额肌的作用
   B. 平视时上睑遮盖角膜上缘>2mm
   C. 平视时上睑位于角膜上缘
   D. 平视时上睑遮盖角膜上缘 1mm
   E. 平视时上睑遮盖角膜上缘>3mm

2. 关于额肌肌力,下列说法**错误**的是
   A. 检查者视线应与患者在同一水平线,右手持直尺
   B. 在眉弓上缘中央部做一标记点
   C. 测量的是额肌的活动幅度
   D. 面瘫患者额肌肌力差
   E. 我国正常人的额肌活动幅度平均值为(7.92±2.74)mm

3. 有关上睑提肌肌力的检测,**错误**的是
   A. 令患者下视后,以拇指压住眉弓
   B. 压迫眉弓时力度应向后,而非向上或向下
   C. 具有上睑皱襞(双眼皮)的患者,其肌力也较好

D. 额肌收缩明显的患者一般上睑提肌肌力较差

E. 翻转上睑后如能自行复位则肌力较好

4. 关于 Bell 征的说法,正确的是

A. 应于患者平视前方时检查

B. 如患者不能配合,则无法检查

C. 是否有 Bell 征不影响上睑下垂手术

D. Bell 现象可以减少暴露性角膜炎的发生

E. 正常人的 Bell 征为阴性

5. 上睑下垂的病因分类**不包括**

A. 先天性　　　　　　B. 神经源性　　　　　　C. 腱膜性

D. 机械性　　　　　　E. 脂肪性

参考答案:1. B;2. B;3. A;4. D;5. E。

（陈　露）

四、重睑检查

(一) 概述

在重睑者的上睑距睑缘上方一定距离处,可见一条明显的横行、具有一定弧度的皮肤沟纹称重睑线。重睑线高度是指上睑缘至重睑线之间的距离(margin crease distance,MCD)。重睑高度指平视前方时上睑缘距双重睑皱襞下缘之间的距离(margin fold distance,MFD),即暴露在外的双重睑高度。重睑线的高度决定着重睑高度,但上睑皮肤的松弛程度也影响重睑高度。

(二) 重睑检查操作规范流程

1. 适应证

(1)欲改变自身重睑形态的患者。

(2)因病需治疗可能改变重睑形态的患者。

2. 禁忌证

(1)绝对禁忌证:无。

(2)相对禁忌证

1)精神障碍等无法配合检查者。

2)年幼无法配合检查者。

3. 操作前准备

(1)患者的准备

1)清洁面部,去除眼周化妆品,以免影响测量。

2)年幼患者、精神障碍患者检查前需由家属做好解释工作,争取让患者配合测量。

(2)物品(器械)的准备

1)直尺(需要刻度清楚易辨)。

2)标记笔。

(3)操作者的准备

1)核对患者信息,包括患者姓名、性别、年龄、主诉、眼别。

2）明确患者有无重睑检查的禁忌证。

3）告知患者或家属重睑检查的主要内容及注意事项。

4. 操作步骤

重睑线高度、重睑高度及上睑皮肤松弛量的测量：

（1）患者背光坐位，自然睁眼，原位注视。

（2）检查者面对患者，取站立位或坐位，视线与患者在同一水平线，右手持直尺。重睑线和重睑皱襞下缘（悬垂皮肤向上反折处）是一条从内眦部到外眦部的近似弧形的曲线，其距睑缘的距离在各处并不完全一致，故测量时需做三条相互平行的垂线与上睑缘、重睑皱襞下缘、重睑线分别相交，标记笔标记，然后再分别进行测量。三条垂线分别是中央线（通过瞳孔中央的垂线）、内侧线（距中央线10mm的内侧垂线）、外侧线（距中央线10mm的外侧垂线）。

（3）测量重睑线高度时，嘱患者向下看，微闭眼时分别测量中央线、内侧线、外侧线上重睑线与睑缘的距离（图3-1-14）。中国人重睑线高度在中央线处最宽，多在6~10mm；外侧线处次之，多在5~8mm；内侧线处最窄，多在4~6mm。

（4）测量重睑高度时，嘱患者平视前方，分别测量中央线、内侧线、外侧线重睑皱襞下缘与睑缘的距离（图3-1-15）。中国人重睑高度在中央线上多为3~5mm，外侧线上多为2~4mm，内侧线上多为1~2mm。

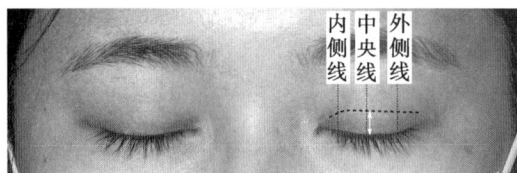

图3-1-14　重睑线高度

黑色虚线为重睑线，三条蓝色虚线分别代表内侧线、中央线及外侧线，黄色双箭表示中央线处的重睑线高度。

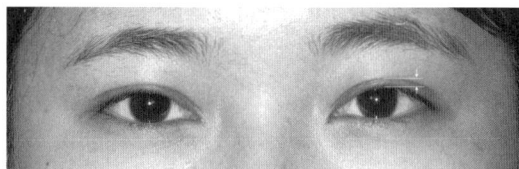

图3-1-15　重睑高度

黄色双箭之间为重睑高度。

（5）测量上睑皮肤松弛量时，嘱患者于坐位时轻闭双眼，分别测量中央线、内侧线、外侧线眉毛下缘与上睑缘之间的距离；然后平卧位时轻闭双眼，将眉部皮肤尽量向上推移，舒展上睑皮肤，再次测量眉毛下缘与上睑缘之间的距离。二者之差即为上睑皮肤松弛量。

（三）并发症及处理

重睑检查为无创性操作，无相应并发症。

（四）操作注意事项

1. 进行重睑检查时需要注意患者的体位、头位、注视眼位以及测量者的视线方向，以免造成测量误差；年幼患者如坐高过矮，可以采用靠墙站立位。

2. 注意环境光线的影响。如环境光线过强，会导致部分患者无法正常睁眼，影响测量值的准确程度；环境光线过暗，会影响测量者对结果的判读。

3. 测量前需检查患者有无斜视。如有斜视，需在测量时嘱患者用测量侧眼注视正前方，以免因眼位偏斜造成测量误差。

4. 测量时需嘱患者放松，以免因抬眉、皱眉、眯眼等情况导致测量误差。

（五）相关知识

根据上睑有无皱襞和皱襞情况可把上睑分为单睑、重睑和多重睑。单睑指上睑自眉弓下缘(睑眶沟)到睑缘部分皮肤平滑,睁眼时无皱襞形成,俗称"单眼皮"(图 3-1-16A)。重睑指睁眼时重睑沟以下的皮肤随睑板上提张力增大上移,而上方的皮肤松弛,在重睑沟处悬垂向下折叠成一横行皮肤皱襞(图 3-1-16B)。多重睑是指上睑皱襞有多个,即多层重睑(图 3-1-16C)。

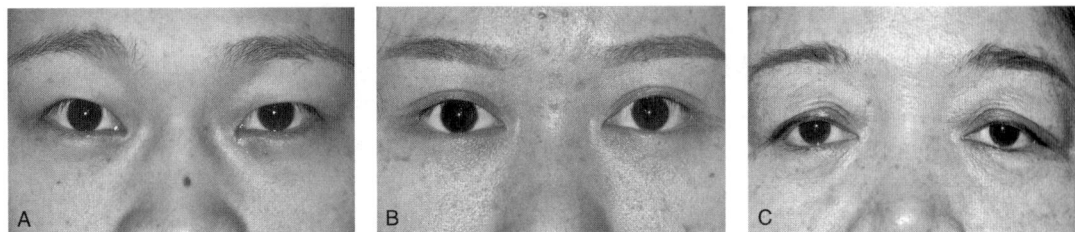

图 3-1-16　眼睑形态
A. 单睑;B. 重睑;C. 多重睑(右眼)。

重睑是否形成及其形态、高低与上睑提肌的附着部位有关。上睑提肌的部分纤维穿过眶隔和轮匝肌,抵达睑缘上方的皮下,其附着部位在上睑皮肤表面即形成重睑线。睁眼时上睑提肌收缩,附着线以下的皮肤被牵引向上张力增大,而附着线以上皮肤则悬垂向下折成皮肤皱襞,外观上形成重睑。

重睑术即通过手术使上睑提肌腱膜纤维与上睑重睑线处皮肤粘连固定,形成重睑。术后重睑的高度主要与切口高度(重睑线高度)、固定睑板前组织的高度及切口上方皮肤的松弛度有关。

(六) 重睑检查评估表

见表 3-1-4。

表 3-1-4　重睑检查评估表

项目	内容	是	否
操作前准备	核对患者信息,包括患者姓名、性别、年龄、主诉、眼别		
	明确患者有无重睑检查的禁忌证		
	告知患者或家属重睑检查的主要内容及注意事项		
	重睑检查相关物品准备正常,包括直尺、记号笔		
	测量地点选择得当		
操作过程	患者测量体位正确		
	操作者视线与患者眼位在同一水平线上		
	三条测量垂线位置正确		
	测量眼位正确		
	测量起止点判断准确,记录规范		
操作后处置	向患者简要介绍测量结果及临床意义		

（七）常见操作错误及分析

混淆重睑线高度与重睑高度的概念。重睑线高度是指上睑缘至重睑线之间的距离;重睑高度指平视前方时上睑缘距双重睑皱襞下缘之间的距离,即暴露在外的双重睑高度。二者是两个不同的概念,需明确定义。

（八）目前常用训练方法简介

可通过同学之间相互练习进行训练。

（九）相关知识测试题（选择题）

1. 下面描述正确的是

    A. 重睑者睁眼时,上睑提肌向上收缩,重睑线以上的皮肤随睑板上提而被牵拉向上

    B. 重睑高度是指上睑缘至重睑线之间的距离

    C. 重睑线高度指平视前方时上睑缘距双重睑皱襞下缘之间的距离

    D. 重睑线高度高于重睑高度

    E. 上睑皮肤的松弛程度不影响重睑的高度

2. 关于重睑线的描述,**错误**的是

    A. 一条从内眦部到外眦部的近似弧形的曲线

    B. 距睑缘的距离在各处并不完全一致

    C. 测量时需做三条相互平行的垂线与上睑缘及重睑线分别相交

    D. 中央线是通过睑缘中央的垂线

    E. 内侧线和外侧线距中央线 10mm

3. 下列描述,**错误**的是

    A. 测量上睑皮肤松弛量时,需先取坐位,然后平卧位

    B. 测量上睑皮肤松弛量时,患者于坐位时平视前方

    C. 测量上睑皮肤松弛量时,患者于平卧位时轻闭双眼

    D. 测量重睑线高度时,嘱让患者向下看,微闭眼

    E. 测量重睑高度时,嘱患者平视前方

4. 以下表述**错误**的是

    A. 根据上睑有无皱襞和皱襞情况将上睑分为单重睑、重睑和多重睑

    B. 重睑指睁眼时重睑沟以下的皮肤随睑板上提张力增大上移,而上方的皮肤松弛,在重睑沟处悬垂向下折叠成一横行皮肤皱襞

    C. 重睑是否形成及其形态、高低与上睑提肌的起始部位有关

    D. 单睑指上睑自眉弓下缘（睑眶沟）到睑缘皮肤平滑,睁眼时无皱襞形成,俗称"单眼皮"

    E. 多重睑是指上睑皱襞有多个,即多层重睑

5. 关于重睑的形成,**错误**的是

    A. 眶脂肪垂于睑板前不影响重睑形成

    B. 上睑提肌的部分纤维穿过眶隔和轮匝肌附着于皮下形成重睑线

    C. 眶隔与上睑提肌膜没能融合或融合位置过低不能形成重睑

    D. 重睑术是通过手术使上睑提肌腱膜纤维或睑板与上睑重睑线处皮肤粘连固定

    E. 术后重睑的高度主要与切口高度（重睑线高度）、固定睑板前组织的高度及切口上方皮肤的松弛度有关

参考答案:1. D;2. D;3. B;4. C;5. A。

(谭 佳)

五、下睑张力检查

(一) 概述

眼睑覆盖于眼球表面,正常情况下,应该紧贴眼球表面,保持睫毛向外翘起。眼睑在功能上可分为前后两层,前层由皮肤和眼轮匝肌组成,后层由结膜和睑板组成。正常的睑缘位置取决于适当的眼睑水平张力和前后两层眼睑结构间的力量平衡。退行性睑内翻和睑外翻,都是由于随年龄增长,眼睑水平张力减弱或前后层结构平衡破坏,睑缘无法保持在正常位置造成的。上睑的上睑提肌和 Müller 肌要比下睑缩肌更有力,故退行性睑内外翻主要发生在下睑。

(二) 下睑张力检查操作规范流程

1. 适应证

(1)下睑内翻、下睑外翻的患者。

(2)需行下睑手术可能改变下睑张力及平衡的患者,如眼袋手术。

2. 禁忌证

(1)绝对禁忌证:无。

(2)相对禁忌证

1)精神障碍等无法配合检查者。

2)年幼无法配合检查者。

3. 操作前准备

(1)患者的准备

1)清洁面部,去除眼周化妆品,以免影响检查。

2)年幼患者、精神障碍患者检查前需由家属做好解释工作,争取让患者配合测量。

(2)物品(器械)的准备:直尺(需要刻度清楚易辨)。

(3)操作者的准备

1)核对患者信息,包括患者姓名、性别、年龄、主诉、眼别。

2)明确患者有无下睑张力检查的禁忌证。

3)告知患者或家属下睑张力检查的主要内容及注意事项。

4. 操作步骤

(1)快速回复试验

1)患者背光坐位,自然睁眼,原位注视。

2)检查者面对患者,取站立位或坐位,视线与患者在同一水平线,嘱患者平视前方,用手指将下睑缘向眶下缘方向牵拉,使下睑与眼球分离,然后放松手指,观察下睑复位情况。若下睑能在 1~2 秒内复位,与眼球相贴,表明下睑张力正常;若下睑不能迅速复位,或需眨眼或外力辅助后才能做到,则提示存在下睑松弛。

(2)下睑牵拉试验

1)患者背光坐位,自然睁眼,原位注视。

2)检查者面对患者,取站立位或坐位,视线与患者在同一水平线,嘱患者平视前方,检查者用拇指和示指轻轻捏住患者靠近下睑缘的皮肤向远离眼球的方向牵拉,如睑缘可轻易被

101

拉离眼球超过 8mm 者即有水平方向眼睑松弛(图 3-1-17)。

（三）并发症及处理

下睑张力检查为无创性操作,无相应并发症。

（四）操作注意事项

1. 进行下睑张力检查时需要注意患者的体位、注视眼位以及测量者的视线方向,以免影响检查结果;年幼患者如坐高过矮,可以采用靠墙站立位。

2. 测量时需嘱患者放松,以免因眯眼等情况影响检查结果。

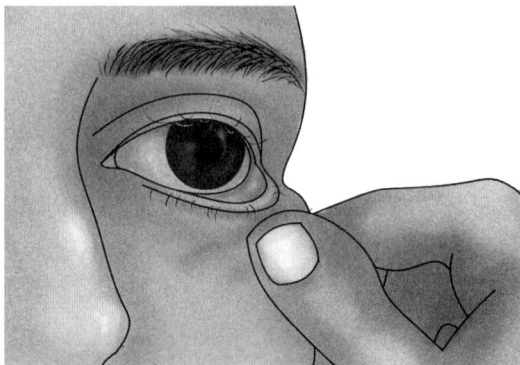
图 3-1-17　下睑牵拉试验

（五）相关知识

睑内翻(entropion)是指各种原因引起的睑缘向眼球方向翻转、位置异常,可分为先天性、痉挛性、退行性和瘢痕性。睑外翻(ectropion)是指睑缘离开眼球向外翻转的异常状态,可分为先天性、痉挛性、退行性、瘢痕性和麻痹性。眼睑位置异常时,不仅影响外观,而且会因眼表刺激、闭合不全、角结膜暴露、泪点移位等造成功能异常,产生异物感、流泪、视力下降等症状。

根据眼睑内翻或外翻的不同发病机制,在治疗时必须区别对待,从根本上改善和解决影响眼睑平衡的因素。退行性睑内、外翻的主要原因:内眦韧带、外眦韧带拉伸或松弛;下睑缩肌腱膜断裂或薄弱;皮肤、眶隔前眼轮匝肌及眶隔组织松弛,致使眶隔前眼轮匝肌骑跨;睑板退行性变。故对于退行性眼睑内、外翻应采用加强睑板前轮匝肌、缩短眼睑长度、增加张力的方法。

（六）下睑张力检查表

见表 3-1-5。

表 3-1-5　下睑张力检查评估表

项目	内容	是	否
操作前准备	核对患者信息,包括患者姓名、性别、年龄、主诉、眼别		
	明确患者有无下睑张力检查的禁忌证		
	告知患者或家属下睑张力检查的主要内容及注意事项		
	下睑张力检查相关物品准备正常,包括直尺		
	测量地点选择得当		
操作过程	患者测量体位正确		
	操作者视线与患者眼位在同一水平线上		
	检查眼位正确		
	牵拉睑缘方向正确		
操作后处置	向患者简要介绍测量结果及临床意义		

（七）常见操作错误及分析

测量过程中眼位变化影响结果判读。造成这种错误的原因主要是检查前未叮嘱患者保持平视,导致部分患者在拉开下睑时不自觉转动眼球,使下睑张力及下睑缩肌力量发生变化,影响睑缘位置,导致检查结论错误。

（八）目前常用训练方法简介

可通过同学之间相互练习或选择标准化患者进行训练。

（九）相关知识测试题(选择题)

1. 关于眼睑的描述,**错误**的是
    A. 退行性睑内、外翻主要发生在上睑
    B. 正常情况下,眼睑应该紧贴眼球表面,保持睫毛向外翘起
    C. 前层为皮肤和眼轮匝肌
    D. 可分为前后两层
    E. 后层为结膜和睑板

2. 下列不会导致退行性睑内、外翻的是
    A. 内眦韧带、外眦韧带拉伸或松弛
    B. 下睑缩肌腱膜断裂或薄弱
    C. 眶隔前眼轮匝肌肥厚
    D. 睑板退行性变
    E. 皮肤、眶隔前眼轮匝肌及眶隔组织松弛,致使眶隔前眼轮匝肌骑跨

3. 关于快速回复试验的说法,**错误**的是
    A. 用于检查下睑张力
    B. 测量时嘱患者坐位平视前方
    C. 如下睑能在 1~2 秒内复位,与眼球相贴,表明下睑张力正常
    D. 如下睑能在眨眼后复位,与眼球相贴,表明下睑张力正常
    E. 应将下睑缘向眶下缘方向牵拉,使下睑与眼球分离

4. 关于下睑牵拉试验的表述正确的是
    A. 嘱患者上视
    B. 嘱患者下视
    C. 应将下睑缘向眶下缘方向牵拉,使下睑与眼球分离
    D. 睑缘可被拉离眼球超过 5mm 者即有水平方向眼睑松弛
    E. 睑缘可被拉离眼球超过 8mm 者即有水平方向眼睑松弛

5. 睑内翻的原因**不包括**
    A. 先天性
    B. 痉挛性
    C. 麻痹性
    D. 瘢痕性
    E. 退行性

参考答案:1. A;2. C;3. D;4. E;5. C。

（陈　露　谭　佳　绘图:陶慧）

六、眼外照相

(一) 概述

眼外照相属于医学摄影的范畴,医学摄影是指一种专门拍摄人体外观、人体组织、人体病变、临床手术过程的摄影艺术,是进行医学研究、疾病防治、医学教学工作中信息收集、存储和交流的重要手段。

眼外照相是眼整形外科医师保存资料、设计手术方案和评价疗效的重要手段和依据,可以通过术前、术后照片的对比,有效评价治疗效果。医学摄影中的眼外照相不同于艺术摄影,要求真实客观地反映医学研究的过程,一张理想的医学眼外照片,应具有画面真实客观、反差适中、层次分明、清晰度高、纹理清楚、无颜色偏差、科学性强的特点。

(二) 眼外照相操作规范流程

1. 适应证 所有需要进行眼整形美容手术的患者。

2. 禁忌证

(1)绝对禁忌证:无。

(2)相对禁忌证

1)精神障碍、昏迷等无法配合检查者。

2)年幼无法配合检查者。

3. 操作前准备

(1)患者的准备

1)清洁面部,去除眼周化妆品,以免影响拍照真实性。

2)头发长度以不遮盖眉毛为标准。

3)年幼患者、精神障碍患者检查前需由家属做好解释工作,争取让患者配合照相。

(2)物品(器械)的准备

1)单色背景,一般以淡蓝色或蓝色为佳。

2)高分辨率数码相机、三脚架。

3)必要的照明设备,如影室闪光灯、柔光箱、测光表等。

(3)操作者的准备

1)核对患者信息,包括患者姓名、性别、年龄、主诉。

2)明确患者有无眼外照相的禁忌证。

3)告知患者或家属眼外照相的必要性及注意事项。

4. 操作步骤

(1)患者取坐位,自然睁眼,原位注视。

(2)调整相机设置,保证曝光适度,记录患者基本信息及相机拍摄设置信息。

(3)不同病种患者拍摄照片的具体要求

1)上睑下垂:拍摄术前正位平视、向上注视照片及术后正视照片(图 3-1-18)。

2)眼眶骨折、眼球突出(甲状腺相关眼病、眼眶占位):拍摄术前术后正位视,侧位睁眼平视,以及眼球向上、外上、内上、向下、外下、内下、向左、向右注视时的照片。联合口腔颌面部位骨折的患者加拍仰头注视正上方的照片,可以直观比较双侧眼球突出程度及双侧颧弓部位是否对称(图 3-1-19)。

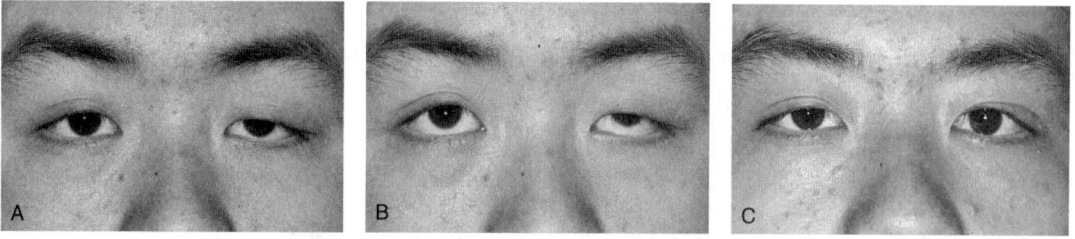

图 3-1-18　上睑下垂医学照相
A. 术前正视；B. 上视；C. 术后正视。

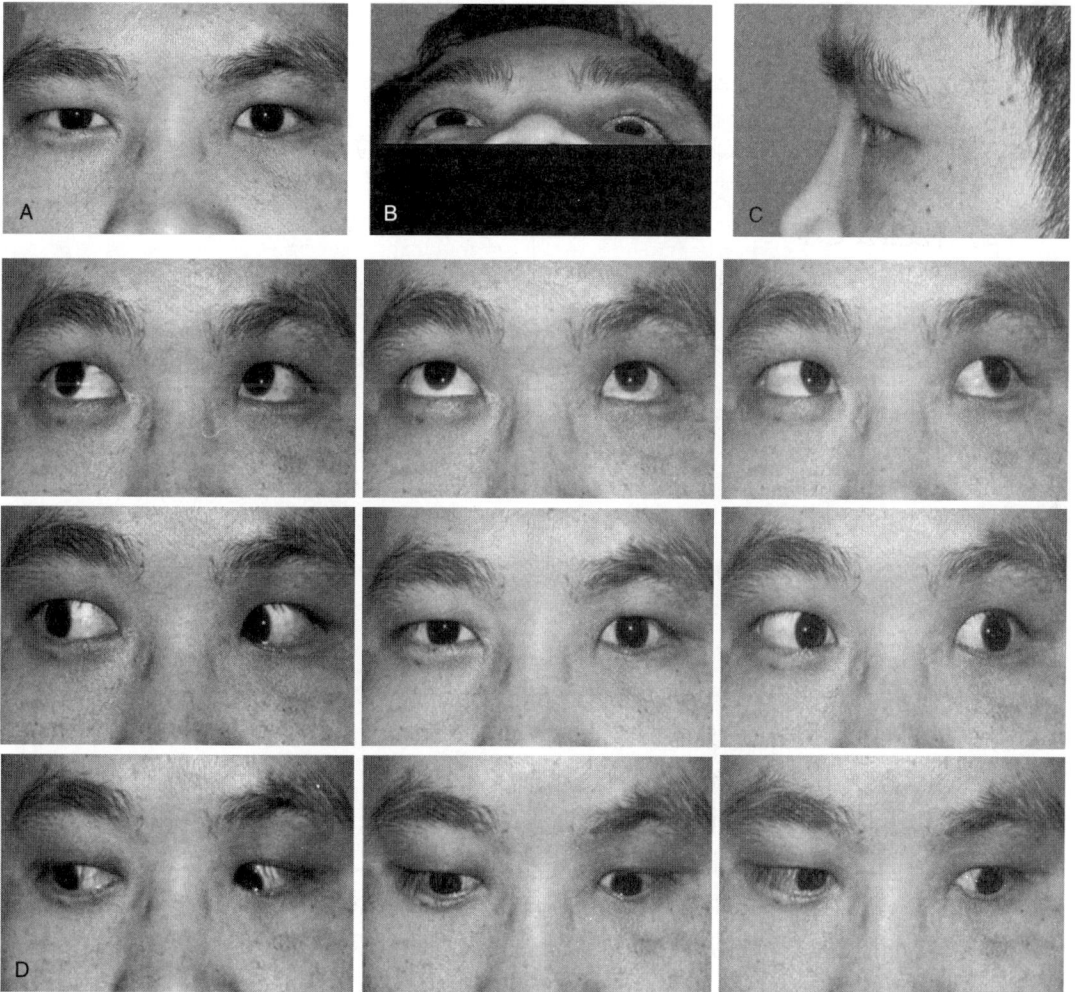

图 3-1-19　眼眶骨折医学照相
A. 术前正位注视照片；B. 仰头位注视照片；C. 侧位平视照片（A、B、C 图均示左侧眼球内陷）；
D. 眼球九方位运动照片，示左侧眼球外转受限。

3) 部分以美容为主要目的进行手术的患者必要时拍摄每个眼睑的特写照片,以说明上睑皮肤松弛或倒睫的严重程度;侧位片和斜位片有助于更好地展示眉下垂时伴随的外侧遮盖及眼袋眶脂肪膨隆的程度(图 3-1-20)。

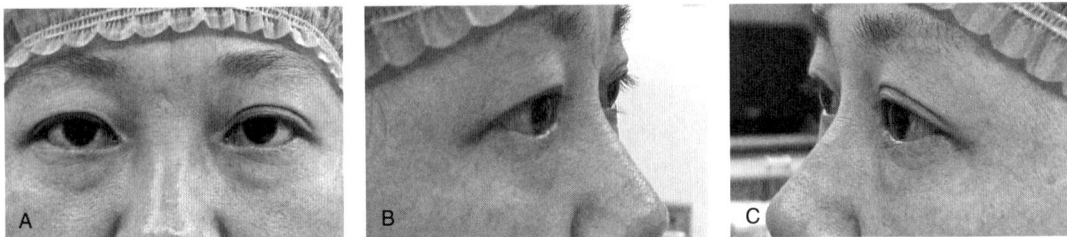

图 3-1-20　眼袋患者医学照相
A. 正面照;B. 右侧位照;C. 左侧位照。

4) 照片剪辑要求:包括双侧眉、上下睑及眉间在内的正位像,以鼻长(可选择)作为照片的高度,各方位眼球运动照片剪辑参照此标准。

（三）并发症及处理

眼外照相操作为无创性操作,无相应并发症。

（四）操作注意事项

1. 必须统一摄像标准和条件　为增加手术前后效果的可比性,提高摄像资料的可信度,手术前后要注意统一标准进行摄像。具体要求:①使用同一相机,确保同一患者术前术后使用相同的光源及曝光参数;②患者尽量采用相同的体位,尽量做到术前术后身着一致的服饰;③选择单一色调的背景拍照可达到突出主体的效果。

2. 注意环境光线的影响　如环境光线过强、背景过亮,易导致曝光过度。

3. 照片使用前必须经过剪辑　仅保留眼部及需要显露的其他位置,不能显示全脸,以免引发肖像权纠纷。

（五）相关知识

一种新的眼部整形美容手术照片采集方法——正位 6 位照相法。这是一种整形美容专科医师提出的照片采集方法,具体内容指拍摄美容就医者正位时平视、上视、下视、闭眼、挤眼、微笑 6 个动作照片。与传统正位睁眼闭眼照相方法相比,这种方法观察和记录眼部的动态表现,对于眼部术后修复手术具有更大的意义,可以通过眼部轻度和最大动态动作发现隐藏的问题,从而获得更佳的手术效果,最大限度地避免潜在并发症的发生。

1. 拍摄方法　于标准照相室内,美容就医者端坐位,取景范围:上至头顶,下至锁骨,左右包含耳廓。相机镜头 Z 轴与美容就医者法兰克福平面(即耳屏上缘与脸颊皮肤相交处或眶下缘的连线)位于同一水平,相机镜头 Y 轴与美容就医者正中线重合。在照相室统一参数下,分别拍摄平视、上视、下视、闭眼、挤眼和微笑照片(图 3-1-21)。

2. 照片的裁剪　建议裁剪范围:上至眉上 2cm,下至鼻翼上缘、鼻唇沟上端,两侧至发际(图 3-1-22)。

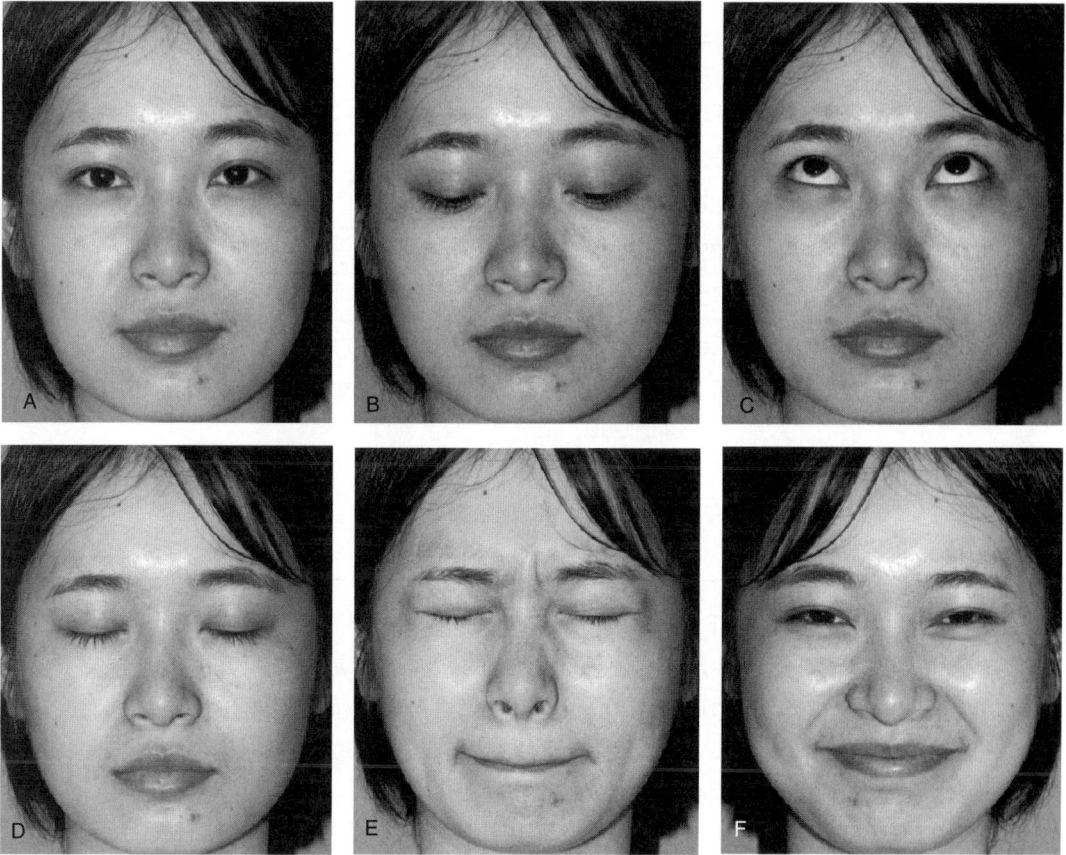

图 3-1-21 正位 6 位全脸照
A. 平视；B. 下视；C. 上视；D. 闭眼；E. 挤眼；F. 微笑。

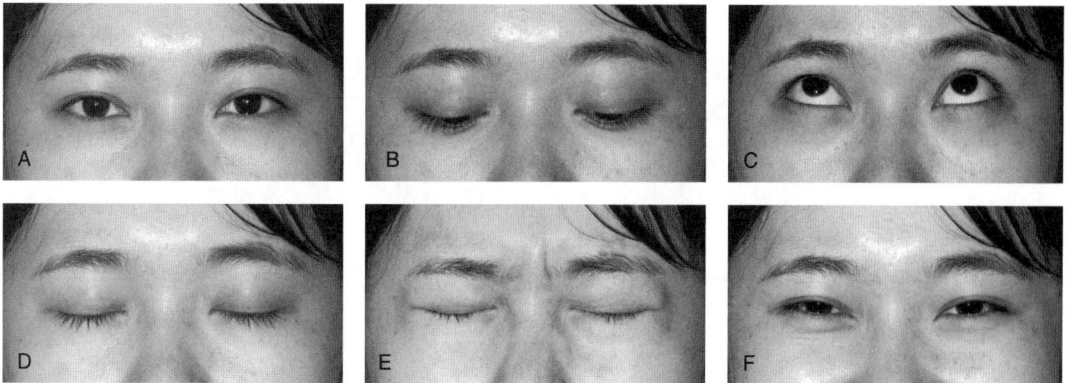

图 3-1-22 正位 6 位裁剪照
A. 平视；B. 下视；C. 上视；D. 闭眼；E. 挤眼；F. 微笑。

（六）眼外照相评估表

见表 3-1-6。

表 3-1-6 眼外照相评估表

项目	内容	是	否
操作前准备	核对患者信息,包括姓名、性别、年龄、主诉、眼别		
	明确患者有无眼外照相的禁忌证		
	告知患者或家属眼外照相的必要性及配合事项		
	眼外照相相关物品准备正常,相机调试无故障,室内照明充足		
操作过程	患者拍照体位正确		
	操作者照相机摆放与患者面部平行,镜头高度平齐眶下缘水平线		
	曝光参数调整合适,照片无过度曝光或曝光不足;及时记录曝光参数和患者基本信息		
	照片清晰,细节体现良好		
操作后处置	检查照片质量,不满意的照片及时重拍		

(七)常见操作错误及分析

常见拍摄照片面孔透视变形。造成这种现象的原因主要是拍摄距离过近。拍摄时不宜将焦距调至 50mm 内,建议最好使用 70mm 以上的镜头,以保证相机与拍摄者之间有一定的距离。

(八)目前常用训练方法简介

同学之间互相练习,用手机拍摄照片,利用图像处理工具进行剪辑,调整图片大小符合医学摄像要求。

(九)相关知识测试题(选择题)

1. 以下哪种情况需要拍摄九方位眼球运动相片
   A. 上睑下垂　　　　　　　　B. 内眦赘皮　　　　　　　　C. 眼袋
   D. 眼眶骨折　　　　　　　　E. 眼睑内翻倒睫

2. 以下眼外照相的照片剪辑标准,**错误**的是(多选)
   A. 照片需要包括眉毛在内　　　　B. 照片两侧至发际
   C. 照片高度以鼻长作为参考　　　D. 特写照片可只有单眼
   E. 照片上可露出嘴巴

3. 正位 6 位照相法记录的眼部动态表现有(多选)
   A. 上视　　　　　　　　　B. 下视　　　　　　　　　C. 闭眼
   D. 挤眼　　　　　　　　　E. 微笑

4. 关于医学眼外摄影的标准,**错误**的是
   A. 术前术后照相使用同一相机
   B. 术前术后照相尽量采用相同的体位
   C. 术前术后照相摄像距离保持一致
   D. 背景无特殊要求,因为照片剪辑后基本不显示背景
   E. 术前术后照相背景需一致

5. 理想的眼部整形手术的照片需要满足的条件有(多选)

    A. 画面真实客观   B. 反差适中   C. 层次分明

    D. 清晰度高   E. 无明显色差

参考答案:1. D;2. DE;3. ABCDE;4. D;5. ABCDE。

(谭　佳)

第二节　眼睑常用治疗

一、睑板腺囊肿内激素注射

(一) 概述

睑板腺囊肿是由于睑板腺腺管阻塞,腺管内分泌物潴留而形成慢性炎性肉芽肿,主要细胞成分是淋巴细胞、浆细胞、巨细胞、类上皮细胞及嗜酸性粒细胞等,并含大量纤维化组织,常由于中性粒细胞浸润而呈化脓性炎症表现。这些细胞对皮质类固醇均很敏感。糖皮质激素可以抑制炎症反应,促进囊腔内物质的吸收,并阻止纤维化和瘢痕的形成,从而达到治愈睑板腺囊肿的目的。

(二) 睑板腺囊肿内激素注射规范流程

1. 适应证

(1)单个睑板腺囊肿,囊肿直径<10mm,拒绝手术者。

(2)睑板腺囊肿靠近睑缘或泪点,手术切除易造成睑缘或泪道损伤者。

(3)幼儿睑板腺囊肿,局部麻醉手术无法配合,又不愿意接受全身麻醉手术者。

2. 禁忌证

(1)绝对禁忌证

1)精神障碍、幼儿无法配合注射治疗者。

2)对注射药物过敏者。

(2)相对禁忌证

1)囊肿直径>10mm 者。

2)病程较长,超过 2 周者。

3)合并感染的睑板腺囊肿患者。

3. 操作前准备

(1)患者的准备

1)术前 24~48 小时眼部预防性滴用抗生素滴眼液。

2)年幼患者、精神障碍患者检查前需由家属做好解释工作,争取让患者配合治疗。

(2)物品(器械)的准备

1)药物:糖皮质激素可选用,曲安奈德注射液(40mg/ml)、0.5% 醋酸甲泼尼龙混悬液、地塞米松注射液;经皮肤注射者需准备局部麻醉药品(常用 2% 利多卡因注射液);经睑结膜面注射者需准备表面麻醉药品(如 0.5%~1% 丁卡因滴眼液或 1% 奥布卡因滴眼液);抗生素眼膏(如红霉素眼膏等)。

2)消毒用品及无菌注射器、无菌敷料。

（3）操作者的准备

1）核对患者信息，包括患者姓名、性别、年龄、眼别。

2）明确患者有无糖皮质激素局部注射的禁忌证。

3）告知患者或家属糖皮质激素局部注射的不良反应及注意事项。

4. 操作步骤

（1）患者取仰卧位，于患眼结膜囊内滴 0.5%~1% 丁卡因或奥布卡因滴眼液两次表面麻醉，眼睑局部皮肤以络合碘或聚维酮碘消毒。

（2）用 1ml 或 2ml 无菌注射器，根据囊肿大小抽吸糖皮质激素药液 0.5ml（不同药物浓度为原注射液浓度，无须稀释），经皮肤面或结膜面直接刺入囊肿内，每次用量 0.2~0.4ml，以手感（即推药的压力）决定，以药液无法注入或囊肿部位肿胀稍变白为度（图 3-2-1）。

（3）涂红霉素眼膏，患眼包扎。

（4）注射后第 2 天和第 7 天复诊，第 7 天复诊无效者可行第二次注射，操作方法同步骤（2）。

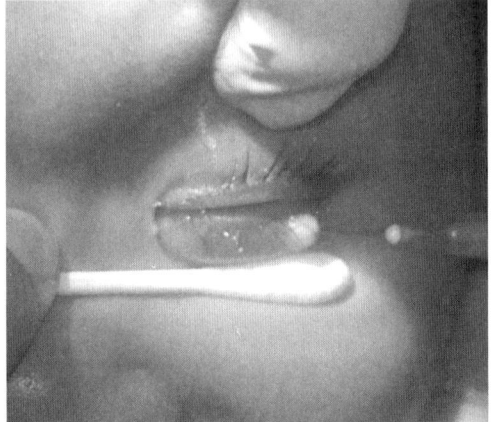

图 3-2-1　睑板腺囊肿内激素注射

（三）并发症及处理

1. 过敏反应　罕见，可能是对注射液中其他成分过敏导致。患者行注射治疗后建议在治疗室外观察 30 分钟，如出现呼吸困难、血压下降等不适反应，立即送往急诊科急救处理。

2. 注射部位局部脱皮、色素沉着　考虑为注射时药物漏于皮下或药物结晶沉积于皮下所致。但多能自行消失，无须特殊处理。

3. 注射部位遗留小结节　考虑有如下原因：①药液残留未完全吸收，多可自行消失，无须特殊处理；②囊肿未完全消除或局部囊壁纤维化形成，观察半年以上如不能消失、影响美观者，可考虑手术切除。

4. 复发　囊肿内糖皮质激素注射治疗后部分患者可复发，复发率为 19%~28%。如复发，可考虑再次注射或手术切除。

（四）操作注意事项

1. 注射时需注意针尖完全进入囊肿内部，则不容易造成药液外漏、局部皮肤萎缩、脱皮或色素沉着。进针方向根据囊肿大小决定，如囊肿较小，垂直进针易穿透囊肿，或针尖不能完全进入囊腔，可考虑减少进针角度或平行眼睑进针。

2. 注射时随药液进入囊腔，部分囊肿内容物会经针道溢出眼睑外。需尽量充分排出囊肿内容物，防止部分囊肿内容物残存于针道内，后期遗留硬结。

3. 经睑结膜面注射者需充分表面麻醉，尽量避免因注射引起的剧烈疼痛。

4. 注射后部分患者注射区域出血，必要时进行加压包扎。

（五）相关知识

目前临床上对于睑板腺囊肿的治疗方法包括手术和皮质激素囊肿内注射等。手术易造成腺管破坏，同时也有可能导致多种并发症，如眼干燥症、睑缘断裂、眼睑内外翻、泪点损伤导致终生溢泪等。

糖皮质激素具有强大的抗炎作用,其抗炎机制为:

1. 稳定溶酶体膜,减少溶酶体内水解酶的释放,抑制致炎物质(如缓激肽、5- 羟色胺和前列腺素等)生成。

2. 增加肥大细胞颗粒的稳定性,减少组胺的释放,从而减轻血管舒张及降低毛细血管通透性。

3. 使血管对儿茶酚胺敏感性增强,收缩血管,减轻局部充血及体液外渗。

4. 对纤维母细胞的合成有直接抑制作用,抑制肉芽组织形成,能减轻机体对各种刺激性损伤引起的病理反应,抑制结缔组织的增生,减少炎症渗出,能促进多种组织的蛋白质分解,抑制蛋白质的合成。

(六)睑板腺囊肿内激素注射评估表

见表 3-2-1。

表 3-2-1　睑板腺囊肿内激素注射评估表

项目	内容	是	否
操作前准备	核对患者信息,包括患者姓名、性别、年龄、主诉、眼别		
	明确患者有无睑板腺囊肿内激素注射的禁忌证		
	告知患者或家属睑板腺囊肿内激素注射的主要步骤及注意事项		
	相关物品准备正常,包括抢救车、注射器、消毒用品、一次性敷料		
操作过程	患者体位正确		
	注射前消毒、局部滴用表面麻醉药		
	无菌注射器抽取药液 0.5ml,注意针头大小		
	经皮肤面或睑结膜面将药液注入囊肿内,注射终点判断准确		
操作后处置	局部加压,至观察无活动性出血		
	经结膜面注射者予抗生素滴眼液点眼,眼膏涂眼;经皮肤面注射者完毕后局部络合碘消毒		
	无菌敷料遮盖		
	交代注射情况,以及复查事宜		

(七)常见操作错误及分析

1. 药物未注入囊肿内,积存于局部皮下。出现这种情况主要是因为注射方向不够准确,未将药液推入囊肿内;或是因为囊肿过小,或针头过粗,导致药液外漏严重。

2. 注药后未将囊肿内容物充分排出。待针道闭合后囊肿内容物吸收不完全,导致局部遗留硬结。原因主要是注射后囊肿腔内压力升高,将针道挤压闭合,导致内容物排出困难,积存于囊肿内。如囊肿较小,内容物较容易吸收;如囊肿较大,则易遗留内容物不吸收,形成硬结。

(八)目前常用训练方法简介

可在动物眼睑组织上进行切口设计及操作练习。

(九) 相关知识测试题(选择题)

1. 关于睑板腺囊肿的描述,**错误**的是
   A. 是一种感染性肉芽肿性炎症
   B. 可以继发于睑板腺炎
   C. 多无法自愈
   D. 激素囊肿内注射可以获得良好疗效
   E. 不能消退者需要考虑手术治疗

2. 睑板腺囊肿行手术治疗的并发症有(多选)
   A. 残留   B. 复发
   C. 睑缘断裂   D. 眼睑瘢痕形成
   E. 干眼

3. 睑板腺囊肿可以用哪些激素制剂进行囊肿内注射(多选)
   A. 地塞米松注射液   B. 0.5% 甲泼尼龙混悬液
   C. 曲安奈德注射液   D. 0.25% 甲泼尼龙混悬液
   E. 妥布霉素地塞米松滴眼液

4. 下列睑板腺囊肿不宜使用激素囊肿内注射的是
   A. 单个睑板腺囊肿,囊肿直径<10mm
   B. 合并感染的睑板腺囊肿
   C. 睑板腺囊肿靠近睑缘
   D. 睑板腺囊肿靠近泪点
   E. 幼儿睑板腺囊肿,局部麻醉手术无法配合,又不愿意接受全身麻醉手术

5. 关于糖皮质激素抗炎机制的表述**不正确**的是
   A. 稳定溶酶体膜,减少溶酶体内水解酶的释放
   B. 抑制致炎物质(如缓激肽、5-羟色胺和前列腺素等)生成
   C. 增加肥大细胞颗粒的稳定性,减少组胺的释放
   D. 对纤维母细胞的合成有直接的抑制作用
   E. 使血管对儿茶酚胺敏感性降低

参考答案:1. A;2. ABCDE;3. ABC;4. B;5. E。

(谭 佳)

二、电解倒睫

(一) 概述

倒睫是指睫毛倒向眼球方向,刺激角结膜造成损伤。少量倒睫通常采用拔除或电解的方式来治疗。电解倒睫术的原理是利用电解倒睫器中的直流电电解组织中的水和氯化钠,使毛囊产生微量的氢氧化钠,从而达到破坏毛囊的目的。

(二) 电解倒睫治疗操作规范流程

1. 适应证
(1)不伴有睑内翻的少量倒睫。
(2)睑内翻矫正术后少量倒睫。

2. 禁忌证

(1)绝对禁忌证

1)明显睑内翻及大量倒睫者。

2)局部感染。

3)瘢痕体质。

4)孕妇。

(2)相对禁忌证

1)精神障碍等无法配合治疗者。

2)年幼无法配合治疗者。

3. 操作前准备

(1)患者的准备:清洁面部,去除眼周化妆品,以免影响治疗,增加感染风险。

(2)物品(器械)的准备:电解倒睫器、1ml 注射器、2% 盐酸利多卡因针剂、奥布卡因滴眼液、妥布霉素地塞米松眼膏、生理盐水棉球、络合碘棉签、无菌纱布、无菌睫毛镊。

(3)操作者的准备

1)核对患者信息,包括患者姓名、性别、年龄、病历,确认需电解倒睫的位置和根数。

2)明确患者有无电解倒睫治疗的禁忌证。

3)告知患者或家属电解倒睫治疗的主要内容及注意事项。

4)检查电解倒睫器针头并通好电。

4. 操作步骤

(1)嘱患者仰卧位,闭眼,放松。将电解器阳极连接的铜片裹以盐水棉球放于同侧颞部,紧贴皮肤,让患者自己用手按紧。

(2)络合碘棉签消毒睑缘及周围皮肤,注意勿触及角膜。

(3)沿睫毛根部皮下注入 2% 盐酸利多卡因 0.2ml 局部浸润麻醉,结膜囊内点奥布卡因滴眼液表面麻醉。

(4)操作者用左手手指轻压睑缘使其外翻,右手持连接阴极的电解倒睫器针头顺倒睫方向刺入毛囊根部约 2mm 深,滞留 5~10 秒。待毛囊根部有白色泡沫出现后,拔出针头,然后用睫毛镊将倒睫轻轻拔出。若睫毛不易拔出,说明毛囊未被电解破坏,可再电解 1 次。

(5)检查无倒睫残留,局部涂少量妥布霉素地塞米松眼膏,不必包扎。

(三) 并发症及处理

1. 睑缘瘢痕形成,导致更复杂的眼睑内外翻。对于倒睫太多且伴有或不伴睑内翻的患者,不宜电解治疗,应采用手术。治疗时功率不宜过大,时间不宜过长,治疗范围不宜过宽,术后局部涂妥布霉素地塞米松眼膏。

2. 破坏附近的健康睫毛毛囊,引起新的倒睫。治疗时一定要顺毛囊方向刺入,避免刺入其他毛囊。

3. 刺入眼球。操作时必须将眼睑缘固定好,嘱患者眼球不动。如不慎刺入眼球,应立即行裂隙灯及眼底检查,对症处理。

(四) 操作注意事项

1. 治疗过程中,为了防止遗漏,治疗前要详细检查倒睫的根数和位置外,术中需有良好的照明,有时需借助双眼放大镜进行操作。

2. 做电解倒睫术时一定要顺毛囊方向刺入,否则易破坏附近健康睫毛的毛囊,引起新的倒睫。

（五）相关知识

倒睫是一种获得性的睫毛生长方向错乱,表现为睫毛生长方向指向球结膜与角膜并产生刺激症状。倒睫不一定有睑内翻,而睑内翻必然有倒睫。用于治疗倒睫的方法通常取决于乱生睫毛的分布方式(节段性或弥散性)和受累眼睑后层的情况。如果合并睑内翻,倒睫的治疗首先应该是矫正睑内翻。不合并睑内翻的倒睫常为严重的睑缘炎症所致,故除治疗倒睫之外,还应对睑缘炎进行系统治疗,否则容易复发。单纯倒睫的治疗方式包括机械性拔除、电解法、冷冻疗法、射频消融法,严重者需手术治疗。

（六）电解倒睫治疗评估表

见表 3-2-2。

表 3-2-2　电解倒睫治疗评估表

项目	内容	是	否
操作前准备	核对患者信息,包括患者姓名、性别、年龄、病史,确认需电解倒睫的位置和根数		
	明确患者有无电解倒睫治疗的禁忌证		
	告知患者或家属电解倒睫治疗的主要步骤及注意事项		
	电解倒睫治疗相关物品准备正常;检查电解倒睫器针头并通好电;治疗地点选择得当		
操作过程	患者治疗体位、姿势正确		
	消毒及麻醉正确		
	电解时的手势、针刺方向、深度、电解时间正确		
	测量起止点判断准确,记录规范		
操作后处置	向患者简要介绍治疗是否成功,嘱术后复查		

（七）常见操作错误及分析

1. 针刺方向错误　造成这种错误的原因主要是未理解电解倒睫治疗的原理,治疗时应顺毛囊方向刺入,避免破坏附近健康睫毛的毛囊,引起新的倒睫。

2. 未电解成功的情况下直接将睫毛拔除　造成这种错误的原因主要是拔除时过于用力,正确的做法应该是轻柔拔除,若睫毛不易拔出,说明毛囊未被电解破坏,可再电解一次。

（八）目前常用训练方法简介

可以选择动物眼睑组织进行练习。

（九）相关知识测试题(选择题)

1. 关于倒睫的描述,**错误**的是

　　A. 倒睫是一种获得性的睫毛生长方向错乱

　　B. 睑内翻必然有倒睫

　　C. 新长出的短睫毛较成熟的长睫毛对眼球的刺激作用更强

D. 倒睫必然有睑内翻

E. 倒睫常为严重的睑缘炎症所导致

2. 倒睫的治疗方式**不包括**

A. 烧灼法　　　　　　B. 电解法　　　　　　C. 机械性拔除

D. 射频消融法　　　　E. 手术

3. 关于电解倒睫的治疗,**错误**的是

A. 电解倒睫器使毛囊产生微量的氢氧化钠从而破坏毛囊

B. 电解倒睫器中的直流电电解组织中的水和氯化钠

C. 无须麻醉

D. 应将电解器阳极连接的铜片裹以盐水棉球放于同侧颞部,紧贴皮肤

E. 需消毒睑缘及周围皮肤

4. 关于电解倒睫的手法,表述正确的是

A. 针头刺入毛囊根部约 5mm 深

B. 针头与倒睫方向生长垂直刺入

C. 待毛囊根部有白色泡沫出现后,拔出针头

D. 需电解 30 秒

E. 睫毛镊将倒睫用力拔出

5. 电解倒睫治疗的禁忌证**不包括**

A. 伴有睑内翻　　　　B. 大量倒睫

C. 局部感染　　　　　D. 瘢痕体质

E. 睑内翻矫正术后少量倒睫

参考答案:1. D;2. A;3. C;4. C;5. E。

(陈露　谭佳)

三、眼睑的药物注射治疗

眼睑的药物注射治疗包括上穹窿结膜药物(曲安奈德、A 型肉毒毒素)注射治疗上睑退缩、A 型肉毒毒素注射治疗眼睑痉挛和眼周除皱、平阳霉素注射治疗眼睑黄色瘤,现分述如下。

(一) A 型肉毒毒素眼周注射除皱治疗

1. 概述　A 型肉毒毒素眼周注射可用于去除眼周肌肉收缩所致的皮肤皱纹,主要包括外眦部皱纹(鱼尾纹)和眉间纹,效果可持续 3~6 个月。

2. A 型肉毒毒素眼周注射除皱治疗操作规范流程

(1)适应证　眼周肌肉收缩所致的动态皮肤皱纹。

(2)禁忌证

1)绝对禁忌证:对药物过敏;局部感染;孕妇和哺乳期患者;合并其他神经源性疾病、重症肌无力、兰伯特-伊顿综合征(Lambert-Eaton 综合征)患者;精神障碍等无法配合治疗者;非肌肉收缩所致的皮肤皱纹;外眦韧带松弛者应避免行外眦部注射。

2)相对禁忌证:既往曾行该药物注射无效者;长期使用抗凝药或存在凝血功能障碍者;存在不现实的预期效果的患者。

（3）操作前准备

1）患者的准备：清洁面部，去除眼周化妆品，以免影响治疗，增加感染风险。

2）物品（器械）的准备：胰岛素注射针、冰块或利多卡因乳膏、络合碘、无菌纱布、无菌棉签。

3）操作者的准备：①核对患者信息，包括患者姓名、性别、年龄、病历，确认注射的部位、药物剂量和浓度。②明确患者有无眼周 A 型肉毒毒素注射治疗的禁忌证。③告知患者或家属眼周 A 型肉毒毒素注射治疗的主要步骤及注意事项。④生理盐水配置药物（A 型肉毒毒素 40U/ml）。

（4）操作步骤

1）嘱患者仰卧位，轻闭目，注射部位涂利多卡因乳膏并覆保鲜膜半小时以上或冰敷数秒局部麻醉。

2）注射前抹除利多卡因乳膏，络合碘消毒注射部位。

3）眉间纹：根据皱眉时眉间肌肉的收缩状态决定注射点，通常于眶上缘 1cm 呈 "V" 形排列，一般注射 4~6 点共 10~20U，可根据情况适当增减。用胰岛素注射针行注射治疗，回抽无回血后注射至肌肉中层。可用拇指和示指捏住肌肉帮助定位，应避免注入骨膜下（图 3-2-2A）。

4）外眦部皱纹：用胰岛素注射针行皮下或皮内注射，回抽无回血后每侧于距眶外侧缘至少 1cm 处注射 2~3 个点，共 8~10U，眼睑下外侧用量可适当减少。注射点一般均高于颧弓水平（图 3-2-2B）。

5）治疗完毕后嘱患者闭目，无菌纱布覆盖患眼后轻压注射点 5~10 分钟，不要按摩，观察半小时无明显不适后方可离开医院。

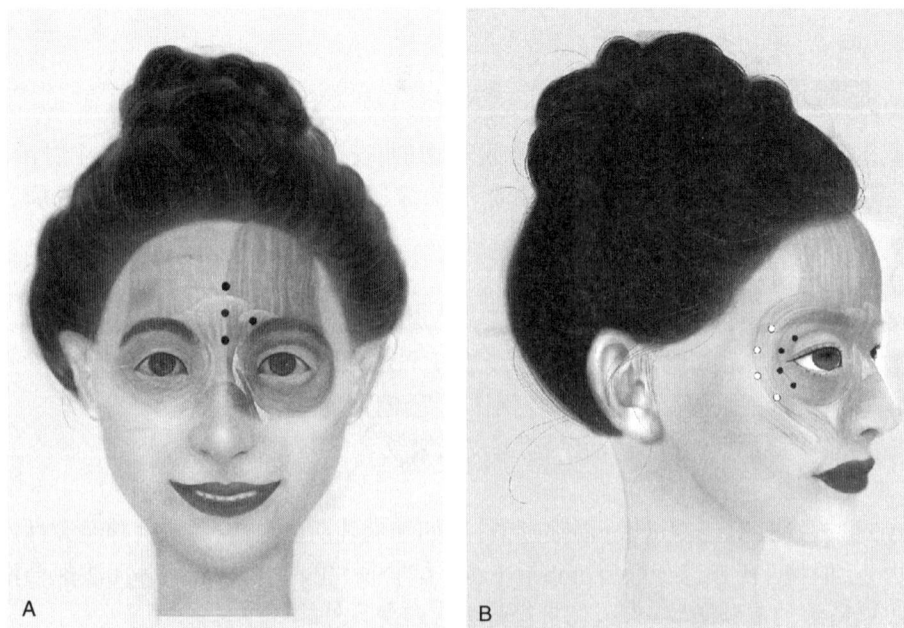

图 3-2-2　A 型肉毒毒素眼周除皱治疗注射位点示意图
A. 眉间肌注射位点；B. 外眦部皱纹注射位点。

3. 并发症及处理

(1)出血:发生原因为注射点小血管破裂出血。注射时应尽量避开血管,回抽无回血后方可注射。如有回血应立即停止注射并行局部压迫止血,即使无回血注射后也应行局部压迫。如有注射后出血,可延长局部压迫时间,48小时内冰敷。

(2)感染:发生原因为注射部位存在感染性病灶,有创性操作可造成感染扩散,甚至进入眶内。治疗前应进行详细检查,如有急性感染,应暂缓注射,待炎症控制后再进行治疗。感染一旦发生,应及时给予局部抗生素制剂及全身抗生素控制感染。

(3)疼痛诱发心脑血管意外:治疗前应详细询问病史,充分告知治疗风险,注射前及注射时安抚患者紧张情绪,进针及注射宜轻缓,对于特别紧张的患者延长利多卡因乳膏麻醉时间;注射室配备抢救车及急救药品。一旦发生意外,立即停止治疗,对症处理。

(4)过敏反应:极少数患者可能出现。治疗前应仔细询问病史,充分告知治疗风险,治疗室配备肾上腺素等急救药品。治疗后嘱患者在治疗室外休息30分钟后,无任何不适症状再离开医院。

(5)上睑下垂:发生原因主要为药物弥散至上睑提肌,注射前应充分告知风险,注射时应给予合适的注射量,并嘱患者注射后勿揉眼、热敷。由于药物引起的上睑下垂作用会因药效的消退而自然消失,通常3~6周可恢复,因此如出现上睑下垂,不需要特殊处理。

(6)复视:发生原因主要为药物弥散至眼外肌导致其功能暂时性减退,注射前应充分告知风险,注射时应给予合适的注射量,并嘱患者注射后勿揉眼、热敷。此种不良反应也会随药效减退自然消失,通常需1~6周,无须特殊处理。

(7)眶脂膨出、下睑外翻或内翻、流泪:一般认为是由于药物降低了下睑轮匝肌的张力,而患者自身下睑支持组织如外眦韧带和下睑缩肌无力所导致。而继发的睑结膜暴露、泪点位置异常、泪泵功能障碍和睫毛内卷等,可引起暂时性流泪。此种不良反应一般会随药效减退自然消失,如不能恢复可行手术矫正。

4. 操作注意事项

(1)注射过程中注意无菌操作,防止注射部位感染。

(2)注射时应尽量避开血管,回抽后无血方可注射,防止药物注入血管或术后出血。

(3)外眦部位行皮下注射,应注意在眶缘外1cm之外注射,避免药液弥散至眼外肌;眉间行肌内注射,因需麻痹的降眉肌和皱眉肌位置较深,并注意注射点需距离眶上缘至少1cm之外,防止药液弥散至上睑提肌,导致上睑下垂。

5. 相关知识　人类面部皱纹主要分为动力性皱纹、固有性皱纹、光化性皱纹及重力性皱纹四类。动力性皱纹是因面部表情肌长期收缩造成并逐渐加深的,皱纹的走行与肌肉收缩的方向垂直。对于这类皱纹,过去常用的手术方法,不但要去除松弛的皮肤,而且要去除或切断引起皱纹的肌肉,手术创伤较大,术后还会留下瘢痕,而肉毒毒素的出现提供了安全、有效、简便的除皱方法。

眼周最常见的动力学皱纹包括外眦部皱纹(鱼尾纹)和眉间纹。外眦部眼轮匝肌纤维收缩形成放射状皱纹,故称"鱼尾纹",大笑时最为明显。眉间纹主要由降眉肌和皱眉肌形成,又称"川字纹"。

6. A型肉毒毒素眼周注射除皱治疗评估表　见表3-2-3。

表 3-2-3 A 型肉毒毒素眼周注射除皱治疗评估表

项目	内容	是	否
操作前准备	核对患者信息,包括患者姓名、性别、年龄、病史,确认注射的部位、药物剂量和浓度		
	明确患者有无 A 型肉毒毒素眼周注射治疗的禁忌证		
	告知患者或家属 A 型肉毒毒素眼周注射治疗的主要步骤及注意事项		
	A 型肉毒毒素眼周注射除皱治疗相关物品准备正常;药物配置准确;治疗地点选择得当		
操作过程	患者治疗体位正确		
	麻醉、消毒正确		
	注射点位置和深度选择正确		
	注射前回抽,注射剂量正确		
操作后处置	告知治疗完成及治疗后注意事项		

7. 常见操作错误及分析

(1)注射部位过浅或过深:造成这种错误的原因主要是对面部表情肌的解剖层次掌握不清。外眦及额部注射时宜浅,因为额肌及外眦部位轮匝肌均位于皮下,特别是外眦部位皮肤较薄,注射不宜过深;眉间部位行肌内注射,因需麻痹的降眉肌和皱眉肌接近骨膜,注射过浅会导致肌肉麻痹不足。

(2)行鱼尾纹注射时离眶缘过近:注射位点离眶缘过近,特别是距离小于 1cm 时,药物容易弥散至眶内,作用于外直肌,引起外直肌麻痹,造成注射后眼位向内偏斜。

8. 目前常用训练方法简介 可在标准化头模上进行注射练习。

9. 相关知识测试题(选择题)

(1)A 型肉毒毒素眼周注射除皱治疗的适应证为

A. 动力性皱纹   B. 固有性皱纹

C. 光化性皱纹   D. 重力性皱纹

E. 外眦韧带松弛

(2)关于眼周皱纹的描述,正确的是

A. 外眦部皱纹为水平走行

B. 眉间纹为额肌收缩导致

C. 大笑时眉间纹明显

D. 外眦部皱纹为眼轮匝肌收缩导致

E. 外眦部皱纹又称"川字纹"

(3)关于 A 型肉毒毒素注射眼周除皱,**错误**的是

A. 眉间一般注射 4~6 点

B. 外眦部行皮下注射

C. 眉间行肌内注射

D. 应避免注入骨膜下

E. 外眦部注射点呈"V"形排列

(4)关于 A 型肉毒毒素注射眼周除皱,正确的是

A. 眼睑下外侧用量可适当增加

B. 外眦部注射点一般高于颧弓水平

C. 外眦部注射总量一般为 10~20U

D. 眉间注射总量一般为 8~10U

E. 外眦部注射点应距眶外侧缘 1cm 以内

(5)A 型肉毒毒素注射眼周除皱的并发症**不包括**

A. 皱纹消失　　　　　　B. 上睑下垂　　　　　　C. 睑外翻

D. 复视　　　　　　E. 眶脂膨出

参考答案:(1)A;(2)D;(3)E;(4)B;(5)A。

(二) A 型肉毒毒素注射治疗眼睑痉挛

1. 概述　眼睑痉挛是指眼睑和眶周轮匝肌的非自主性痉挛收缩,可为多种原因引起,也可原因不明。治疗时优先诊治原发病,但对于原因不明的特发性眼睑痉挛,或因为各种原因无法治疗原发病时,A 型肉毒毒素局部注射治疗是最主要的治疗方法。

2. A 型肉毒毒素注射治疗眼睑痉挛操作规范流程

(1)适应证:各种原因引起的眼睑痉挛。

(2)禁忌证

1)绝对禁忌证:对药物过敏;局部感染;孕妇和哺乳期患者;合并其他神经源性疾病、重症肌无力、Lambert-Eaton 综合征患者。

2)相对禁忌证:精神障碍等无法配合治疗者;年幼无法配合治疗者;既往曾行该药物注射无效者;长期使用抗凝药或存在凝血功能障碍者;存在不现实的预期效果的患者。

(3)操作前准备

1)患者的准备:清洁面部,去除眼周化妆品,以免影响治疗,增加感染风险。

2)物品(器械)的准备:胰岛素注射针、冰块、络合碘、无菌纱布、无菌棉签。

3)操作者的准备:①核对患者信息,包括患者姓名、性别、年龄、病史,确认注射的部位、药物剂量和浓度。②明确患者有无眼周 A 型肉毒毒素注射治疗的禁忌证。③告知患者或家属眼周 A 型肉毒毒素注射治疗的主要步骤及注意事项。④生理盐水配制治疗浓度的药液(40~50U/ml)。

(4)操作步骤

1)嘱患者仰卧位,轻闭目,注射部位冰敷数秒,络合碘消毒。

2)无菌棉签展平眼睑皮肤,以胰岛素注射针或配备 30G 注射针头于单侧上下睑内外眦部位距睑缘 2mm 处共 4 点进行皮下注射,回抽无回血后每个点注射 2.5~4.0U,单侧眉弓上内中外共 3 点肌内注射,回抽无回血后每个点注射 2.5~5.0U。一般每点起始量为 2.5U,注射 1 周后有残存痉挛者可追加注射,病情复发可以原剂量或加倍量注射。下睑鼻侧及眉尾处建议每点注射 1.0~1.5U,防止下泪点外翻和眉尾下垂。必要时可于眉心、鼻背、外侧及下方眶缘处增加注射位点。1 次注射总量不超过 55U,1 个月内使用总剂量应不超过 200U(图 3-2-3)。

3）治疗完毕后嘱患者闭目，无菌纱布覆盖患眼后轻压注射点 5~10 分钟，不要按摩，观察半小时无明显不适后方可离开医院。

3. 并发症及处理

A 型肉毒毒素局部注射的并发症及处理相关内容详见本节"A 型肉毒毒素眼周注射除皱治疗"部分。

4. 操作注意事项

（1）注射过程中注意无菌操作，防止注射部位感染。

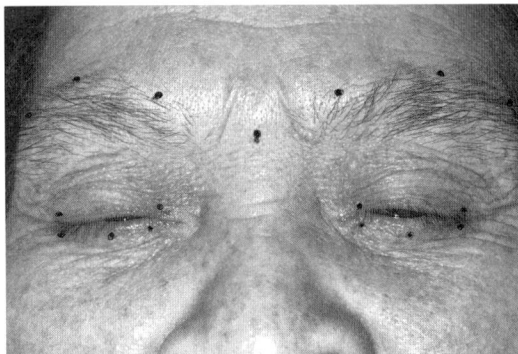

图 3-2-3 A 型肉毒毒素治疗眼睑痉挛注射位点图

（2）注射时应尽量避开血管，回抽后无血方可注射，防止药物注入血管或术后出血。

（3）眼睑部位行皮下注射，尽量靠近睑缘（作用于睑板前眼轮匝肌），避免注射部位过高（达眶部眼轮匝肌）导致肉毒毒素弥散至上睑提肌；眉弓上方进针宜稍深，因眉弓上皮肤较眼睑部位厚，且靠鼻侧需麻痹的降眉肌和皱眉肌位置较深，接近骨膜。

（4）下睑鼻侧及眉尾处建议以半量注射，防止下泪点外翻和眉尾下垂。

5. 相关知识 眼睑痉挛（blepharospasm）系指眼睑和眶周轮匝肌的非自主性痉挛收缩。其中不明原因的眼睑痉挛称为原发性眼睑痉挛或特发性眼睑痉挛。其诊断需排除大量继发性或并发性疾病，如倒睫、角结膜炎、眼外伤等引起的反射性眼睑痉挛、梅杰综合征（Meige syndrome）、半侧面肌痉挛、药物相关性眼睑痉挛、中耳乳突炎症和肿瘤、桥小脑角的占位性病变、脑炎、蛛网膜炎等诱发的眼睑痉挛等，常伴有其他面部或身体局限性痉挛。

肉毒毒素可通过抑制神经肌肉接头处乙酰胆碱囊泡释放，阻断神经肌肉接头处的冲动传导，达到减弱肌力的作用，是目前治疗眼睑痉挛最主要的方式，其见效快、损伤小、有效率高、副作用小，但复发率高、需周期治疗。肉毒毒素注射后有效率一般为 75%~100%，注射后 1~5 天后痉挛症状减轻或消失，一般可持续 3~6 个月，药物失效后则需再次注射。患者对药物反应可有较大差异，重复注射后的痉挛缓解间期可缩短、不变或延长，可能是与血清中抗体的产生、初次注射的剂量较少、多次注射引起肌肉萎缩等有关。一般建议当痉挛缓解期短于 3 个月时可加大注射剂量最高至两倍，然而较大的剂量会大大增加不良反应。

6. A 型肉毒毒素注射治疗眼睑痉挛表 参见表 3-2-3。

7. 常见操作错误及分析 注射部位过浅或过深。造成这种错误的原因主要是对解剖层次掌握不足。眼睑部位应行皮下注射，避免针尖刺入过深导致刺穿眼球或肉毒毒素弥散至眼外肌，注射时尽量靠近睑缘以提高治疗效果；眉弓上应行肌内注射，因眉弓上皮肤较厚，需麻痹的降眉肌和皱眉肌位置较深。

8. 目前常用训练方法简介 可在标准化头模上进行注射练习。

9. 相关知识测试题（选择题）

（1）A 型肉毒毒素注射治疗眼睑痉挛的禁忌证**不包括**

    A. 重症肌无力患者   B. 局部感染

    C. 孕妇和哺乳期患者   D. 对药物过敏

    E. 面肌痉挛

(2)关于 A 型肉毒毒素注射治疗眼睑痉挛的说法,正确的是

    A. A 型肉毒毒素的浓度一般为 40~50U/ml

    B. 注射时嘱患者睁眼平视前方

    C. A 型肉毒毒素需用 5% 糖盐水配置

    D. 注射后应热敷帮助药物弥散

    E. 注射后需轻揉注射部位

(3)关于 A 型肉毒毒素注射治疗眼睑痉挛,**错误**的是

    A. 上下睑内外侧距睑缘 5mm 处注射

    B. 睑缘处行皮下注射

    C. 眉弓上行肌内注射

    D. 睑缘注射时可用无菌棉签展平眼睑皮肤

    E. 注射前需回抽

(4)关于 A 型肉毒毒素注射治疗眼睑痉挛的剂量,**错误**的是

    A. 每点起始量一般为 2.5U

    B. 下睑鼻侧及眉尾处建议每点注射 1.0~1.5U

    C. 病情复发可以原剂量或加倍量注射

    D. 1 次注射总量不超过 200U

    E. 痉挛缓解期短于 3 个月时可加倍注射

(5)A 型肉毒毒素注射治疗眼睑痉挛的并发症**不包括**

    A. 干眼   B. 上睑退缩   C. 睑外翻

    D. 复视   E. 泪点外翻

参考答案:(1)E;(2)A;(3)A;(4)D;(5)B。

(三)上穹窿结膜下药物注射治疗上睑退缩

1. 概述　平视前方时,上睑不能遮盖至角膜上缘下 1~2mm,称为上睑退缩。上睑退缩主要是由于 Müller 肌或上睑提肌功能过强所致,对外观和功能均有影响。甲状腺相关眼病稳定期的上睑退缩可通过手术治疗,不愿手术的患者可通过上穹窿注射 A 型肉毒毒素暂时性地降低睑裂高度;而甲状腺相关眼病活动期或上直肌提上睑肌复合体炎性病变的患者可通过上穹窿注射曲安奈德减轻病变程度,降低睑裂高度。

2. 上穹窿结膜下药物注射治疗上睑退缩的操作规范流程

(1)适应证

1)A 型肉毒毒素结膜上穹注射:上睑提肌或 Müller 肌挛缩而非纤维化引起的上睑退缩。

2)曲安奈德结膜上穹注射:①上直肌提上睑肌复合体炎性病变引起的上睑退缩。②甲状腺相关眼病活动期的上睑退缩。

(2)禁忌证

1)绝对禁忌证:①上睑提肌纤维化、外伤、肿瘤所致上睑退缩;②对药物过敏;③局部感染;孕妇和哺乳期患者;④合并其他神经源性疾病、重症肌无力、Lambert-Eaton 综合征患者(肉毒毒素注射禁忌)。

2)相对禁忌证:①精神障碍等无法配合治疗者;②年幼无法配合治疗者;③既往曾行该

药物注射无效者;④长期使用抗凝药或存在凝血功能障碍者;⑤存在不现实的预期效果的患者。

(3)操作前准备

1)患者的准备:清洁面部,去除眼周化妆品,以免影响治疗,增加感染风险。

2)物品(器械)的准备:1ml注射器(或胰岛素注射针)、奥布卡因滴眼液、无菌纱布。

3)操作者的准备:①核对患者信息,包括患者姓名、性别、年龄、病史,确认注射的部位、药物、剂量和浓度。②明确患者有无结膜上穹药物注射治疗的禁忌证。③告知患者或家属结膜上穹药物注射治疗的主要内容及注意事项。④生理盐水配置药物(A型肉毒毒素40U/ml,曲安奈德40mg/ml)。

(4)操作步骤

1)A型肉毒毒素上穹窿结膜下注射

● 嘱患者仰卧位,结膜囊内点奥布卡因滴眼液表面麻醉,翻转上睑并固定,嘱患者下视,清晰暴露睑板上缘。

● 对注射点进行设计,一般2~3个点,间距要相等,需双侧注射者双侧分布须对称。

● 用胰岛素注射针于上穹窿结膜下注射A型肉毒毒素,回抽无回血后每个点注射1.5~5.0U(图3-2-4)。

● 治疗完毕后嘱患者闭目,无菌纱布覆盖患眼后轻压注射点5~10分钟,不要按摩,观察半小时无明显不适后方可离开医院。

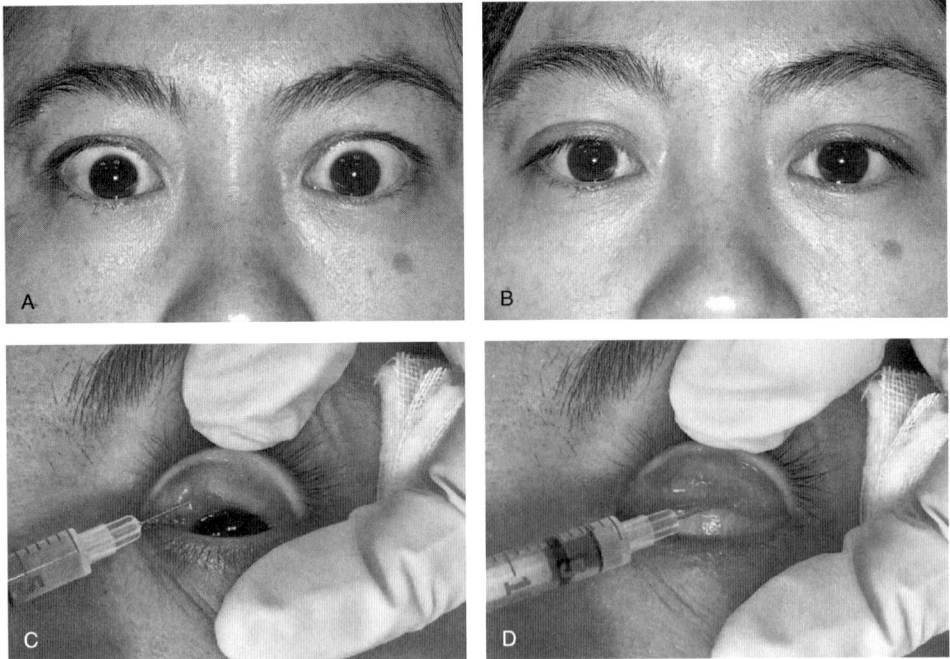

图3-2-4 A型肉毒毒素上穹窿注射治疗上睑退缩
A. 双眼上睑退缩治疗前;B. 治疗1周后;C、D. 上穹窿注射(两点法,每点注射5U)。

2)曲安奈德上穹窿结膜下注射

● 嘱患者仰卧位,结膜囊内点奥布卡因滴眼液表面麻醉,嘱患者下视,用眼睑拉钩拉起上睑,暴露上穹窿结膜。

- 用 1ml 注射器于颞侧上穹窿结膜进针,平行睑缘穿行于穹窿部结膜下至鼻侧。
- 回抽无回血后注射曲安奈德,推注 0.1ml 后退针至中央部,再推注 0.1ml 后退针至颞侧,再推注 0.1ml,共 0.3ml。
- 治疗完毕后嘱患者闭目,无菌纱布覆盖患眼后轻揉注射部位,使药物弥散至 Müller 肌与上睑提肌,然后轻压 5~10 分钟,观察半小时无明显不适后方可离开医院。

3. 并发症及处理

(1)上穹窿结膜下注射的并发症

1)出血:发生原因为注射点小血管破裂出血。注射时应尽量避开结膜血管,回抽无回血后方可注射,如有回血应立即停止注射并行局部压迫止血,即使无回血注射后也应行局部压迫。如有出血,可延长局部压迫时间,48 小时内冰敷。

2)感染:相关内容详见本节 A 型肉毒毒素注射除皱治疗相关并发症。

3)眼心反射:治疗前应充分告知治疗风险,注射前及注射时安抚患者紧张情绪,进针及注射轻缓,对于特别紧张的患者加入适量利多卡因;注射室配备抢救车及阿托品等急救药品。一旦发生,立即停止治疗,对症处理。

4)刺入眼球:操作时必须将眼睑固定好,嘱患者眼球不动,注射时严格控制在穹窿结膜下,避免针尖刺入过深。如不慎刺入眼球,应立即行裂隙灯及眼底检查,对症处理。

5)过敏反应:相关内容详见本节 A 型肉毒毒素注射除皱治疗相关并发症。

(2)A 型肉毒毒素上穹窿结膜下注射的并发症

1)上睑下垂:为 A 型肉毒毒素局部注射最常见的并发症,发生原因主要为药物剂量过大。注射时应根据患者上睑退缩的程度给予合适的注射量,但不同个体对于药物的反应不同,故仍存在过量风险,注射前应充分告知风险,并嘱患者注射后勿揉眼、热敷。由于药物引起的上睑下垂作用会因药效的消退而自然消失,因此如出现上睑下垂,不需要特殊处理。

2)复视:发生原因主要为药物弥散至眼上直肌,导致上直肌功能暂时性减退。注射前应充分告知风险,注射时严格控制在穹窿结膜下,避免针尖刺入过深,并嘱患者注射后勿揉眼、热敷。此种不良反应也会随药效减退自然消失,无须特殊处理。

(3)曲安奈德上穹窿结膜下注射的并发症

1)眼动脉栓塞或痉挛,严重时失明:治疗前应充分告知治疗风险,进针轻缓,注射前回抽无血后缓慢注射,注射后查瞳孔并询问患者光感;注射室配备山莨菪碱以便即时球后注射解除微血管痉挛;治疗后嘱患者在注射室外休息 30 分钟后,无任何不适症状再离开。如有意外发生立即给予吸氧,舌下含服硝酸甘油,静脉及球后应用血管扩张药,密切监测血压、心率、视力情况(每 30 分钟)。

2)继发青光眼、白内障:为激素常见不良反应。治疗前应行眼压及裂隙灯检查,充分告知治疗风险,治疗过程中监测眼压,必要时给予降眼压药物,甚至暂停注射更换治疗方案。

3)曲安奈德结膜下沉积:发生原因主要为药物注射部位过浅。注射时药物应注入穹窿部,最佳层次是在 Müller 肌与上睑提肌腱膜之间。如有沉积可待自行吸收,也可热敷促进吸收。

4)女性患者月经紊乱:为激素常见不良反应。治疗前充分告知治疗风险,一般疗程结束后可自行缓解,必要时可于相关科室诊治。

4. 操作注意事项

(1)注射过程中注意无菌操作,防止注射部位感染。

(2)注射时应尽量避开结膜血管,回抽后无血方可注射,防止药物注入血管或术后出血。

(3)注射时严格控制在穹窿结膜下,避免针尖刺入过深导致刺穿眼球或肉毒毒素弥散至上直肌,避免注射部位过浅造成曲安奈德的结膜下沉积。

5. 相关知识　正视前方时,上睑应该遮盖上方角膜1~2mm,下睑中央位置应与角膜缘处于同一水平。如在原位注视时,上睑缘或下睑缘超过正常位置,使上方或下方角膜或巩膜暴露时,就称为眼睑退缩(eyelid retraction)。上睑不能遮盖上方角膜,称为上睑退缩;下睑缘超过下方角膜缘,以致下方巩膜暴露,称为下睑退缩。

眼睑退缩有先天性和后天性之分,绝大多数为后天性,先天性少见。后天性眼睑退缩的病因有多种,主要分为肌源性、神经源性和机械性三大类。肌源性中最常见的是甲状腺相关性眼病,同时也是所有眼睑退缩中最常见的病因;神经源性中最多见的则是帕里诺综合征(Parinaud syndrome)、动眼神经错位、上直肌不全麻痹等;其他如炎症、外伤、肿瘤、眼部手术等都可导致眼睑退缩。

眼睑退缩的治疗分病因治疗、对症治疗和手术治疗。手术治疗原则上是在病因治疗稳定后进行。非手术治疗主要有肉毒毒素治疗和糖皮质激素治疗。

6. 上穹窿结膜下药物注射治疗评估表　见表3-2-4。

表3-2-4　上穹窿结膜下药物注射治疗评估表

项目	内容	是	否
操作前准备	核对患者信息,包括患者姓名、性别、年龄、病历,确认注射的部位、药物、剂量和浓度		
	明确患者有无上穹窿结膜下药物注射治疗的禁忌证		
	告知患者或家属上穹窿结膜下药物注射治疗的主要步骤及注意事项		
	上穹窿结膜下药物注射治疗相关物品准备正常;药物配置准确;治疗地点选择得当		
操作过程	患者治疗体位、眼位正确		
	麻醉正确		
	上穹窿结膜暴露充分		
	注射前回抽,注射的部位、深度、剂量正确		
操作后处置	告知治疗完成及治疗后注意事项		

7. 常见操作错误及分析　注射部位过浅或过深。造成这种错误的原因主要是未充分暴露穹窿部结膜及对解剖层次掌握不足。翻转或拉开上睑后应嘱患者下视,才能更好地暴露上穹窿。上睑提肌自睑结膜下向眼眶上方深部走行,逐渐与上直肌相贴。注射过浅不能很好地作用于上睑提肌,过深则易扩散至上直肌。

8. 目前常用训练方法简介　可在标准化头模上进行注射练习。

9. 相关知识测试题(选择题)

(1)上穹窿结膜下药物注射治疗上睑退缩的禁忌证**不包括**

A. 上睑提肌纤维化、外伤、肿瘤所致上睑退缩

B. 局部感染

C. 孕妇和哺乳期患者

D. 对药物过敏

E. 甲状腺相关性眼病所致上睑退缩

(2)关于上穹窿结膜下药物注射治疗上睑退缩的描述,**错误**的是

A. 曲安奈德的浓度一般为 10mg/ml

B. 注射完成后需观察半小时,无明显不适后方可离开医院

C. 需明确患者有无治疗的禁忌证

D. 注射前需确认注射的部位、药物、剂量和浓度

E. A 型肉毒毒素的注射浓度一般为 40U/ml

(3)关于上穹窿结膜下药物注射治疗上睑退缩,正确的是

A. A 型肉毒毒素注射时需向深部注射

B. 双侧注射 A 型肉毒毒素者注射点分布须对称

C. A 型肉毒毒素注射后需轻揉注射部位

D. 曲安奈德需注射后不可按摩

E. 曲安奈德需注射 1ml

(4)下列说法正确的是

A. 正视前方时,上睑应该位于上方角膜缘

B. 眼睑退缩大多为先天性

C. 上睑提肌纤维化所致上睑退缩可通过局部注射肉毒毒素治疗

D. 甲状腺相关性眼病所致上睑退缩可通过局部注射曲安奈德治疗

E. 上直肌不全麻痹可能导致上睑退缩

(5)关于眼睑退缩的治疗,**错误**的是

A. 肉毒毒素可抑制神经肌肉接头处乙酰胆碱囊泡释放

B. 曲安奈德是一种长效糖皮质激素

C. 眼睑退缩仅影响外观,不影响功能

D. 肉毒毒素的作用是暂时性的

E. 手术治疗原则上应在病因治疗稳定后进行

参考答案:(1)E;(2)A;(3)B;(4)E;(5)C。

(四) 平阳霉素注射治疗眼睑黄色瘤

1. 概述　眼睑黄色瘤为对称性生长于双侧上睑或下睑鼻侧皮肤的淡黄色扁平斑块,严重影响患者颜面部的外观。平阳霉素局部注射治疗黄色瘤,既不破坏正常皮肤组织又无须手术,创伤小,副作用少,无设备及操作技术限制,显效快,疗程短,是治疗眼睑黄色瘤的有效方法。

2. 平阳霉素注射治疗眼睑黄色瘤的操作规范流程

(1)适应证:眼睑黄色瘤。

（2）禁忌证

1）绝对禁忌证：对药物过敏；局部感染；孕妇和哺乳期患者；精神障碍等无法配合治疗者。

2）相对禁忌证：长期使用抗凝药或存在凝血功能障碍者；存在不现实的预期效果的患者。

（3）操作前准备

1）患者的准备：清洁面部，去除眼周化妆品，以免影响治疗，增加感染风险。

2）物品（器械）的准备：胰岛素注射针、冰块或利多卡因乳膏、75% 乙醇溶液、无菌纱布、无菌棉签。

3）操作者的准备：①核对患者信息，包括患者姓名、性别、年龄、病历，确认注射的部位和药物浓度。②明确患者有无平阳霉素注射治疗眼睑黄色瘤的禁忌证。③告知患者或家属平阳霉素注射治疗眼睑黄色瘤的主要步骤及注意事项。④生理盐水配制注射浓度的药液（平阳霉素 4mg/ml）。

（4）操作步骤

1）嘱患者仰卧位，轻闭目，注射部位涂利多卡因乳膏并覆保鲜膜半小时或冰敷数秒局部麻醉。

2）注射前抹除利多卡因乳膏，络合碘消毒注射部位。

3）左手拇指与示指稍绷紧瘤体部眼睑皮肤，右手持胰岛素注射针，以 10° 角刺入黄色瘤瘤体内，针尖斜面向上，缓慢注药 0.1~0.3ml，至瘤体完全隆起、苍白、肿胀，总量一般不超过 2mg（图 3-2-5）。

4）注药后用无菌棉签轻压针孔 3~5 分钟，防止药液渗出。观察半小时无明显不适后方可离开医院。注射后应嘱患者避光，禁止搔抓，无须其他治疗。

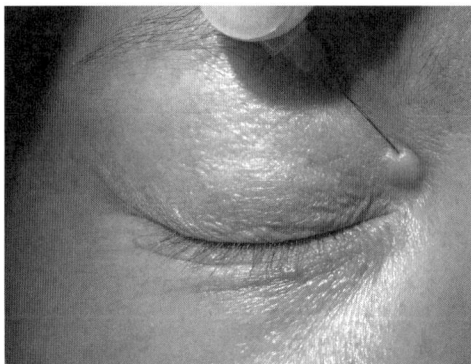

图 3-2-5　平阳霉素注射治疗黄色瘤

3. 并发症及处理

（1）感染：相关内容详见本节 A 型肉毒毒素注射除皱治疗相关并发症。

（2）疼痛诱发心脑血管意外：相关内容详见本节 A 型肉毒毒素注射除皱治疗相关并发症。

（3）过敏反应：相关内容详见本节 A 型肉毒毒素注射除皱治疗相关并发症。

（4）组织坏死、瘢痕形成、色素沉着：发生原因主要为药物浓度过高或总量过大，注射前应充分告知风险，注射时应给予合适的浓度和注射量。一旦发生，应清除坏死组织，必要时手术清创植皮。

4. 操作注意事项

（1）注射过程中注意无菌操作，防止注射部位感染。

（2）注射时应行皮内注射，以 10° 角刺入黄色瘤瘤体内，针尖斜面向上，将药物完全注入瘤体内部，一般不超过瘤体，避免药物弥散至正常组织。

5. 相关知识　眼睑黄色瘤常见于老年人,多发生于双侧上睑鼻侧,也可发生于整个上、下眼睑,累及皮肤和皮下,为脂肪代谢障碍性疾病。病灶为斑块状扁平隆起,淡黄色、质软,缓慢进行性增大。组织学示真皮内大量泡沫细胞。

黄色瘤传统的治疗方法为冷冻、激光、化学剥脱等,但易发生溃疡、瘢痕形成、色素沉着,且疗效不确切,复发率高。小病灶也可手术切除,但对于较大的黄色瘤且眼睑皮肤松弛度小的患者需联合皮瓣移植,手术较复杂,术后瘢痕形成,患者不易接受。

平阳霉素是一种新型抗癌药物,能抑制癌细胞 DNA 的合成和复制,影响癌细胞的代谢,导致癌细胞变性坏死,并可使沉积于皮肤内的脂肪和类脂样物质分解消退。注入黄色瘤瘤体内之后,平阳霉素通过抑制泡沫细胞的有丝分裂并引起变性坏死,使黄色瘤消失,从而达到治疗目的。注射后瘤体肿胀充血,有轻微瘙痒感,4~6 天后肿胀消退,瘤体缩小,表皮干皱脱落,可完全恢复不留痕迹,或瘤体扁平,颜色与周围皮肤相近。可重复注药直至瘤体消失,第 1、2 次可间隔 7~15 天,之后可间隔 10~20 天,如有复发可重新注药。

6. 平阳霉素注射治疗眼睑黄色瘤评估表　见表 3-2-5。

表 3-2-5　平阳霉素注射治疗眼睑黄色瘤评估表

项目	内容	是	否
操作前准备	核对患者信息,包括患者姓名、性别、年龄、病历,确认注射的部位和药物浓度		
	明确患者有无平阳霉素注射治疗眼睑黄色瘤的禁忌证		
	告知患者或家属平阳霉素注射治疗眼睑黄色瘤的主要步骤及注意事项		
	平阳霉素注射治疗眼睑黄色瘤相关物品准备正常;药物配置准确;治疗地点选择得当		
操作过程	患者治疗体位正确		
	麻醉、消毒正确		
	进针方向、穿刺深度选择正确		
	注射前回抽,注射剂量正确		
	棉签按压注射点		
操作后处置	告知治疗完成及治疗后注意事项		

7. 常见操作错误及分析　注射药物过量或不足。造成这种错误的原因主要是技术不熟练,对药物剂量的判断不准确。应缓慢注药 0.1~0.3ml,至瘤体完全隆起、苍白、肿胀,正好达瘤体边缘,总量一般不超过 2mg。

8. 目前常用训练方法简介　可以选用动物眼睑组织行皮下、皮内注射练习。

9. 相关知识测试题(选择题)

(1) 关于眼睑黄色瘤的说法,正确的是

    A. 常见于中年人　　　　　　　　　　B. 多发生于单侧

    C. 多发生于上睑　　　　　　　　　　D. 多发生于眼睑颞侧

    E. 不会同时发生于整个上、下眼睑

(2)关于眼睑黄色瘤的说法,**错误**的是

    A. 为脂肪代谢障碍性疾病

    B. 斑块状扁平隆起

    C. 淡黄色

    D. 质硬

    E. 含大量泡沫细胞

(3)关于平阳霉素注射治疗眼睑黄色瘤的描述,**错误**的是

    A. 应垂直进针

    B. 75% 乙醇消毒

    C. 应注射至瘤体完全隆起、苍白、肿胀

    D. 注药后用无菌棉签轻压针孔 3~5 分钟

    E. 总量一般不超过 2mg

(4)眼睑黄色瘤的治疗方式**不包括**

    A. 冷冻　　　　　　B. 激光　　　　　　C. 化学剥脱

    D. 手术　　　　　　E. 肉毒毒素

(5)关于平阳霉素的说法,**错误**的是

    A. 抑制癌细胞 DNA 的合成和复制

    B. 可使沉积于皮肤内的脂肪和类脂样物质分解消退

    C. 抑制泡沫细胞的有丝分裂

    D. 使泡沫细胞变性坏死

    E. 不可重复使用

参考答案:(1)C;(2)D;(3)A;(4)E;(5)E。

(陈露　谭佳　绘图:陶慧)

第三节　泪器常用检查

一、泪道冲洗

(一) 概述

泪道冲洗术是通过将液体注入泪道,来判断泪道阻塞的程度和部位、疏通阻塞的操作技术,既可作为诊断技术,又可作为治疗方法。

(二) 泪道冲洗操作规范流程

1. 适应证

(1)不明原因的溢泪,考虑可能存在泪液排出障碍者。

(2)局部外伤史,合并外伤后溢泪者。

(3)反复发生内眦部肿胀者。

(4)泪道部位发现新生物,需要证实新生物是否阻塞泪道者。

(5)泪道手术后检查泪道有无恢复通畅者。

2. 禁忌证

(1)绝对禁忌证

1)急性泪囊炎。

2)急性结膜炎。

(2)相对禁忌证

1)年幼无法配合检查者。

2)精神障碍等无法配合检查者。

3. 操作前准备

(1)患者准备:确保泪点局部无皮肤及结膜破损或感染情况。

(2)物品(器械)的准备:注射器、泪道冲洗针头、表面麻醉药、冲洗液体(常用生理盐水)、消毒棉签,必要时准备泪点扩张器、泪道探针。

(3)操作者的准备

1)核对患者姓名、性别、年龄、主诉、眼别。

2)明确患者有无禁忌证。

3)告知患者或家属操作的目的、主要内容及注意事项。

4)操作前洗手,戴手套、口罩。

4. 操作步骤

(1)患者取坐位或仰卧位。

(2)用无菌棉签擦除眼部分泌物,必要时挤压泪囊区,排出泪囊内积液、脓液。

(3)用蘸有表面麻醉药(如丁卡因、奥布卡因)的棉签夹于上下泪点之间,闭眼3分钟或滴表面麻醉药于泪点处2次。

(4)注射器抽取冲洗液后将针头更换为泪道冲洗针头。

(5)扩张下泪点:轻轻向下牵拉下睑,嘱患者向上注视,充分暴露泪点;上泪点冲洗:轻轻向上牵拉上睑,嘱患者向下注视,充分暴露泪点。

(6)对于泪点狭窄者,先行泪点扩张(具体见泪点扩张部分)。

(7)右手持注射器将针头垂直插入泪点1~2mm,再顺着泪小管向鼻侧方向推进5~6mm(图3-3-1)。

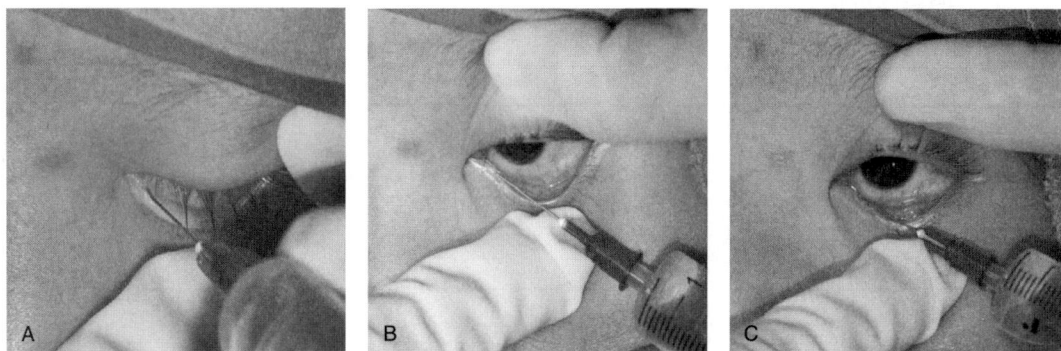

图 3-3-1 泪道冲洗

A. 将下睑向外下方牵拉,冲洗针头垂直进入泪点约2mm;

B. 冲洗针头平行于泪小管方向进针;C. 自下泪点注入生理盐水。

(8) 左手固定针头,右手注入冲洗液。

(9) 同时询问患者是否感觉鼻腔或咽部有液体流入,并观察冲洗液是否有反流,是否有脓性分泌物溢出。

(10) 洗手并记录冲洗情况,包括何处进针,有无阻力,冲洗液流通情况及有无分泌物。

(三) 并发症及处理

1. 泪道通畅　轻加压力,注入液体即自鼻腔流出或患者诉有液体入口。

2. 鼻泪管狭窄　加稍大压力后注入液体部分流入口或自鼻腔流出,少量反流。

3. 泪小管阻塞　针头未能进入泪囊,冲洗液完全由原泪点返回。

4. 泪总管阻塞　针头未能进入泪囊,冲洗液体由原泪点或上泪点溢出,鼻腔无水。

5. 鼻泪管阻塞　自下泪点进针冲洗,冲洗液体由上泪点反流,鼻腔无水。

6. 鼻泪管阻塞伴慢性泪囊炎　自下泪点进针冲洗,冲洗液体伴脓液由上泪点反流,鼻腔无水。

(四) 操作注意事项

1. 如进针时有阻力,不可强行推进。

2. 若下泪点闭锁,可由上泪点冲洗。

3. 操作时动作轻柔,避免黏膜损伤或粘连引起泪小管阻塞。

4. 冲洗时如发现下睑肿胀,说明发生假道或针头误入皮下,需立即停止注水,点抗生素滴眼液。

5. 泪点狭小者需用泪点扩张器扩大泪点后冲洗。

(五) 相关知识

泪道包括泪点、泪小管、泪囊和鼻泪管。上下泪点分别位于上、下睑缘内侧,是微凸起的圆形小孔。泪小管为连接泪点和泪囊的小管,开始的部分垂直于睑缘,约 2mm,后直角向内弯转。两泪小管汇合成泪总管通入泪囊。泪总管开口于泪囊上部。泪囊长约 12mm,宽 4~7mm,位于眼眶内侧壁前下方的泪囊窝内,顶端为一盲端,下端移行为鼻泪管。鼻泪管开口位于鼻腔的下鼻道。眼轮匝肌的肌纤维包绕泪囊和泪小管,故瞬目可促进泪液排出。

(六) 泪道冲洗检查评估表

见表 3-3-1。

表 3-3-1　泪道冲洗检查评估表

项目	内容	是	否
操作前准备	核对患者信息,包括患者姓名、性别、年龄、主诉、眼别		
	明确患者有无泪道冲洗的禁忌证		
	告知患者或家属泪道冲洗的目的、主要内容及注意事项		
	泪道冲洗相关物品准备,包括器械和药品		

续表

项目	内容	是	否
操作过程	操作前洗手,戴手套、口罩		
	滴表面麻醉药物		
	先垂直插入泪点		
	然后沿睑缘向鼻侧进针		
	结果判读准确		
操作后处置	向患者简要介绍泪道冲洗检查的结果及临床意义		

(七) 常见操作错误及分析

1. 使用尖锐注射器针头冲洗泪道,造成泪道损伤。泪道冲洗需用钝性的平针头进行操作,抽取冲洗液后记得更换为冲洗专用针头。

2. 针头插入泪点后未沿睑缘水平方向进针,针头抵在泪小管管壁,造成进针有阻力或注入液体时阻力大,液体反流,误判结果。操作者需熟悉泪道解剖结构,操作时需轻柔,不可强行推进。在冲洗针头进入泪小管有阻力时,可以将针头缓慢回退少许,然后将睑缘适当牵拉至直线后再缓慢进针。

3. 患者因惧怕冲洗操作,为了迅速停止冲洗,回答有水进口,此时可询问患者液体是什么味道,以确定为生理盐水入口。

(八) 目前常用训练方法简介

可通过同学之间相互练习进行训练。

(九) 相关知识测试题(选择题)

1. 下列不是泪道冲洗适应证的是
   A. 内眼手术术前准备　　　B. 急性泪囊炎　　　C. 泪道手术置管后
   D. 慢性泪囊炎　　　E. 鼻腔泪囊吻合术后

2. 从下泪点进针,可碰到骨壁,冲洗液从上泪点流出,无冲洗液流入咽喉部,无伴分泌物,考虑为
   A. 鼻泪管阻塞　　　B. 泪小管阻塞　　　C. 慢性泪囊炎
   D. 泪总管阻塞　　　E. 鼻泪管狭窄

3. 患者男,3个月,出生后不久发现右眼溢泪,无脓性分泌物,泪道冲洗时发现进针有阻力,下冲下返,无吞咽动作。应诊断为
   A. 鼻泪管阻塞　　　B. 泪小管阻塞　　　C. 慢性泪囊炎
   D. 泪总管阻塞　　　E. 鼻泪管狭窄

4. 冲洗下泪道时,液体从上泪点流出,正确记录为
   A. 下冲下返　　　B. 上冲上返　　　C. 上冲下出
   D. 下冲上出　　　E. 下冲入咽

5. 鼻泪管的开口位于

    A. 下鼻道　　　　　　　　B. 中鼻道　　　　　　　　C. 中鼻甲

    D. 上鼻道　　　　　　　　E. 下鼻甲

参考答案:1. D;2. D;3. A;4. A;5. D。

(张莉薇)

二、染料试验

(一) 概述

染料试验(dye test)也称染料消失试验(dye disappearance test,DDT),是评估泪道通畅情况的一种简单便捷的方法,尤其适用于一侧泪道阻塞的情况。由于儿童通常难以配合泪道冲洗,该试验常用于检测儿童泪道阻塞。

(二) 染料试验操作规范流程

1. 适应证

(1)不配合泪道冲洗的儿童或成人。

(2)泪道有损伤不适合泪道冲洗的患者。

(3)泪道手术拔管前后判断泪道是否通畅。

2. 禁忌证　染料试验属于无创操作,无禁忌证。

3. 操作前准备

(1)患者准备:保持颜面部清洁。

(2)物品(器械)的准备:2% 荧光素溶液或荧光素条,生理盐水,棉棒。

(3)操作者的准备

1)核对患者姓名、性别、年龄、主诉、眼别。

2)告知患者或家属操作的目的、主要内容及注意事项。

4. 操作步骤

(1)患者取坐位,将 2% 荧光素溶液滴入或湿润的荧光素条接触患者双眼穹窿部结膜。

(2)2 分钟后用湿棉棒擦拭患者下鼻道,若观察到棉棒沾染了荧光素,则说明无泪道阻塞或泪道没有完全阻塞。

(3)或 5 分钟后在裂隙灯下用钴蓝光观察双眼泪膜及染料消失情况,明显的染料存留或双眼染料存留不对称,说明存在泪道阻塞或泪道狭窄。

(三) 并发症及处理

染料试验属于无创操作,无相应并发症。

(四) 操作注意事项

该试验不适用于鼻内阻塞或泪液分泌减少的情况。

(五) 染料试验检查评估表

见表 3-3-2。

表 3-3-2　染料试验检查评估表

项目	内容	是	否
操作前准备	核对患者信息,包括患者姓名、性别、年龄、主诉、眼别		
	告知患者或家属染料试验的目的、主要内容及注意事项		
	泪道染料试验相关物品准备		
操作过程	穹窿结膜滴入荧光素溶液或接触湿润的荧光素试纸条		
	2 分钟后下鼻甲小棉棒检测或 5 分钟后观察双眼染料消失情况		
	结果判读准确		
操作后处置	向患者简要介绍泪道染料试验的结果及临床意义		

(六) 常见操作错误及分析

鼻内阻塞或者泪液减少时使用泪液染料试验判断泪道功能,容易造成结果误判。

(七) 目前常用训练方法简介

可以通过同学之间互相操作进行练习。

(八) 相关知识测试题(选择题)

1. 泪道染料试验,患者擤鼻涕无黄绿色,说明
   A. 泪小管阻塞　　B. 鼻泪管阻塞　　C. 泪总管阻塞
   D. 新生儿泪囊炎　　E. 以上均有可能
2. 下列不适用于泪道染料试验的是
   A. 不配合泪道冲洗的儿童
   B. 泪道有损伤不适合泪道冲洗
   C. 泪道手术拔管前后判断泪道是否通畅
   D. 严重的眼干燥症患者
   E. 无法配合泪道冲洗的沟通障碍患者
3. 鼻泪管的开口位于
   A. 下鼻道　　B. 中鼻道　　C. 中鼻甲
   D. 上鼻道　　E. 下鼻甲
4. 下列不是判断泪道阻塞的检查方法的是
   A. Schirmer 试验　　B. 染料试验　　C. 泪道冲洗
   D. 泪道造影　　E. 泪膜破裂时间检查
5. 下面**不属于**眼的附属器的是
   A. 眼睑　　B. 结膜　　C. 泪器
   D. 角膜　　E. 眼外肌

参考答案:1. E;2. D;3. A;4. A;5. D。

(张莉薇)

三、泪道内镜检查

（一）概述

泪道内镜是根据泪道解剖结构特点设计的,进行泪道系统检查的微创检查设备。泪道内镜直径 0.40~1.15mm,检查者通过泪道局部持续灌注液体可使用镜头在光源辅助下对泪小管、泪总管、泪囊、鼻泪管进行直视下检查。

（二）泪道内镜检查操作规范流程

1. 适应证

(1)泪小管、泪总管或鼻泪管炎症、狭窄或阻塞。

(2)慢性泪囊炎。

(3)泪道结石。

(4)泪道肿瘤。

2. 禁忌证

(1)精神障碍、昏迷等无法配合检查者。

(2)年幼无法配合检查者。

3. 操作前准备

(1)患者的准备

1)清洁结膜囊及泪点附近分泌物。

2)检查前 1 天鼻腔给予布地奈德等激素类喷鼻剂,2 次 /d。

(2)物品(器械)的准备：泪点扩张器、泪道内镜系统。

(3)操作者的准备

1)核对患者信息,包括患者姓名、性别、年龄、主诉。

2)明确患者有无泪道内镜检查的禁忌证。

3)检查前向患者或患者家属交代检查目的以及检查后注意事项。

4. 操作步骤

(1)麻醉:患者取仰卧位,常规局部消毒,铺孔巾,下鼻道及总鼻道填塞浸有盐酸奥布卡因滴眼液和赛洛唑啉喷鼻剂的纱条收缩麻醉鼻腔黏膜,2% 利多卡因针(含 1∶100 000 肾上腺素稀释液)分别做眶下、筛前神经阻滞麻醉,5 分钟后取出鼻腔内纱条,将 1 根纱条一头填至后鼻孔处防止检查过程血液或液体流入鼻咽部,留纱条一头于前鼻孔处防止纱条掉入鼻咽。

(2)检查

1)用泪点扩张器扩张上、下泪点。

2)将泪道内镜自上或下泪点依次进入检查上或下泪小管、泪总管、泪囊、鼻泪管、鼻泪管开口处,检查过程中观察泪道黏膜有无炎症、破损、阻塞、异物、缩窄、瘢痕、肿物等,若出现上述情况可进行实时截图,记录检查情况。

3)检查完毕后退出泪道内镜至泪点外,局部自泪点向泪道内注入抗生素滴眼液预防感染。

4)给予患者抗生素滴眼液 1 支持续滴眼 1 周,并告知患者检查情况。

（三）并发症及处理

1. 泪点扩张时容易引起泪点撕裂,因此扩张时动作应轻柔。

2. 泪道检查过程中可能引起泪道黏膜损伤、泪道假道,因此检查过程应顺行泪道解剖结构,避免盲目和野蛮操作。

3. 局部眼睑肿胀,轻度肿胀无须特殊处理,可自行缓解,若肿胀较重,可予冷敷消肿。

（四）操作注意事项

1. 进行泪道内镜检查前需学习泪道内镜检查的相关理论知识,包括适应证、禁忌证,同时需熟悉泪道正常解剖结构。

2. 由于泪道本身直径较小,因此检查时应特别注意镜头走行与泪道走行相一致,动作轻柔,否则容易损伤泪道黏膜造成出血、视野不清晰。

3. 若患者在检查过程中不能配合,应及时停止检查,充分沟通后再考虑是否继续行泪道内镜检查。

（五）相关知识

泪道内镜是泪道检查最直观的检查仪器,根据泪道的解剖结构特点而设计,内镜具有微创、精准、直观的特点,能将泪道内的各种情况通过显示器进行放大成像,从而更有利于观察或治疗泪道疾病。泪道内镜有二通道探头及三通道探头两种,二通道内其中一个通道可走行内镜照明和摄像纤维,另外一个通道可走行冲洗装置;三通道在二通道的基础上,增加一个可通过激光或者微型环钻可进行泪道相关治疗的装置。泪道内镜不仅可以泪道病变的部位及情况,同时可以通过工作通道在直视下进行同步治疗,使得泪道疾病的治疗更加精准,同时也减少了以往非直视下操作可能带来的相关并发症。

（六）泪道内镜检查评估表

见表 3-3-3。

表 3-3-3 泪道内镜检查评估表

项目	内容	是	否
操作前准备	核对患者信息,包括患者姓名、性别、年龄、主诉		
	明确患者有无泪道内镜检查的禁忌证		
	告知患者或家属泪道内镜检查的主要内容、检查目的及注意事项		
	泪道内镜检查相关物品准备正常,包括泪点扩张器、抗生素滴眼液,泪道冲洗针头,纱条,鼻腔黏膜收缩喷鼻剂,布比卡因滴眼液,利多卡因针,5ml 注射器,生理盐水针		
操作过程	患者检查体位正确		
	局部麻醉位置正确		
	泪点扩张动作规范,无泪点撕裂		
	内镜镜头与泪道走行一致,无泪道黏膜损伤及泪道假道形成		
	正确记录检查内容		
操作后处置	向患者简要介绍检查结果及检查后注意事项		
	交代患者术后用药与注意事项		

(七)常见操作错误及分析

由于泪道空间狭窄,在检查过程中特别容易因为内镜走行方向不当导致黏膜损伤流血,从而造成视野模糊。检查过程中一般通过通道注水保持视野清晰,同时要求操作者熟悉泪道解剖结构。

(八)相关知识测试题(选择题)

1. 关于泪道内镜的治疗适应证,**错误**的是
   - A. 泪小管阻塞
   - B. 泪道狭窄
   - C. 泪小管炎并结石形成
   - D. 泪囊肿瘤
   - E. 泪总管阻塞

2. 关于泪道内镜检查的并发症,**错误**的是
   - A. 泪道黏膜损伤
   - B. 泪点撕裂
   - C. 泪道假道形成
   - D. 泪道出血
   - E. 泪道肿瘤

3. 有关泪道检查过程中的注意事项,**错误**的是
   - A. 检查前应充分告知患者检查目的
   - B. 检查过程应动作轻柔
   - C. 检查时内镜镜头走行应遵循泪道解剖结构
   - D. 若检查过程中遇到阻力,可用力穿过阻塞部位
   - E. 检查完毕后应局部应用抗生素滴眼液

4. 泪道内镜检查过程中,如黏膜出血造成视野模糊,可采取的措施是
   - A. 更换内镜镜头
   - B. 退出镜头后,局部给予泪道冲洗盐水
   - C. 通过泪道内镜通道,不断注入生理盐水
   - D. 局部滴抗生素滴眼液
   - E. 擦拭镜头后继续检查

5. 不是泪道内镜的检查优点的是
   - A. 精准
   - B. 微创
   - C. 可治疗
   - D. 直观
   - E. 无痛

参考答案:1. C;2. E;3. D;4. C;5. E。

(王 沙)

四、X线泪道造影

(一)概述

X线泪道造影是指将碘造影剂自泪点注入泪道(1~2ml)后,停止注射,立即行眼眶正位和侧位X线摄影,通过泪囊造影剂显影来显示泪道情况的一种方法。

(二)X线泪道造影操作规范流程

1. 适应证

(1)泪小管、泪总管或鼻泪管狭窄或阻塞。

(2)慢性泪囊炎。

(3)泪囊肿瘤。

2. 禁忌证

(1) 精神障碍、昏迷等无法配合检查者。

(2) 年幼无法配合检查者。

(3) 急性泪囊炎、泪小管炎患者。

(4) 造影剂过敏患者。

3. 操作前准备

(1) 患者的准备:清洁结膜囊及泪点附近分泌物;检查前1天局部结膜囊抗生素滴眼液滴眼,3次/d。

(2) 物品(器械)的准备:泪点扩张器、泪道冲洗针头、5ml注射器;碘油造影剂。

(3) 操作者的准备

1) 核对患者信息,包括患者姓名、性别、年龄、主诉。

2) 明确患者有无X线泪道造影检查的禁忌证。

3) 检查前向患者或家属交代检查目的以及检查后注意事项。

4. 操作步骤

(1) 患者取仰卧位,结膜囊内滴奥布卡因滴眼液进行表面麻醉。

(2) 用泪点扩张器扩张上或下泪点。

(3) 将造影剂自上或下泪点推入泪道(1~2.5ml),以感轻微胀痛为宜。

(4) 行眼眶正位和侧位X线检查。

(5) 检查完毕给予生理盐水冲洗泪道,将碘油造影剂冲洗干净,局部结膜囊滴抗生素滴眼液。

(三) 并发症及处理

若有造影剂过敏,需进行抗过敏治疗;发生过敏性休克,需立即进行抗休克治疗。

(四) 操作注意事项

1. 进行X线泪道造影检查前需学习泪道内镜检查的相关理论知识,包括适应证、禁忌证;同时需熟悉泪道正常的解剖结构。

2. 为使造影剂通过狭窄处,可在注射时用指腹压住对侧泪小管防止造影剂反流。

3. 检查过程中若造影剂流至结膜囊,立即用生理盐水冲洗。

(五) 相关知识

X线泪道造影是检查泪道情况的一项基本检查,能显示泪囊大小以及泪道狭窄或阻塞情况以及部位。其优点是操作方法简单,设备及技术要求相对不高,价格低廉;但缺点是对于泪小管、泪总管的形态显示欠佳,且X线有辐射,对于孕妇或儿童不宜反复检查,同时颅颌面的骨质对泪道成像的影响难以避免。常用造影剂包括35%泛影葡胺、45%碘化油、30%碘苯酯和水溶性碘剂,需根据临床需求不同进行选择,碘化油对比好,但比较黏稠,需加压注射,且不易与泪液混合,不易进入狭窄处,醋酸碘剂比碘化油稍好,泛影葡胺和水溶性碘剂黏度低,可与泪液混合,有利于显示病变细节。

(六) X线泪道造影检查评估表

见表3-3-4。

表 3-3-4　X 线泪道造影检查评估表

项目	内容	是	否
操作前准备	核对患者信息,包括患者姓名、性别、年龄、主诉		
	明确患者有无泪道造影检查的禁忌证		
	告知患者或家属泪道造影检查的主要内容、检查目的及注意事项		
	X 线泪道造影检查相关物品准备正常,包括泪点扩张器、抗生素滴眼液,泪道冲洗针头,丁哌卡因滴眼液,5ml 注射器,造影剂		
操作过程	患者检查体位正确		
	泪点扩张动作规范,无泪点撕裂		
	自上或下泪点推注造影剂		
	推注过程连续,速度均匀		
	行眼眶正侧位 X 线摄像		
操作后处置	向患者简要介绍检查结果及检查后注意事项		
	交代患者检查后用药与注意事项		

(七) 常见操作错误及分析

推注 X 线造影剂时需要匀速连续,否则容易造成造影剂显影不连续,影响结果判断。

(八) 相关知识测试题(选择题)

1. 关于 X 线泪道造影剂的描述,正确的是
    A. 碘化油水溶性好,可与泪液混合
    B. 泛影葡胺黏度低,有利于显示病变细节
    C. 泪道阻塞使用碘化油造影剂优于泛影葡胺
    D. 泛影葡胺造影剂黏度高
    E. 水溶性碘剂不适合泪道狭窄检查

2. 关于 X 线泪道造影的适应证,**错误**的是
    A. 泪小管狭窄　　　　　B. 慢性泪囊炎　　　　　C. 鼻泪管阻塞
    D. 急性泪囊炎　　　　　E. 泪道肿瘤

3. 有关 X 线泪道造影检查过程中的注意事项,**错误**的是
    A. 为了顺利推入泪道狭窄处,可压住对侧泪小管
    B. 检查过程应动作轻柔
    C. 应根据临床需要选择合适的泪道造影剂
    D. 造影过程中应边推造影剂边行 X 线摄影
    E. 检查完毕后应局部应用抗生素滴眼液

4. X 线泪道造影检查的禁忌证**不包括**
    A. 精神障碍患者　　　　B. 急性泪囊炎　　　　　C. 泪小管炎
    D. 昏迷患者　　　　　　E. 鼻泪管阻塞

5. 下列不是 X 线泪道造影检查优点的有
    A. 经济　　　　　　　　B. 易操作

　　C. 可同时行泪道治疗　　　　D. 对于泪囊显示良好

　　E. 无痛

参考答案:1. D;2. D;3. A;4. E;5. C。

（王　沙）

五、泪道核素造影

(一)概述

　　泪道核素造影是向结膜囊滴入与泪液性质相当的示踪剂,通过 γ 射线照相机对示踪剂在泪道系统中的引流过程进行连续动态摄影,从而观察其在泪小管、泪囊、鼻泪管到鼻腔各部的引流状态,了解上述各部的形态、功能和泪液排泌动力学情况。

(二)泪道核素造影操作规范流程

　　1. 适应证

　　(1)泪小管、泪总管或鼻泪管狭窄或阻塞。

　　(2)慢性泪囊炎。

　　(3)功能性溢泪的功能性评价。

　　(4)经皮泪囊鼻腔吻合术、经鼻内镜下泪囊鼻腔吻合术、泪囊囊肿等泪道手术后的排泪功能评价。

　　2. 禁忌证

　　(1)精神障碍、昏迷等无法配合检查者。

　　(2)年幼无法配合检查者。

　　(3)急性泪囊炎患者。

　　3. 操作前准备

　　(1)患者的准备:清洁结膜囊及泪点附近分泌物;检查前 1 天局部结膜囊抗生素滴眼液滴眼,3 次 /d。

　　(2)物品(器械)的准备:示踪剂、抗生素滴眼液。

　　(3)操作者的准备

　　1)核对患者信息,包括患者姓名、性别、年龄、主诉。

　　2)明确患者有无泪道核素造影检查的禁忌证。

　　3)检查前向患者或家属交代检查目的以及检查后注意事项。

　　4. 操作步骤

　　(1)患者取仰坐位,用微量注射器抽取示踪剂后滴于结膜囊内。

　　(2)嘱患者平视前方,尽量减少瞬目。

　　(3)带有专门设计的微孔准直器(直径 1mm)的探测器进行检查,其开口对准眼内眦,距离不超过 1.5cm,滴药后立即逐帧照片。

　　(4)滴药后最初 2 分钟内,每 10~20 秒连续获取图像,以后 5、10、15、30 分钟时分别以每分钟 1 帧获取图像。

　　(5)检查完毕,告知患者检查结果,局部结膜囊滴抗生素滴眼液。

(三)并发症及处理

　　本操作为无创性检查,无明显并发症。

(四) 操作注意事项

1. 进行泪道核素造影检查前需学习泪道内镜检查的相关理论知识,包括适应证、禁忌证;同时需熟悉泪道正常解剖结构。

2. 注意嘱患者检查滴入显影剂后减少瞬目,以免造成结果不准确。

(五) 相关知识

泪道核素显影是判断功能性泪道阻塞的主要检查方法。泪道核素显影不用外力注入造影剂,是较为客观反映泪道功能与病变部位的方法,更符合泪道的生理功能,特别是对泪小管阻塞或泪道有轻微狭窄而冲洗泪道通畅的流泪患者有重要的临床意义。但泪道核素检查对泪道附近的软组织和骨骼解剖结构不能显示,这一点不如 X 线碘油造影。

(六) 泪道核素造影检查评估表

见表 3-3-5。

表 3-3-5 泪道核素造影检查评估表

项目	内容	是	否
操作前准备	核对患者信息,包括患者姓名、性别、年龄、主诉		
	明确患者有无泪道核素造影检查的禁忌证		
	告知患者或家属泪道核素造影检查的主要内容、检查目的及注意事项		
	泪道核素造影检查相关物品准备正常		
操作过程	患者检查体位正确		
	微量注射器抽取显影剂后滴于结膜囊		
	嘱患者减少瞬目动作		
	滴药后立即逐帧照片		
	照片结束后结膜囊内滴抗生素滴眼液		
操作后处置	向患者简要介绍检查结果及检查后注意事项		

(七) 常见操作错误及分析

1. 结膜囊滴入显影剂后未交代患者减少瞬目动作,可能造成因瞬目过多导致显影剂流出加快。

2. 各部位显影时间差异较大,建议各检查医院需确定各自的正常值,这些差异可能与所使用的仪器、方法、环境因素以及患者的合作程度有关。

(八) 相关知识测试题(选择题)

1. 关于泪道核素造影剂的优点,**错误**的是

　　A. 无创性操作

　　B. 泪道核素显影不用外力注入造影剂,是较为客观反映泪道功能与病变部位的方法

　　C. 判断功能性泪道阻塞的主要检查方法

    D. 检查更符合泪道的生理功能

    E. 不适用于泪道功能正常的溢泪患者

2. 关于泪道核素造影剂的适应证,**错误**的是

    A. 泪小管狭窄　　　　　　　B. 慢性泪囊炎　　　　　　　C. 鼻泪管阻塞

    D. 新生儿泪囊炎　　　　　　E. 泪道肿瘤

3. 有关泪道核素造影检查过程中的注意事项,**错误**的是

    A. 为了避免显影剂排出过快,嘱患者减少瞬目

    B. 微量注射器抽取显影剂

    C. 将显影剂自下泪点注入泪道

    D. 结膜囊滴入显影剂后开始连续摄像

    E. 检查完毕后应局部应用抗生素滴眼液

4. 泪道核素造影检查的禁忌证**不包括**

    A. 精神障碍患者　　　　　　B. 年幼患儿　　　　　　　　C. 急性泪囊炎

    D. 昏迷患者　　　　　　　　E. 鼻泪管阻塞

5. 核素造影的局限性是

    A. 对泪道附近的软组织和骨骼解剖结构不能显示

    B. 易操作

    C. 可同时行泪道治疗

    D. 可显示附件骨性结构

    E. 无痛

参考答案:1. E;2. D;3. C;4. E;5. A。

（王　沙）

六、磁共振泪道造影

(一) 概述

磁共振泪道造影检查是通过向泪道中注入水溶液或顺磁性物质,利用磁共振进行泪道成像。该检查可用于测量泪囊容积,同时对于泪道阻塞、泪道狭窄等疾病的诊断提供良好的影像学理论基础。

(二) 磁共振泪道造影检查操作规范流程

1. 适应证

(1)泪小管、泪总管或鼻泪管狭窄或阻塞。

(2)慢性泪囊炎。

(3)泪道肿瘤。

2. 禁忌证

(1)精神障碍、昏迷等无法配合检查者。

(2)年幼无法配合检查者。

3. 操作前准备

(1)患者的准备:清洁结膜囊及泪点附近分泌物;检查前 1 天鼻腔给予布地奈德等激素类喷鼻剂,2 次 /d。

(2)物品(器械)的准备:棉签、装有无菌生理盐水的滴壶。

(3)操作者的准备

1)核对患者信息,包括患者姓名、性别、年龄、主诉。

2)明确患者有无磁共振及泪道检查的禁忌证。

3)检查前向患者或患者家属交代检查目的以及检查后注意事项。

4. 操作步骤

(1)患者取仰卧位。

(2)嘱患者挤压泪囊区数次,以便将泪囊内液体排空。

(3)向结膜囊内以每分钟 2~3 滴的速度滴入无菌生理盐水,持续 5 分钟。

(4)采用 1.5T 核磁共振检查仪以及 8 通道阵列标准的头部线圈,患者取卧位,双眼紧闭并保持静止状态,使用三维快速恢复快速自旋回波序列,保持 1.6mm 层厚,384×224 矩阵,180mm×180mm 的视野范围,扫描基线为额结节和前鼻翼之间的连线位置,冠状位进行 2.5 分钟扫描。

(5)扫描完毕,告知患者等待检查结果,待结果回报后找专科医师复诊。

(三)并发症及处理

无创性检查,无明显并发症发生。

(四)操作注意事项

1. 注意检查前排除磁共振检查禁忌证。

2. 扫描前应按照一定速度向结膜囊内滴入生理盐水,不宜过快或过慢造成泪道成像效果不佳。

3. 检查前应告知患者扫描时保持体位固定,否则易造成磁共振成像效果不佳。

(五)相关知识

磁共振水成像技术原理是利用水样结构 T_2 值很长且能保持较大的横向磁化矢量,采集到主要来自水样结构图像的信号,而其他组织显示信号强度很低甚至几乎没有信号的横向磁化矢量。在水成像的图像中呈现明显高信号为流速慢或停滞的液体,而呈低信号或无信号的为实性软组织及流速快的血液。磁共振泪道造影检查利用水成像技术使充盈的泪道显影从而直观地评价泪道形态和结构的变化。但该检查也有其局限性,比如对骨性泪道显示不佳,且检查费用高、单次检查耗时也较长。

(六)磁共振泪道造影检查评估表

见表 3-3-6。

表 3-3-6 磁共振泪道造影检查评估表

项目	内容	是	否
操作前准备	核对患者信息,包括患者姓名、性别、年龄、主诉		
	明确患者有无磁共振及泪道检查的禁忌证		
	告知患者或家属磁共振泪道造影检查的主要内容、检查目的及注意事项		
	磁共振泪道造影检查相关物品准备正常,包括棉签、装有无菌生理盐水的滴壶		

项目	内容	是	否
操作过程	患者检查体位正确		
	结膜囊内以每分钟 2~3 滴的速度滴入生理盐水,持续 5 分钟		
	行磁共振摄像		
	检查过程中注意交代患者体位固定		
操作后处置	向患者简要介绍检查结果及检查后注意事项		

(七) 常见操作错误及分析

进行磁共振摄像检查前要求检查者向被检查者结膜囊内按照规定速度滴入生理盐水,不宜过快或过慢,从而影响磁共振成像结果。

(八) 相关知识测试题(选择题)

1. 关于磁共振泪道造影检查的显影剂,正确的是

　　A. 无菌生理盐水　　　　　B. 碘油　　　　　　　C. 抗生素滴眼液

　　D. 泛影葡胺　　　　　　　E. 5% 葡萄糖注射液

2. 关于磁共振泪道造影检查的优点,**错误**的是

　　A. 经济性　　　　　　　　B. 无辐射性　　　　　C. 无创性

　　D. 直观性　　　　　　　　E. 精准性

3. 有关磁共振泪道造影检查的叙述,**错误**的是

　　A. 可以用于泪囊容积的测量

　　B. 对泪道软组织成像好

　　C. 对骨性泪道显影好

　　D. 可用于泪道肿瘤的检查

　　E. 检查时被检查者采用仰卧位

4. 磁共振泪道造影检查时,向检查者结膜囊内滴入生理盐水的速度是

　　A. 2~3 滴 /min　　　　　　B. 3~4 滴 /min　　　　C. 4~5 滴 /min

　　D. 5~6 滴 /min　　　　　　E. 6~7 滴 /min

5. 哪类人群不适合进行磁共振泪道造影检查

　　A. 肝硬化患者

　　B. 眶骨骨折行钛网修复手术后患者

　　C. 人工晶状体植入患者

　　D. 心脏起搏器架植入术后患者

　　E. 肺气肿患者

参考答案:1. D;2. A;3. C;4. A;5. D。

（王　沙）

第四节　泪器病常用治疗

一、泪点扩张

(一) 概述

泪点是泪道的起始部位,泪点扩张术是泪道其他手术操作的基础,对泪点进行适当扩张将有利于进行之后的泪道手术或其他泪道操作。

(二) 泪点扩张操作规范流程

1. 适应证

(1)行泪道操作如泪道探通或泪道冲洗时泪点过小或狭窄者。

(2)行泪点栓塞术时。

2. 禁忌证

(1)绝对禁忌证:泪点已有撕裂者。

(2)相对禁忌证

1)精神障碍等无法配合检查者。

2)年幼无法配合检查者。

3. 操作前准备

(1)患者的准备:清洁面部,去除眼周化妆品,以免影响操作;年幼患者、精神障碍患者需检查前由家属做好解释工作,争取让患者配合操作。

(2)物品(器械)的准备:泪点扩张器。

(3)操作者的准备

1)核对患者信息,包括患者姓名、性别、年龄、主诉。

2)明确患者有无泪点扩张的禁忌证。

3)告知患者或家属泪点扩张的主要内容及注意事项。

4. 操作步骤

(1)患者坐位,自然睁眼,头上仰或者平卧位。

(2)用蘸有表面麻醉药(如丁卡因、奥布卡因)的棉签夹于上下泪点之间,闭眼 3 分钟或滴表面麻醉药于泪点处 2 次。

(3)扩张下泪点:轻轻向下牵拉下睑,嘱患者向上注视,充分暴露泪点;扩张上泪点:轻轻向上牵拉上睑,嘱患者向下注视,充分暴露泪点。

(4)右手持泪点扩张器,将泪点扩张器垂直插入狭窄的泪点内 1~2mm,再沿泪小管方向水平转向鼻侧,稍用力旋转缓慢推进到不能再向前推进为止。扩大泪点,可从小号到大号更换扩张器(图 3-4-1)。

(三) 并发症及处理

泪点裂伤,出血。一般出血较少,可用棉签或棉球按压止血。

(四) 操作注意事项

1. 进行泪点扩张时动作要轻柔缓慢,从小号泪点扩张器到大号泪点扩张器逐渐加强扩张效果。

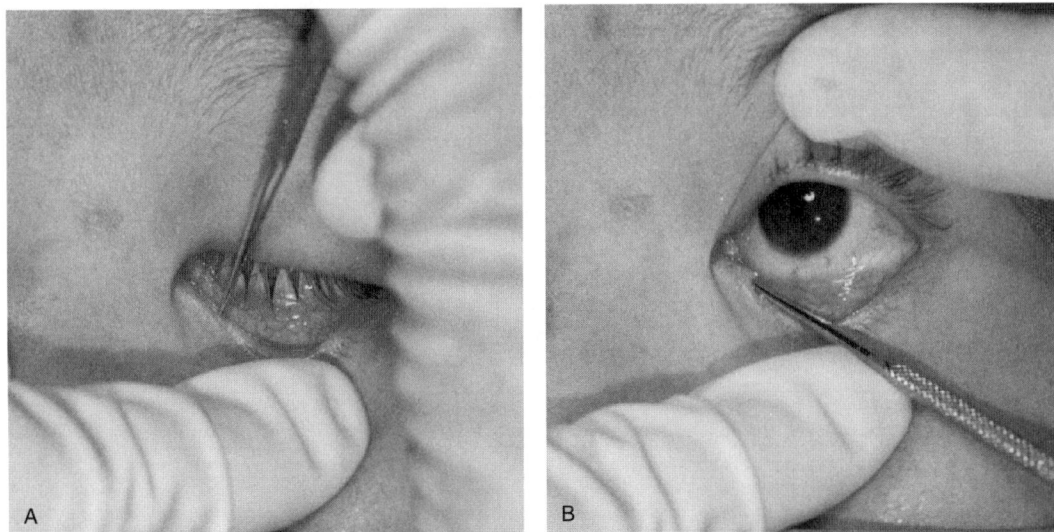

图 3-4-1　泪点扩张

A. 泪点扩张器垂直插入泪点;B. 沿泪小管方向水平转向鼻侧并旋转推进。

2. 操作过程中要注意与患者沟通,患者感觉疼痛难忍时立即停止操作,防止出现并发症。

(五) 相关知识

泪点(lacrimal punctum)是泪道的起始点,上下各一个,分别位于上、下睑缘内侧,是微凸起的圆形小孔。目前有报道,可以通过前节 OCT 扫描测量泪点和储存泪液的直径、深度等参数。

(六) 泪点扩张评估表

见表 3-4-1。

表 3-4-1　泪点扩张评估表

项目	内容	是	否
操作前准备	核对患者信息,包括患者姓名、性别、年龄、主诉		
	明确患者有无泪点扩张的禁忌证		
	告知患者或家属泪点扩张的主要内容及注意事项		
	泪点扩张相关物品准备正常,包括各尺寸泪点扩张器、表面麻醉药、棉签、冲洗针头、注射器、生理盐水或呋喃西林液		
操作过程	进行表面麻醉操作		
	泪点扩张器起始进入的位置和方向是否正确		
	泪点扩张器是否边旋转边进入泪道		
	是否边操作边与患者交流		
操作后处置	向患者简要介绍泪点扩张后的结果及临床意义		

（七）常见操作错误及分析

操作中损伤泪点或造成撕裂。主要由于操作中使用的泪点扩张器型号不合适,用力太大造成,需要从小号开始选择合适大小的扩张器,缓慢旋转推进。

（八）目前常用训练方法简介

可选择动物眼睑组织进行练习。

（九）相关知识测试题（选择题）

1. 功能性溢泪的常见原因是

A. 泪点闭锁　　　　　　　B. 眼轮匝肌松弛　　　　　C. 泪点狭窄

D. 鼻泪管阻塞　　　　　　E. 泪总管阻塞

2. 婴儿溢泪的主要原因是

A. 泪点先天性闭锁　　　　B. 眼轮匝肌松弛　　　　　C. 泪点狭窄

D. 鼻泪管下段发育不良　　E. 泪小管阻塞

3. 流泪主要是由于

A. 泪液分泌增多　　　　　B. 泪点闭锁　　　　　　　C. 泪小管阻塞

D. 鼻泪管阻塞　　　　　　E. 慢性泪囊炎

4. 溢泪主要是由于

A. 泪道排出受阻　　　　　B. 泪腺分泌增多　　　　　C. 副泪腺分泌增多

D. 睑板腺分泌增多　　　　E. 泪小点闭锁

5. 泪道的起始部位是

A. 泪点　　　　　　　　　B. 泪小管　　　　　　　　C. 鼻泪管

D. 泪总管　　　　　　　　E. 泪囊

参考答案:1. B;2. D;3. A;4. A;5. A。

（张莉薇）

二、泪道探通

（一）概述

泪道探通是针对泪道阻塞的一种诊断和治疗方法,在表面麻醉的状态下,使用泪道探通针通过泪点沿着鼻泪管进行泪道的探通,可以判断阻塞的部位和改善泪道阻塞的症状,治疗性泪道探通主要用于婴幼儿泪道阻塞。

（二）泪道探通操作规范流程

1. 适应证

(1)婴幼儿泪道阻塞。

(2)成人泪道阻塞不适宜手术治疗患者。

2. 禁忌证

(1)绝对禁忌证:急性泪囊炎、伴有严重结膜炎的慢性泪囊炎。

(2)相对禁忌证

1)泪道冲洗大量脓性分泌物溢出者。

2)怀疑泪道肿瘤。

3)先天性泪囊炎,并排除先天性畸形。

4)外伤性泪囊炎。

3. 操作前准备

(1)患者的准备:婴幼儿患者术中不能很好固定头位者,需做全身麻醉术前准备;探通之前不要喂奶或进食其他食物,避免操作时哭闹造成误吸。

(2)物品(器械)的准备:见图3-4-2。

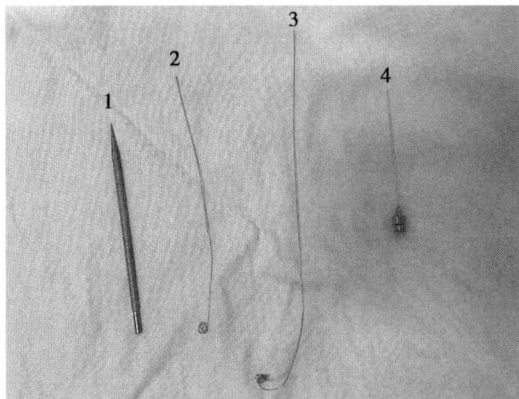

图 3-4-2　泪道探通器械
1. 泪点扩张器;2、3. 泪道探针;4. 泪道探针。

(3)操作者的准备

1)核对患者信息,包括患者姓名、性别、年龄、诊断、眼别。

2)明确患者有无泪道探通的禁忌证。

3)向患者及家属交代术中及术后可能的并发症,签署手术知情同意书。

4. 操作步骤

(1)患儿取仰卧位,需要两人配合固定,一人固定患儿四肢(可以用布单包裹患儿体部),另一人固定头部,避免头部上、下、左、右运动。0.5% 奥布卡因滴于患眼的结膜囊或泪点 3 次,对于无法头位固定的婴幼儿,可以选择吸入性麻醉下进行泪道探通。

(2)泪点扩张器扩张上或下泪点,选择合适型号的泪道探针,垂直进入上或下泪点 1~2mm(图 3-4-3A)。

(3)将上睑皮肤拉向颞侧,并将泪小管拉直,平行睑缘顺着泪小管向鼻侧方向缓慢推进 6~10mm 接触到骨壁。

(4)探针头端轻触骨壁,尾部向上 90° 旋转到达额际(图 3-4-3B)。

(5)向下缓慢推进探针,最终达下鼻道开口处,若感觉到突破感后暂停前进,进针深度 2.75~3.00cm。

(6)拔出探针,进行泪道冲洗(图 3-4-3C)。

(7)若患儿出现吞咽动作时,证明泪道探通。

(8)术后局部滴用抗生素滴眼液。

(9)次日行泪道冲洗,判断泪道是否通畅。若不通畅,5~7 天后可再行探通,对仍不通畅者改用其他治疗方法。

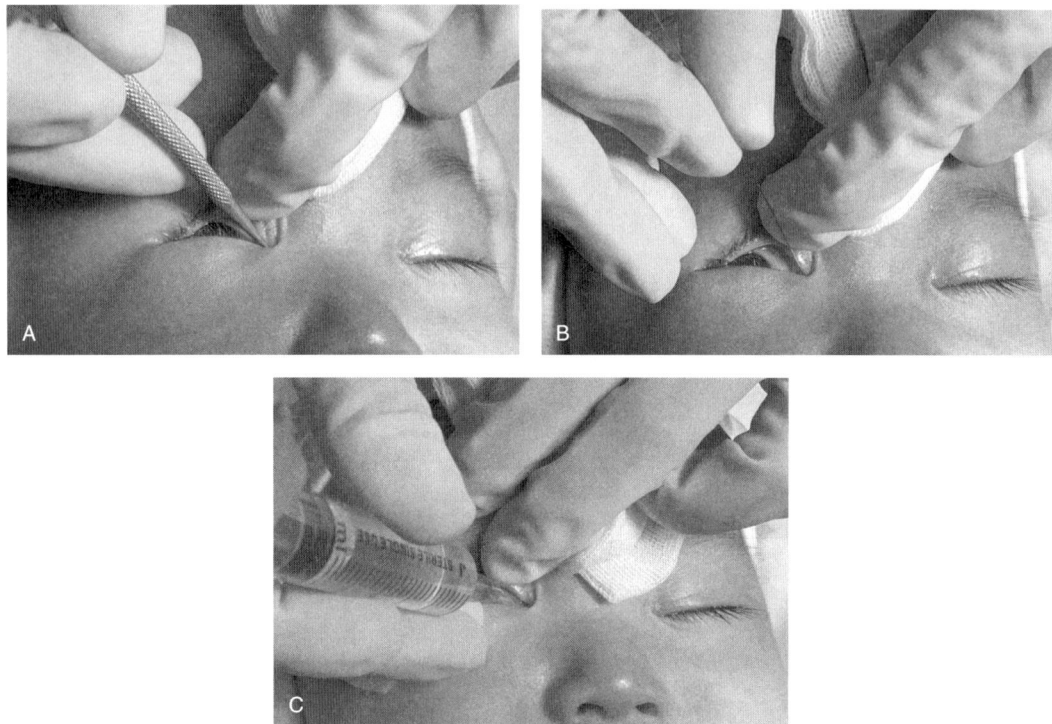

图 3-4-3　泪道探通

A. 上泪点扩张;B. 自上泪点插入探针;C. 向泪道注入冲洗液。

(三) 并发症及处理

1. 泪点撕裂　常发生在头部固定不到位,患儿操作时剧烈摇头。或者做泪道探通时当探针转向下方时泪点的皮肤会向相反的方向牵拉皮肤,此时如果术者不够警惕就可能出现泪点撕裂。因此建议从上泪点操作更好。但如果上泪点插入困难者,可改行下泪点做探通。

2. 下泪点粘连　可以考虑泪点扩张。

3. 下睑假道　当发生泪道未探通,注水下睑肿胀时防止假道形成。此时要保持眼部的清洁,预防炎症感染,一般情况可以自行恢复。1~2 周后可以再次探通,第二次探时动作要轻柔,以免进入假道。反复不通者可以等患儿年龄大一些再进行手术治疗。

4. 咽部出血　鼻腔少量出血,一般出血较少。

(四) 操作注意事项

1. 详细了解泪道的解剖结构,操作应由经验丰富的医师进行,术中动作轻柔,为防止泪小管发生撕裂,应固定好眼睑,将泪小管拉紧变直。

2. 根据患儿年龄的大小及入针途径不同,选用不同粗细的探针。

3. 进入泪小管后,遇到瘢痕阻塞或狭窄口,如果阻塞的位置靠近泪点,容易导致冲洗针头的方向不对,形成假道,儿童患者更明显。泪总管是假道高发的部位,当冲洗针头无法抵达骨壁时,强行探通会形成假道;如果已经突破骨膜碰到骨头,也会形成假道。正常情况下,针头前面的感觉应该是空空的,但如果术前泪总管或者鼻泪管开口处瘢痕阻塞,就很容易发生假道。一般情况下,泪道内的瘢痕较松软,与周围正常组织相比,感觉不同,且一般都是节段性阻塞。如果进入泪小管后感觉全程都是瘢痕,则探通成功率可能降低。总之,操作一定要轻柔,顺着泪小管的走行方向,针头遇到障碍时,不要强行用力。

（五）相关知识

新生儿泪囊炎是小儿眼科多发性疾病之一,多因鼻泪管下端在鼻腔的出口被先天性膜组织所封闭、上皮碎屑堵塞管道、骨部狭窄或鼻部畸形导致。以溢泪、分泌物多,压迫泪囊有脓性分泌物流出等为主要临床表现。位于鼻腔的鼻泪管下端存有残膜,此膜形成各异,且位置不同,常在形成 Hasner 瓣膜处完全不通。表现为出生后不久出现持续流泪及分泌物增多,用手指压迫泪囊时,可见从下或上泪点流出黏液性和脓性分泌物。

目前关于手术时机存在争议。国内观点多认为在手法轻柔之下,泪道探通的适宜年龄在 3~8 个月。2 个月以内泪道可以通过手法按摩或者自行通畅。2~4 个月泪道较为娇嫩,容易损伤,若非熟练操作尽量不要进行。年龄太大的患儿,瓣膜纤维化变韧;骨性鼻泪管发育变硬,难度加大;且患儿力气大不易固定头位,操作难度增加,二次探通率增加。

（六）泪道探通评估表

见表 3-4-2。

表 3-4-2　泪道探通评估表

项目	内容	是	否
操作前准备	核对患者信息,包括患者姓名、性别、年龄、诊断、眼别		
	明确患者有无泪道探通的禁忌证		
	告知患者或家属泪道探通的主要内容及注意事项		
	泪道探通扩张相关物品准备正常,包括各型号的泪点扩张器、泪道探通针等		
操作过程	进行表面麻醉操作		
	泪道探针起始进入的位置和方向是否正确		
	泪道探通针进入鼻泪管的位置和方向是否正确		
	是否进行泪道冲洗		
操作后处置	向患者及家属简要介绍泪道探通后的结果及临床意义		

（七）常见操作错误及分析

形成假道。进入泪小管时由于操作未固定好下睑,泪小管未处于拉直状态,遇到阻力强行用力,容易形成假道。泪总管处未抵达骨膜或突破骨膜后垂直向下插入,强行用力易形成假道。此时泪道冲洗,液体会渗入内眦皮下引起肿胀,应立即停止推注冲洗液。

（八）相关知识测试题(选择题)

1. 治疗性泪道探通主要用于
   A. 泪小管阻塞　　　　　　B. 鼻泪管阻塞　　　　　　C. 泪点阻塞
   D. 婴幼儿泪道阻塞　　　　E. 慢性泪囊炎

2. 成人鼻泪管阻塞的常见位置是
   A. Hasner 瓣膜处　　　　　B. 鼻泪管下段　　　　　　C. 鼻泪管上段
   D. 鼻泪管和泪囊交界处　　E. 鼻泪管中段

3. 泪道探通时,如果探针方向**错误**,下面哪个部位阻抗感更强烈

    A. 鼻泪管和泪囊交界处   B. 鼻泪管上段   C. 鼻泪管下段

    D. Hasner 瓣膜处   E. 泪总管起始段

4. 下面哪种情况是泪道探通的绝对禁忌证

    A. 急性泪囊炎   B. 鼻泪管阻塞   C. 泪总管阻塞

    D. 婴幼儿泪道阻塞   E. 泪小管阻塞

5. 婴幼儿泪道阻塞的常见原因是

    A. 泪点先天性闭锁   B. 眼轮匝肌松弛   C. 泪点狭窄

    D. 鼻泪管下段发育不良   E. 慢性泪囊炎

参考答案:1. D;2. D;3. C;4. A;5. D。

(张莉薇)

第五节 眼眶常用检查

一、眼球突出度测量

(一) 概述

眼球突出(exophthalmos)是指一侧或两侧眼在眶内的异常突出。眼球突出度的程度可以用眼球突出度来表示。眼球突出度是指眼眶骨外缘至角膜顶点的垂直距离,可用 Hertel 眼球突出计测量。测量时双侧同时完成,故不仅能测得每只眼的绝对突出度,同时还能进行双侧对比。比较前后不同时期所测得的眼球突出度,对观察病理性眼球突出的发展有重要的参考价值。

眼球突出度
检查

(二) 眼球突出度测量操作规范流程

1. 适应证

(1)甲状腺相关性眼病患者。

(2)眼眶肿瘤患者。

(3)眼眶骨折患者。

2. 禁忌证

(1)绝对禁忌证:无。

(2)相对禁忌证

1)精神障碍、昏迷等无法配合检查者。

2)年幼无法配合检查者。

3. 操作前准备

(1)患者的准备:全身放松,平视正前方;和患者做好解释工作,眼突出计需要压紧外侧眶缘,有一定的不舒适感,不要担心及害怕。

(2)物品(器械)的准备:透明尺或普通尺;Hertel 眼球突出计。

(3)操作者的准备

1)核对患者信息,包括患者姓名、性别、年龄、主诉。

2）明确患者有无禁忌证。

3）告知患者或家属主要内容及注意事项。

4. 操作步骤

（1）患者背光坐位，自然睁眼，原位注视。

（2）Hertel 法测量时，检测者与患者对面而坐，将突眼计测量器上切迹处嵌于患者颞侧眶缘，嘱其向前直视，此时由两平面镜中看到的角膜顶点所对的值即为眼球突出度。同时由平杆上刻度得知两眼眶距的值，记录眶距及各眼球突出度值（图 3-5-1）。

（3）普通尺测量时，检测者坐于患者侧面，将透明尺零点安放于颞侧面眶缘上，让患者向前直视，检查者从侧面观察角膜顶点在直尺的刻度（颞侧眶缘至角膜顶点的垂直距离）。

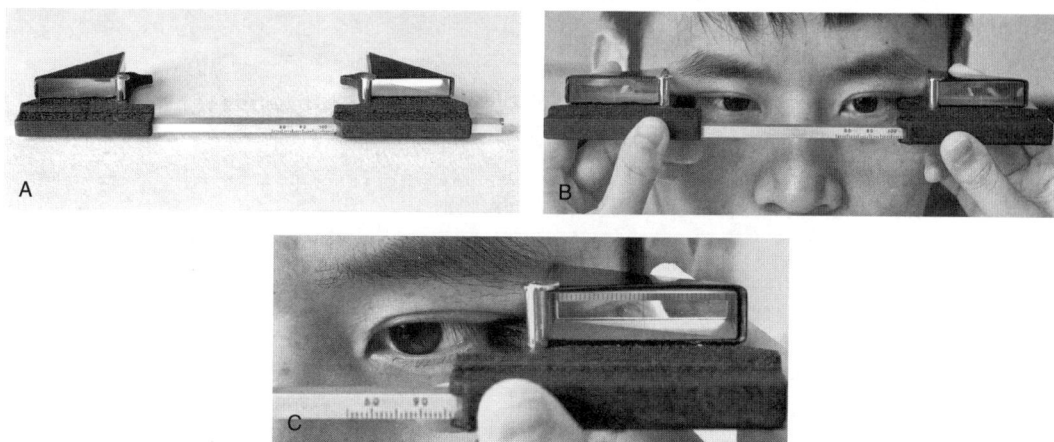

图 3-5-1　Hetel 突眼计测量
A. Hertel 突眼计；B. 突眼计的放置位置；C. 从三棱镜中读取测量眼的突出度
（两条红线重合时角膜顶点对应的刻度）。

（三）并发症及处理

眼球突出度测量为无创性操作，无相应并发症。

（四）操作注意事项

1. 进行眼球突出度测量操作时需要注意患者的体位、注视眼位以及测量者的视线方向，以免造成测量误差。

2. 注意环境光线的影响　如环境光线过强，会导致部分患者无法正常睁眼，影响测量值的准确程度；环境光线过暗，会影响测量者对结果的判读。

3. 测量前需检查患者有无斜视　如有斜视，需在测量时嘱患者用测量侧眼注视正前方，以免因眼位偏斜造成测量误差。

（五）相关知识

眼球突出的病因：

1. 炎症性　急性眶蜂窝织炎、全眼球炎、眶骨膜炎、化脓性眼球筋膜炎、海绵窦血栓、炎性假瘤、梅毒、结核等。

2. 肿瘤性　①原发性：血管瘤、皮样囊肿、脑膜瘤、神经鞘瘤、视神经胶质瘤、淋巴瘤、泪腺瘤、横纹肌肉瘤、眶壁骨瘤。②继发性：眼球及眼附属器肿瘤扩展而来（视网膜母细胞瘤，脉络膜恶性黑色素瘤,眼睑、结膜鳞状细胞癌,眼睑基底细胞癌,恶性黑色素瘤,睑板腺癌),由鼻窦蔓延而来(筛窦或额窦囊肿、上颌窦或筛窦癌肿),其他脏器肿瘤或血液病转移而来(肺癌、乳腺癌、前列腺癌、绿色瘤)。

3. 血管性 眶内及海绵窦动静脉瘘、眼眶静脉曲张。

4. 内分泌性 格雷夫斯病(Graves disease),或称内分泌性突眼。

5. 外伤性 眶骨骨折,眶内血肿。

6. 寄生虫性。

7. 其他 常见眼球突出的综合征,如克鲁宗综合征(Crouzon syndrome,先天性颅面骨发育不全)、Gruber 综合征(颅脑面发育异常)、阿佩尔综合征(Apert syndrome)等。

(六) 眼球突出度测量检查表

见表 3-5-1。

表 3-5-1 眼球突出度测量评估表

项目	内容	是	否
操作前准备	核对患者信息,包括患者姓名、性别、年龄、主诉、眼别		
	明确患者有无眼球突出度测量的禁忌证		
	告知患者或家属眼球突出度测量的主要内容及注意事项		
	眼球突出度测量相关物品准备正常,包括直尺、Hertel 突眼计;测量地点选择得当		
操作过程	患者测量体位正确		
	操作者视线与患者眼位在同一水平线上		
	直尺、Hertel 突眼计摆放位置正确		
	测量起止点判断准确,记录规范		
操作后处置	向患者简要介绍测量结果及临床意义		

(七) 常见操作错误及分析

1. 测量时,仪器放眼眶外侧缘时未固定稳定,导致固定点不一致,影响测量结果。

2. 患者有斜视时,未在测量时让患者以测量眼直视前方,导致患者角膜顶点位置出现偏差,影响测量结果,往往这时测量结果比实际的偏少。

3. 测量者在测量时,应该和患者平视,将视线调整至突眼计棱镜表面与内部红线重合时读取数值。

(八) 目前常用训练方法简介

可通过同学之间相互练习进行训练。

(九) 相关知识测试题(选择题)

1. 有关国人正常眼球突出度正确的表述是

A. 国人正常眼球突出度在 12~14mm,平均 13mm,两眼差值不超过 2mm

B. 国人正常眼球突出度在 15~17mm,平均 16mm,两眼差值不超过 2mm

C. 国人正常眼球突出度在 12~14mm,平均 13mm,两眼差值不超过 3mm

D. 国人正常眼球突出度在 10~12mm,平均 11mm,两眼差值不超过 2mm

E. 国人正常眼球突出度在 12~14mm,平均 13mm,两眼差值不超过 1mm

2. 引起眼球突出的疾病**不包括**

A. Graves 病

B. 眼眶肿瘤

C. 眼眶骨折

D. Crouzon 综合征(先天性颅面骨发育不全)

E. 眶蜂窝织炎

3. 测量眼球突出度的时候应注意(多选)

A. 检测者与受检者对面而坐,读数时候左眼看患者右眼突出度,右眼看患者左眼突出度

B. 患者应背光而坐

C. 患者的测量眼平视前方

D. 追踪观察时,应取同一眶距

E. 测量计需平行固定在眶缘

4. 甲状腺相关性眼病的治疗包括(多选)

A. 手术　　　　　　　B. 激素　　　　　　　C. 免疫抑制剂

D. 放疗　　　　　　　E. 化疗

5. 眼球突出测量不适用的情况包括(多选)

A. 幼儿　　　　　　　　　　　　B. 昏迷患者

C. 神志不清的精神病患者　　　　D. 眼睛疼痛厉害的患者

E. 眼睑高度水肿,上抬困难

参考答案: 1. A;2. C;3. ACDE;4. ABCD;5. ABCDE。

(张莉薇)

二、眶压检查

(一)概述

眶压是眼眶内软组织对周围眶壁及前方眼球眼睑产生的张力。可用手指或手掌压迫眼球来主观评价眶压,或者使用各种眶压计间接或直接测定眶压。眶压对诊断眼眶疾病、评价治疗效果及监测眼眶外科手术等具有重要的临床意义。

(二)眶压检查操作规范流程

1. 适应证

(1)眼眶肿瘤。

(2)眼眶外伤引起的眼眶肿胀。

(3)甲状腺相关性眼病炎性活动期。

(4)眼眶血肿、气肿。

(5)眼眶感染性疾病。

2. 禁忌证　合并或高度怀疑有眼球破裂伤的眼眶外伤。

3. 操作前准备

(1)患者的准备:清洁患者眼睑,向医师提供详尽的病史及相关特殊检查。

(2)物品(器械)的准备:眶压计。

(3)操作者的准备

1)核对患者信息,包括患者姓名、性别、年龄、主诉。

2)明确患者有眶压检查的禁忌证。

3)检查前向患者或家属交代检查目的以及检查后注意事项。

4. 操作步骤

(1)患者取坐位或仰卧位,仔细检查患者有无上睑皮损,外伤患者应排除眼球有无破裂伤。

(2)估测法:患者闭合眼睑,检查者用双手手指或手掌压迫眼球,使其回退,体会双侧眼眶内压力的差别。此方法多用于临床,无法得到定量确切数据,仅能作为参考。

(3)直接眶压测量法:使用自制眶压计(含压力探测器、压力传感器和压力监测仪)。患者取仰卧位,常规消毒铺巾。无菌条件下连接好测量装置,整个测量系统内灌注常温 0.9% 氯化钠溶液,排出系统内的空气。嘱患者向鼻上方注视,将压力探测器(18G 静脉留置针)自眶下缘外 1/3 处穿刺入眶内,在外直肌与下直肌之间行进 3.5cm。拔出针芯,妥善固定。压力传感器调零后开放探测器的测压端,即可在压力监测仪上观察到眶压的数值及曲线。

(4)间接眶压测量法

1)Copper 眶压计测量:患者取仰卧位或坐位,结膜囊内滴 0.5% 奥布卡因滴眼液表面麻醉,置角膜接触镜,在接触镜上施加压力(100g、200g、300g),记录不同压力下眼球的后退量;外接压力传导装置即可直接读取眶压值。

2)刘玉珉自主研发的眶压计测量:患者取端坐位,以两支座及其上的三棱镜测量患者的突眼度及眶距;再将眶压计后退,把测压计上的测压栓推至测量位,并对准患者平视前方的角膜。嘱患者在维持眼球注视方向的同时闭合眼睑,将测压计移至测量突眼度的位置,此时测压栓触及眼睑,眶压通过眼球、眼睑、测压栓、导气管传递给压强计,压强计即显示出间接眶压值。每眼测量 3 次,计算平均值。

(5)检查完毕,询问患者有无疼痛不适,向患者或家属交代检查结果,并制订进一步诊疗方案。

(三) 并发症及处理

1. 加重未经查出的眼球破裂伤　如检查外伤患者的眶压,必须在检查前确认患者有无合并眼球破裂伤,如有眼球破裂伤,则禁忌行眶压检查,否则可能造成眼内容物脱出,增加眼球清创缝合的难度。

2. 眼痛　如使用 Copper 眶压计进行眶压测量,施加压力不宜>300g,否则会引起明显的眼部压迫感及眼痛不适。

3. 球后出血　直接测压法的操作类似球后注射,有引起眶内出血的可能。如注意穿刺手法,发生此并发症的概率很低。一旦发生球后出血,需要加压包扎,同时应用止血药物。

(四) 操作注意事项

1. 使用 Copper 眶压计测量眶压时,施加压力需在 300g 以内,以免造成明显眼痛不适。

2. 外伤患者测量眶压前必须进行仔细检查,必要时结合眼眶 CT,排除眼球破裂伤,否则可能加重伤情。

(五) 相关知识

眼眶为四棱锥体结构,四周是紧密连接的坚固骨壁,前方是眶隔和眼睑。眼球被眼外肌、眶筋膜和韧带固定在眼眶中,眼球的中后部周围充填以软组织。眼眶有相对稳定的形态和容积,而眶内软组织的形状及体积具有可变性,其对周围眶壁及前方眼球眼睑形成的张力称为眶压。眶压的高低受眼眶大小、眶内容物多少等因素影响。眼眶容积是相对固定的,正常成人约30ml,不同种族、不同性别人群的眶容积差异不明显。眶内容是眶压动态变化的主体,体积增减会引起相应的眶内压的升降。由于眶内软组织中的血液和组织间液依靠不断循环维持一定的动态平衡,而眼球及眼外肌等其他组织的形态和体积则相对比较稳定,因此在生理情况下眶内血液和组织间液量的波动是影响眶压最常见最主要的因素。

(六) 眶压检查评估表

见表3-5-2。

表 3-5-2　眶压检查评估表

项目	内容	是	否
操作前准备	核对患者信息,包括患者姓名、性别、年龄、主诉		
	明确患者有无眶压检查的禁忌证		
	告知患者或家属眶压检查的主要内容、检查目的及注意事项		
操作过程	患者检查体位正确		
	检查患者眼睑有无皮损、外伤患者需行裂隙灯检查,必要时结合眼眶 CT 判断有无合并眼球破裂		
	用手指或手掌压迫眼球回退,体会双侧阻力(直接测压与间接测压因设备限制不予考核)		
	正确记录检查内容		
操作后处置	向患者简要介绍检查结果及检查后注意事项		
	根据检查结果制订进一步诊疗方案		

(七) 目前常用训练方法简介

可通过同学之间相互练习进行训练。

(八) 相关知识测试题(选择题)

1. 关于眶压的治疗适应证,**错误**的是
  A. 眼眶血肿
  B. 甲状腺相关性眼病炎性活动期
  C. 眼眶气肿
  D. 眶蜂窝织炎

E. 陈旧性眼眶骨折

2. 关于眶压检查的禁忌证,正确的是

    A. 眼眶肿瘤   B. 甲状腺相关性眼病   C. 眼球破裂伤

    D. 眶蜂窝织炎   E. 眼眶血肿

3. 有关眶压检查过程中的注意事项,**错误**的是

    A. 检查前应充分告知患者检查目的

    B. 示指或中指指腹压迫眼球,力量适中

    C. 外伤患者测量前应仔细检查眼球

    D. 眼球破裂伤患者应轻压眼球测量眶压

    E. 检查完毕应告知患者检查情况

4. 眶压检查给予眼球压迫的压力,正确的是

    A. 200g   B. 400g   C. 600g

    D. 800g   E. 1 000g

5. 成年人眼眶正常容积是

    A. 10ml   B. 30ml   C. 50ml

    D. 20ml   E. 40ml

参考答案:1. E;2. C;3. D;4. A;5. B。

（王 沙）

三、眼眶触诊

(一) 概述

眼眶触诊是指用指腹对眼眶眶周间隙以及眶缘骨面的检查,明确眶周间隙有无肿瘤,肿瘤部位、范围、形状、边界、表面情况以及活动度等,眶骨表面是否光滑、有无异常隆起、肿物、有无压痛等。

(二) 眼眶触诊检查操作规范流程

1. 适应证

(1)眼眶前部周围间隙占位性病变。

(2)眶上神经痛。

(3)外伤所致眶缘骨质缺损。

2. 禁忌证

(1)合并或高度怀疑有眼球破裂伤的眼眶外伤。

(2)急性眶区皮肤炎症。

(3)有精神障碍患者。

3. 操作前准备

(1)患者的准备:根据临床医师要求睁眼或闭眼检查;向医师尽量提供准确的病史及相关检查结果。

(2)物品(器械)的准备:无须特殊准备。

(3)操作者的准备

1)核对患者信息,包括患者姓名、性别、年龄、主诉。

2）明确患者有无眼眶触诊的禁忌证。

3）检查前向患者或患者家属交代检查目的。

4. 操作步骤

（1）患者取坐位，若行动不便、意识模糊患者可取仰卧位。

（2）双手拇指指腹自眶内上方顺时针或逆时针方向沿眶壁与眼球之间间隙进行对比触诊，必要时可用示指和小指沿眶壁向眶深处进行触诊。

（3）触诊时注意眼眶眶周皮肤，皮下或眼眶间隙内有无肿瘤，肿瘤大小、部位、范围、表面情况、有无压痛、有无搏动等，同时注意眶骨表面是否连续、有无塌陷、有无骨质缺损、有无异常隆起骨质、眶上神经区有无压痛等，详细记录阳性体征。

（4）告知患者检查情况，结合查体结果制订进一步治疗方案。

（三）并发症及处理

眼眶触诊一般无明显并发症。

（四）操作注意事项

1. 检查眼眶合并眼球外伤时，若高度怀疑眼球破裂伤可能，应避免进行眼眶触诊。

2. 触诊时避免用指尖进行触诊，易造成触诊不准确以及患者不适感。

3. 部分肿瘤由于活动性较好，仰卧位触诊可能触及不到肿物，可结合影像学检查进行准确定位。

（五）相关知识

眼眶触诊是眼眶病的重要检查手段，眼眶触诊主要是在眶骨骨壁与眼球之间存在的间隙进行，其对于眼眶前部肿瘤以及眶缘处骨折等病变的诊断尤为重要，通过触诊可掌握肿瘤的前部大小、范围、与眶骨的关系、活动度、表面情况以及有无压痛等。同时结合患者病史、影像学资料对疾病作出相对准确的诊断。

（六）眼眶触诊检查评估表

见表3-5-3。

表3-5-3　眼眶触诊检查评估表

项目	内容	是	否
操作前准备	核对患者信息，包括患者姓名、性别、年龄、主诉		
	明确患者有无眼眶触诊检查的禁忌证		
	告知患者或家属眼眶触诊检查的主要内容、检查目的及注意事项		
操作过程	患者检查体位正确		
	拇指自眶内上方开始顺时针或逆时针进行对比触诊，必要时可用示指和小指沿眶壁向深处触诊		
	询问患者检查过程中有无不适		
	正确记录检查内容		
操作后处置	向患者简要介绍检查结果		
	根据患者触诊结果交代进一步的诊疗方案		

(七) 常见操作错误及分析

触诊不到肿物。部分患者肿物较小、质地较软或活动性较好的可能因触诊手法不对造成触诊不到,应注意结合影像学检查或变换体位等方法,根据肿物性质变换手法,同时注重病史的采集等来提高触诊的准确性。

(八) 目前常用训练方法简介

可通过同学之间相互练习进行训练。

(九) 相关知识测试题(选择题)

1. 关于眼眶触诊,容易出现阳性体征的疾病是
   A. 眶前部肿物 　　　　　　　　　　B. 球后方肿物
   C. 眶尖肿物 　　　　　　　　　　　D. 筛骨骨折
   E. 肌炎型炎性假瘤

2. 关于眼眶触诊的禁忌证,正确的是
   A. 眼眶肿瘤 　　　　　　　　　　　B. 眼眶骨折
   C. 甲状腺相关性眼病 　　　　　　　D. 泪腺脱垂
   E. 眼眶外伤合并眼球破裂伤

3. 有关眼眶触诊检查过程中的注意事项,**错误**的是
   A. 检查前应充分告知患者检查目的
   B. 检查过程应动作轻柔
   C. 利用拇指在眼眶间隙进行对比触诊
   D. 若怀疑合并眼球破裂伤的眼眶外伤,可以进行眶深处触诊
   E. 必要时可用示指和小指沿骨壁向深处触诊

4. 眼眶触诊的意义,**错误**的是
   A. 有利于判断肿瘤大小
   B. 有利于判断肿瘤位置
   C. 有利于判断肿瘤范围
   D. 有利于肿瘤定性诊断
   E. 有利于判断肿瘤质地

5. 对于眼眶肿瘤触诊的内容,**错误**的是
   A. 肿瘤质地 　　　　　　　　　　　B. 肿瘤大小
   C. 肿瘤活动度 　　　　　　　　　　D. 肿瘤表面情况
   E. 肿瘤后部情况

参考答案:1. A;2. E;3. D;4. D;5. E。

(王　沙)

四、眼球搏动检查

(一) 概述

眼球搏动多出现于动静脉直接交通、眶骨缺失、肿瘤等眼眶或眶颅沟通性疾病,表现为眼球出现与血管或脑组织的一致性搏动。严重时肉眼可见,或用手触诊眼球可感觉到,同时伴或不伴有眼球突出。

（二）眼球搏动检查操作规范流程

1. 适应证

（1）动静脉直接交通：颈内动脉海绵窦瘘。

（2）眶骨缺失：先天性或手术、外伤性眶顶、蝶骨大翼缺失，额窦黏液囊肿，眶上裂扩大，正常脑搏动传递至眶内。

（3）肿瘤：动静脉血管瘤、动脉瘤及供血丰富的眶内肿瘤。

2. 禁忌证　无。

3. 操作前准备

（1）患者的准备：患者取坐位或仰卧位；向医师尽量提供准确的病史及相关检查结果。

（2）物品（器械）的准备：听诊器。

（3）操作者的准备

1）核对患者信息，包括患者姓名、性别、年龄、主诉。

2）检查前向患者或患者家属交代检查目的。

4. 操作步骤

（1）患者取坐位或仰卧位，眼球平视正前方。

（2）检查者观察被检者眼球情况，严重者可肉眼见眼球节律性搏动；若不明显可予示指指腹贴附于上睑表面，感觉眼球搏动情况。

（3）若有眼球搏动，可将听诊器贴附于上睑表面，听诊是否伴有血管杂音。

（4）告知患者检查情况，结合检查结果制订进一步的治疗方案。

（三）并发症及处理

眼球搏动为无创性检查，无并发症发生。

（四）操作注意事项

进行眼球搏动检查时应注意患者其他体征，如是否合并上睑下垂、眼球运动障碍、巩膜及结膜静脉血管扩张、眼球突出、皮肤色素咖啡斑、血管杂音等重要体征，这对于疾病的诊断至关重要，也提示我们进一步的诊疗方案。

（五）相关知识

眼球搏动最常见于颈内动脉海绵窦瘘，多见于外伤，也可见于先天性颈内动脉薄弱、潜在动脉瘤或炎症等，表现为搏动性眼球突出，有时可闻及血管杂音，且可见明显的眼上静脉扩张；同时也可见于神经纤维瘤病，这类疾病多有遗传性，可侵犯全身器官，眼部也被常常累及，部分神经纤维瘤可合并眶骨缺损，由于眶顶和眶后壁大面积缺损，部分脑组织膨入眶内，脑搏动传递至眼球造成眼球搏动；还可见于眶内血管畸形，多半合并颅内血管病变，一般在输入动脉和输出静脉之间有杂乱血管团，病变在眶内者可出现搏动性眼突；另外还可见于先天性脑膜脑膨出，此类患者由于先天性发育异常，眶骨缺失造成脑组织膨出至眶内，脑搏动引起眼球搏动。

（六）眼球搏动检查评估表

见表3-5-4。

表 3-5-4　眼球搏动检查评估表

项目	内容	是	否
操作前准备	核对患者信息,包括患者姓名、性别、年龄、主诉		
	告知患者或家属眼球搏动检查的主要内容、检查目的及注意事项		
操作过程	患者取坐位或仰卧位,当仰卧位眼球搏动不明显时,可取坐位		
	双手示指指腹贴附于上睑表面,感受眼球搏动情况		
	若有眼球搏动,可将听诊器贴附于上睑表面,听诊是否有血管杂音		
	正确记录检查内容		
操作后处置	向患者简要介绍检查结果		
	根据患者检查结果交代进一步诊疗方案		

(七) 常见操作错误及分析

未触及眼球搏动则判为无相应病理情况。部分颈内动脉海绵窦瘘患者若为低流量型血管瘘可能无法触及眼球搏动征;触诊眼球搏动时应用指腹贴附于上睑表面,可增大与眼球的接触面积,有利于观察搏动不明显的患者。

(八) 目前常用训练方法简介

可通过同学之间相互练习进行训练。

(九) 相关知识测试题(选择题)

1. 关于眼球搏动检查,下列疾病意义不大的是
   A. 甲状腺相关性眼病　　　　　　B. 眼眶血管畸形
   C. 神经纤维瘤病　　　　　　　　D. 先天性脑膜脑膨出
   E. 颈内动脉海绵窦瘘

2. 哪种疾病可能出现搏动性眼球突出
   A. 眼眶炎性假瘤　　　　　　　　B. 甲状腺相关性眼病
   C. 视网膜母细胞瘤　　　　　　　D. 眼眶血管畸形
   E. 眼眶海绵状血管瘤

3. 有关眼球搏动检查过程中的注意事项,**错误**的是
   A. 检查前应充分告知患者检查目的
   B. 被检者坐位
   C. 检查者示指指腹贴附于上睑表面
   D. 若发现眼球搏动,可予听诊器放至上睑表面听诊血管杂音
   E. 检查者指尖贴附于下睑表面

4. 下列哪类疾病的眼球搏动可能合并外伤史
   A. 眼眶血管畸形　　　　　　　　B. 神经纤维瘤病
   C. 先天性脑膜脑膨出　　　　　　D. 海绵窦动静脉瘘
   E. 脑膜瘤

5. 由于眶骨缺失引起的眼球搏动,**不正确**的是
　　A. 先天性脑膜脑膨出　　　　　　　　B. 眶顶骨折
　　C. 额窦黏液囊肿术后　　　　　　　　D. 神经纤维瘤病
　　E. 眶底壁骨折

参考答案:1. A;2. D;3. E;4. D;5. E。

(王 沙)

五、眼眶杂音听诊

(一) 概述

眼眶杂音不是指眼球本身产生的杂音,而是指在眼球上听到的由颅内传来的血管杂音。研究发现颅内产生的血管杂音通过软组织的眼球比通过坚硬的颅骨更容易向外传导,因而眼球杂音的发生率相当高。在脑动静脉瘘、脑动静脉畸形、脑动脉硬化以及脑卒中等病例均可听到眼球杂音。血管杂音达到一定强度,不仅在眼球,而且在头部的其他部位也可听到。

(二) 眼眶杂音检查操作规范流程

1. 适应证

(1)生理性:见于小儿期。研究报道4~7岁的小儿约半数可听到眼球杂音,这可能与小儿期脑血流量较成人多有关。

(2)病理性

1)颅内病变:脑动脉硬化,颈内动脉血栓形成,颈内动脉虹吸部的粥样硬化性血管壁不完整(未必伴血栓形成),蔓状动脉瘤;脑积水;动静脉瘘(颈内动脉海绵窦瘘);脑梗死;开放性血肿;偏头痛;佩吉特病(头盖骨病变部的动静脉短路);脑脊髓膜炎(由于硬膜下渗出液贮留引起脑压升高)。

2)全身性疾病:甲状腺功能亢进;贫血;完全性房室传导阻滞;主动脉瓣关闭不全。

2. 禁忌证

(1)眼睑皮肤急性炎症患者。

(2)精神障碍不能配合检查者。

3. 操作前准备

(1)患者的准备

1)患者取坐位或仰卧位。

2)向医师尽量提供准确病史及相关检查结果。

(2)物品(器械)的准备:听诊器。

(3)操作者的准备

1)核对患者信息,包括患者姓名、性别、年龄、主诉。

2)检查前向患者或患者家属交代检查目的。

4. 操作步骤

(1)患者取坐位或仰卧位,闭眼。

(2)听诊器轻压上睑表面,听诊时,令患者做1~2次轻松的深呼吸后,暂时屏气。

（3）检查者一手固定听诊器，另一手触诊颈动脉，边听诊边确定眼球杂音与心动周期的关系，血管杂音在收缩期最强。

（4）眼眶杂音增强法：卧位听诊时抬高下肢，可使眼球杂音增强，因为抬高下肢可增加心输出量，使脑部血流量增多，故能增强眼眶杂音。

（5）告知患者检查情况，结合查体结果制订进一步的治疗方案。

（三）并发症及处理

听诊同时压迫对侧颈动脉，可代偿性地增加听诊侧颈动脉的血流量，故能增强眼眶杂音。相反，压迫同侧的颈动脉则使眼眶杂音减弱。此法可用以鉴别眼眶杂音是来自左侧颈内动脉还是右侧颈内动脉。但有因压迫颈动脉而引起死亡的报道，所以必须在心电图监护下慎重应用。

（四）操作注意事项

1. 进行眼球血管杂音检查时注意听诊器轻压眼球表面，避免过重影响听诊。
2. 杂音听诊不明显时可采用杂音增强法，卧位听诊抬高下肢，增加心输出量。
3. 鉴别眼眶杂音来自左侧还是右侧颈内动脉时，可压迫同侧或对侧颈动脉。

（五）相关知识

眼眶杂音与性别无关，而与年龄有密切的关系。小儿时期约有半数可听到眼眶杂音，且大多数属生理性的。15岁以后发病率有逐渐增加的趋势，这与随着年龄的增长，心脑血管病变也增加有关。眼眶杂音的存在，有助于脑内动静脉瘘及动静脉畸形等病变的诊断。特别是对脑动脉狭窄及闭塞等引起的脑卒中诊断是重要的体征。且可作为脑动脉硬化的一个指征。此外，还可帮助判断全身性动脉硬化的进展及预后情况。冠心病患者伴有眼眶杂音是预后不良的象征。

（六）眼眶杂音检查评估表

见表3-5-5。

表3-5-5　眼眶杂音检查评估表

项目	内容	是	否
操作前准备	核对患者信息，包括患者姓名、性别、年龄、主诉		
	明确检查禁忌证		
	告知患者或家属眼眶杂音检查的主要内容、检查目的及注意事项		
操作过程	患者取坐位或仰卧位，嘱患者闭眼		
	听诊器贴附于上睑表面，轻压眼球		
	听诊时，令患者做1~2次轻松的深呼吸后，暂时屏气		
	检查者一手固定听诊器，另一手触诊颈动脉，边听诊边确定眼眶杂音与心动周期的关系		
	正确记录检查内容		
操作后处置	向患者简要介绍检查结果		
	根据患者检查结果交代进一步诊疗方案		

（七）常见操作错误及分析

1. 听诊时杂音太小或听不到。可将听诊器轻压眼球或采用杂音增强法。

2. 听诊时为明确眼眶杂音与心脏周期的关系，需要一手压听诊器，另一手触诊颈动脉。

（八）目前常用训练方法简介

可通过同学之间相互练习进行训练。

（九）相关知识测试题（选择题）

1. 关于眼眶杂音，下列哪种疾病**不易**发生

    A. 甲状腺相关性眼病　　　　　　　　B. 眼眶血管畸形

    C. 眼眶海绵状血管瘤　　　　　　　　D. 先天性脑膜脑膨出

    E. 颈内动脉海绵窦瘘

2. 下列可能出现搏动性眼球突出的疾病是

    A. 眼眶炎性假瘤　　　　　　　　　　B. 甲状腺相关性眼病

    C. 视网膜母细胞瘤　　　　　　　　　D. 眼眶血管畸形

    E. 眼眶海绵状血管瘤

3. 有关眼眶杂音检查过程中的注意事项，**错误**的是

    A. 检查前应充分告知患者检查目的

    B. 被检者坐位，闭眼

    C. 检查者将听诊器贴附于上睑表面

    D. 若听诊杂音不明显，可压迫桡动脉增强杂音

    E. 听诊时，令患者做1~2次轻松的深呼吸后，暂时屏气

4. 眼眶杂音增强法的正确做法是

    A. 抬高手臂　　　　　　B. 仰卧位　　　　　　C. 抬高下肢

    D. 压迫肱动脉　　　　　E. 压迫桡动脉

5. 下列可以引起眼眶杂音合并眼球突出的疾病是

    A. 先天性脑膜脑膨出　　B. 贫血　　　　　　　C. 脑水肿

    D. 神经纤维瘤病　　　　E. 眶底壁骨折

参考答案： 1. A；2. D；3. D；4. C；5. A。

（王　沙）

第六节　眼眶常用治疗

一、眼眶穿刺活检

（一）概述

随着医学影像学的发展，眼眶深处的占位病变可以通过超声或CT引导的方式进行针吸或针切活检，前者可以确定病变性质，后者可以协助组织学诊断，从而解决了眼眶深处不明原因的占位性病变手术活检难度大、显露取材困难及易造成邻近组织损伤的问题。但是实际工作中，针吸或针切活检在眼眶占位性病变的活检中应用并不广泛，这与相关科

室的配合程度以及病理诊断水平参差不齐有很大的关系。眼眶穿刺活检是一项眼眶专业医师需要掌握的操作技能,只有做好穿刺,才有可能取得足够的组织标本,得到准确的病理结果。

(二)眼眶穿刺活检规范流程

1. 适应证

(1)临床和影像对病变性质难以判断者。

(2)疑为肿瘤的转移灶,拟确诊后行化学治疗或放射治疗者。

(3)需行眶内容物广泛根治,手术范围较大者。

(4)需排除炎性假瘤者。

(5)含液体的肿物,为明确液体性质者。

2. 禁忌证

(1)绝对禁忌证:无。

(2)相对禁忌证

1)未经控制的高血压、凝血功能障碍患者。

2)精神障碍、幼儿在镇静状态下仍无法配合穿刺活检者。

3. 操作前准备

(1)患者的准备

1)年幼患者、精神障碍患者穿刺前需使用苯巴比妥钠镇静。

2)行血压检查正常。

(2)物品(器械)的准备

1)设备:B超或CT,B超换能器频率为5MHz,灵敏度为69dB,探测深度0~7cm,探头在术前低温环氧乙烷消毒。

2)针具:穿刺针用20~23号针,长度为25~40mm;如穿刺部位浅可用5号球后注射针或7号针;针切活检可用肾穿针或槽式针。选择针的长度均应小于40mm,针具均常规高压消毒后备用。

(3)操作者的准备

1)核对患者信息,包括患者姓名、性别、年龄、眼别。

2)明确患者有无眼眶穿刺活检的禁忌证。

3)做好患者的解释工作,消除患者的紧张情绪,取得患者的配合,并签署知情同意书。

4)穿刺前应根据B超或CT扫描明确眶内占位病变部位、形态及与眼球的毗邻关系。

5)操作前手消毒,戴无菌手套、手术帽及口罩。

4. 操作步骤

(1)患者取仰卧位,穿刺区域皮肤常规消毒。

(2)B超引导下穿刺及穿切

1)在拟定的进针部位对侧或两侧,置B超探头显示病变部位后,将穿刺目标限制在荧光屏监视器的引导线内。

2)在荧光屏的监视下,在接近病变部位的皮肤或结膜面,将针刺入,经过眼球与眶壁间隙既定方向缓慢进针,达病变的预定穿刺区域时显示出强回声。

3）及时固定针头,接上 10ml 针筒,在保持负压状态下,在不同的平面,针头上下提插并持续抽吸 2~3 次。

4）停止负压吸引缓慢退出针头,将针管中的吸入物注于干净的载玻片上,用另一玻片轻轻推开,使涂片尽可能薄而均匀,并立即置于 95% 乙醇溶液中固定 5~10 分钟,HE 染色,光镜下观察行细胞学检查。

5）对于实质性病变,若细针穿刺活检不成功,即可改用针切活检。肾穿针或槽式针进入病变部位后,逆时针或顺时针方向旋转针体 2~3 次,然后在不同平面垂直提插 2~3 次后,即可缓慢退针,穿切内容物用 10% 甲醛溶液固定,针尖余液按前述常规涂片行细胞学检查。

（3）CT 引导下穿刺及穿切

1）经常规 CT 扫描,明确病变位置、范围及其与毗邻重要结构的关系,选择穿刺的最佳层面,在 CT 监视屏上用游标测出进针深度和角度。

2）穿刺区域皮肤常规消毒,穿刺针连接 20ml 或 50ml 针管,按照测出的深度和角度进针后重复 CT 扫描(一般扫 2~3 层)。

3）核实针尖位于病变中心,在不同平面垂直提插多次获取组织;如使用槽式针穿切,则在病变深部进退并旋转 2~3 次。抽出针芯,常规抽吸。

4）出针后,用针芯轻轻推出抽吸物,涂片做细胞学检查,块状组织则用 10% 甲醛溶液固定,送病理切片。

（三）并发症及处理

1. 针尖误入颅内 经 CT 或 B 超引导下穿刺较少出现,如为颅眶沟通性肿瘤,有可能发生眶壁骨质缺损破坏。需注意选择不超过 40mm 长的穿刺针,控制进针深度及方向。如操作过程中发生针尖误入颅内,应立即退针,观察有无脑脊液漏,治疗结束后加强抗炎处理。

2. 针道感染 可能为 B 超探头消毒不合格或未按规范无菌操作所致。处理:加强抗炎抗感染治疗。

3. 眶内出血 较多见。穿刺活检本为有创性操作,加之部分肿瘤血供丰富,经穿刺或穿切后容易出血。处理:加压包扎,应用止血药物,一般 7~10 天后出血可完全吸收。

4. 针尖误入眼球 少见,稍有经验的操作者即可避免穿刺针误入眼球。出现此并发症,应及时散瞳详查眼底,如发现视网膜裂孔,予以激光光凝。玻璃体如有积血可给予药物保守治疗,待积血吸收后再进行上述检查及处理。

5. 恶性肿瘤经针道扩散转移 肿瘤扩散的机制与肿瘤组织的生物学特性、局部器官的解剖特点以及机体的免疫状态均有关。而且一旦眶内原发恶性肿瘤被确诊,通常很快施行眼眶根治性手术或放射治疗、化学治疗,所以穿刺引起恶性肿瘤扩散的危险性相对较低。目前国内相关文献均无报道,只是理论上存在局部种植及转移的可能。

（四）操作注意事项

1. 选择合适的引导设备 根据肿瘤在眼眶中所处位置、深度来选择合适的引导设备。眼科常用 B 超换能器频率为 10MHz,可以清晰显示浅表结构,但穿透力差,深部结构显示不清。因此,如果选择 B 超引导穿刺眼眶深部肿瘤,需要降低换能器频率或选择 CT 引导下穿刺。

2. 按照规范进行操作,注意无菌原则,获取尽可能多的组织量送检,并防止操作区域发生感染。眼眶一旦发生蜂窝织炎,有向颅内发展的趋势,严重者会危及生命。

3. 儿童进行穿刺活检需要做好穿刺前的准备工作,需让其镇静。操作中手法应轻柔、快捷。此外由于儿童的眶径浅,穿刺针的长度应小于 25mm。

4. 病变内如抽取到血性物或脓性物,尽量抽吸完全。除送细胞学检查外,还要做需氧菌、厌氧菌、真菌培养及抗酸染色,以及相应的药物敏感试验。

5. 黏液性囊肿 抽吸 1~2ml 囊液即可,过多地吸取囊液会造成鼻窦负压,患者常感到头痛。

6. 穿刺或穿切前一般不做局部麻醉,局部麻醉有可能影响定位的准确性。

(五) 相关知识

眼眶血肿及 B 超引导下穿刺抽吸治疗:

1. 病因 眼眶血肿一般分为外伤性和自发性:外伤性血肿有 3 个来源,眶内血管性、骨源性和颅源性;自发性眼眶血肿多合并眼眶或全身系统性疾病。

2. 临床表现 所有眼眶血肿的患者,均有不同程度的视力下降和眼球移位、眼球突出,部分患者还伴有眼球运动障碍,这是由血肿的机械性压迫作用造成的。

3. 治疗 急性眶内出血首先要对症处理,抬高头位卧床休息,局部冷敷,全身应用止血药物及高渗剂。若出血量小,眶压增高不显著,对视功能影响不大,不需要进行特殊治疗,可随访观察待其自行吸收。若出血量较大,在眶内已形成血肿,尤其是出血蔓延至眶尖者,视功能严重受损,甚至出现黑矇,应在 B 超导向和定位下行局部穿刺抽吸血肿,迅速降低眶压。解除血肿对视神经的压迫,挽救视力。对于视功能丧失,穿吸引流失败,或视力恢复不理想者,应即刻开眶探查,否则视功能难以恢复。B 超可确定病变位置,引导穿刺针进入血肿以内,进行抽吸。

眼眶穿刺未抽吸到血性液体的原因,归纳有以下几方面。①穿刺时机问题:血肿内部形成血凝块,是穿吸失败的最常见原因;②穿刺的部位不准确;③穿刺的深度不够:一般在穿刺的过程中,存在落空感与空腔感,操作者须仔细体会;④穿刺针头的选择不当;⑤穿刺针头阻塞。

(六) 眼眶穿刺活检评估表

见表 3-6-1。

表 3-6-1 眼眶穿刺活检评估表

项目	内容	是	否
操作前准备	核对患者信息,包括患者姓名、性别、年龄、主诉、眼别		
	测量血压正常		
	明确患者有无眼眶穿刺活检的禁忌证		
	告知患者或家属眼眶穿刺的主要步骤及注意事项,消除患者紧张情绪,争取患者的配合;年幼患儿做好镇静;签署知情同意书		
	相关物品准备正常,包括 B 超、血压计、注射器、消毒用品、一次性敷料		

续表

项目	内容	是	否
操作过程	患者体位正确,注射部位消毒范围正确		
	选择合适长度的穿刺针		
	B 超或 CT 确认肿物部位、深度		
	在 B 超或 CT 引导下进针,进针深度及方位判断准确		
	以穿刺针进行抽吸,槽式针或上颌窦穿刺针进行穿切		
	正确保存抽吸物,并做好涂片		
操作后处置	无菌敷料覆盖,局部加压,观察无活动性出血		
	检查床旁视力,观察瞳孔直径及相对性传入性瞳孔障碍(RAPD)		
	单眼加压包扎		
	交代注意事项及复查事宜		

(七) 常见操作错误及分析

1. 未取到肿瘤组织 发生此种情况的原因主要有:①进针深度不够或方向不对。操作前应根据患者 B 超或 CT 检查结果确定肿物的方位及深度、计划进针部位及行进方向。②未在 B 超实时监测下看到强光点即进行抽吸。B 超引导下进行穿刺很难显示穿刺针全长影像,只能看到点状高反射。因此必须将肿物影像置于监视器中央部位,只有在肿物影像中看见强光点,才能证实穿刺针已进入瘤体。③肿瘤中纤维性成分较多,难以抽吸到细胞成分。这种情况下应及时更换肾穿针或槽式针,采用穿切的方式获取肿瘤组织。

2. 出针时继续抽吸 出针时应停止抽吸,如果继续抽吸,可能将正常组织抽吸进入针道,或将肿瘤组织吸入针筒,降低标本质量。

(八) 相关知识测试题(选择题)

1. 眼眶针吸活检可采用以下哪种穿刺针

   A. 肾穿针　　　　　　　　　　B. 上颌窦穿刺针

   C. 槽式针　　　　　　　　　　D. 20~23 号穿刺针,长度小于 40mm

   E. 45mm 长的穿刺针

2. 为提高眼眶穿刺活检的准确性及安全性,可以选用(多选)

   A. CT 引导

   B. 频率 10MHz 换能器的 B 超引导

   C. 频率 5MHz 换能器的 B 超引导

   D. 无须引导,凭经验直接穿刺

   E. 以上均不对

3. 眼眶血肿未抽吸到血性液体的原因有(多选)

   A. 血肿内部仍为血凝块　　　　B. 抽吸针头阻塞

   C. 血肿机化　　　　　　　　　D. 抽吸力量不够

E. 穿刺针头过细

4. 关于 B 超下血肿表现的描述,**错误**的是

    A. 早期的新鲜血肿,缺乏内回声

    B. 凝血块表现为弱回声

    C. 血凝块溶解时内回声开始消失,为低回声至无回声的过渡

    D. 凝血块表现为中等回声

    E. 血肿机化表现为局限性强回声区域

5. 关于骨膜下间隙血肿的表述,正确的有(多选)

    A. 主要原因是外伤   B. 多见于眶上壁

    C. 多见于眶下壁   D. B 超检查,表现为扁平的低或无回声区

    E. 患者可合并血液系统疾病

参考答案:1. D;2. AC;3. ABCDE;4. D;5. ABDE。

(谭 佳)

二、眼眶注射治疗

(一) 概述

眼眶内注射方法包括球周注射和球后注射,根据治疗或操作目的不同,选择的药物不一样。以下主要介绍眼眶内激素注射的方法,此方法主要用于眼眶内非特异性炎症的治疗及轻中度甲状腺相关眼病活动期的治疗选择之一。眼眶内注射治疗操作相对简单,但需要严格掌握适应证,并规范治疗操作,尽可能避免严重并发症的发生。

(二) 眼眶内激素注射治疗规范流程

1. 适应证

(1)眼眶非特异性炎症(包括特发性眼睑炎性水肿、非特异性眼眶肌炎、泪腺炎等)拒绝全身激素治疗者。

(2)轻中度甲状腺相关眼病活动期,不愿进行激素全身治疗或有激素全身应用禁忌者。

2. 禁忌证

(1)绝对禁忌证

1)对注射药物过敏者。

2)精神障碍、幼儿无法配合注射治疗者。

3)青光眼、高眼压症患者。

(2)相对禁忌证

1)合并全身性免疫系统疾病的眼眶非特异性炎症患者。

2)中重度甲状腺相关眼病活动期患者。

3)既往激素治疗无效或短期复发,需考虑其他疾病可能者。

3. 操作前准备

(1)患者的准备

1)完善普通视力检查及眼压检查,眼球上转受限患者行压平式眼压计测量眼压,结果正常者可接受眼眶激素注射治疗。

2)年幼患者、精神障碍患者需检查前由家属做好解释工作,争取患者配合治疗。

(2)物品(器械)的准备

1)药物：糖皮质激素可选用曲安奈德注射液(40mg/1ml)；0.5% 醋酸甲泼尼龙混悬液；地塞米松注射液。可两种激素配伍使用(如地塞米松加曲安奈德)，用药方案及剂量根据各单位经验自行制订。经皮肤注射者需准备局部麻醉药品(常用 2% 利多卡因注射液)，经睑结膜面注射者需准备表面麻醉药品(如 0.5%~1% 丁卡因滴眼液或 1% 奥布卡因滴眼液)。

2)消毒用品及无菌注射器、无菌敷料。

(3)操作者的准备

1)核对患者信息，包括患者姓名、性别、年龄、眼别。

2)明确患者有无眼眶糖皮质激素局部注射的禁忌证。

3)告知患者或家属糖皮质激素局部注射的不良反应及注意事项，并签署知情同意书。

4)手消毒，戴无菌手套、手术帽及口罩。

4. 操作步骤

(1)患者取仰卧位，眼睑局部皮肤以络合碘或聚维酮碘消毒。

(2)用 2ml 或 5ml 无菌注射器，抽取曲安奈德药液 0.5ml(含药量 20mg)，换 5 号半针头，经皮肤面行球周或球后注射。

1)球后注射：嘱患者眼球向鼻上方注视，针头从下睑外侧皮肤刺入，经眶隔沿下、外直肌之间进入肌椎间隙，然后向眶尖方向缓缓推入，深度约 3cm，回抽无回血即可注射药物。

2)球周注射：从眶下缘的外、中 1/3 交界处，经皮肤刺入，向眶底方向进针 15~20mm 深，回抽无回血，于该处注药。也可从眶上缘的眶上切迹处进针，进针方向与眶内侧壁平行，至约 25mm 深处，回抽无回血，于该处注药。

(3)注药完毕后拔出针头，盖无菌敷料，局部加压，观察进针处有无渗血。测床旁视力大于指数 /1m 外，观察瞳孔直径及 RAPD 征，无异常后指导患者继续局部加压(注药同侧手掌根部压迫进针部位)5~10 分钟，后自行解除加压，继续观察 30 分钟，无视力下降、眼胀等眼部不适症状后可离开治疗室。

(4)注射后第 7 天复诊，行普通视力及眼压检查，确认患者无眼眶激素注射禁忌证后进行第二次注射，操作方法同步骤(2)及(3)。

(三)并发症及处理

1. 过敏反应　罕见，可能是对注射液中其他成分过敏导致。患者行注射治疗后建议在治疗室外观察 30 分钟，如出现呼吸困难、血压下降等不适反应，立即送往急诊科急救处理。

2. 视力下降甚至丧失　考虑有如下原因：①药液入血，栓塞眼动脉；②针尖刺破眼球，药液注入视网膜下或玻璃体腔内；③眶内血肿形成，眶压升高，导致眼眶间隙综合征。如患者行眼眶注射后即刻出现视力迅速下降，应立即行眼底检查、眼底照相，必要时行眼眶及颅脑 CT 或 MRI 扫描，查明原因并进行相应处理。

(1)眼动脉栓塞：及时给予硝苯地平舌下含服、山莨菪碱球后注射、前房穿刺放液、吸氧等紧急处理，观察患者视力变化情况，必要时收住院进一步治疗。

(2)眼球穿破，药液进入玻璃体腔：应扩瞳详细检查周边部位视网膜，如发现视网膜裂孔，及时给予激光光凝术封闭裂孔，防止出现视网膜脱离；同时密切监测眼压变化，如出现眼压升高，给予降眼压治疗。

(3)眶内血肿形成：如出血量少，视力无明显下降，可局部加压包扎，胀痛明显时可予甘露醇静脉滴注,密切观察视力变化。血肿液化后可逐渐吸收,症状可自行缓解。如出血量多,视力显著下降至指数或以下,需考虑行急诊手术清除血肿。

3. 眼压升高 糖皮质激素眶内注射最常见的眼局部不良反应为眼压升高,主要见于对激素敏感的患者。因此,在行眼眶激素注射之前必须常规检查眼压。多数患者可用非接触式眼压计进行测量,但需要注意的是,甲状腺相关眼病导致限制性斜视、眼球运动明显受限的患者需要采用 Goldmann 压平式眼压计进行测量,并且在测量时无须让患者正位注视。强制性正位注视易导致测得的眼压值偏高。

4. 眼周淤血 常见,通常在注射后 48 小时以后出现,为眼眶注射后眶内少量出血扩散至皮下,一般无须处理,可自行逐渐消退。如患者合并全身性疾病,如高血压、糖尿病等,可出现较重的淤血,可予冷敷 48 小时以后改热敷,促进淤血的吸收消退。

5. 面部水肿、痤疮、汗毛增多、女性患者月经紊乱等 属于糖皮质激素的全身性不良反应。糖皮质激素眶内注射治疗属于局部治疗,但是药物可经眶内小血管吸收入血,故可引起全身性副作用。但是与糖皮质激素全身应用相比,副作用相对较少,且表现轻微,通常无须特殊处理。曲安奈德对女性患者的月经周期影响较甲泼尼龙口服更常见,如对患者生活造成较严重影响,可同时就诊妇科,行相关处理或药物治疗。

(四) 操作注意事项

1. 注意规范操作 注射药物之前一定要回抽有无回血,以防药物入血。因注射药物为曲安奈德,曲安奈德注射液为混悬液,药物颗粒入血后容易导致血管栓塞。虽然此种并发症罕见,但国内外均可见零星报道,笔者所在单位也出现过一例泪腺炎患者行泪腺区注射时一过性眼动脉栓塞的病例。药液注入过程需轻柔缓慢,如推药时遇到阻力,要及时终止注药,退针后观察患者视力有无变化,必要时可更换注射位点。

2. 药物注射位点需根据患者的炎症发生部位确定 如眼眶非特异性炎症表现为泪腺肿大者,注射位点选择在眼眶外上方泪腺组织旁;如表现为肌炎型,注射位点尽量靠近病变肌肉;下直肌、外直肌炎性肿胀,可选择下睑中外 1/3 处进针,注射方法同球后注射;如为上直肌、内直肌肿胀,可选择眶上神经沟部位注射,注射方法同球周注射。如为甲状腺相关眼病多条眼外肌受累,可考虑多次注射,每次注射更换注射位点。

3. 个性化制订治疗疗程 眼眶非特异性炎症患者行眼眶激素注射通常起效较快,且效果显著,因此对于激素反应良好的病例可以考虑减少注射次数或起效以后延长注射间隔期。经临床实践发现,眼眶激素局部注射通常是在注射次数大于 3 次以后出现全身性副作用。因此,对于年轻女性眼眶非特异性炎症患者,如果激素反应良好,可以考虑注射 3 次后停止治疗。甲状腺相关眼病患者由于存在全身免疫机制的异常,局部治疗效果较全身治疗起效慢且疗效不够显著,因此仅在轻中度活动期患者应用局部治疗方案,并且注射次数需要延长。一疗程建议 7 次注射,两次注射间隔期通常为 1 周。

4. 对于部分对注射导致的疼痛特别恐惧和紧张的患者可考虑在注射前先行 2% 利多卡因局部浸润麻醉,再进行注射治疗。

5. 注射后局部加压非常重要 注射操作医师在注射完毕以后要指导每一位患者以正确的方法进行局部加压,并检查患者自行加压的压力,确认无误后方可让患者在治疗室外继续加压并进行观察。如加压位置不正确或压力不够,可能导致眶内出血增多,严重者引发眼眶间隙综合征,导致视力下降;如施压过重,也可能导致视物模糊或下降,但多能自行改善;

个别患者可能因为眼睑未完全闭合状态下过度压迫导致角膜上皮片状脱落,需引起注意。

（五）相关知识

炎性假瘤(inflammatory pseudotumor),又称眼眶非特异性炎症(nonspecific idiopathic orbital inflammation),是眼眶的急性、亚急性或慢性特发性炎症,以不同程度的淋巴细胞浸润和纤维化为特征。

1. 病因　不明,可能与呼吸道病毒感染有关,但自身免疫机制在发病中起一定的作用。

2. 临床表现　炎症可累及眶内任何组织,如眼外肌、眶脂肪、泪腺、筋膜囊、视神经等,产生相应的临床症状。局限于眶隔前的软组织炎症表现为反复发作的眼睑潮红。泪腺受累者上睑呈"S"形下垂,泪腺区触痛,眶缘常能触及肿大的泪腺边缘。肌炎型多累及上直肌及上睑提肌复合体、内直肌,可伴有眼球转动痛及复视。炎症同时累及肌腱和肌腹,表现为眼外肌全程增粗。眶尖型表现为眶深部的疼痛和头痛,可伴有复视及视力下降。肿物型类似于其他眶内肿瘤,应行活检以明确诊断。硬化型炎症起病隐匿,多有复视、视力下降、眼位偏斜,而炎症征象不明显。

3. 诊断　必须排除眼眶感染性炎症、血管炎、特殊炎症、甲状腺相关眼病、癌肿等。诊断性治疗有帮助,但必须注意某些疾病,如淋巴瘤、眼眶真菌性感染等对激素也有一定的敏感性,病情的改善不说明一定是非特异性炎症。硬化型炎症对激素治疗不敏感。有观点认为,眼眶非特异性炎症中只有肌炎型可以进行激素的诊断性治疗,其他类型均需活检行病理学确诊。

4. 治疗　规范化的皮质激素治疗是目前的首选。原则上首剂要充足,减量要缓慢,一般疗程在 3 个月以上。首剂可参考 1.0~1.5mg/(kg·d),肌炎型和泪腺炎型可适当减量。对激素治疗不敏感的病例,可行小剂量的外放射,总剂量 1 000~3 000cGy,分次照射。任何经综合治疗疗效不显著或影像显示不典型者,应组织活检,明确诊断。急性期禁忌手术治疗,慢性期如眶内有静止的局限性肿物可手术摘除,以减少眼球移位,改善外观。

（六）眼眶注射治疗评估表

见表 3-6-2。

表 3-6-2　眼眶注射治疗评估表

项目	内容	是	否
操作前准备	核对患者信息,包括患者姓名、性别、年龄、主诉、眼别		
	明确患者有无眼眶注射的禁忌证		
	告知患者或家属眼眶注射的主要步骤及注意事项,并签署知情同意书		
	相关物品准备正常,包括抢救车、注射器、消毒用品、一次性敷料		
操作过程	患者体位正确,注射部位消毒范围正确		
	无菌注射器抽取药液 0.5ml,注意抽药前将药物混匀,并更换 5 号半针头		
	注射位点确定无误		
	进针深度正确,注药前回抽无回血并进行报告		
	缓慢推药至药物无阻力完全注入		

续表

项目	内容	是	否
操作后处置	无菌敷料覆盖,局部加压,观察无活动性出血		
	检查床旁视力,观察瞳孔直径及 RAPD 征		
	指导患者局部加压		
	交代注射情况、观察时间及复查事宜		

(七) 常见操作错误及分析

1. **推药阻力异常增大**　主要原因:①药物注射入病变泪腺组织内。应尽量避免将药物注射入泪腺实质,目前报道的因眼眶曲安奈德注射发生眼动脉栓塞均为泪腺区注射的病例,药物注射入泪腺实质,易通过泪腺动脉逆行进入眼动脉,造成眼动脉主干或其他分支的栓塞。②针尖扎入巩膜。眼眶内脂肪为疏松结缔组织,眼眶内药物注射入肌锥内外脂肪间隙中并不会感到明显的阻力。而巩膜为致密结缔组织,如果注射过程中针尖扎入巩膜层间,操作者会感到阻力突然增加,此时应及时终止治疗。如果针尖扎入眼球,则有突破感。高度近视患者由于眼轴增长、后巩膜葡萄肿,如合并眼眶纤维硬化型炎症,操作者很难感知是否针尖扎入巩膜,操作时应特别谨慎。③针尖触及骨壁或刺入骨膜下间隙,也会导致推药阻力增大。进针时应避免紧贴骨壁,针尖方向不应朝向骨壁,而应与骨壁平行推进。

2. **未更换针头,直接用注射器的针头注药**　2.5ml 和 5ml 的注射器针头比较锐利,且坚硬,进入眶内后容易扎破脂肪内的小血管,引起眶内出血。如出血量大,可导致眼眶间隙综合征,导致视力下降。

(八) 相关知识测试题(选择题)

1. 下列情况**不适合**采用眼眶激素注射治疗的是

　　A. 轻度甲状腺相关眼病活动期

　　B. 肌炎型炎性假瘤

　　C. 泪腺炎型炎性假瘤

　　D. 反复发生不明原因的眼睑红肿,排除特异性感染

　　E. 硬化型炎性假瘤

2. 下列属于眼眶激素治疗禁忌证的是

　　A. 高血压　　　　　　　　B. 糖尿病　　　　　　　　C. 骨质疏松

　　D. 老年　　　　　　　　　E. 青光眼

3. 下列可用于眼眶内注射的激素制剂是(多选)

　　A. 地塞米松注射液　　　　　　　　B. 0.5% 甲泼尼龙混悬液

　　C. 曲安奈德注射液　　　　　　　　D. 氟米龙滴眼液

　　E. 妥布霉素地塞米松滴眼液

4. 下列情况可以使用激素眼眶内注射进行诊断性治疗的是

　　A. 不明原因的泪腺肿大　　　　　　B. 不明原因的眼睑红肿

　　C. 不明原因的眼眶占位　　　　　　D. 不明原因的眼外肌肿胀

　　E. 不明原因的视力下降

5. 眼眶内激素注射后出现视力急剧下降的原因有(多选)

    A. 过度压迫眼球

    B. 眼动脉栓塞

    C. 眼眶间隙综合征

    D. 巩膜刺穿,药液积存于视网膜下造成视网膜水肿隆起

    E. 玻璃体积血

参考答案:1. E;2. E;3. ABC;4. D;5. BCD。

(谭 佳)

第四章

斜弱视相关检查及治疗

第一节 斜弱视相关检查

一、眼动检查

(一)概述

每侧眼都有六条眼外肌,包括四条直肌和两条斜肌,分别为内直肌、外直肌、上直肌、下直肌和上斜肌、下斜肌。各眼外肌的功能与其解剖结构及眼球注视的方向密切相关。当眼球运动离开第一眼位时并非单条眼外肌作用,而是多条眼外肌主要及次要作用的共同效果,各肌肉开始收缩的时间及程度也不完全一致,取决于各眼外肌的力学关系。如眼球由第一眼位转向右上方(第三眼位)时,右眼的外直肌、上直肌、下斜肌收缩,根据配偶肌定律和神经交互支配定律,左眼相对应的配偶肌内直肌、下斜肌、上直肌同时收缩,而每眼相应的拮抗肌松弛,同时各肌肉的主要、次要作用亦发生相应的改变,使双眼能同步协调地向右上方转动,保持双眼单视功能。虽然每一眼球运动是在双眼多条眼外肌共同参与下完成的,但每条眼外肌都有其行使最大作用的方向,如上直肌在外上注视时上转的作用最大,只有正确理解肌肉行使最大作用的方向,才能准确分析眼外肌病变受累的情况。因此通过眼球运动检查,能了解各条眼外肌的功能及相互关系,对于斜视的诊断与治疗至关重要。

眼球运动检查

(二)眼动检查操作规范流程

1. 适应证

(1)各种类型的斜视患者。

(2)主诉有复视的患者。

(3)可疑或有眼球运动障碍的患者。

2. 禁忌证 意识明显障碍,完全不能配合检查者。

3. 操作前准备

(1)患者的准备:婴幼儿患者检查前给家属做好解释工作,争取家属共同配合检查。

(2)物品(器械)的准备:①手持式视标;②遮盖板;③笔式手电筒;④直尺;⑤开睑器1个;⑥有齿镊1对;⑦表面麻醉滴眼剂(行牵拉试验时,不能配合表面麻醉下检查的患者需在全身麻醉下进行检查)。

（3）操作者的准备

1）核对患者信息，包括患者姓名、性别、年龄、主诉。

2）告知患者及家属即将进行的检查，取得合作。

3）告知患者或家属眼动检查的主要内容及注意事项。

4. 操作步骤

（1）单眼运动检查：检查者手持视标置于被检查者眼前约 0.5m，遮盖板遮盖被检查者左眼并保持头部不动，嘱被检查者右眼追随视标的移动从正前方向右、左、上、下、右上、左上、右下、左下转动眼球，检查者观察右眼球向各方运动的幅度并记录；然后遮盖右眼，用同样的方法检查左眼球运动幅度。

（2）双眼运动检查

1）双眼同向运动：检查者手持视标置于被检查者眼前约 0.5m，被检查者双眼同时注视视标并保持头部不动，嘱被检查者双眼追随视标的移动从正前方向右、左、上、下、右上、左上、右下、左下运动，观察并记录双眼向各方运动的幅度是否同步、到位，有无过度或不足（图 4-1-1）。

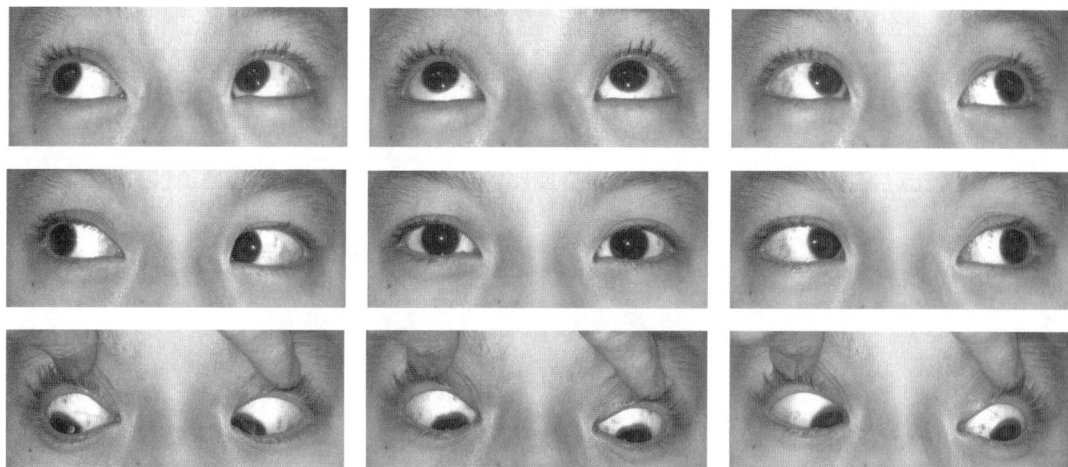

图 4-1-1　双眼运动检查方法

2）集合运动（双眼异向运动）：检查者手持视标置于被检查者眼前 30~40cm，被检查者保持头部正位双眼注视视标，将视标向被检查者鼻根移动，观察双眼向内聚集直到一眼出现向外分开，此时用直尺测量视标至鼻根部的距离即集合近点。

（3）娃娃头试验：检查者与被检查者相对而坐，用视标（可为玩具）吸引患儿向正前方注视，检查者将患儿的头部突然转向一侧或上、下方，观察眼球运动能否达到正常位置。例如，若可疑右眼外转受限，在患儿注视正前方视标时将其头部突然转向左侧，观察右眼球外转时角膜缘能否达到外眦角并记录。

（4）Parks 三步法

1）第 1 步：确定在原在位（第一眼位）时何眼上斜。检查者与被检查者相对而坐，将手持式电筒点光源置于被检查者双眼正前方 33cm 处，嘱其注视光源，观察光源在双眼角膜上的映光点与瞳孔中心的位置关系，交替遮盖左右眼，判断有无上斜及哪只眼为上斜眼（图 4-1-2）。

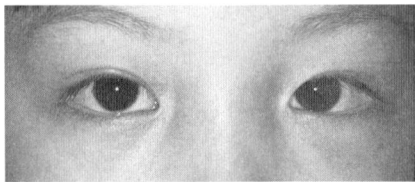

图 4-1-2　第一眼位右眼上斜

2) 第 2 步: 确定双眼向左、右侧注视时, 哪一侧垂直斜度加大。检查者将光源分别水平置于被检查者右侧及左侧, 嘱其双眼追随光源向左及右转动眼球并注视时, 观察判断向哪一侧注视时垂直斜视度会有增加(图 4-1-3)。

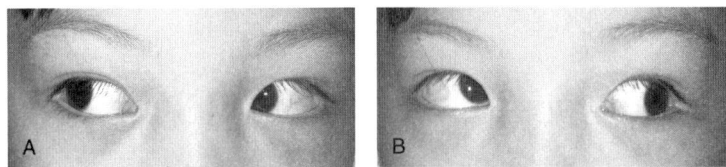

图 4-1-3　左右侧注视垂直斜度变化
A. 双眼向右侧注视垂直斜度无变化;B. 双眼向左侧注视垂直斜度增大。

3) 第 3 步: 应用歪头试验观察双眼垂直斜度是否有变化。检查者将光源置于被检查者双眼正前方, 嘱被检查者注视光源并将头向右肩或左肩倾斜, 观察双眼位置是否对称, 垂直斜度有无变化。判断向哪一侧歪头时出现双眼垂直斜度增大即为歪头试验阳性(图 4-1-4)。

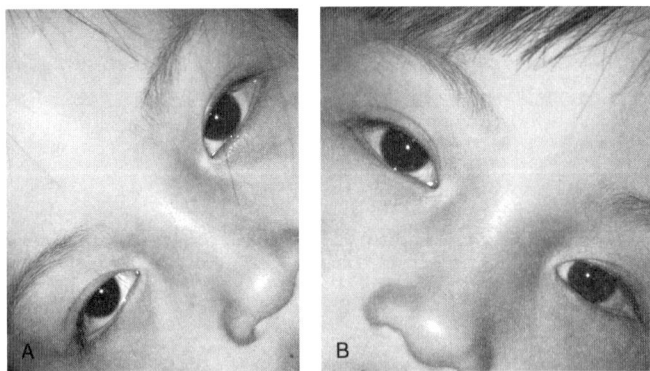

图 4-1-4　歪头试验垂直斜度变化
A. 头向右肩倾斜右眼垂直斜度增大, 即右侧歪头试验阳性;B. 头向左肩倾斜眼位无变化。

(5)牵拉试验

1) 主动牵拉试验: 患者取坐位或仰卧位, 双眼结膜囊滴表面麻醉药。遮盖健眼, 检查者一手分开被检查者斜视眼的上下睑, 用有齿镊夹住被检测肌肉的附着点或相对应角膜缘处的球结膜, 嘱被检查者向被检测肌肉行使作用的方向注视, 检查者将眼球向肌肉作用相反的方向牵拉, 即患者被检眼注视方向与检查者牵拉眼球的方向相反。检查者在牵拉的同时感受肌肉收缩的力量, 并与对侧眼同名肌肉比较。

2) 被动牵拉试验: 患者取坐位或仰卧位, 双眼结膜囊滴表面麻醉药。遮盖健眼, 检查者一手分开被检查者斜视眼的上下睑,用有齿镊夹住被检测肌肉的附着点或相对应角膜缘处的球结膜,将眼球向眼位偏斜的反方向牵拉,同时嘱患者向牵拉方向注视,即患者眼球注视方向与检查者牵拉眼球的方向一致。检查者在牵拉的同时感受牵拉有无阻力,并与对侧眼同名肌肉比较。

不能配合局部麻醉下检查者,需在全身麻醉下进行。全身麻醉下被动牵拉试验:被检眼置开睑器,双手分别持镊子夹住 3 点与 9 点方位角膜缘处球结膜,将眼球向斜视方向的对侧牵拉同时感受有无阻力,并与对侧眼同名肌肉比较。

(三) 并发症及处理

1. 角膜上皮损伤　牵拉试验时若过多地滴用表面麻醉药,可能导致角膜上皮点状剥脱。处理:滴用抗生素滴眼液或眼膏预防感染,一般 24 小时上皮修复。

2. 球结膜下出血　做牵拉试验,镊子夹持球结膜时可致微小血管破裂少许出血,一般能自行吸收,无须特别处理。

3. 球结膜撕裂　常发生于老年患者行牵拉试验时,由于球结膜菲薄、脆性较大,镊子夹持角膜缘处球结膜易致撕裂。建议镊子夹被检测肌肉的附着点。处理:小的撕裂局部滴用抗生素滴眼液或眼膏预防感染,无须特殊处理;大的撕裂需缝合。

(四) 操作注意事项

1. 单眼运动及双眼运动检查　①检查全过程要求被检查者头部保持正位,不能随视标转动;②检查双眼球外上及外下方运动时,视标应置于外上 45° 和外下 45° 方向;③检查眼球向下、内下及外下运动时应将上睑轻轻上提;④应排除内眦赘皮、睑裂大小及睑缘位置对眼球运动幅度的影响。

2. 娃娃头试验　①检查时注意患者头部保持放松;②用视标吸引患儿向正前方注视时快速转动头部。

3. Parks 三步法　①向左、右侧注视时,内眦赘皮或同时伴内斜时,应将内眦皮肤轻轻拉开暴露内眦角,以准确观察眼位;②歪头试验时下颌应轻度内收,不要上抬;③排除双眼下睑缘位置及双眼角膜大小不对称导致的假性垂直眼位高。

4. 牵拉试验　①做直肌牵拉试验时注意不要向眼眶方向下压眼球,以免造成假阴性结果;②避免过多地滴用表面麻醉药而导致角膜上皮剥脱;③镊子夹持结膜及牵拉眼球应细致轻柔,避免动作粗暴损伤结膜;④对于儿童和敏感的成年人无法在表面麻醉下检查时,需在全身麻醉满意后实施;⑤全身麻醉下无法进行主动牵拉试验,只能进行被动牵拉试验。全身麻醉下进行被动牵拉试验结果更准确,因为不会受被检查者眼球随意运动的影响。

(五) 相关知识

1. 单眼运动检查　单眼运动反映眼球向某个方向运动的最大能力。单眼运动检查用来判断眼球单条眼外肌功能有无亢进、不足或限制,对临床上了解眼外肌麻痹或限制的程度及治疗后眼外肌功能恢复的评估有重要意义。正常的单眼运动幅度眼球内转时瞳孔内缘可达上、下泪点连线,外转时角膜外缘可达外眦角,上转时角膜下缘达内、外眦的连线,下转时角膜上缘达内、外眦的连线(图 4-1-5)。当眼球向某个方向运动达不到上述正常幅度,提示向该方向运动的肌肉功能不足或存在限制因素;若眼球运动超过上述范围则视为该肌肉功能亢进。

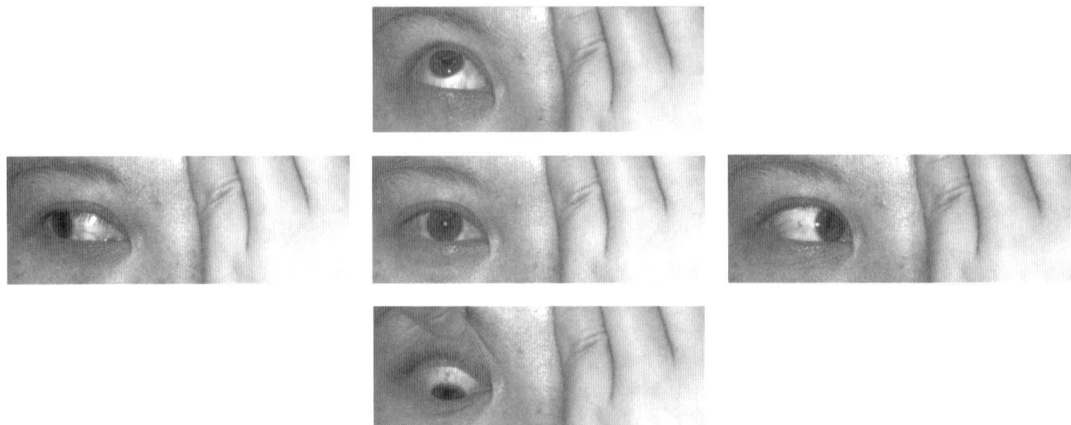

图 4-1-5 单眼运动正常幅度

2. 双眼运动检查 包括双眼同向运动与异向运动检查。双眼同向运动可了解双眼运动的协调性和运动功能的强弱程度,有无眼外肌麻痹或限制。根据 Hering 法则,双眼运动时配偶肌接受等量的神经冲动,眼外肌功能正常时双眼向各方向运动协调一致,而双眼运动功能异常时,表现为同一运动方向的一对配偶肌功能的不足或亢进。临床上通过 6 个诊断眼位来判断 6 对配偶肌的功能不足与亢进,6 对配偶肌分别为右内直肌、左外直肌,右上直肌、左下斜肌,右下直肌、左上斜肌,左内直肌、右外直肌,左上直肌、右下斜肌,左下直肌、右上斜肌。双眼运动检查能发现微小的眼球运动功能障碍,此时需要进行单眼运动检查以进一步明确眼外肌的功能,通常麻痹性斜视单眼运动时会略有改善,而限制性斜视时单眼运动没有改善。双眼异向运动是为了维持和恢复双眼融合功能的运动,包括集合和散开运动,集合是双眼都向鼻侧运动,以保证注视近处目标时外界物像能同时落在双眼视网膜黄斑上。集合运动的检查常用于判定自主集合功能的不足与过强。集合近点正常值为 6~8cm,小于5cm 为集合功能过强,大于 8cm 为集合功能不足。散开是双眼都向颞侧运动,即双眼由近处目标注视转为向远处目标注视时仍能保持视网膜上清晰成像(检查方法见本章节同视机检查中的融合检查)。

3. 娃娃头试验 是基于眼头条件反射,当头部被快速在水平或垂直方向转动时,双眼会同时向相反的方向转动。用于婴幼儿或因智力、精神因素不能配合检查的患者,鉴别真性与假性眼球运动功能受限。例如,若怀疑患儿左眼外转受限,则将其头部突然向右侧转动,此时患儿双眼会同时向左运动,若左眼向左转动能达正常幅度,则左眼为假性外转受限;若左眼左转不能达到正常幅度,则提示左眼外转运动受限。

4. Parks 三步法 是鉴别垂直性斜视患者麻痹肌是一眼的上斜肌或是另一眼的上直肌的经典方法。以右眼上斜肌麻痹为例。

(1)第 1 步,通过角膜映光法显示第一眼位右眼上斜(图 4-1-6A),说明可能存在右眼下转肌功能不足(右上斜肌、右下直肌)或左眼上转肌功能不足(左上直肌、左下斜肌)。以此从双眼八条垂直旋转肌中排除四条(图 4-1-6B)。

(2)第 2 步,图 4-1-7A 显示第二诊断眼位左侧注视右眼上斜度加大,判断可能为右眼上斜肌或左眼上直肌功能不足。即可将每眼两条垂直旋转肌中各排除一条(图 4-1-7B)。但究竟是右眼上斜肌的问题还是左眼上直肌的问题还不清楚。

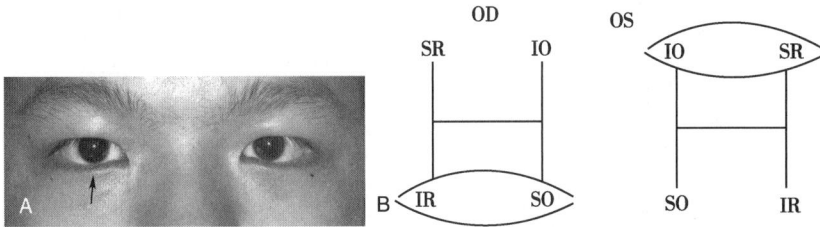

图 4-1-6　Parks 三步法: 第 1 步

A. 原在位右眼上斜(箭头指示右眼位较左眼位高即右眼上斜);B. 判断可能麻痹的肌肉为右眼 IR、SO 或左眼 IO、SR。OD、OS 分别为右眼、左眼;SR、IR 分别为上直肌、下直肌;SO、IO 分别为上斜肌、下斜肌。

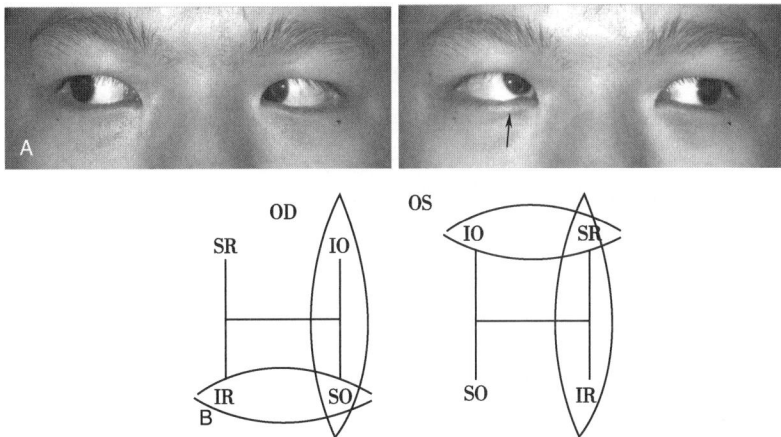

图 4-1-7　Parks 三步法: 第 2 步

A. 向左侧注视右眼上斜加大(箭头指示右眼位较左眼位高);B. 判断可能麻痹的肌肉为右眼 SO 或左眼 SR。

OD、OS 分别为右眼、左眼;SR、IR 分别为上直肌、下直肌;SO、IO 分别为上斜肌、下斜肌。

　　(3)第 3 步,歪头试验(Bielschowsky 头位倾斜试验):歪头试验是基于姿势反射原理,头位倾斜时会使双眼发生旋转调整,使眼球的垂直轴始终保持垂直地面。如头向右侧倾斜时,会发生右眼的内旋肌(上斜肌、上直肌)、左眼的外旋肌(下斜肌、下直肌)同时收缩;而头向左侧倾斜时则相反。每只眼的两条旋转肌中一条为上转肌,另一条为下转肌,以保持头位倾斜时眼球垂直眼位的平衡。歪头试验是垂直斜视鉴别诊断的重要方法,歪头试验阳性是指头向左、右肩部倾斜时垂直斜视度增加,说明可能存在斜肌或垂直肌麻痹:当头向高眼位侧倾斜时上斜度增加为斜肌麻痹,即麻痹肌可能是高眼位的上斜肌或低眼位的下斜肌;当头向低眼位侧倾斜时上斜度增加为垂直肌麻痹,即麻痹肌可能是高眼位的下直肌或低眼位的上直肌。图 4-1-8A 显示头向右侧(高眼位)倾斜垂直斜度增大即歪头试验阳性。头右侧倾斜时,右眼的内旋肌收缩,由于右眼上斜肌麻痹其内旋、下转的功能不足,此时右眼上直肌起主要作用,上直肌使眼球内旋的同时上转,使垂直斜度加大。由此最终确定麻痹肌为右眼上斜肌(图 4-1-8B),而非左眼上直肌。

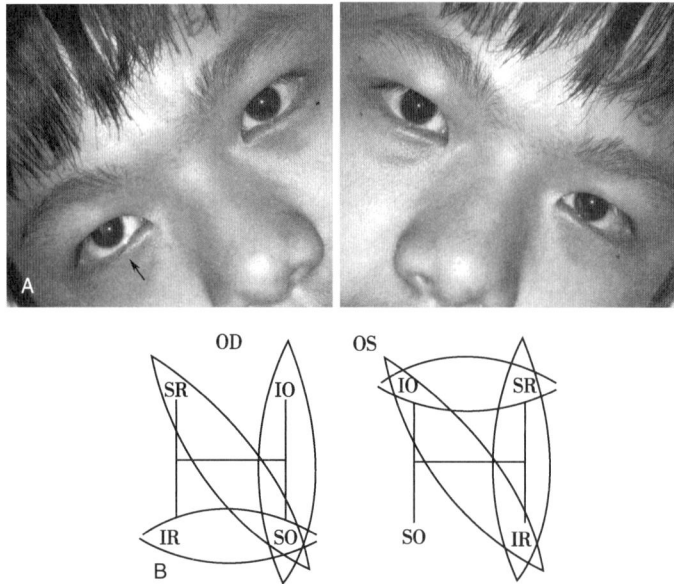

图 4-1-8　Parks 三步法：第 3 步

A. 头向右肩倾斜右眼上斜度加大（箭头指示右眼位较左眼位高）；
B. 确定麻痹肌肉为右眼 SO。
OD、OS 分别为右眼、左眼；SR、IR 分别为上直肌、下直肌；SO、IO 分别为上斜肌、下斜肌。

5. 牵拉试验　分主动牵拉试验与被动牵拉试验。主动牵拉试验用于判断直肌收缩力量的强弱，评估是否存在肌肉麻痹因素。而被动牵拉试验用于鉴别眼球运动障碍是麻痹性的还是限制性的。主动牵拉试验时若感觉肌肉收缩有力，与对侧同名肌肉无区别为正常；若感觉肌肉收缩无力或与对侧同名肌比较力量减弱，提示该肌肉麻痹；被动牵拉试验时若感觉牵拉肌肉无阻力，说明被检肌肉麻痹；若感觉牵拉肌肉有阻力，提示被检肌肉的拮抗肌有挛缩或限制因素。

（六）眼动检查评估表

见表 4-1-1。

表 4-1-1　眼动检查评估表

项目	内容	是	否
操作前准备	核对患者信息，包括姓名、性别、年龄、眼别、主诉		
	明确患者有无眼动检查的禁忌证		
	告知患者或家属眼动检查的主要内容及注意事项		
	询问有无麻醉药物过敏史		
	眼动检查相关物品是否准备齐全		
检查过程	患者检查体位正确		
	需行牵拉试验的患者双眼滴表面麻醉药		

续表

项目	内容	是	否
检查过程	单眼运动检查时遮盖未检查眼,检查各方向运动到位否		
	双眼运动检查时,双眼应分别从各方向注视视标,重点关注 6 个诊断眼位,判断双眼运动的幅度及协调性是否一致		
	娃娃头试验应在吸引被检者注视视标情况下快速转动头部,观察眼球运动是否到位		
	Parks 三步法检查:结合角膜映光法、诊断眼位及歪头试验进行第 1、2、3 步检查并最后得出结论		
	牵拉试验:表面麻醉药起作用后开始,动作应轻柔,牵拉眼球时应无下压眼球动作,双眼同名肌进行比较		
操作后处置	向患者简要介绍检查结果及临床意义		

(七) 常见操作错误及分析

1. 单眼及双眼运动检查出现假性眼外肌功能亢进 有明显内眦赘皮的患者进行眼球运动功能检查,内转时未提起内眦皮肤暴露内眦角,由于内眦皮肤遮挡角膜较多而误判内直肌功能亢进;同样,伴有内斜的患者内斜眼向内上或内下方转动时误判斜肌功能亢进。

2. 娃娃头试验假阳性结果 被检查者未注视视标或转动头部的动作过慢。

3. Parks 三步法 ①误判原在位无上斜:对于原在位上斜度数较小的患者,第 1 步仅用角膜映光法而未结合交替遮盖法观察垂直斜度。②歪头试验时下颌上抬,导致歪头试验假阴性结果。

4. 牵拉试验 ①牵拉试验假阴性:牵拉试验时下压了眼球。直肌牵拉试验时应轻轻上提眼球,如果不经意将眼球向后推向眼眶,直肌将松弛,即使有肌张力增大也会导致牵拉感觉正常出现假阴性结果。②主动与被动牵拉试验混淆:做主动牵拉试验被检眼注视方向与检查者牵拉眼球的方向一致,而做被动牵拉试验时被检眼注视方向与检查者牵拉眼球的方向相反。③牵拉试验仅做单眼,不与对侧眼同名肌进行比较。

(八) 相关知识测试题(选择题)

1. 正常单眼运动幅度正确的是

　　A. 眼球内转时瞳孔外缘达上、下泪点连线

　　B. 外转时角膜外缘达外眦角

　　C. 上转时角膜上缘达内、外眦的连线

　　D. 下转时角膜下缘达内、外眦的连线

　　E. 以上均正确

2. 眼外肌的功能正确的是

　　A. 上直肌的主要作用是上转,次要作用是内转、内旋

　　B. 上斜肌的主要作用是下转,次要作用是外旋、外转

　　C. 下直肌的主要作用是下转,次要作用是内转、内旋

　　D. 下斜肌的主要作用是上转,次要作用是外旋、外转

　　E. 以上均正确

3. 患儿,男,18 个月,因左眼向上偏斜伴头向右歪 1 年余,外科就诊已排除颈部疾病,下面哪项检查对诊断是必要的

　　A. 单眼运动检查　　　　B. 双眼运动检查　　　　C. 娃娃头试验

　　D. Parks 三步检查法　　E. 主动牵拉试验

4. Parks 三步检查法在垂直性斜视诊断中主要用于鉴别

　　A. 是一眼的上直肌麻痹还是另一眼的内直肌麻痹

　　B. 是一眼的上直肌麻痹还是另一眼的下直肌麻痹

　　C. 是一眼的上直肌麻痹还是另一眼的外直肌麻痹

　　D. 是一眼的上直肌麻痹还是另一眼的上斜肌麻痹

　　E. 是一眼的上直肌麻痹还是另一眼的下斜肌麻痹

5. 双眼球向右上方运动时,主动肌和其配偶肌分别是

　　A. 右眼的上斜肌和左眼的下直肌

　　B. 右眼的下斜肌和左眼的上直肌

　　C. 右眼的上直肌和左眼的上斜肌

　　D. 右眼的上直肌和左眼的下斜肌

　　E. 右眼的上斜肌和左眼的上直肌

参考答案:1. B;2. A;3. D;4. D;5. D。

(吴小影)

二、眼位检查

(一) 概述

0402

斜视度检查

　　眼位检查是临床常用的判断患者真假斜视、斜视性质及测量斜视度的方法。光点法是最简单易行的方法,可以初步粗略判断显性斜视类型及度数;交替遮盖是判断是否存在斜视最敏感的方式;而三棱镜 + 交替遮盖检查是斜视手术术前定量最常用、最准确的斜视度方法。临床需根据不同的目的选择不同的检查方法。

(二) 眼位检查操作规范流程

1. 适应证

(1)各种斜视患者斜视性质及测量斜视度。

(2)斜视术前术后或三棱镜治疗前测量斜视度。

(3)复视查因患者。

(4)怀疑斜视患者。

(5)观察斜视度变化。

2. 禁忌证

(1)精神异常及意识明显障碍,不能配合检查者。

(2)儿童哭闹或不合作状态下。

(3)双眼视力差,无固视能力患者。

（4）单眼缺失患者。

3. 操作前准备

（1）患者的准备：①已有屈光矫正者,配戴眼镜;②患者保持清醒和安静状态。

（2）物品（器械）的准备：手电筒或视标,三棱镜,遮盖板,马多克斯杆（Maddox 杆）。

（3）操作者的准备

1）核对患者信息,包括患者姓名、性别、年龄、主诉。

2）患者视力及屈光矫正情况。

3）告知患者及家属即将要进行的检查,取得合作。

4. 操作步骤

（1）角膜映光法（light reflex tests）：检查者手持电筒距离患者正前方 33cm 处,灯光照射在患者内眦中央的鼻梁部,嘱被检查者双眼同时注视光源并保持头部端正不动。正常人双眼位正,双眼映光点位于瞳孔中央,而斜视患者斜视眼则偏离瞳孔中点,当映光点在瞳孔缘时,相当于斜视 15°;在角膜缘时,相当于斜视 45°;在角膜缘与瞳孔缘之间时,相当于斜视 30°（图 4-1-9）。

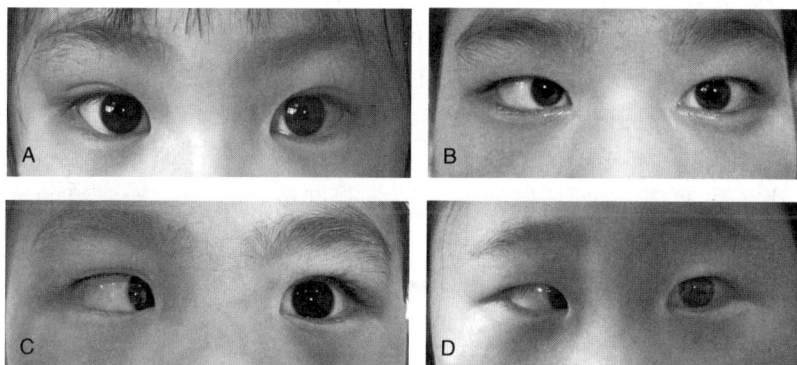

图 4-1-9　Hirschberg 法（角膜映光法）

A. 正位视：双眼角膜映光位于瞳孔正中央;B. 内斜视 15°：映光点位于瞳孔缘;
C. 内斜视 30°：映光点在角膜缘与瞳孔缘之间;D. 内斜视 45°：映光点在角膜缘。

（2）遮盖法

1）交替遮盖法（alternate cover test）：检查者手持电筒或视标置于患者正前方 33cm 处,嘱被检查者双眼同时注视光源或视标并保持头部端正不动,用遮盖板交替遮盖两眼,反复多次,同时注意观察双眼有无运动。如果双眼均无移动,说明没有斜视;如果发现有眼球移动,说明有显斜视或隐斜视存在。

2）遮盖 - 去遮盖法（cover-uncover test）：检查者手持电筒或视标置于患者正前方 33cm 处,嘱被检查者双眼同时注视光源或视标,并保持头部端正不动,将遮盖板分别遮于一眼前 3 秒以上,使融合分离,然后快速撤去,使其融合功能恢复,观察去遮盖时两眼移动情况。如果去除遮盖时,两眼均不移动,且双眼处于正位,表示无隐斜视;如果去遮盖眼均从偏斜位返回正位的矫正性移动,则说明有隐斜视或间歇性斜视;如果去除遮盖时,两眼均不移动,且去遮盖眼处于斜位,表示有显斜视。双眼交替注视,如果遮一眼,去除遮盖后,两眼均不移动,遮另一眼,去除遮盖后,双眼移动,两次去遮盖后,总是同一眼处于注视位,表示此眼为主视眼,另一眼为斜视眼,一般注视能力较差。

(3)三棱镜检查

1)三棱镜交替遮盖检查(prism alternate cover test):检查者手持电筒或视标置于患者正前方 33cm 或 5m 处,嘱患者不要转动头部,需分别在戴眼镜和不戴眼镜下测量,放置三棱镜:基底朝斜视的反方向(如内斜时基底朝外);三棱镜两边应平行(水平斜视)或垂直(垂直斜视)下睑缘放置;反复更换三棱镜度数直至交替遮盖双眼不再移动为止。记录检查结果:看远时第一眼位和左右侧向注视(25°)上下方注视(25°)眼位的斜视度和看近时第一眼位斜视度。结果可鉴别共同性和非共同性斜视。

2)Krimsky 法(Krimsky test):三棱镜加映光法测量斜视度的方法。主要用于不合作的儿童和一眼视力低下的知觉性斜视的斜视度测量。检查者将手电筒灯光照射在患者内眦中央的鼻梁部,让患者注视光源,在患者注视眼前加减三棱镜的度数至两眼的角膜映光点居中并且对称。

(4)双 Maddox 杆检查(double Maddox rod test):Maddox 杆可以用作水平、垂直、旋转隐斜视及不等像的检查(文末彩图 4-1-10)。

双 Maddox 杆检查可用于旋转性斜视的主观检查。将红色和白色两片 Maddox 杆分别水平放在试镜架上,被检查者配戴矫正眼镜后叠加配戴双 Maddox 杆镜,嘱被检查者头位摆正并双眼同时注视光源,无旋转性斜视的患者看到两条相互平行的垂直线条(文末彩图 4-1-11A);内旋眼看到线条的 12 点钟位向颞侧倾斜;外旋眼看到线条的 12 点钟位向鼻侧倾斜(文末彩图 4-1-11B)。检查者旋转患者一眼前的 Maddox 杆,使其两眼看到的线条相平行,这时从镜架上的轴向刻度可读出旋转性斜视的度数(文末彩图 4-1-11C)。

(三)并发症及处理

眼位检查为无创性检查,无并发症。

(四)操作注意事项

1. 角膜映光检查 光源置于患者正前方 33cm 处,灯光照射在患者内眦中央的鼻梁部,嘱被检查者双眼同时注视光源并保持头部端正不动。

2. 遮盖法

(1)交替遮盖要点:遮盖板遮盖一眼 3 秒以上,使融合分离,然后迅速移动到另一眼,确保总有一眼被遮盖以防止产生两眼融合。

(2)遮盖 - 去遮盖要点:将遮盖板分别遮于一眼前 3 秒以上,使融合分离,然后快速撤去,使其融合功能恢复,观察去遮盖时两眼移动情况。

3. 三棱镜检查

(1)两块三棱镜不能在单眼前同方向叠加放置,但可分别放置在双眼,结果记录为两三棱镜度数之和(实际斜视度大于两个三棱镜之和)。

(2)更换三棱镜时遮眼板始终遮盖一眼,避免间歇性外斜和调节性内斜发生紧张性集合。

(3)间歇性外斜因斜视度受患者紧张程度、配合度、聚合功能等影响,三棱镜检查,应更换增加至反复交替遮盖至过矫(即轻度内→正),才能获得较符合患者实际斜视度的结果。

(4)测量第一斜视角时,将三棱镜放在运动受限的一眼前,健眼注视;测量第二斜视角时,将三棱镜放在健眼前,麻痹眼注视。

4. 双 Maddox 杆检查 散光特别是斜轴散光未矫正,会出现旋转隐斜,另外检查中患者歪头、Maddox 杆位置不正都可能影响检查结果,检查中应注意患者需配戴矫正眼镜,头位摆正,Maddox 杆初始放置轴位不偏斜。如患者诉所见双 Maddox 杆分开不明显,可在一眼前放置 $4\sim6^{\triangle}$ 底向外三棱镜,使双 Maddox 杆水平分离,便于检查。

(五)相关知识

1. 角膜映光法 是通过观察角膜光反射的位置及其与瞳孔的关系来初步判断斜视的类型和斜视度。角膜映光法只能粗略地估计斜视度,且受 Kappa 角的影响,因此不能依此计算手术量。正常人双眼位正时,光反射对称性地落在瞳孔中央略偏鼻侧(约 5°)处,为生理性正 Kappa 角,应注意与小度数斜视及假性内斜相鉴别(表 4-1-2)。

表 4-1-2 假性内斜、正负 Kappa 角、共同性斜视的鉴别诊断

鉴别点	假性内斜	假性外斜 / 正 Kappa 角	负 Kappa 角	间歇性外斜	显性斜视
光点法	双眼瞳孔中央	双眼对称性瞳孔颞侧偏位	双眼对称性瞳孔鼻侧偏位	双眼瞳孔中央 / 单眼光点鼻侧偏位	单眼光点偏位
交替遮盖	不动	不动	不动	外→正	斜位→正
其他特点	肥胖,鼻梁过宽,内眦赘皮	瞳距过宽,眶距过宽	瞳距过小,眶距过窄	视远、疲劳或注意力不集中时出现外斜,户外强光下"畏光",喜闭一眼	可双眼交替注视,也可导致斜视性弱视
立体视觉	正常	正常	正常	大多正常	大多低常 / 无

2. 遮盖法 是通过遮盖阻断双眼融合功能后检查斜视的方法。交替遮盖是判断是否存在斜视(包括显斜视和隐斜视)最敏感的方式,且不受 Kappa 角影响。

3. 三棱镜交替遮盖检查 是通过三棱镜充分中和斜视度而测量出显斜视和隐斜视总的斜视度,是斜视手术前定量最常用、最精确的斜视度测量方法。三棱镜加光点法检查者是通过将三棱镜放在患者注视眼前以中和其斜视眼的斜视度,由于光线经过三棱镜后向基底方向屈折,会引起双眼向三棱镜的尖端发生同向运动,从而改变了偏斜眼的角膜映光位置。

4. Maddox 杆检查 是基于使两眼物像形状或颜色不同来消除融合,测量旋转斜视的方法。在临床应用中,为避免水平融合的干扰,也可将两片 Maddox 杆垂直放置进行检查。另外需注意的是,双 Maddox 杆试验以及其他大部分主观旋转斜视检查方法都是非定位性的,即一眼旋转的变化是相对于另一只眼的;所以双 Maddox 杆试验只能测出两眼旋转度的差异,不能确定哪一只是患眼。

(六)斜视度检查评估表

见表 4-1-3。

表 4-1-3 斜视度检查评估表

项目	内容	是	否
操作前准备	核对患者姓名,询问病史及配镜和治疗史,介绍自己即将要进行的检查,取得合作,患者需双眼均有固视功能		
	准备棉签、笔、手电筒、三棱镜、遮盖板、视标		
操作过程	检查者手执目标物(手电筒或视标)置于被检查者正前方33cm或5m处,嘱被检查者双眼同时注视光源或视标并保持头部端正不动,测量时需配戴矫正眼镜		
	角膜映光法:患者注视33cm处的点光源,根据反光点偏离瞳孔中心的位置判断斜视度。非注视眼角膜映光点位于瞳孔缘,相当于偏位偏斜15°;角膜映光点位于瞳孔缘与角膜缘中间,相当于偏斜30°;映光点位于角膜缘,相当于偏斜45°		
	遮盖法:①交替遮盖法。嘱被检查者双眼同时注视33cm处光源或视标,用遮盖板交替遮盖两眼,反复多次,同时注意观察双眼有无运动。如果双眼均无移动,说明没有斜视;如果发现有眼球移动,说明有显斜视或隐斜视存在。②遮盖-去遮盖法。嘱被检查者双眼同时注视光源或视标并保持头部端正不动,将遮盖板分别遮于一眼前3秒以上,然后快速撤去,观察去遮盖时两眼移动情况:如果去除遮盖时,两眼均不移动,且双眼处于正位,表示无隐斜视;如果去遮盖眼从偏斜位返回正位的矫正性移动,则说明有隐斜视或间歇性斜视		
	三棱镜检查法:①三棱镜加交替遮盖法。嘱被检查者双眼同时注视光源或视标,眼前放置三棱镜:基底朝斜视的反方向;三棱镜两边应平行(水平斜视)或垂直(垂直斜视)下睑缘放置;反复更换三棱镜度数直至交替遮盖双眼不再移动为止。记录检查结果:看远时第一眼位和左右侧向注视(25°)上下方注视(25°)眼位的斜视度和看近时第一眼位斜视度。②三棱镜加光点法。主要用于不合作的儿童和一眼视力低下的知觉性斜视的斜视度测量。让患者注视正前方33cm光源,在患者注视眼前加减三棱镜的度数至两眼的角膜映光点居中并且对称		
	Maddox杆检查法:将红色和白色两片Maddox杆分别水平放在试镜架上,被检查者配戴矫正眼镜后叠加配戴双Maddox杆镜,嘱被检查者头位摆正,双眼同时注视光源,并描述所见两条光带之间的关系,如看到两条相互平行的垂直线条提示患者无旋转性斜视;如患者看到两条不相互平行的直线条,检查者旋转患者一眼前的Maddox杆,使其两眼看到的线条相平行,记录Maddox杆旋转度数并分析结果		
操作后处置	结束检查后向患者解释检查情况及进行人文关怀		

(七) 常见操作错误及分析

1. 角膜映光检查 灯光或检查者未处于患者正前方,观察角膜映光有偏差,易出现误诊;正常人双眼位正时,光反射对称性地落在瞳孔中央略偏鼻侧(约5°)处,为生理性正Kappa角,应注意与小度数斜视鉴别。

2. 遮盖法 遮盖时间不足,无法充分消除融合,易对隐斜视和间歇性斜视漏诊,应延长遮盖时间,反复交替遮盖,充分诱导斜视,部分患者可单眼遮盖半小时后观察眼位变化。患者不合作或注意力不集中,未注视光源或视标,交替遮盖双眼不动,应随时注意患者是否用未遮盖眼注视光源或视标,如发现患者未注视则及时提示并矫正。

3. 三棱镜检查 检查中发现其他轴位偏斜(如检查水平斜视中发现交替遮盖双眼有垂直运动),应予以排查。

(1)三棱镜放置倾斜,导致继发性斜视,及时摆正三棱镜位置。

(2)是否合并垂直斜视,三棱镜充分中和水平斜视后,测量垂直斜视度数,并眼动检查确定垂直斜视原因。

(3)合并其他特殊斜视如垂直分离性斜视(DVD)等,眼动检查确定是否符合眼球运动Hering法则。

(八) 相关知识测试题(选择题)

1. 外旋眼通过 Maddox 杆看到线条

   A. 12 点钟位向鼻侧倾斜   B. 12 点钟位向颞侧倾斜

   C. 垂直向下移位   D. 垂直向上移位

   E. 水平向外移位

2. 眼外斜患者,三棱镜检查时三棱镜放置正确的是

   A. 三棱镜两边平行于下睑缘,底向外

   B. 三棱镜两边平行于下睑缘,底向内

   C. 三棱镜两边垂直于下睑缘,底向上

   D. 三棱镜两边垂直于下睑缘,底向下

   E. 三棱镜两边平行于下睑缘,一眼底向外,另一眼底向内

3. 角膜映光法检查时,患者在斜视眼角膜映光在颞侧角膜缘与瞳孔缘之间,其斜视度大约为

   A. −15°   B. −30°   C. +15°

   D. +30°   E. +40°

4. 患儿斜视检查:近 $-25^{\triangle}$,远 $-45^{\triangle}$,双眼各方向运动正常,该患儿诊断最准确的是

   A. 间歇性外斜   B. 麻痹性斜视   C. 先天性内斜

   D. 外展过强型外斜   E. 集合不足型外斜

5. 患儿检查:光点法光反射对称性地落在瞳孔中央略偏鼻侧约 5° 处,交替遮盖:双眼不动,该患儿诊断最准确的是

   A. 外斜 5°   B. 生理性正 Kappa 角   C. 内斜 10°

   D. 生理性负 Kappa 角   E. 内斜 5°

参考答案:1. A;2. B;3. D;4. D;5. B。

(魏 欣)

三、感知觉检查

(一) 概述

视觉感知觉是人脑对当前作用于视觉器官的客观事物的反映。通过视觉相关的感知觉,检查各种状态下的双眼视觉状态,例如眼位、单眼抑制或双眼复视、视网膜对应状态、立

体视觉等。其中立体视觉检查参见第一章第二节。

（二）感知觉检查操作规范流程

1. 适应证

（1）各种斜视、弱视患者。

（2）复视患者、怀疑有单眼抑制或视网膜异常对应的患者。

2. 禁忌证

（1）精神异常及意识明显障碍，不能配合检查者。

（2）儿童哭闹或不合作状态下。

（3）双眼视力差，无固视能力患者。

3. 操作前准备

（1）患者的准备

1）屈光异常者戴矫正眼镜。

2）清醒、安静状态。

（2）物品（器械）的准备

1）Worth 四点灯试验：Worth 四点灯、红绿眼镜。

2）Bagolini 线状镜：Bagolini 线状镜、点光源。

3）后像试验：检查装置，可用旋转的 8W 日光灯管，灯管中央有一直径为 1cm 的圆形黑色为注视点，或者使用类似的其他装置（图 4-1-12）。

4）4△三棱镜试验：4△三棱镜、点光源。

5）复视像检查：红玻璃片、点光源。

（3）操作者的准备

1）核对患者信息，包括患者姓名、性别、年龄、主诉。

2）告知患者及家属即将要进行的检查，取得合作。

4. 操作步骤

（1）Worth 四点灯试验

1）用红绿眼镜达到双眼分视：右眼戴红色滤光镜片，左眼戴绿色滤光镜片。

2）先注视 2m 处的四点灯，再注视 33cm 处的四点灯。

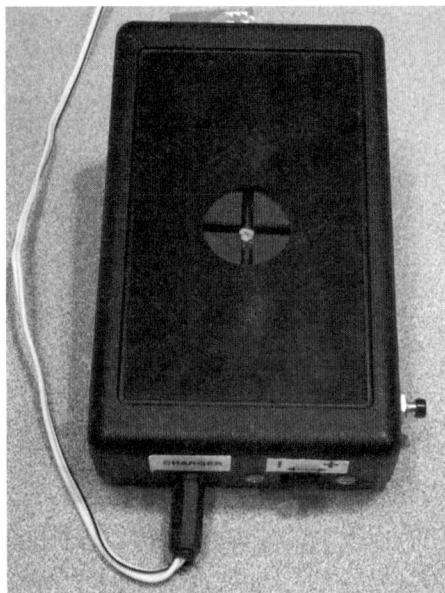

图 4-1-12　后像转换仪

3）询问患者看见几个灯，并描述出灯的颜色和位置。

4）结果：①正常。看到 4 个灯。灯的颜色可以呈 1 个红灯、3 个绿灯，2 个红灯、2 个绿灯，1 个红灯、2 个绿灯、1 个红绿交替出现的或白色的灯。②斜视患者正常视网膜对应者出现复视。看到 5 个灯（3 个绿灯、2 个红灯）；若红灯在右侧，则为内斜视；若红灯在左侧，则为外斜视。③斜弱视患者单眼抑制。如果右眼注视，左眼抑制，看到 2 个红灯；如左眼注视，右眼抑制，则看到 3 个绿灯。④斜视患者交替性注视。则 2 个红灯和 3 个绿灯交替出现。⑤弱视患者抑制暗点大小。根据表 4-1-4 可以得知抑制暗点的大小。

表 4-1-4　手电筒 Worth 四点灯距患者不同距离投射时的视网膜投射角

Worth 四点灯与患者的距离 /m	视网膜投射角 /(°)
1/6	12
1/3	6
1/2	4
1	2
2	1

（2）Bagolini 线状镜

1）将线状镜置于眼前或矫正眼镜前。

2）点光源置于眼前 33cm 和 6m 处。

3）问患者看见几条线，几个灯？如有两条线，线是否交叉？灯是否在线的交叉点？灯在交叉点之上还是之下？或者让患者将所见画出来。

4）结果：正常情况下，两条线相互垂直相交于点光源上，为正常网膜对应、黄斑注视。异常结果见图 4-1-13。

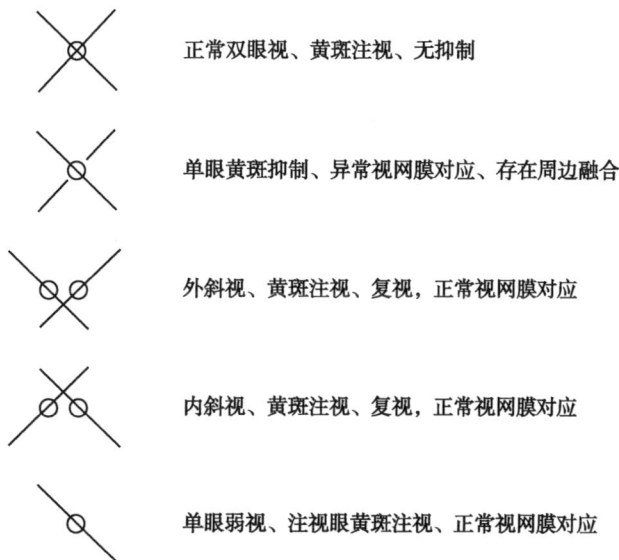

图 4-1-13　Bagolini 线状镜检查所见及临床意义

（3）后像试验

1）被检查者距后像灯 1m 端坐。

2）将灯管水平放置，令被检查者遮盖左眼。打开灯，令被检查者右眼注视中心黑点，20 秒后遮盖右眼。

3）将灯管旋转为垂直位，左眼注视中心黑点 20 秒，关闭灯。

4）令被检查者闭眼，感觉后像是否出现，并描述后像的形态。

5）结果：①后像呈中央有缺口的十字，如 "–╂–" 形，属于正常视网膜对应，无斜视；②后

189

像呈"－┤"字者,属于异常视网膜对应,为内斜视;③后像呈"┤－"字者,属于异常视网膜对应,为外斜视。

(4)4△三棱镜试验

1)让患者注视33cm处的点光源。

2)将4△底向外的三棱镜迅速置于右眼前,观察单眼的运动情况。

3)再将4△底向外的三棱镜迅速置于右眼前,观察双眼的运动情况。

4)结果:①正常(双眼中心凹无抑制),加三棱镜眼有轻度内转,未放三棱镜眼有双向运动;②若双眼均不动,说明检查眼有中央抑制性暗点;③若检查眼有轻度内转,对侧眼不动,说明对侧眼有中央抑制性暗点。

(5)复视像检查

1)被检查者右眼戴红玻璃片,双眼注视1m处光源。

2)检查者将光源依次置放于被检查者的正前方及6个诊断眼位,次序可以为:正前方、左侧、右侧、左上方、左下方、右上方、右下方。可以先检查水平位,再检查垂直位。

3)检查每个方位时,向被检查者提出3个问题:所看到的灯像是水平分离还是垂直分离;两个像在哪个诊断眼位分离最大;在分离最大的方向上,周边物像是右眼所见,还是左眼所见。

4)结果:记录复视像结果时,画出被检查者所见。分析:在分离最大的方向上看到周边物像的眼就是麻痹眼,周边物像所在的诊断眼位就是所要查找的麻痹肌的诊断眼位。

(三)相关知识

1. Worth 四点灯检测原理　Worth 四点灯包括2个绿灯、1个红灯、1个白灯。设计原理是基于红绿色互补。右眼戴红色滤光镜片,能看见红色1个灯和白色1个灯,共2个灯;左眼绿色滤光镜片,能看见绿色2个灯和白色1个灯,共3个灯。双眼同时看可见4个灯:红色1个、绿色2个和白色1个。Worth 四点灯距患者愈远,投射角愈小,仅刺激黄斑中心凹;Worth 四点灯距患者愈近,投射角愈大,刺激了黄斑凹及其周边视网膜(表4-1-3)。所以还可以用于检查抑制暗点的大小。

2. Bagolini 线状镜检测原理　Bagolini 线状镜由左、右眼两个平光镜片组成,每个镜片上有多条平行的条纹,两眼镜片的条纹方向分别为45°和135°。多条平行的条纹类似于 Maddox 杆的作用,透过线状镜每眼可见一条垂直于条纹方向的线和线上点状光源。Bagolini 线状镜是透明的,不分离融合,所以 Bagolini 线状镜检查接近自然的双眼视觉状态(双眼自然视环境)。但 Bagolini 线状镜检查需要患者具有一定理解及表达能力,故不适用于年龄较小的儿童。

3. 后像试验检测原理　后像是一个视觉生理现象,视觉刺激停止后的形象感觉并不立刻消失,而是逐渐减弱,即形象感觉有一种残留现象,称为后像(afterimage)。当右眼注视"－ －"形亮灯的中间 20 秒或以上,右眼会看到"－ －"的后像,中间即为左眼的注视点;左眼注视"┃"形亮灯的中间 20 秒或以上,左眼会看到"┃"的后像,中间即为左眼的注视点。双眼睁开时,根据所见两后像的重叠形态,可以判断两眼注视点是否偏差。

4. 4△ BO 三棱镜检测原理　右眼前放置4△ BO 三棱镜,为了恢复中心凹注视而反射性内转,左眼同时外转;此时左眼的物像移至中心凹颞侧,出现了复视。为了消除复视,左眼又发生缓慢内转运动达到融像。

5. 复视像检查原理

(1) 双眼黄斑代表正前方,黄斑以外的视网膜点向空间反向侧投射,即视网膜黄斑颞侧点向鼻侧投射,鼻侧点向颞侧投射,上方点向下方投射,下方点向上方投射。

(2) 复视是斜视发生后产生的知觉异常。复视的发生是因为一个物像落于注视眼黄斑中心凹,而另一个相同的物像落于斜视眼黄斑以外的视网膜点上,这个点不是对应点,因此视觉中枢感觉为两个物像。

(3) 内斜视为同侧复视,即眼交叉影不交叉;外斜视为交叉复视,即眼不交叉影交叉。上斜视眼复视影像位于低位,下斜视眼复视影像位于高位。

(四) 感知觉检查评估表

见表 4-1-5。

表 4-1-5　感知觉检查评估表

项目	内容	是	否
操作前准备	核对患者信息,包括患者姓名、性别、年龄、主诉		
	告知患者及家属即将要进行的检查,取得合作		
	询问患者有无屈光不正,确认已矫正屈光不正		
	操作前准备好相应物品,如红绿眼镜、线状镜、红色滤光片、Worth 四点灯、点光源等		
操作过程	嘱患者戴相应检查眼镜,如红绿眼镜或红色滤光片等		
	嘱患者看相应的检测光源(Worth 四点灯、点光源等)		
	让患者将看见的图像描述出来或画出来		
	记录检测结果		
操作后处置	分析检查结果		
	向患者简要介绍检查情况		

(五) 目前常用训练方法简介

可通过同学之间相互练习进行训练。

(六) 相关知识测试题(选择题)

1. 关于 Worth 四点灯检查结果分析,下列描述**错误**的是

　　A. 看见 5 个灯,3 个绿灯在左侧、2 个红灯在右侧,则患者为外斜视

　　B. 只看到 3 个绿灯,则患者左眼注视,右眼抑制

　　C. 2 个红灯和 3 个绿灯交替出现,则为斜视患者交替性注视

　　D. 看到 4 个灯,为正常。灯的颜色可以呈:1 个红灯、3 个绿灯或者 2 个红灯、2 个绿灯

　　E. 只看到 2 个红灯,则患者右眼注视,左眼抑制

2. Bagolini 线状镜两眼镜片的条纹方向分别为

　　A. 180° 和 90°　　　　　　B. 45° 和 135°　　　　　　C. 120° 和 30°

　　D. 60° 和 150°　　　　　　E. 15° 和 105°

3. 4^△三棱镜检查的描述中,**错误**的是

    A. 让患者注视33cm处的点光源

    B. 将4^△底向外的三棱镜迅速置于右眼前,观察单眼的运动情况

    C. 再将4^△底向外的三棱镜迅速置于右眼前,观察双眼的运动情况

    D. 若检查眼有轻度内转,对侧眼不动,为正常

    E. 如果双眼均不转动,提示非黄斑中心凹注视可能。

4. 下列感知觉检查的目的**错误**的是

    A. Worth四点灯检查单眼弱视抑制暗点的大小

    B. Bagolini线状镜检查接近自然的双眼视觉状态

    C. 后像检查双眼视网膜对应关系

    D. 后像检查可查出微小度数斜视黄斑中心凹部位是否存在抑制

    E. 感知觉异常会影响立体视觉

5. 复视像检查中,描述**错误**的是

    A. 被检者右眼戴红玻璃片,双眼注视1m处光源

    B. 检查者将光源依次置放于被检查者的正前方及6个诊断眼位

    C. 先检查垂直位,再检查水平位

    D. 检查中向被检查者提出3个问题:所看到的灯像是水平分离还是垂直分离;两个像在哪个诊断眼位分离最大;在分离最大的方向上,周边物像是右眼所见,还是左眼所见

    E. 记录结果为被检查者所看见

参考答案:1. A;2. B;3. D;4. D;5. C。

(易军晖)

四、其他常用检查

(一)其他特殊检查

1. 概述　有一些斜视相关检查不能归纳到某一类检查或是眼科检查仪器中的特殊用法,但在斜弱视诊疗中具有重要的临床意义,如Kappa角的存在对屈光手术如角膜屈光手术及多焦点晶状体植入术后的视觉质量具有较大影响,主视眼的测量便于确定手术眼或三棱镜压贴的眼别,注视性质检查对弱视患者预后估计及指导治疗有重要临床意义,眼底照相检查对检查不合作的旋转斜视患者均有良好的参考意义。视频眼震电图描记法(videonystagmography,VNG)是近年来发展起来应用于临床检测眼球震颤和眼球运动异常等的新型数字化眼震电图描记方法,帮助我们客观记录观察双眼不规律的快速运动。

2. 操作规范流程

(1)适应证

1)Kappa角检查:光点法检查疑小度数斜视患者,屈光手术如角膜屈光手术及多焦点晶状体植入术前。

2)主视眼检查:斜视术前、特殊配镜前、屈光手术前患者。

3)眼底照相检查旋转斜视:怀疑旋转斜视患者。

4)视频眼震图检查:眼球震颤或眼球运动异常患者。

（2）禁忌证

1）绝对禁忌证：无。

2）相对禁忌证：精神障碍或年龄较小无法合作者，意识明显障碍者。

（3）操作前准备

1）患者的准备：儿童患者检查前给家属做好解释工作，争取家属共同配合检查。视频眼震图检查前避免精神过度紧张、过度疲劳，检查前 48 小时开始禁用任何中枢兴奋或抑制性药物。

2）物品（器械）的准备：①手持式视标；②遮盖板；③笔式手电筒；④直尺；⑤同视机及 Kappa 角检查画片；⑥正中有 3cm 左右直径空洞的卡片；⑦直接检眼镜；⑧眼底照相仪；⑨眼震视图仪；⑩ Worth 四点灯及红绿眼镜。

3）操作者的准备：①核对患者信息，包括患者姓名、性别、年龄、主诉。②告知患者及家属即将要进行的检查，取得合作。③告知患者或家属检查的主要内容及注意事项。④洗手消毒。

（4）操作步骤

1）Kappa 角检查：检查者手持电筒距离患者正前方 33cm 处，灯光照射在患者内眦中央的鼻梁部，嘱被检查者双眼同时注视光源并保持头部端正不动。双眼注视点光源时，反光点落均在瞳孔中央，为零 Kappa 角，即该眼的视轴与经瞳孔中央的瞳孔轴夹角为 0。反光点对称性位于瞳孔中央鼻侧为正 Kappa 角（阳性 Kappa 角），反光点对称性位于瞳孔中央颞侧为负 Kappa 角（阴性 Kappa 角），交替遮盖法排除小度数斜视，同视机 Kappa 角测量（方法见本章同视机检查中 Kappa 角测量）。

2）主视眼检查

卡洞法：患者端坐平视选 5m 远处一物体作为聚焦点，双眼同时注视该物体，双手平举正中有 3cm 左右直径空洞的卡片或双手交叉成菱形孔（虎口），放置于双眼前正中位置，使双眼能同时从洞中将视线集中在聚焦点上，手持卡或双手慢慢往眼前移动并始终保持双眼能从孔洞中注视到聚焦点上，当卡片或双手触及脸部时孔洞所对之眼即为主导眼（图 4-1-14）。

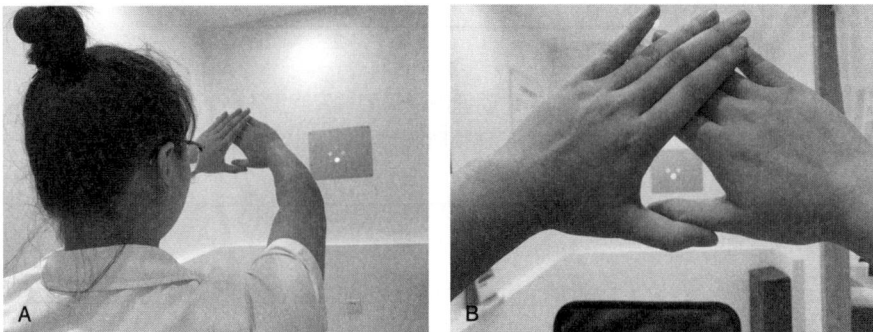

图 4-1-14　卡洞法检查主导眼

A. 双手平举交叉成菱形孔，使双眼能同时从洞中将视线集中在聚焦点上；B. 双手触及脸部时孔洞所对之眼即为主导眼。

Worth 四点灯法：患者通过红绿眼镜看 Worth 四点灯，下方白色视标如显示偏红色说明戴红镜片眼为主导眼，显示偏绿色说明戴绿镜片眼为主导眼。

3）注视性质检查：检查者手持检眼镜，将检眼镜光阑手轮调到同心圆图案的光斑，示指放在检眼镜透镜转盘上，以便随时调整屈光度，其余手指握住镜柄；另一手固定患者的头部及上睑。检查者用直接检眼镜投射到患者视网膜上，嘱患者注视同心圆中心的标志，观察并记录投射到视网膜上的同心圆中心标志与黄斑中心凹位置的关系，根据注视性质分为4型（文末彩图4-1-15）。①黄斑中心凹注视：黄斑中心凹恰好落在投射镜同心圆的中心标志中央，如果中心凹在该标志上轻微移动但不出标志范围，则为不稳定中心注视；②旁中心凹注视：中心凹落在同心圆中心的标志外但在3°环内；③旁黄斑注视：中心凹落在同心圆3°环与5°环之间；④周边注视：投射镜同心圆落在黄斑边缘部与视神经乳头之间。

4）眼底照相检查旋转斜视：眼底照相可检查旋转斜视，主要用于疑有旋转斜视，但定量检查（Maddox 杆）不合作或斜视术前检查患者。将患者下颌置于颌架上，额部紧贴头架，确保头位保持正位。嘱患者被拍照眼注视正前方镜头中的视标对双眼分别拍照。根据视神经乳头与黄斑中心连线与水平线之间的夹角判断患者是否存在旋转斜视：视神经乳头与黄斑中心连线向12点偏移，为内旋眼，视神经乳头与黄斑中心连线向6点偏移，为外旋眼（文末彩图4-1-16）。要求图片清晰，视神经乳头和黄斑居于照片中央区域。

5）眼震图检查：将患者下颌置于颌架上，额部紧贴头架，确保头位保持正位。嘱患者注视显示屏，随显示屏视标转动眼球，分别采集双眼注视，单眼注视，双眼同向运动，双眼异向运动的眼震视图。根据视频眼震图分析记录眼震类型，眼震振幅、频率及黄斑中心凹注视时间结果等。眼震类型：①冲动型（图4-1-17）；眼球呈明显速度不同的往返运动，当眼球缓慢地转向另一方向到达一定程度之后，又突然以急跳式运动返回。此型震颤有慢相和快相的表现；②钟摆型：眼球的摆动犹如钟摆，没有快相和慢相。其速度和幅度两侧相等；③旋转型：眼球以眼轴为中心旋转。部分患者也可为两种或两种以上节律混合的眼球震颤。

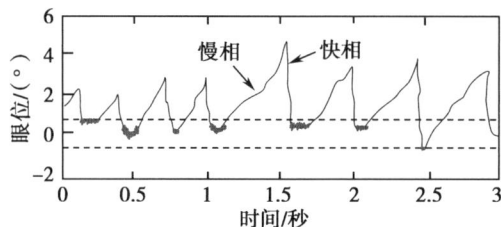

图4-1-17　冲动型眼球震颤患者眼震图，
黄斑中心凹注视时间（粗线段部分）

3. 并发症及处理　为无创性检查，无并发症。

4. 操作注意事项

（1）Kappa 角检查：光点法检查时，检查者应正对患者观察双眼反光点，位置偏移会导致反光点移位，双眼不对称。光点法检查发现疑 Kappa 角患者，可做交替遮盖检查与小度数斜视相鉴别。

（2）主视眼检查：开始检查时，患者必须双眼同时注视视标，不能闭一眼；年龄较小的儿童检查不合作时可以嘱患儿双眼从卡洞里5m远处注视灯光后，分别遮盖一眼，询问是否能看到灯光，能看到灯光的为主视眼；同一患者使用不同检查方法，确定的主视眼可能不同，与患者交替注视有关。

（3）注视性质检查：患者检查眼注视能力较差或年龄较小合作性较差时，检查者可先将同心圆图案的光斑中心对准黄斑中央凹，再嘱患者注视灯光，观察黄斑中央凹是否移位，反复操作，确定注视性质。

（4）眼底照相检查旋转斜视：变更注视眼时眼球的旋转度数不会改变，因此眼底照相时可对双眼分别直接拍照，但是检查时患者歪头或患者存在斜轴散光都可能导致假阳性结果，检查时保持患者头部位正，分析结果时应考虑到散光因素对结果的影响。

（5）眼震图检查：检查中患者视力极差者可用语言提示患者转动眼球。

5. 相关知识

（1）Kappa角检查：光轴与视轴之间的夹角称Kappa角（图4-1-18）。Kappa角对于屈光手术如角膜屈光手术及多焦点晶状体植入术具有较大影响，术前充分评估，才能避免Kappa角对患者术后视觉质量的影响。Kappa角检测方法有如下几种。①同视机：较常用，仅测量水平Kappa角，精确度较低；②视野计：测量简便，精度较差；③Orbscan Ⅱ精确度较高，数值较同视机测量值大；④Kappa角测量仪：目前精确度最高，角精确度可达0.135°。

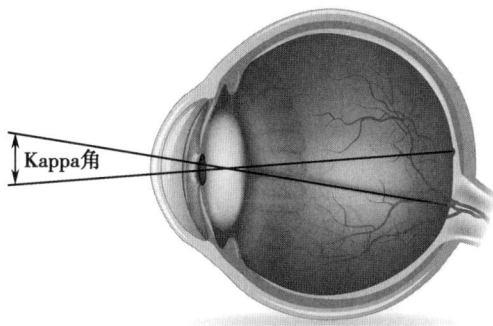

图4-1-18　Kappa角光轴与视轴之间的夹角

（2）主视眼检查：主视眼与用眼习惯及视质量有关，也可左右眼交替主视，在某些因素干预下（如手术）主视眼可发生转换。

（3）注视性质检查：中心注视是弱视患者获得标准视力的基础，如果患眼不能转变为中心注视，则视力进步的可能性很小。旁中心注视可以是水平位的，也可以是垂直位的；可以是稳定性的，也可以是游走性的。一般来说，注视点离黄斑中心凹越远，弱视眼的视力越差。游走性旁中心注视的预后比稳定性旁中心注视者要好。

（4）眼底照相检查旋转斜视：该检查只是旋转斜视的定性检查或术前术后对比检查，但不能定量检查，对于检查合作患者可通过双Maddox杆检查法测量旋转斜视度。

（5）眼震图检查：视频眼震电图描记法（VNG）是利用虹膜与巩膜之间的亮度差异变小可精确标记眼球位置，高速红外摄像机实时采集眼球注视不同方向时眼球位置的数据，通过电子计算机数字化描述并计算其运动轨迹，在眼震图记录的准确性、精确度和可靠性方面具有明显优势。通过视频眼震电图还可以获得以下信息，对临床手术和治疗具有重要参考价值：①是隐性或潜伏性，还是显性眼球震颤；②眼震是联合性——两侧眼球的运动彼此一致，还是分离性；③眼震的类型、方向、程度、频率、幅度等；④有无休止眼位；⑤是否有集合抑制现象。

6. 其他常用检查评估表　见表 4-1-6。

表 4-1-6　其他常用检查评估表

项目	内容	是	否
操作前准备	核对患者姓名,询问病史及配镜和治疗史 介绍自己即将要进行的检查,取得合作 患者需双眼均有固视功能		
	物品准备		
操作过程	Kappa 角检查:嘱被检查者双眼同时注视正前方 33cm 光源,光点法初步判断是否存在 Kappa 角,交替遮盖排除斜视 同视机 Kappa 角测量:用 Kappa 角测量画片,置于一眼的镜筒内,让该眼注视画片中心 0 处,如此时镜筒的角膜反光点恰好正在瞳孔中心,则其 Kappa 角为 0,如位于角膜中心的鼻侧为正 Kappa 角,位于角膜中心的颞侧为负 Kappa 角。对有 Kappa 角者,让其依次注视画片上的字母或数字,直到角膜反光点移到瞳孔中心时,记录其相应数字,即为 Kappa 角度数		
	主视眼检查 ①卡洞法;② Worth 四点灯法		
	注视性质检查		
	眼底照相检查旋转斜视		
	眼震图检查		
操作后处置	结束检查后向患者解释检查情况及进行人文关怀		

7. 常见操作错误及分析

(1)Kappa 角检查:①高度近视眼常为负 Kappa 角,易误诊为内斜视。②当正 Kappa 角较大时,形似外斜视;当负 Kappa 角较大时,形似内斜视。所以,如果没有 Kappa 角的概念可能把较大度数的 Kappa 角误诊为斜视。③ Kappa 角与小度数斜视的区别在于,Kappa 角映光点偏离瞳孔中点双眼对称,并且交替遮盖双眼不动。

(2)眼震图检查:患者过度紧张或注意力不集中,均会影响检查结果,检查中注意安抚患者紧张情绪,并对注意力不集中者适当提醒和引导;眼震合并外斜集合不足者,应观察到患者集合运动中的眼震变化,不能在集合破裂后观察,易出现集合抑制试验假阴性结果。

8. 目前常用训练方法简介

(1)Kappa 角检查、主视眼检查、注视性质检查可通过同学之间相互练习进行训练。

(2)眼底照相检查旋转斜视操作及注意事项同眼底照相操作。

(二)同视机检查

1. 概述　同视机检查的原理是利用两个镜筒将两眼视野分开,通过凸透镜将物像投射到两眼视网膜的一定位置上,再通过视中枢传导到视皮质进行分析、加工、整合。如果有双眼视觉,便可将来自双眼的物像合二为一。同视机不仅可以测量斜视弱视患者的斜视度及双眼视功能,还可以对患者行脱抑制训练、融合训练、异常视网膜对应矫正训练及弱视治疗,是斜弱视诊疗中使用范围最广的仪器(图 4-1-19)。

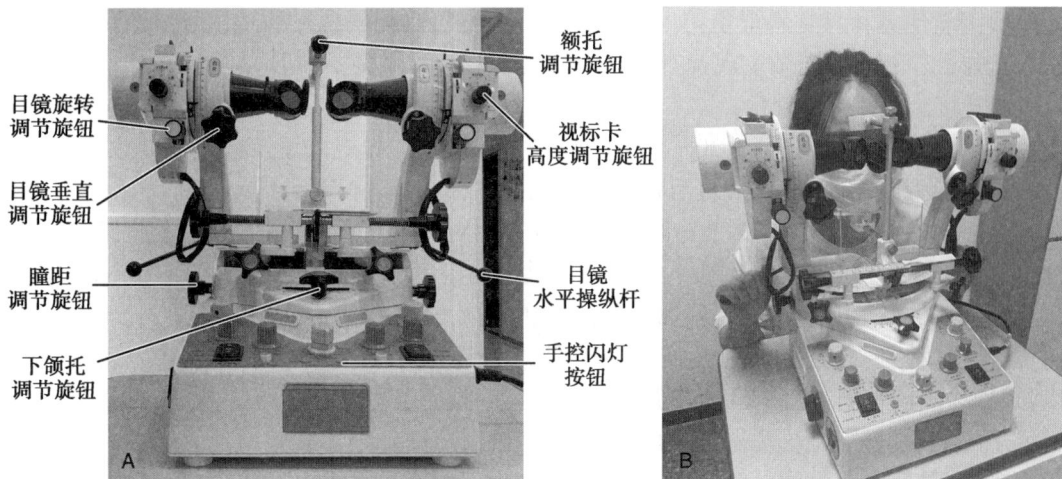

图 4-1-19 同视机
A. 同视机结构；B. 使用同视机的正确姿势。

2. 同视机检查操作规范流程

（1）适应证

1）各种斜视及怀疑斜视患者。

2）复视查因。

3）观察斜视度变化。

4）双眼视功能异常。

（2）禁忌证

1）精神异常及意识明显障碍，不能配合检查者。

2）儿童 3 岁以下无法理解医师指示或操作。

3）双眼视力差，无固视能力患者。

4）单眼缺失或单眼无注视能力患者。

5）儿童哭闹或不合作状态下。

（3）操作前准备

1）患者的准备：已有屈光矫正者，配戴眼镜；儿童保守清醒和安静状态。

2）物品（器械）的准备：同视机及相关知觉画片，镜片箱。

3）操作者的准备：①核对患者信息，包括患者姓名、性别、年龄、主诉。②了解与双眼视有关的一般情况，包括发病时间和发病情况；交替注视或是单眼注视以及注视性质；了解裸眼视力及屈光矫正情况；行遮盖试验检查患者是否存在隐斜视、显斜视、恒定性斜视或是间歇性斜视；检查眼外肌运动情况，是否有同时视。③告知患者及家属即将要进行的检查，取得合作。

（4）操作步骤

1）调零：首先调好患者的下颌托、额托，令患者注视目镜中的画片，调整仪器把所有刻度盘的指针都调到 0°，特别要注意垂直和旋转的刻度盘，调整下颌托的高度，使患者的眼睛正好对准同视机的目镜，也便于医师观察患者的眼球运动。目镜的距离要等于患者的瞳距，斜视患者的瞳距是双眼分别处于原在位时的瞳孔距离。两只镜筒内灯光的亮度应该相等或者弱视眼前的灯稍亮一些。

　　2)测量他觉和自觉斜视角:如果患者存在同时视(例如斜视发病晚,而且是间歇性的或后天获得性斜视),可先做主观检查,测量自觉斜视角,后做他觉斜视角测量,如患者无同时视则可直接测量他觉斜视角。

　　测量自觉斜视角(图 4-1-20):①用同时知觉画片。②固视眼镜筒固定于 0°处,让被检查者推拉斜视眼镜筒操纵杆,直至将狮子装入笼中,此时镜筒壁所指刻度,即为水平自觉斜视角。如两像中一个物像较另一个物像高,则表明对侧眼有上斜,可旋拨上下旋钮,使一画片上升或下降,直到两者位于同一水平,此时筒上的刻度即为其上下斜视度。如被检查者主觉某一画片的图形有一定的倾斜(利用有底线的图片较好,如狮子和笼子等),则表示有旋转斜位,可转动另一组旋钮,使画片产生旋转,当患者认为画片已变成水平时,画片旋转的圆周度数,即为其旋转斜视度。③若不管怎样转动镜筒把手,狮子与笼子画片都不重合,狮子总在笼子的某一侧,则无法测得斜视角,表示视网膜对应缺如。④若转动镜筒把手,狮子与笼子渐渐接近,但突然跳到对侧,表示这交叉点处附近像为重合点,但有抑制存在。⑤若始终只能看到一画片,而另一眼看不到画片,为单眼抑制很广泛所致,表示无同时知觉。

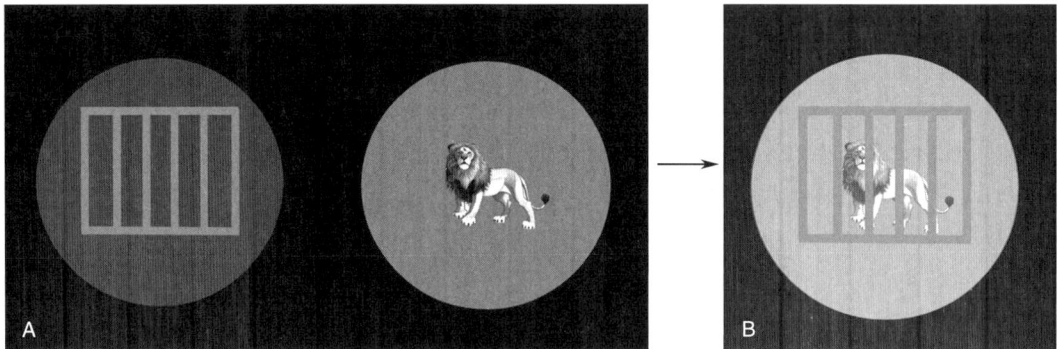

图 4-1-20　自觉斜视角测量
A. 笼子及狮子画片;B.通过推拉镜筒操纵杆,直至将狮子装入笼中。

　　测量他觉斜视角:有同时视患者,先做自觉斜视角检查,然后交替开关光源,同时嘱被检查者两眼分别固视各自画片,注意观察眼球有无水平运动。调整斜视眼镜筒,直至两眼不再有运动,此时斜视眼镜筒所指的度数为水平他觉视角。如果交替开关光源,眼球有上下运动,则需旋转上下转动控制钮,使斜视眼画片上升或下降,直到两眼不再有上下运动,即可从刻度上读出垂直向的他觉斜视角。

　　如患者无同时视则固视眼镜筒固定于 0°处,斜视眼镜筒移到和其视线相一致的位置(即正对其斜视方向),然后交替开关光源,旋转转动控制钮至患者双眼无运动,记录结果。如其主观斜视角与客观斜视角相吻合,可以得出明确的结论。如果两个检查结果不一致,则考虑患者存在异常视网膜对应或抑制,记录检查结果以便进一步检查分析。

　　3)测定融合与融合范围:用融合画片,即一对相似又有控制点的画片,如两张画片为同样的小猫,但一只猫有蝴蝶无尾巴,另一只猫有尾巴无蝴蝶,蝴蝶与尾巴即为控制点。将画片放在两镜筒内,让被检查者推拉镜筒操纵杆,使两眼画片重合并具有所有控制点,如成为一个有蝴蝶、有尾巴的小猫,此为融合。然后拧紧控制钮将两臂锁住,使两臂能产生等量的同方向、辐辏(集合)或分开转动、直到两像不再继续重合(两画片分离或一眼控制点消失)为止,此最大的辐辏与分开点间的幅度即为融合范围。正常融合范围辐辏可达到 25°~30°(儿童略小),分开为 4°~6°,垂直分离为 2°~4°(图 4-1-21)。

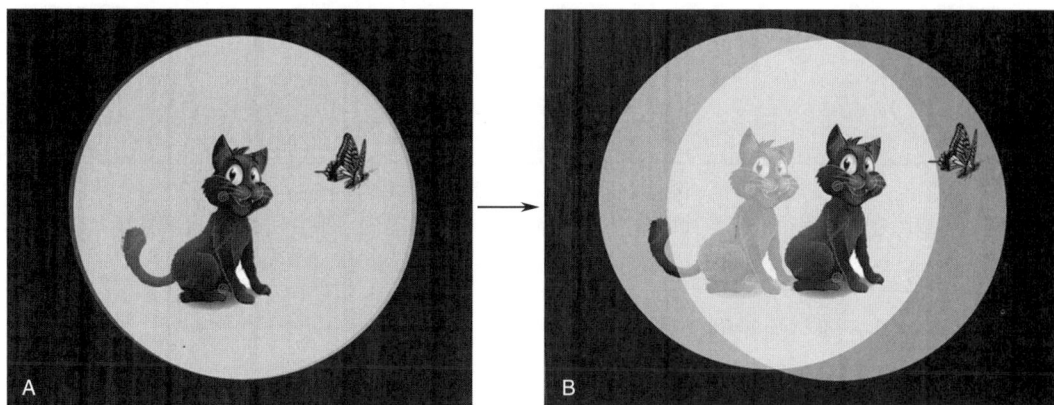

图 4-1-21 融合检查

A. 使用两张小猫追蝴蝶的画片重合为一;B. 患者通过推拉镜筒操纵杆,使小猫分开。

4)检查立体视:用立体视画片,即一种特殊的融合画片,分为偏心画片及远近画片。偏心画片可为两个水桶图形的画片,各有内外两圆,外圆两片等大且连有相同的把手,而内圆两画片也等大,但一侧画片向右方偏位,另一侧画片以同等距离向左方偏位。远近画片为两画片由多个相同而又具有不同视差的画像组成。检查时,两眼同时各看一画片,如看水桶画片,当两外圆相重合时,内圆则为两眼视网膜非对应点所感知,被两眼融合成一个具有立体感的水桶,表明立体视功能存在;否则,为无立体感。

5)AC/A 检查:AC/A 比率检查是指调节性集合的调节力与其所诱发的调节性集合的比率,应用一级 3° 小画片测定自觉斜视角或他觉斜视角,记录其三棱镜度数,然后双眼前均插入 –3.0D 或 +3.0D 镜片,重复前述检查并记录,求出其三棱镜的差,除以 3D 所引发的调节。AC/A 检查时需要注意必须配戴矫正眼镜,放松调节。复查三次取平均值,正常值为 3~7。

6)测量 Kappa 角(K 角):用特殊的画片,该片有一水平线,其正中央为 0,向一侧等距离排列字母 A、B、C、D……,向另一侧等距离排列数字 1、2、3、4……。将此画置于一眼的镜筒内,让该眼注视画片中心 0 处,如此时镜筒的角膜反光点恰好正在瞳孔中心,则其 K 角为 0°。如角膜反光点在角膜中心的鼻侧,则其 K 角为阳性。如角膜反光点在角膜中心的颞侧,则其 K 角为阴性。对阳性或阴性 K 角者,让其依次注视画片上的字母或数字,直到角膜反光点移到瞳孔中心时,记录其相应数字,即为 K 角度数。

7)复视检查:①使用十字环画片,患者双眼在第一眼位看到的视标位置。②注视眼侧手柄由医师操作,固定于 0° 位,非注视眼侧手柄由患者操作,将两视标中心推至同一垂直线,消除水平复视。③由医师操作非注视眼侧垂直调节旋钮,根据患者提示,将两视标中心重合,消除垂直复视。④由医师操作非注视眼侧旋转调节旋钮,根据患者提示,将两视标"十字架"重合,消除旋转复视。最后将各方向刻度值记录在相应的九宫格中。⑤注视眼侧固定于水平左转 15°,水平右转 15°;然后上转 15°,左上 15°,右上 15°;最后下转 15°,左下15°,右下 15 位°,相同方法做其他八个方位的复视检查,常规以患者所见作为记录方式,共九方位,两眼分别作为注视眼,分别检查,共 18 个眼位(图 4-1-22)。

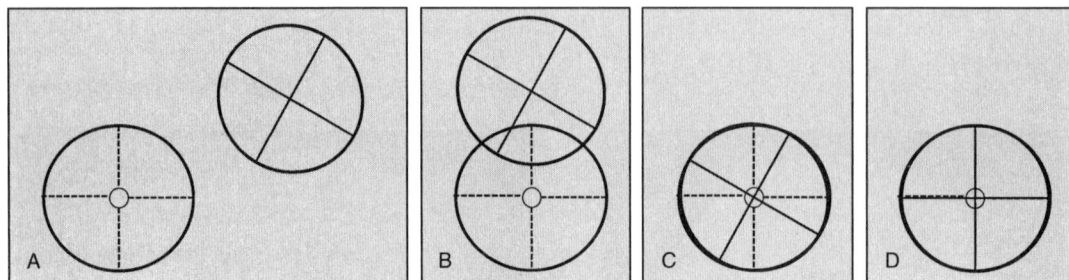

图 4-1-22 复视检查操作顺序

A. 复视患者双眼在第一眼位看到的视标位置;B. 将两视标中心推至同一垂直线,消除水平复视;C. 将两视标中心重合,消除垂直复视;D. 将两视标"十字架"重合,消除旋转复视。

3. 并发症及处理 为无创性检查,无并发症。

4. 操作注意事项

(1)疑为非共同性斜视时,应检查各诊断方位、不同注视眼的自觉斜视角或他觉斜视角。可先测自觉斜视角(同复视检查),无同时视者测他觉斜视角。将两个注视眼位的第一眼位对比,度数大的注视眼是麻痹眼,即麻痹眼注视时的斜视角大于非麻痹眼注视时的斜视角,我们常说的第二斜视角大于第一斜视角。通过九方位斜视角结果还可判断单条麻痹性肌所在,但如是累及多肌麻痹或限制(如重症肌无力或格雷夫斯病),则只作为眼球运动受限程度评估及病情变化观察。

(2)查 A 或 V 征时测量正前方和上下转 25° 的水平斜视度,可以诊断有无 A、V 或 X 现象。

(3)斜视眼如为弱视,固视状态不良,可让被检者固视眼在 0° 处固视画片,左右上下调节弱视眼镜筒,使镜筒光源反射光点正好落在弱视眼角膜中心,此时镜筒壁上的刻度为他觉斜视角。

5. 相关知识 测得他觉斜视角与自觉斜视角,可对视网膜对应情况进行判定:①如两者度数相等,为正常视网膜对应;如相差仅 2°~3°,亦可认为大体上是正常视网膜对应。②自觉斜视角和他觉斜视角不一致,如自觉斜视角小于他觉斜视角 5° 以上,则为异常视网膜对应,两者之差为异常对应角;在异常对应角等于他觉斜视角也就是自觉斜视角等于 0 时,为和谐的或一致的异常视网膜对应;如异常角小于他觉斜视角,也就是自觉斜视角小于他觉斜视角仍有一定度数的异常角者,为不和谐或不一致的异常视网膜对应。③如自觉斜视角仅能从交叉点得到,则交叉点处度数正好与他觉斜视角相同者,为企图正常视网膜对应;交叉点处度数与他觉斜视角不相同者,为企图异常视网膜对应(表 4-1-7)。

表 4-1-7 视网膜对应测量结果对照表

他觉/自觉斜视角关系	斜视角		视网膜对应 备注
他觉斜视角 = 自觉斜视角	0°~+/-2°~3°	正常视网膜对应	
他觉斜视角 > 自觉斜视角 (他觉斜视角 - 自觉斜视角 = 异常对应角)	异常对应角 > 5°	异常视网膜对应	自觉斜视角 =0 和谐/一致的异常视网膜对应 自觉斜视角 ≠ 0 不和谐/不一致的异常视网膜对应
他觉斜视角 = 自觉斜视角	≠ 0	企图正常视网膜对应	
他觉斜视角 ≠ 自觉斜视角	≠ 0	企图异常视网膜对应	

6. 同视机检查评估表　见表 4-1-8。

表 4-1-8　同视机检查评估表

项目	内容	是	否
操作前准备	核对患者信息,包括患者姓名、性别、年龄、主诉		
	询问斜视病史及治疗史,是否戴镜		
	物品(器械)准备:同视机及同时视、融合及立体视图片,镜片箱		
操作过程	检查前准备:同视机水平、垂直和旋转的刻度盘是否调"0",调整下颌托的高度,使患者的眼睛正好对准同视机的目镜。调整双眼目镜背景光亮度。患者配戴矫正眼镜		
	自觉斜视角测量:确定患者是否有同时视,引导患者操作水平操纵杆,记录结果 他觉斜视角测量:交替开关光源,同时嘱被检者两眼分别固视各自画片,根据患者眼球运动,旋转转动控制钮至交替开关光源患者双眼无运动		
	测定融合与融合范围:选择正确融合画片,引导被检查者移动镜筒,使两眼画片重合并具有所有控制点,然后拧紧控制钮将两臂锁住,使两臂能产生等量的同方向、辐辏(集合)或分开转动,直到两像不再继续重合,记录最大的辐辏与分开点间的幅度即为融合范围。正常融合范围辐辏可达到 25°~30°(儿童略小),分开为 4°~6°,垂直分离为 2°~4°		
	立体视检查:选用正确立体视画片,引导患者操作操纵杆至融合点,并确定是否有立体视		
	AC/A 检查,复查 3 次取平均值。正常值为 3~7		
	记录检查结果并分析: 自觉斜视角和他觉斜视角结果及分析 融合范围及正常值 立体视觉是否存在及正常值 AC/A 检查结果及正常值		
操作后处置	向患者简要介绍检查情况 交代患者检查后注意事项及进行人文关怀		

7. 常见操作错误及分析

(1)检查时头位不正。检查双眼视异常的患者要注意,患者的头位应该保持正直,特别是平时有代偿头位和复视检查的患者,可能会影响检查结果。

(2)额架位置不当,使下颌过度内收或上举,不便于观察患者的角膜映光点。

(3)屈光不正者未戴矫正眼镜,患者屈光未矫正会影响调节和集合功能,应予以充分矫正后进行检查。如果眼镜影响医师观察患者的角膜映光点,可以用拇指稍微向上推眼镜,必要时可以摘掉眼镜,把合适的镜片插入同视机镜片槽内代替眼镜。

(4)单眼视觉脱失,大度数斜视或眼球运动障碍患者,应注意适当调整瞳距及第三眼位注视角度,以便于患者双眼均能通过目镜视物,操作不当会造成患者双眼不能同时通过目镜视物,而得到单眼抑制的错误结果。

8. 目前常用训练方法简介　可通过同学之间相互练习进行训练。

9. 相关知识测试题(选择题)

(1) 正常的融合范围的描述,正确的是

A. 垂直分开>水平分开>辐辏　　　　　B. 辐辏>垂直分开 = 水平分开

C. 垂直分开>辐辏>水平分开　　　　　D. 辐辏>水平分开>垂直分开

E. 水平分开>辐辏>垂直分开

(2) 同视机检查时正常融合范围为

A. 辐辏 15°~20°,分开 4°~6°　　　　　B. 辐辏 25°~30°,分开 4°~6°

C. 辐辏 35°~50°,分开 4°~6°　　　　　D. 辐辏 10°~15°,分开 8°~10°

E. 辐辏 15°~20°,分开 8°~10°

(3) 注视性质检查时所见(文末彩图 4-1-23),该患者注视性质为

A. 黄斑中心凹注视　　　　　B. 旁中心凹注视

C. 旁黄斑注视　　　　　D. 周边注视

E. 中心注视

(4) 患者,男性,21 岁,头部外伤后复视,头部及眼眶 CT 未见骨折,同视机复视检查结果显示右下方斜视度最大:$+15^{\triangle}$ L/R $10^{\triangle}$ ex$3^{\triangle}$。该患者诊断为

A. 左上斜肌麻痹　　　　　B. 右下斜肌麻痹

C. 右上斜肌麻痹　　　　　D. 左下斜肌麻痹

E. 右下直肌麻痹

(5) 高度近视眼患者,双眼注视点光源时,反光点落均在瞳孔偏颞侧,交替遮盖双眼不动,双眼眼球运动正常,该患者为

A. 正 Kappa 角　　　　　B. 负 Kappa 角

C. 小度数内斜　　　　　D. 小度数外斜

E. 间歇性外斜

参考答案:(1) D;(2) B;(3) B;(4) A;(5) B。

(魏 欣)

第二节　斜弱视相关治疗

一、三棱镜验配

(一) 概述

利用三棱镜折射原理,使物像向其尖端方向移位,在斜视眼前放置三棱镜,并不断改变三棱镜的度数,直至外界物体成像于斜视眼的黄斑,双眼有了共同的视觉方向,以消除斜视所造成的视觉混乱及视觉发育障碍(图 4-2-1)。

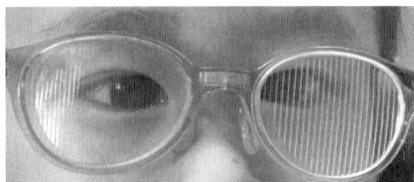

图 4-2-1　内斜患儿双眼配置三棱镜

（二）三棱镜验配操作规范流程

1. 适应证

（1）各种影响双眼视觉发育的共同性/非共同性斜视,手术前或各种原因暂时不能进行斜视手术（斜视度较小、斜视度不稳定、继发性斜视等）。

（2）斜视性弱视或混合性弱视。

（3）获得性斜视导致的复视：急性内斜视、麻痹性斜视、限制性斜视。

（4）视疲劳：间歇性外斜,聚合不足,水平性隐斜视,垂直性隐斜视,旋转性隐斜视。

（5）特发性眼球震颤：眼球震颤伴有斜视、代偿头位的患者,或集合时眼震明显减小者。

（6）不适合进行斜视手术的、特殊类型斜视：有症状的隐斜视、辐辏功能不足或麻痹、眼球后退综合征、外伤所致的麻痹性斜视等。

2. 禁忌证

（1）双眼视力差,无固视能力患者。

（2）单眼缺失或单眼无注视能力患者。

（3）无法耐受三棱镜患者。

（4）未查明病因的复视或斜视。

3. 操作前准备

（1）患者的准备：已有屈光矫正者,配戴眼镜；儿童保持清醒和安静合作状态。

（2）物品（器械）的准备：手电筒或视标、三棱镜、遮盖板,立体视觉本,三棱镜压贴膜试戴片,红绿眼镜,蜡烛。

（3）操作者的准备

1）核对患者信息,包括患者姓名、性别、年龄、主诉。

2）患者视力及屈光矫正情况。

3）告知患者及家属即将要进行的检查,取得合作。

4. 操作步骤

（1）斜视类型确定：光点法、遮盖法,眼球运动检查。

（2）测量斜视度数：三棱镜检查。

（3）获得性斜视查因检查：复视图,同视机,牵拉试验,娃娃头试验等确定受累肌肉。

（4）镜片试戴,询问患者是否有特殊不适,交替遮盖检查镜片度数是否合适,调整镜片度数。不同类型斜视配置方法不同。

1）共同性内斜（继发性显内斜视、部分调节性内斜、间歇性内斜视、先天性内斜）：底向外,根据测量三棱镜度数全矫,当>30$^{\triangle}$时可分双眼等量粘贴,当<30$^{\triangle}$时双眼矫正视力正常,则贴非主视眼。当影响双眼视觉发育时,除配置三棱镜,还需配合双眼视觉训练。

2）共同性外斜（间歇性外斜视、继发性外斜视）：底向内,根据测量三棱镜度数部分矫正,即矫正 1/3~2/3,至视远、视近无复视,当>30$^{\triangle}$可分双眼等量粘贴,当<30$^{\triangle}$时双眼矫正视力正常,贴非主视眼；还需配合双眼视觉训练。

3）斜视性弱视/混合性弱视（单眼弱视或双眼弱视合并斜视）：贴健眼/视力较好眼,内斜完全矫正,外斜部分矫正（矫正 1/3~2/3）,至视远、视近无复视。双眼矫正视力差异<3 行,仅贴三棱镜,无须遮盖；双眼矫正视力差异>3 行,遮盖+三棱镜,还需配合双眼视觉训练。

4）获得性斜视导致的复视（急性内斜视、麻痹性斜视、限制性斜视）：病因治疗，贴斜视眼，三棱镜尖向斜视方向，需试戴 5~10 分钟，尽量保证正前方和下方消除复视。

5）特发性眼球震颤（眼球震颤伴有斜视、代偿头位的患者或集合抑制者）：代偿头位（有中间带者）可以通过配戴三棱镜改善代偿头位。尖指向中间带，使中间带从侧方移向正前方，双眼等量同向。伴有斜视者同共同性斜视。集合时眼震明显减小者，应双眼底向外，诱发集合功能，抑制眼震。

6）视疲劳（间歇性外斜，聚合不足，水平性隐斜视，垂直性隐斜视，旋转性隐斜视）：尖向斜视方向，水平隐斜视度数的 1/3~1/2。垂直隐斜视全矫正或减 $0.5^{\triangle}$~$1^{\triangle}$（建议全矫正），试配至舒适状态，镜片根据视远 / 视近需要可全贴也可局部贴（图 4-2-2）。

（5）开具三棱镜配镜处方。

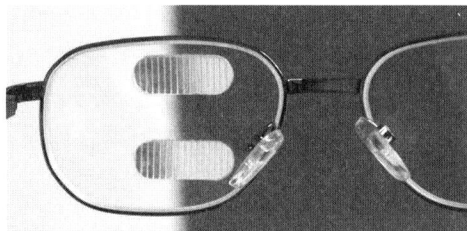

图 4-2-2　组合三棱镜配置

视远、视近外斜视度不同的视疲劳患者上（视远）下（视近）配置不同度数的三棱镜。

（三）并发症及处理

1. 儿童配戴三棱镜初步建立同时视期间会出现一段时间的复视、戴镜视物模糊或头晕症状，应预先充分与家长沟通，并告知这属于正常现象，要坚持戴镜并注意安全。

2. 复视患者（尤其是较大度数斜视或垂直斜视）配镜后有头晕、恶心和呕吐的症状，可嘱患者开始短时间配戴，慢慢延长配戴时间，逐渐适应，如仍无法适应则停止配戴，可单眼遮盖消除复视。

（四）操作注意事项

1. 检查前和开具三棱镜配镜处方前应先确定患者配戴正规的屈光矫正眼镜。

2. 三棱镜配镜处方除患者基本信息外还应包括斜视诊断、斜视度、三棱镜配置度数及眼别。

3. 斜视检查三棱镜度数不一定等于三棱镜配置结果。

（五）相关知识

压贴三棱镜较传统三棱镜的优缺点：①较传统三棱镜轻薄，厚度只有 1mm，可使用斜视度范围加大；②灵活度高，因是压贴方式配置，可以不更改屈光度的情况下更换三棱镜度数、调整位置、组合配置；③具有分光作用，降低矫正视力，度数越大对戴镜视力影响越大，但对于单眼弱视患者配置在健眼上则具有部分遮盖作用，可代替压抑膜；④老化现象，一般半年至一年因镜片硬化需要更换；⑤镜片表面有沟槽结构不易清洗（图 4-2-3）。

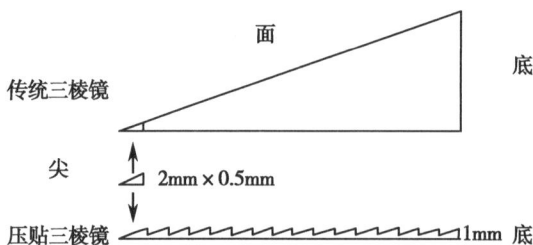

图 4-2-3　传统三棱镜与压贴三棱镜

（六）三棱镜验配检查评估表

见表4-2-1。

表4-2-1 三棱镜验配检查评估表

项目	内容	是	否
操作前准备	核对患者姓名,询问病史及配镜和治疗史,介绍自己即将要进行的检查,取得合作		
	手电筒或视标、三棱镜、遮盖板,立体视觉本,三棱镜压贴膜试戴片,红绿眼镜,蜡烛,同视机,表面麻醉滴眼液,眼科有齿镊		
操作过程	斜视类型确定:光点法、遮盖法,眼球运动检查		
	测量斜视度数:三棱镜检查		
	获得性斜视查因检查:复视图,同视机,牵拉试验,娃娃头试验		
	配镜相关检查:主视眼检查,双眼视功能评估		
	试戴三棱镜:戴镜后斜视度检查及询问患者感受,评估是否合适		
操作后处置	开具配镜处方		
	结束检查后向患者解释检查情况及人文关怀		

（七）常见操作错误及分析

小度数斜视易被忽视,如单眼弱视,而屈光差异无法解释视力差异时,应考虑小度数斜视性弱视。凡影响视力发育或双眼视觉发育的斜视,都应予以三棱镜矫正。

（八）相关知识测试题（选择题）

1. **不是**三棱镜验配适应证的是
   A. 各种影响双眼视觉发育的共同性／非共同性斜视,手术前或各种原因暂时不能进行斜视手术
   B. 斜视性弱视或混合性弱视
   C. 获得性斜视导致的复视:急性内斜视、麻痹性斜视、限制性斜视
   D. 没有眼位异常的视疲劳
   E. 特发性眼球震颤

2. 压贴三棱镜较传统三棱镜的优势,**错误**的是
   A. 轻薄,厚度只有1mm　　　　B. 可使用斜视度范围大
   C. 灵活度高　　　　　　　　　D. 具有分光作用
   E. 组合配置

参考答案: 1. D;2. D。

（魏 欣）

二、弱视治疗

(一) 概述

弱视是视觉系统的疾病,包括视网膜到视皮质的病变。从治疗角度可分为两大类:屈光性弱视和斜视性弱视。屈光不正性弱视、屈光参差性弱视、解决了形觉剥夺性原因的形觉剥夺性弱视均属于屈光性弱视。

屈光性弱视治疗是在最优化屈光矫正后,脑视觉系统的神经重塑过程。在视觉发育敏感期内,治疗效果好,故提倡早发现早治疗。脑视觉终身可重塑,弱视也终身可治疗,需要治疗时间长、依从性高。除屈光矫正外,弱视治疗分为三个阶段:①早期阶段,强调眼球运动、调节、形态识别和知觉辨别的单眼活动;②中期阶段,包括双眼视野下的单眼训练和双眼训练;③最后阶段,双眼视功能训练和感觉间整合。一般循序渐进,从单眼到双眼,再到双眼视,其中视知觉处理任务贯穿其中并行或是递进的。

斜视性弱视可伴旁中心注视,早期应用海丁格光刷治疗,联合后像、红色滤光片治疗,待注视性质转为中心凹注视后采用常规弱视治疗。但斜视性弱视患者存在明显的空间不确定、物体的距离感缺失、空间扭曲明显,需要重建空间距离感知。

屈光矫正是弱视治疗的基础环节,详见第二章第三节屈光治疗。双眼视功能训练详见第二章第四节调节集合功能训练。日常生活中需要手眼协调的精细活动都是有效弱视治疗。本节仅叙述最基本最常用的弱视治疗。

(二) 遮盖

1. 概述　遮盖治疗的方法较多,除了传统遮盖法(遮盖优势眼,强迫弱视眼接受视刺激),还有反转遮盖法(遮盖弱视眼,促使旁中心注视转变为中心注视),但后者不常用。

2. 遮盖治疗操作规范流程

(1)适应证

1)弱视眼比优势眼最佳矫正视力低 2 行以上,遮盖优势眼。

2)旁中心注视转为中心注视的治疗过程中,遮盖弱视眼。

3)斜视性弱视患者斜视没有矫正时,遮盖非斜视眼。

(2)禁忌证

1)双眼最佳矫正视力均等,无斜视。

2)遮盖眼视力明显下降或遮盖眼眼位出现异常。

(3)操作前准备

1)患者的准备:患者验光,并予以双眼最优化屈光矫正,给予框架眼镜、角膜接触镜或角膜塑形镜。

2)物品(器械)的准备:合适的遮盖物品,如眼罩、贴膜。

(4)操作步骤

1)将眼罩固定在优势眼的眼镜片上,并嘱患者配戴眼镜。年龄小不合作患者,可以将眼贴直接贴在眼周皮肤上,并将眼镜配戴于眼贴前面(图 4-2-4)。

2)遮盖时间:根据弱视程度、患者年龄和依从性,每日遮盖 2、4 或 6 小时。

3. 操作注意事项

(1)依从性是遮盖疗法取得效果的关键。因遮盖部分时间与全天遮盖效果相同,故不推荐全天遮盖优势眼。

(2)遮盖优势眼的同时,联合进行弱视眼调节、眼球运动、形态识别和知觉辨别的单眼活动。

(3)最佳矫正视力双眼平衡稳定后 3~6 个月,可逐渐停止遮盖疗法,并继续随访 2~3 年。

(4)遮盖性弱视早期的视力下降是可逆的,去除遮盖 1~2 周后可自行恢复。

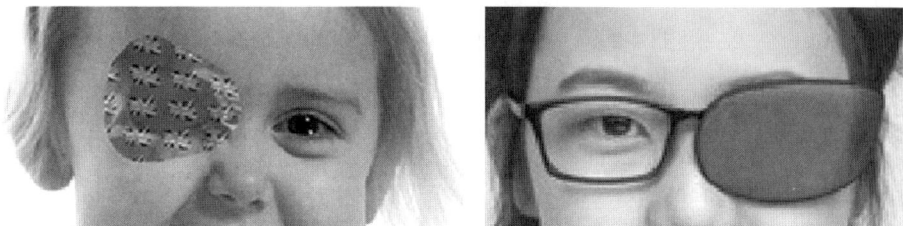

图 4-2-4　遮盖疗法

(三) 压抑治疗

1. 概述　压抑治疗可以用阿托品药物压抑、光学压抑和半透明压抑膜压抑。目前常用的是半透明压抑膜压抑,半透明的压抑膜降低中心视力不影响周边视觉,且无特殊禁忌证。

2. 压抑治疗操作规范流程

(1)适应证

1)弱视眼比优势眼最佳矫正视力低 2 行以上,压抑优势眼。

2)不配合遮盖疗法的弱视患者。

(2)禁忌证:无。

(3)操作前准备

1)患者的准备:患者验光,并予以双眼最优化屈光矫正,给予合适框架眼镜。

2)物品(器械)的准备:框架眼镜、不同视力的半透明压抑膜(常见:光感、<0.1、0.1、0.2、0.3、0.4、0.6、0.8)。

(4)操作步骤

1)测定弱视患者的双眼矫正视力,包括远近视力。

2)选择比弱视眼矫正视力低 0.2 的半透明压抑膜。例如,弱视眼的矫正视力为 0.6,则选择 0.4 的压抑膜。

3)如果有压抑膜棒,将选择的型号压抑膜置于优势眼前,核实压抑后视力是否低于弱视眼。

4)按优势眼的眼镜片形状剪好,在水中贴附在眼镜片后侧,排除气泡并晾干(图 4-2-5)。

3. 操作注意事项

(1)半透明压抑膜的依从性普遍提高,但优势眼的压抑视力会一定程度提高。

(2)压抑优势眼,联合进行弱视眼调节、眼球运动、形态识别和知觉辨别的单眼活动、双眼视野下单眼训练以及双眼训练活动。

(3)弱视眼的最佳矫正视力提高后,可随着调整压抑膜的型号逐渐提高,0.8 以后逐渐停止使用。避免弱视眼再次视力下降。

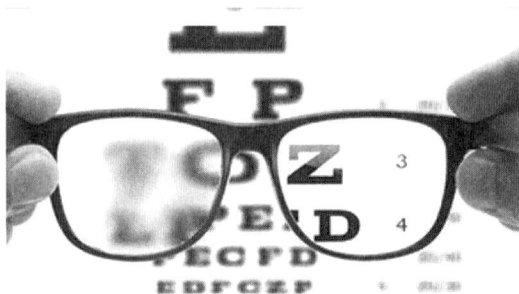

图 4-2-5　半透明压抑膜(左侧眼镜贴压抑膜)

(四)双眼视野下单眼训练

1.概述　双眼视野下单眼训练即为弱视眼的脱抑制过程。遮盖治疗后弱视眼单眼视力提升,一旦双眼状态下仍旧处于抑制状态。用红绿眼镜、偏振眼镜或者在同视机等仪器的帮助下形成双眼分视,刺激弱视眼。

2.双眼视野下单眼训练操作规范流程

(1)适应证

1)单眼弱视或双眼不同程度弱视。

2)斜视眼存在不同程度抑制。

3)脱抑制后的双眼同步治疗。

(2)禁忌证:无。

(3)操作前准备

1)患者的准备:患者验光,并予以双眼最优化屈光矫正,给予框架眼镜、角膜接触镜或角膜塑形镜。

2)物品(器械)的准备:红绿眼镜+配套的训练物品(扑克牌、脱抑制卡、红绿阅读单位等)或者偏振眼镜+配套的训练物品(偏振阅读单位等)或者红色滤光片+配套训练物品(文末彩图 4-2-6,彩图 4-2-7)。

(4)操作步骤

1)患者戴上框架眼镜、角膜接触镜或角膜塑形镜。

2)再戴上红绿眼镜或偏振眼镜,或在优势眼上戴上红色滤光片。

3)用配套的训练物品进行感兴趣的游戏或操作,达到双眼同时睁开时使用弱视眼。例如,红绿眼镜下,右眼红色镜片可以看见红色底黑色图案,不能看见白色底红色图案(图 4-2-6C);左眼绿色镜片不能看见红色背景黑色图案,能看见白色背景红色图案(图 4-2-6B)。最终达到双眼同时看见两个背景的所有图案(图 4-2-6A)。

3.操作注意事项

(1)红绿眼镜+扑克牌,可以选择不同数量的红底/白底扑克决定训练的难度。

(2)红绿眼镜+远近脱抑制卡,不同距离脱抑制治疗同时训练调节功能。

(五)弱视治疗评估表

见表 4-2-2。

表 4-2-2 弱视治疗评估表

项目	内容	是	否
操作前准备	核对患者信息,包括患者姓名、性别、年龄、病史		
	物品准备:红绿眼镜/偏振眼镜,脱抑制卡等,压抑膜,眼罩		
	告知患者或家属弱视治疗的主要内容及注意事项		
	双眼最优化屈光矫正,予以框架眼镜、角膜接触镜或角膜塑形镜		
操作过程	患者治疗姿势正确		
	遮盖眼睛或戴特定眼镜		
	给患者明确指令,并协助完成,且得到准确反馈		
	记录规范		
操作后处置	向患者简要介绍治疗情况,嘱家庭训练注意事项		

(六) 相关知识测试题(选择题)

1. 从治疗特点弱视可分为屈光性弱视和斜视性弱视。其中屈光性弱视**不包括**

 A. 屈光不正性弱视   B. 屈光参差性弱视

 C. 形觉剥夺性弱视   D. 斜视性弱视

 E. 中心注视性弱视

2. 关于弱视遮盖疗法,**不正确**的是

 A. 弱视眼比优势眼最佳矫正视力低 2 行以上,遮盖优势眼

 B. 每日遮盖优势眼 2、4 或 6 小时

 C. 旁中心注视性弱视用遮盖优势眼疗效不错

 D. 依从性是遮盖疗法取得效果的关键

 E. 遮盖性弱视早期的视力下降是可逆的,去除遮盖后可自行恢复

3. 对旁中心注视弱视显效**不佳**的治疗为

 A. 屈光矫正   B. 后像疗法

 C. 海丁格光刷治疗   D. 压抑疗法

 E. 红光疗法

4. 关于双眼视野下的单眼训练,**错误**的是

 A. 单眼弱视或双眼不同程度弱视和斜视眼存在不同程度抑制,是适应证

 B. 常用红绿眼镜、偏振眼镜或红色滤光片进行双眼分视

 C. 配合远近脱抑制卡,可以同时训练调节功能

 D. 红绿眼镜+扑克牌,可以选择不同数量的红底/白底扑克决定训练的难度

 E. 双眼视力均等是禁忌证

5. 关于弱视治疗的效果,**不正确**的是

 A. 屈光矫正是治疗基础

B. 在视觉发育敏感期内,治疗效果好,提倡早发现早治疗

C. 斜视性弱视除了提高视力,还需要重建空间立体感知

D. 中心注视性弱视治疗效果好

E. 视觉发育敏感期后,弱视不可以治疗

参考答案:1. D;2. C;3. D;4. E;5. E。

（易军晖）

第五章

眼前节检查及治疗

第一节 常规眼前节检查

一、裂隙灯显微镜检查

(一) 概述

裂隙灯显微镜是眼科最常使用的、最重要的检查和诊断设备,主要用于眼睑至前部玻璃体的检查,包括眼睑、眼表、结膜、巩膜、角膜、前房、虹膜、瞳孔、晶状体、前 1/3 玻璃体等,加用房角镜、眼底接触镜及三面接触镜,还可做前房角、后部玻璃体、视网膜及视神经等的检查,具有立体和放大显示病变的作用。裂隙灯显微镜是由裂隙灯照明系统和光学系统两个主要部分组成。裂隙灯照明系统具有强光源,可照亮检查部位,与黑暗的周围部分呈现强烈的对比;光学系统是由物镜和目镜组成,放大倍率为 10~40 倍,可清晰观察到眼部的细微病变,在眼科疾病的检查和诊断中应用非常广泛。

(二) 裂隙灯显微镜检查操作规范流程

1. 适应证

(1) 眼病患者。

(2) 健康体检者。

2. 禁忌证 因全身状况不允许坐位者。

3. 操作前准备

(1) 患者的准备

1) 清洁面部,去除眼周化妆品,以免影响检查。

2) 患者取坐位,下颌置于下颌托上,前额紧贴于头架的额带横挡上。

3) 年幼患者、精神障碍患者检查前需由家属做好解释工作,争取让患者配合检查。

(2) 物品(器械)的准备:表面麻醉药物,1%~2% 荧光素钠滴眼液或无菌荧光素试纸,散瞳剂、棉签、棉球、无菌生理盐水、75% 乙醇棉球等,检查时备用。

(3) 操作者的准备

1) 核对患者基本信息,询问病史。

2) 向患者简单介绍将要进行的检查,取得患者的合作。

3) 操作者手部清洁消毒。

4. 检查步骤

（1）检查应在暗室或半暗室环境下进行，对裂隙灯进行消毒或更换下颌纸垫。

（2）嘱受检者坐在裂隙灯前，戴眼镜者脱下眼镜，调整座椅、检查台高度，使受检者下颌舒适地置于下颌托上，前额紧贴于头架的额带横挡上，调整下颌架高度使参考线平行于睑裂水平。

（3）检查者根据自身屈光状态及瞳距分别调整目镜屈光度数及目镜间距。

（4）嘱患者双眼自然睁开，向前平视。

（5）开机，光源投射方向一般与显微镜观察方向呈 30°~50°，光源一般从受检眼的颞侧射入，在患者眼睑上调焦点及光带。

（6）检查者首先调节裂隙灯显微镜光带的投射角度、长度和宽度，然后一手前后、左右、上下操控或移动裂隙灯显微镜手柄，使裂隙灯显微镜光源可准确聚焦、清晰显示检查部位的细微病变。此方法可观察到晶状体后囊膜及前部 1/3 玻璃体之前的所有眼部病变。

（7）观察周边部晶状体、睫状体、后部玻璃体或眼底时，应事先将瞳孔充分放大，光源与显微镜的角度降至 30° 以下，显微镜随焦点自前向后移动，如加用前置镜或三面镜，光线入射角应调整至 5°~10° 或更小。

（8）不同颜色的光源可用于不同检查的项目，其中蓝钴光源常用于角膜结膜荧光素染色检查；绿色光源则用于结膜、视网膜血管组织的观察。

（9）检查完毕后，关闭裂隙灯显微镜光源。接受眼部接触镜检查的患者滴用抗生素滴眼液预防眼部感染。

（三）并发症及处理

接触性检查后注意医师手部和裂隙灯的清洁消毒，避免交叉感染，接触检查后眼部使用抗生素滴眼液预防感染。

（四）操作注意事项

1. 实际操作时，检查者应根据被检查者眼部病变部位与形态特征，综合选用裂隙灯显微镜 6 种不同的检查方法。

2. 实际操作中，安放接触镜时需提前对接触镜进行清洁消毒，并滴用眼部表面麻醉药，眼部接触镜检查完毕后给患者结膜囊内滴用抗生素滴眼液预防感染，对使用后的裂隙灯显微镜进行再次清洁消毒。

3. 儿童应根据其身高选择合适的姿势做检查。

4. 同时检查很多患者时，应遵循无菌操作原则，检查顺序：先手术患者再非手术患者，先非感染患者最后感染患者，并做到一患一清洁消毒。

（五）相关知识

裂隙灯显微镜的检查方法有多种，包括弥散光照射法、直接焦点照射法、角膜缘分光照射法、后部反光照射法、间接照射法和镜面反光照射法等。可根据检查部位和病变情况，选择适当的检查方法。

1. 弥散光照射法　以裂隙灯弥散宽光为光源，通常在低倍镜下将光源以较大角度斜向投向眼前部组织，进行直接观察。所视范围比较全面，且有立体感。

2. 直接焦点照射法　最常用，操作时应将裂隙灯光带的焦点与显微镜视轴的焦点合二为一。根据光带形态可分为宽光照射法、窄光照射法和圆点光照射法。

（1）宽光照射法：所用的裂隙灯光较宽，形成较宽的光学切面，可用于检查弥散光照射时发现或未被发现的病变。

（2）窄光照射法：将裂隙灯光带尽量调窄，尽管照射的光线较弱，但周围背景更暗，也可形成明暗对比，这样便于观察病变的位置和细微改变。

（3）圆点光照射法：将照射光调节为圆点状，用于观察房水的改变。

3. 角膜缘分光照射法　将光线照射在一侧的角膜缘，除在角膜缘上形成一个光环和因巩膜突所致环形暗影外，角膜应呈黑色，此时能清晰见到角膜云翳、斑翳及小穿孔等病变。

4. 后部反光照射法　将灯光照射到所要观察组织的后方，把显微镜聚焦到检查部位，借助后方组织反射回来的光线检查透明、半透明、正常或病变组织。本法适用于角膜和晶状体的检查。

5. 间接照射法　将裂隙灯光线聚焦到所要观察部位旁边的组织上。可以观察虹膜细小变化和角膜新生血管等。借助三面镜或前置镜，可以观察视网膜细小的改变。

6. 镜面反光照射法　将光线从颞侧透照整个角膜，在角膜可出现两个光亮区，即鼻侧的光学切面和颞侧出现的反光区。这时嘱患者将受检眼稍向颞侧注视，再将裂隙灯向颞侧偏移，当光学切面与反光区重合时，检查者就会感到有光线刺目，此时将显微镜焦点对好，即可进行观察。本法适于检查角膜和晶状体的前、后表面。

（六）裂隙灯显微镜检查评估表

见表 5-1-1。

表 5-1-1　裂隙灯显微镜检查评估表

项目	内容	是	否
操作前准备	核对患者基本信息，询问病史，向患者简单介绍将要进行的检查，取得患者的合作		
	检查者手部清洁消毒		
	调节患者坐位、检查台及下颌托高度至舒适合适。儿童应根据身高选择检查姿势		
	准备表面麻醉药物，2% 荧光素钠滴眼液或无菌荧光素试纸，散瞳剂、棉签、棉球、无菌生理盐水、75% 乙醇棉球		
	75% 乙醇棉球消毒下颌托及前额横挡或更换新的垫纸		
	滴滴眼液时，嘱患者尽量向上看，以棉球拉开患者下睑，暴露下穹窿		
	滴眼液距离眼睛 2cm，滴入下穹窿结膜内，勿刺激角膜，嘱患者轻闭眼，擦去溢出的多余液体		
	棉球按压泪囊 5 分钟（可口述或嘱患者自行压迫）		
	滴散瞳滴眼液后嘱患者闭眼等待 30 分钟		
操作过程	将患者带入暗室，坐在裂隙灯前		
	患者把下颌放在下颌托上，前额顶住托架的横档		
	调整好坐椅及桌面高低，使被检眼与托架上黑色标记等高		
	调整目镜屈光度和瞳距		

项目	内容	是	否
操作过程	令患者闭眼,在患者眼睑上调焦点及光带		
	令患者注视前方		
	光线从颞侧照入,光源与显微镜视轴的夹角为 40°		
	根据情况调整放大倍数		
	调整光源的亮度、角度、宽度和长度		
	选择不同颜色的光源进行观察		
	通过粗调和微调将焦点移至观察的部位		
	根据检查的部位及目的,选择合适的照明法		
	检查晶状体、玻璃体等,夹角为 30° 以下		
	检查玻璃体后 2/3 和眼底时,需用三面接触镜或前置镜,光线入射角度为 10° 或更小		
	检查房角用房角镜,检查眼底可选用前置镜、三面镜和全检影镜。		
	儿童检查时若不能配合,可表面麻醉后使用眼睑拉钩		
操作后处置	向患者简要介绍测量结果及临床意义		

(七)常见操作错误及分析

1. 未根据观察的结构调节合适的光线进入角度及光带宽度　观察晶状体后囊膜及前部 1/3 玻璃体之前的所有病变,光源一般与显微镜观察方向呈 30°~50°。

2. 未选择合适的光源颜色　其中蓝钴光源常用于角膜结膜荧光素染色检查;绿色光源则用于结膜、视网膜血管组织的观察。

(八)目前常用训练方法简介

可通过同学之间相互练习进行训练。

(九)相关知识测试题(选择题)

1. 如需行裂隙灯显微镜检查,要求患者的体位是

A. 卧位　　　　　　　　B. 半卧位　　　　　　C. 坐位

D. 直立　　　　　　　　E. 侧卧位

2. 检查患者结膜、角膜、巩膜时,光源与显微镜的夹角一般为

A. 40°　　　　　　　　　B. 30°　　　　　　　C. 20°

D. 10°　　　　　　　　　E. 15°

3. 检查患者前房、晶状体和前部玻璃体时,光源与显微镜的夹角一般应小于

A. 40°　　　　　　　　　B. 30°　　　　　　　C. 20°

D. 10°　　　　　　　　　E. 15°

4. 大体初步检查眼前部情况时,应用的检查方法是

A. 弥散光照射法　　　　　　　　B. 直接焦点照射法

C. 角膜缘分光照射法　　　　　　D. 后部反光照射法

E. 间接照射法

5. 根据无菌操作原则,患者一般检查顺序为

    A. 先非手术患者再手术患者,先非感染患者最后感染患者

    B. 先手术患者再非手术患者,先感染患者最后非感染患者

    C. 先手术患者再非手术患者,先非感染患者最后感染患者

    D. 先非手术患者再手术患者,先感染患者最后非感染患者

    E. 无固定顺序

参考答案:1. C;2. A;3. B;4. A;5. C。

(邹　晶,王　华)

二、荧光素染色检查

(一) 概述

临床上,通过结膜角膜荧光素染色可了解结膜角膜病变损伤情况,如结膜角膜上皮脱落缺损,可被荧光素染为阳性着色。结膜角膜荧光素染色是临床上评估眼表上皮损伤最常用、最直观、最重要的方法之一,病理染色形态有点状染色、片状染色、树枝状染色、地图状染色等,角膜损伤严重者甚至会形成溃疡或穿孔,穿孔者表现为溪流试验阳性。

(二) 荧光素染色检查操作规范流程

1. 适应证

(1)主要用于检查结膜、角膜上皮损伤者。

(2)怀疑为干眼者。

(3)怀疑其他角膜病变者。

(4)观察角膜溃疡、角膜穿孔等严重角膜病变者。

(5)了解是否适合配戴各种角膜接触镜,以及角膜并发症的检查和诊断。

(6)观察青光眼滤过术后滤过泡渗漏情况。

2. 禁忌证

(1)对荧光素染色剂过敏者。

(2)因全身状况不允许坐位者,不能使用裂隙灯显微镜的患者。

3. 操作前准备

(1)患者的准备

1)清洁面部,去除眼周化妆品,以免影响检查。

2)患者取坐位,下颌置于下颌托上,前额紧贴于头架的额带横挡上。

3)年幼患者、精神障碍患者检查前需由家属做好解释工作,争取让患者配合检查。

(2)物品(器械)的准备:2% 角膜荧光素钠液或无菌荧光素试纸、棉球、无菌生理盐水、75% 乙醇棉球。

(3)操作者的准备

与裂隙灯显微镜检查相同。

4. 检查步骤

(1)检查应在暗室或半暗室环境下进行,利用裂隙灯显微镜进行检查。

(2)嘱受检者坐在裂隙灯前,调整座椅、检查台高度,使受检者下颌舒适地置于下颌托上,前额紧贴于头架的额带横挡上,调整下颌架高度使参考线平行于睑裂水平。

（3）检查者根据自身屈光状态及瞳距分别调整目镜屈光度数及目镜间距。

（4）嘱患者双眼自然睁开,向前平视。

（5）轻轻向外翻开下睑,暴露下睑结膜和下穹窿,向下穹窿处滴入少量 2% 荧光素钠,或用抗生素滴眼液或无菌生理盐水润湿的荧光素试纸轻轻接触下睑结膜面进行染色,然后叮嘱患者轻轻闭眼和自然眨眼,让荧光素与泪液充分混合进行眼表染色。

（6）在裂隙灯显微镜下,采用蓝钴光观察结膜、角膜染色情况,注意选用 6 种裂隙灯检查方法、调节光带进行观察。若角膜穿孔或结膜滤过泡有房水渗漏,可见荧光素液体如溪流状从破口流出,此为溪流征阳性。

（7）检查完毕后,关闭光源。

（三）并发症及处理

注意无菌操作原则,防止出现继发感染。检查完毕患者会有短暂视物变黄的现象,为荧光素染色,不需要特殊处理。

（四）操作注意事项

1. 配置的荧光素钠溶液容易被铜绿假单胞菌等病原体污染,使用时应格外注意。尽量使用消毒处理的一次性荧光素试纸条,或使用新鲜配制且含抗生素的 2% 荧光素钠滴眼液,低温避光保存,并每日更换。

2. 染色检查前需将结膜囊内分泌物或药物清洁干净,否则会影响荧光素着色。

3. 滴入染色剂后应叮嘱患者轻轻闭眼和自然眨眼,让荧光素与泪液充分混合再进行眼表染色的观察。染色 2~3 分钟后在染色区边缘易形成浸染,建议染色后 1 分钟内观察染色结果。

（五）相关知识

除了荧光素染色,还有其他染色剂可用于眼表病变的观察和评估,包括虎红染色和丽丝胺绿染色。死亡或退化的角结膜上皮细胞即使尚未脱落缺损,也可被虎红或丽丝胺绿染为阳性着色,因此与荧光素钠染色相比,虎红和丽丝胺绿染色可发现更早期的眼表上皮病变。但虎红染色对眼部刺激性较大,对上皮有毒性作用,从而限制了临床使用;而丽丝胺绿染色刺激性较虎红染色小且染色后为鲜艳的绿色,更易观察,因此更具有临床应用前景。

（六）荧光素染色检查评估表

见表 5-1-2。

表 5-1-2　荧光素染色检查评估表

项目	内容	是	否
操作前准备	核对患者姓名,介绍自己即将要进行的检查,取得合作。询问患者既往病史		
	洗手		
	患者坐位应舒适。儿童应根据身高选择检查姿势		
	准备 2% 角膜荧光素钠液或无菌荧光素试纸、棉球、无菌生理盐水、75% 乙醇棉球		
	75% 乙醇棉球消毒下颌托及前额横挡或更换新的颌托纸		

续表

项目	内容	是	否
操作过程	患者把下颌放在下颌托上,前额顶住托架的横挡		
	调整好坐椅及桌面高低,使被检眼与托架上黑色标记等高		
	调整目镜屈光度和瞳距		
	令患者闭眼,在患者眼睑上调焦点及光带		
	嘱患者尽量向上看,以棉球拉开患者眼睑		
	下穹窿处滴入少量 2% 荧光素钠,或将湿润的荧光素试纸轻轻接触下睑结膜面进行染色,然后叮嘱患者轻轻闭眼和自然眨眼,让荧光素与泪液充分混合进行眼表染色		
	过 1~2 分钟后观察		
	打开裂隙灯显微镜行角膜结膜染色检查		
	光线从颞侧照入,光源与显微镜的角度为 40°		
	选择大光斑,钴蓝光		
	观察染成绿色的角膜结膜病灶		
	观察角膜穿孔时,注意病灶部位有无房水将绿色泪膜冲开,有则为溪流试验阳性		
	儿童检查时若不能配合,可表面麻醉后使用眼睑拉钩		
操作后处置	结束检查后向患者解释检查情况		

(七) 常见操作错误及分析

未选择合适的光源颜色,其中蓝钴光源常用于角膜、结膜荧光素染色检查;绿色光源则用于结膜、视网膜血管组织的观察。

(八) 目前常用训练方法简介

可通过同学之间相互练习进行训练。

(九) 相关知识测试题(选择题)

1. 为了更清晰地观察角膜荧光素染色的结果,通常将裂隙灯的投射光滤光镜调整为
   A. 无赤光　　　　　　　　B. 钴蓝光　　　　　　　　C. 白炽光
   D. 绿色光　　　　　　　　E. 赤色光

2. 为了查明角膜上皮是否有损伤,可用荧光素钠染色后再检查,荧光素钠的浓度应为
   A. 0.5%　　　　　　　　　B. 1%　　　　　　　　　　C. 2%
   D. 3%　　　　　　　　　　E. 4%

3. 常用于结膜及角膜上皮染色的染料是
   A. 荧光素钠　　　　　　　　　　　B. 虎红
   C. 丽丝胺绿　　　　　　　　　　　D. 荧光素钠及丽丝胺绿混合染色剂
   E. 虎红及丽丝胺绿混合染色剂

4. 荧光素钠染色溪流征阳性常见于
   A. 角膜穿孔或结膜滤过泡有房水渗漏　　　B. 角膜上皮脱落

C. 虹膜炎

D. 巩膜炎

E. 角膜溃疡

5. 以下可表现为树枝状染色的是

A. 病毒性角膜炎上皮型

B. 病毒性角膜炎内皮型

C. 棘阿米巴性角膜炎

D. 真菌性角膜炎

E. 病毒性角膜炎基质型

参考答案:1. B;2. B;3. D;4. A;5. A。

（邹　晶　王　华）

三、泪膜稳定性检查

(一) 概述

正常眼的泪液通过瞬目运动可均匀涂布于眼球表面,形成相对稳定的泪膜。随着时间的推移,泪膜随泪液蒸发逐渐变薄,会在角膜表面形成随机破裂的干斑。泪膜破裂时间(breakup time of tear film,BUT)是完全瞬目后开始到出现第一个角膜干(黑)斑的时间。正常眼泪膜破裂时间应大于10秒,小于10秒视为异常,表明泪膜不稳定。泪液中的脂质、水液及黏蛋白任何一种成分发生质或量的病理改变,均可影响泪膜的稳定,表现为泪膜破裂时间缩短。临床上,泪膜破裂时间检查是较简单、直观及可靠反映泪膜稳定性的检测方法之一,是干眼诊断的必须检测项目。

(二) 泪膜相关检查操作规范流程

1. 适应证

(1)眼病患者,尤其干眼患者。

(2)健康体检者。

2. 禁忌证

(1)荧光素染色剂过敏患者。

(2)因全身状况不允许坐位者,不能使用裂隙灯显微镜的患者。

3. 操作前准备

(1)患者的准备

与本章本节裂隙灯显微镜检查相同。

(2)物品(器械)的准备:2%角膜荧光素钠液或无菌荧光素试纸、棉球、无菌生理盐水、75%乙醇棉球、计时器。

(3)操作者的准备

1)核对患者基本信息,询问病史。

2)向患者简单介绍将要进行的检查,取得患者的合作。

3)操作者手部清洁消毒。

4. 检查步骤

(1)详见本章本节"荧光素染色检查"中的步骤(1)~(5)。

(2)将裂隙灯显微镜光源调至钴蓝光,光带调至最宽,采用透照法观察角膜染色及泪膜分布情况。

(3)嘱受检者睁眼凝视前方不得再眨眼,检查者从受检者睁眼时起立即持续观察受检者角膜并同时开始计时,直到角膜上出现第一个黑斑(泪膜缺损)为止,计时器记录时间。

(4)此检查过程重复3次,每次记录泪膜破裂时间,取平均值为最终结果。

(5)检查完毕后,关闭光源,并对使用后的裂隙灯显微镜进行清洁消毒。

(三) 并发症及处理

注意无菌操作原则,防止出现感染。检查完毕患者会有短暂视物变黄的现象,为荧光素钠染色,不需要特殊处理。

(四) 检查的注意事项

1. 详见本章本节"荧光素染色检查"中注意事项的(1)~(3)。

2. 泪膜破裂时间检查结果受多种因素的影响,如被检者的配合程度,检查者操作的准确和熟练程度,周围环境温度、湿度和风速。应在安静的暗室中进行,室内关闭空调和风扇,并维持正常的亮度、温度和湿度。

(五) 相关知识

除了使用荧光素染色来检查泪膜破裂时间,现在有较多的仪器可以实现非侵入性泪膜功能检查。这些仪器利用反光装置将栅格投射在角膜表面,达到客观、非侵入性地检查、分析患者眼表泪膜的情况。例如眼表综合分析仪能通过泪河高度、非侵入式泪膜破裂时间、眼红分析、睑板腺拍照、荧光素钠染色等全面检查项目,让医师可以客观、非侵入性地检查、分析患者眼表情况。另外,眼表面干涉仪还能够测量泪膜脂质层厚度,监测记录不完全眨眼次数,脂质层动态分布观察,为判断睑板腺功能障碍的发病风险提供客观数据。这类检查过程舒适、不需任何药物、无刺激、全程无创监测眼表情况。同时,可以帮助医师进行患者的随访,有助于患者的个体化治疗。

(六) 泪膜相关检查评估表

见表5-1-3。

表5-1-3　泪膜破裂时间检查评估表

项目	内容	是	否
操作前准备	核对患者姓名,介绍自己即将要进行的检查,取得合作。询问患者既往病史		
	洗手		
	患者坐位应舒适。儿童应根据身高选择检查姿势		
	准备2%角膜荧光素钠液或无菌荧光素试纸、棉球、无菌生理盐水、75%乙醇棉球、秒表		
	75%乙醇棉球消毒下颌托及前额横挡,或更换新的颌托纸		
操作过程	患者把下颌放在下颌托上,前额顶住托架的横挡		
	调整好坐椅及桌面高低,使被检眼与托架上黑色标记等高		
	调整目镜屈光度和瞳距		
	令患者闭眼,在患者眼睑上调焦点及光带		
	嘱患者尽量向上看,以棉球拉开患者眼睑		

项目	内容	是	否
操作过程	下穹窿处滴入少量 2% 荧光素钠,或将湿润的荧光素试纸轻轻接触下睑结膜面进行染色,然后叮嘱患者轻轻闭眼和自然眨眼,让荧光素钠与泪液充分混合进行眼表染色		
	将裂隙灯显微镜光源调至钴蓝光,光带调至最宽,采用透照法观察角膜染色及泪膜分布情况		
	嘱受检者眨眼数次使荧光素钠与泪液充分混合,再叮嘱其睁眼凝视前方不得再眨眼。检查者从受检者睁眼时起立即持续观察受检者角膜并同时开始计时,直到角膜上出现第一个黑斑(泪膜缺损)为止,秒表记录时间		
	此检查过程重复 3 次,每次记录泪膜破裂时间,取平均值为最终结果		
操作后处置	结束检查后向患者解释检查情况		

(七) 常见操作错误及分析

1. 在开始计时后受检者仍在眨眼,导致测量值偏大。

2. 未测量 3 次取平均值,导致结果存在较大误差。

(八) 目前常用训练方法简介

可通过同学之间相互练习进行训练。

(九) 相关知识测试题(选择题)

1. 以下**不是**泪膜组成成分的是

　　A. 脂质层　　　　　　　　B. 水液层　　　　　　　　C. 黏蛋白层

　　D. 角膜上皮层　　　　　　E. 结膜上皮层

2. 正常泪膜破裂时间为

　　A. >10 秒　　　　　　　　B. 5 秒　　　　　　　　　C. 2 秒

　　D. 1 秒　　　　　　　　　E. >5 秒

3. 常用于检查泪膜破裂时间的染料是

　　A. 荧光素钠　　　　　　　　　　　　B. 虎红

　　C. 丽丝胺绿　　　　　　　　　　　　D. 荧光素钠及丽丝胺绿混合染色剂

　　E. 荧光素钠及虎红混合染色剂

4. 为了更清晰地观察泪膜破裂时间结果,通常将裂隙灯的投射光滤光镜调整为

　　A. 无赤光　　　　　　　　B. 钴蓝光　　　　　　　　C. 白炽光

　　D. 绿色光　　　　　　　　E. 赤色光

5. 以下可以导致泪膜破裂时间缩短的是

　　A. 脂质层缺乏　　　　　　B. 水液层缺乏　　　　　　C. 黏蛋白层缺乏

　　D. 以上均可　　　　　　　E. 以上均不会

参考答案:1. D;2. A;3. A;4. B;5. D。

(邹　晶　王　华)

四、泪液分泌检查

(一) 概述

泪液分泌试验是临床用于检测泪腺、副泪腺分泌泪液的定量检查方法,是干眼的重要检测项目。根据检查方法不同、是否行表面麻醉可将泪液分泌试验分为基础希尔默试验(Schirmer 试验)、Schirmer Ⅰ 和 Schirmer Ⅱ 试验。临床上较常采用的是非表面麻醉下的 Schirmer Ⅰ 试验,可间接检测泪腺分泌功能,它测量的是主副泪腺的生理性泪液分泌以及泪河的容量。

(二) 泪液分泌检查操作规范流程

1. 适应证

(1)眼病患者,尤其干眼患者。

(2)健康体检者。

2. 禁忌证

(1)对表面麻醉药过敏者。

(2)检查不配合者。

3. 操作前准备

(1)患者的准备

1)患者取舒适坐位,双眼自然睁开,向前平视。

2)年幼患者、精神障碍患者检查前需由家属做好解释工作,争取让患者配合检查。

(2)物品(器械)的准备:Schirmer 试纸及表面麻醉药,棉棒。

(3)操作者的准备

1)核对患者基本信息,询问病史。

2)向患者简单介绍将要进行的检查,取得患者的合作。

3)操作者手部清洁消毒。

4. 检查步骤

(1)检查应在安静和暗光环境下进行。

(2)Schirmer Ⅰ 试验:嘱患者双眼自然睁开,向前平视。将 Schirmer 试纸一端按要求折叠 5mm,并放置于被测眼下睑缘及下穹窿中外 1/3 交界处,嘱患者轻轻闭眼或自然睁眼,5 分钟后取出滤纸,测量 Schirmer 试纸被泪液浸湿的长度。

(3)基础 Schirmer 试验:患者双眼滴入眼部表面麻醉药,更换 Schirmer 试纸,按上述方法重新放置新 Schirmer 试纸,并进行观察和测量。

(4)Schirmer Ⅱ 试验:患者双眼滴入眼部麻醉剂,更换 Schirmer 试纸,并按上述方法重新放置 Schirmer 试纸,再用棉棒刺激鼻黏膜(棉棒长 8mm,顶端宽 3.5mm,沿鼻腔颞侧壁平行向上轻轻插入鼻腔),5 分钟后取出滤纸,测量 Schirmer 试纸被泪液浸湿的长度。

(三) 并发症及处理

注意无菌操作原则,防止出现感染。放置泪液分泌检测试纸时损伤角膜或结膜组织,因此放置时应动作轻柔、位置准确;如发生角膜结膜上皮损伤,应予抗生素滴眼液预防感染和促进上皮修复眼液。

(四) 操作注意事项

Schirmer 试验为侵入性检查,对检测者操作熟练准确程度及被检者的配合程度要求均较高,容易受多种因素干扰而影响结果的准确性和可靠性。同时也受到环境温度、湿度、亮度及风速等因素的影响。因此,应在安静的室内环境中进行,室内关闭空调和风扇,并维持正常的温度、湿度和亮度。

（五）相关知识

以上三种 Schirmer 试验分别具有不同的意义:Schirmer Ⅰ 试验正常值为大于10mm/5min,小于 5mm/5min 可诊断为水液缺乏型干眼,反映主泪腺、副泪腺生理性泪液分泌情况。基础 Schirmer 试验小于 5mm/5min,表明水液性泪液缺乏,5~10mm/5min 为可疑,反映副泪腺基础性泪液分泌情况。Schirmer Ⅱ 试验正常值为大于 10mm/5min,小于5mm/5min 为异常,反映刺激性泪液分泌情况。

另外,临床上也有应用酚红试验来替代 Schirmer 试验检测泪液分泌水液的情况。将一根特殊的预先浸染了酚红染料的棉线放置于下睑颞侧结膜囊内 15 秒,由于泪液 pH 的变化,原来有酚红染料的粉红棉线因浸湿泪液而变成橙色。这种方法因为不舒适感较少,所以对水液缺乏型干眼的诊断更具有特异性。

（六）泪液分泌检查评估表

见表 5-1-4。

表 5-1-4　泪液分泌检查评估表

项目	内容	是	否
操作前准备	核对患者姓名,介绍自己即将要进行的检查,取得合作。询问患者既往病史		
	洗手		
	患者坐位应舒适,儿童应根据身高选择检查姿势		
	准备检测用 Schirmer 试纸及表面麻醉药,棉棒		
操作过程	嘱患者双眼自然睁开,向前平视		
	Schirmer Ⅰ 试验:将 Schirmer 试纸一端按要求折叠 5mm,并放置于被测眼下睑缘及下穹窿中外 1/3 交界处		
	嘱患者向下看或轻轻闭眼		
	5 分钟后取出滤纸,测量湿长		
	基础 Schirmer 试验:双眼结膜囊内滴入表面麻醉药,更换新 Schirmer 试纸,并按上述方法重新放置 Schirmer 试纸,余检测方法同 Schirmer Ⅰ 试验		
	Schirmer Ⅱ 试验:双眼结膜囊内滴入表面麻醉药,更换新 Schirmer 试纸,并按上述方法重新放置 Schirmer 试纸,用棉棒刺激鼻黏膜余检测方法同 Schirmer Ⅰ 试验		
操作后处置	结束检查后向患者解释检查情况		

（七）常见操作错误及分析

1. Schirmer 试验容易受多种因素干扰而影响结果的准确性和可靠性　同时受环境温度、湿度、亮度及风速等因素的影响。因此,应在患者保持安静、端坐位时测量,且应在安静的室内环境中进行,室内关闭空调和风扇,并维持正常的温度、湿度和亮度。

2. 混淆基础 Schirmer 试验、Schirmer Ⅰ 和 Schirmer Ⅱ 试验意义　Schirmer Ⅰ 试验反映主泪腺、副泪腺生理性泪液分泌情况;基础 Schirmer 试验反映副泪腺基础性泪液分泌情况;

Schirmer Ⅱ试验反映刺激性泪液分泌情况。

(八)目前常用训练方法简介

可通过同学之间相互练习进行训练。

(九)相关知识测试题(选择题)

1. Schirmer Ⅰ试验正常值为

  A. >10mm/5min

  B. <10mm/5min;>5mm/5min

  C. 5mm/5min

  D. <5mm/5min

  E. 10mm/5min

2. 基础 Schirmer 试验为多少表明水液性泪液缺乏

  A. >10mm/5min

  B. <10mm/5min;>5mm/5min

  C. 5mm/5min

  D. <5mm/5min

  E. 10mm/5min

3. 仅反映基础泪液分泌的是

  A. Schirmer Ⅰ试验

  B. 基础 Schirmer 试验

  C. Schirmer Ⅱ试验

  D. 泪膜破裂时间

  E. 泪河高度

4. Schirmer 试纸放置的位置为

  A. 被测眼下睑缘及下穹窿中外 1/3 交界处

  B. 被测眼下睑缘及下穹窿中央处

  C. 被测眼下睑缘及下穹内中 1/3 交界处

  D. 泪阜处

  E. 下睑缘任何部位均可

5. Schirmer Ⅱ试验正常值为

  A. >10mm/5min

  B. <10mm/5min;>5mm/5min

  C. 5mm/5min

  D. <5mm/5min

  E. 10mm/5min

参考答案:1. A;2. D;3. B;4. A;5. A。

(邹　晶　王　华)

五、前房深度检查

(一)概述

前房是由角膜、虹膜、瞳孔区晶状体、睫状体前部共同围成的腔隙。前房深度检查包括中央前房深度和周边前房深度检查。掌握前房深度的正确检查方法,可以了解眼球的解剖参数,评估青光眼类型,对青光眼术前检查及术后评价都非常重要,对于其他疾病如眼外伤患者的病情程度评估也至关重要。

(二)前房深度检查操作规范流程

1. 适应证　所有需要行前房深度检查者。

2. 禁忌证

(1)角膜大面积擦伤或角膜感染患者。

（2）角膜重度混浊影响前房观测患者。

3. 操作前准备

（1）患者的准备

1）为避免交叉感染，制订合理的消毒措施。

2）对精神紧张者，给予适当心理安慰。

（2）物品（器械）的准备

1）相关设备正常，包括手电筒或裂隙灯。

2）物品消毒措施准备妥当。

（3）操作者的准备

1）核对患者信息，包括患者姓名、性别、年龄、主诉等。

2）告知患者或家属前房深度检查的主要内容和注意事项。

4. 操作步骤

（1）手电筒斜照法

1）让检查者注视正前方。

2）检查者用手电筒置于被检查者的颞侧，手电筒光线方向与虹膜面平行，根据虹膜表面阴影的位置来判断前房深度。

（2）裂隙灯中央前房深度检查法

1）检查应在暗室或半暗室环境下进行。嘱受检者坐在裂隙灯前，调整座椅、检查台高度、裂隙灯显微镜下颌架高度，使受检者下颌舒适地置于下颌托上，前额紧贴于头架的额带横挡上。

2）将 Haag-Streit 厚度测定器装在 Haag-Streit 900 型裂隙灯上，调整裂隙灯，使其与显微镜呈 40°~45°，并使裂隙光束通过厚度测定器的裂隙光阑，垂直聚焦于瞳孔中央的角膜表面，沿受检眼视轴照入。

3）用 Haag-Streit 厚度测定器 Ⅰ 和 Ⅱ 测量，测定器 Ⅰ 测量角膜厚度，测定器 Ⅱ 测量晶状体前囊膜至角膜上皮层之间距离，将后者的结果减去前者的结果为中央前房深度。

4）受检者注视裂隙光带，检查者转动厚度测定器上方的刻度盘，并调整裂隙灯显微镜的高度，使分裂影像分成上下相等的两半，且位于瞳孔内。

5）刻度盘恢复至"0"位，转动刻度盘，使用测定器 Ⅰ 时，使分裂影像的上方后表面（角膜内皮层）与下方前表面（角膜上皮层）相交。使用测定器 Ⅱ 时，使分裂影像的上方后表面（晶状体前囊膜）与下方前表面（角膜上皮层）相交。

6）读取刻度盘上读数，重复测量 2~3 次，取平均值。

（3）裂隙灯周边前房深度检查法

1）检查应在暗室或半暗室环境下进行。

2）嘱受检者坐在裂隙灯前，调整座椅、检查台高度、裂隙灯显微镜下颌架高度，使受检者下颌舒适地置于下颌托上，前额紧贴于头架的额带横挡上。

3）将裂隙灯光带调至最窄、最亮，方向与裂隙灯视轴呈 60° 夹角。

4）裂隙灯光通过最周边的颞侧角膜缘照射在周边虹膜表面，形成三条光带，分别是角膜上皮表面、角膜内皮表面及虹膜表面，估计角膜内皮到虹膜表面的距离（周边前房深度）与角膜上皮面到角膜内皮面距离（角膜厚度）的比值。

（4）超声波测量法

1）受检者采用平卧位。

2）眼部滴表面麻醉药。

3）受检眼球表面加盛有生理盐水的水浴杯,将超声探头浸于水内,距眼球 0.5~1.0cm,并位于角膜顶点正上方,指向眼轴方向。

4）从示波器上选取波型,测量角膜后表面至晶状体前表面的距离,即为前房深度。

（三）并发症及处理

对于明显浅前房者在暗环境停留过久,有诱发前房角关闭、眼压升高的风险。

（四）操作注意事项

1. 进行手电筒斜照法检查前房深度时,需要注意将手电筒置于被检查者的颞侧,且手电筒光线方向与虹膜面平行。

2. 裂隙灯检查法检查周边前房深度时,需要注意裂隙灯光源方向与裂隙灯视轴呈 60° 夹角,且通过最周边的颞侧角膜缘。

3. 应用超声波法测量时,超声探头不能触及角膜。

（五）相关知识

正常前房中间深,周围浅,正常前房中央深度为 2.5~3mm。调节时虹膜睫状体向前移动,前房变浅。近视眼的前房较深,而远视眼的前房较浅。前房深度检查是眼球解剖主要的参数之一。

手电筒斜照法检查前房深度时,当阴影边缘位于颞侧瞳孔缘时表示前房浅,位于鼻侧瞳孔缘表示前房稍浅,当虹膜被全部照亮时表示前房较深。

裂隙灯检查法检查周边前房深度时,判断周边前房与周边角膜厚度（cornea thickness,CT）之比,比如虹膜根部与最周边角膜后壁之间的距离相当于 1 个角膜厚度为 1CT,>2/3CT 为正常范围,≤1/4CT 认为房角可能关闭。

出现某些眼部疾病时,会出现前房深度的改变,包括深前房和浅前房。当出现先天性青光眼、大角膜、白内障过熟期、晶状体向后脱位或无晶状体眼时,前房深度会变深。在虹膜前粘连、虹膜膨隆、囊肿或肿瘤时,前房可呈不规则变浅。前房深浅程度是判断青光眼类型的重要依据,对于闭角型青光眼会出现前房变浅。抗青光眼术后可能因为滤过泡的渗漏或脉络膜脱离等原因出现浅前房伴低眼压,也可能因为睫状环阻滞发生恶性青光眼而出现浅前房伴高眼压。

（六）前房深度检查评估表

见表 5-1-5。

表 5-1-5　前房深度检查评估表

项目	内容	是	否
操作前准备	核对患者信息,包括患者姓名、性别、年龄、主诉		
	询问患者既往有无高血压及心、肺、脑疾病等病史		
	告知患者检查项目,安抚患者情绪		
	前房深度检查相关设备正常,包括裂隙灯、手电筒工作正常;物品消毒措施准备妥当		

续表

项目	内容	是	否
操作过程	嘱患者摆出正确体位		
	正确使用手电筒或裂隙灯		
	注意手电筒光线方向与虹膜面平行,裂隙灯光带方向与裂隙灯视轴呈 60° 夹角,观察检查结果		
操作后处置	向患者简要介绍检查情况		

(七) 常见操作错误及分析

1. 手电筒斜照法注意手电筒光线方向与虹膜面平行。

2. 裂隙灯显微镜检查法注意将裂隙灯光带调至最窄、最亮,方向与裂隙灯视轴呈 60° 夹角。

(八) 目前常用训练方法简介

可通过同学之间相互练习进行训练。

(九) 相关知识测试题(选择题)

1. 正常前房中央深度为

A. 1~2mm   B. 2~3mm   C. 2.5~3mm

D. 3.5~4mm   E. 3~4mm

2. 裂隙灯检查法检查周边前房深度时,小于多少被认为是房角可能关闭

A. 1/4CT   B. 1/3CT   C. 1/2CT

D. 2/3CT   E. 3~4mm

3. 巩膜穿通伤时最可能出现的症状是

A. 视力消失   B. 前房变浅   C. 前房加深

D. 前房消失   E. 虹膜震颤

4. 抗青光眼术后出现浅前房伴高眼压,可能是出现了

A. 滤过泡渗漏   B. 睫状环阻滞   C. 滤过过畅

D. 脉络膜脱离   E. 瞳孔闭锁

5. 以下会出现前房加深的疾病是

A. 虹膜前粘连   B. 原发性闭角型青光眼   C. 虹膜囊肿

D. 晶状体向后脱位 E. 睫状环阻滞

参考答案:1. C;2. A;3. C;4. B;5. D。

(王万鹏 王 华)

六、瞳孔检查

(一) 概述

瞳孔是反映眼运动功能和视网膜状态的一个动力学指标。瞳孔反应受视网膜光照强度、视网膜光感受器和视神经传入轴突完整性、中脑顶盖前区、连接至动眼神经核中动眼神经副核(Edinger-Westphal nucleus)的连接神经元,以及伴随第Ⅲ脑神经的传出性副交感通路和交感神经通路等多种因素的影响。另外,瞳孔大小还受集合反射、视网膜光适应状态及来

自额叶和枕叶皮质与脑干网状结构核上性因素的影响。瞳孔检查主要包括观察瞳孔形状、大小、位置、双侧对称情况、边缘整齐程度、对光反射以及集合反射等。瞳孔的变化对一些眼部疾病及神经系统疾病有重要的诊断价值。临床上根据瞳孔的形态、大小及反应往往可以作出较准确的诊断,尤其对一些神经系统疾病,常可以根据瞳孔的不同反应作出精确的定位诊断,瞳孔反应也是人体重要的生命指征。因此,瞳孔检查不仅是临床眼科检查中不可缺少的项目,也是全身检查和危重患者观察的重要内容之一。

（二）瞳孔检查操作规范流程

1. 适应证　所有需要行瞳孔检查者。

2. 禁忌证　散瞳或缩瞳了的患者无法检查瞳孔反射。

3. 操作前准备

（1）患者的准备

1）为避免交叉感染,制订合理的消毒措施。

2）对精神紧张者,给予适当心理安慰。

（2）物品（器械）的准备

1）相关设备正常,包括适宜灯光环境、手电筒、裂隙灯、Haab 瞳孔尺、Weekes 角膜尺、挡板等。

2）物品消毒措施准备妥当。

（3）操作者的准备

1）核对患者信息,包括患者姓名、性别、年龄、主诉等。

2）告知患者或家属瞳孔检查的主要内容和注意事项。

4. 操作步骤

（1）瞳孔形状、大小、位置及双侧瞳孔对称情况检查

1）首先询问受检者有无使用影响瞳孔的药物史,如散瞳药、缩瞳药,以及全身应用拟胆碱类（如阿托品）、阿片类（如吗啡）、多巴胺受体拮抗剂（如氯丙嗪）等药物。

2）瞳孔检查应在自然光线下进行,可使用裂隙灯显微镜或聚光手电筒检查。

3）受检者坐在裂隙灯显微镜前,应用裂隙灯显微镜检查瞳孔形状和位置,检查有无先天性虹膜缺损、先天性永存瞳孔膜（瞳孔残膜）、先天性无虹膜、虹膜萎缩、虹膜粘连、虹膜根部离断等先天性或后天性病理改变等。

4）检查双眼瞳孔大小及对称情况,可采用透明直尺直接测量,使用 Haab 瞳孔尺或 Weekes 角膜尺测量瞳孔的大小,并分别记录右眼和左眼瞳孔大小,对结果进行比较。

（2）直接对光反射检查

1）在暗光线环境下,嘱受检者面对检查者而坐,两眼向前方注视 5m 外的地方。

2）手电筒照射右眼,观察右眼瞳孔收缩的大小和速度,并重复 2 次。

3）同样的方法观察左眼瞳孔。

（3）间接对光反射检查

1）在暗光线环境下,嘱受检者面对检查者而坐,两眼向前方注视 5m 外的地方。

2）检查者用手或遮光板放在受检者鼻梁中间,用以遮挡检查光线,手电筒照射右眼,观察右眼瞳孔收缩的大小和速度,移开光线后,观察左眼瞳孔大小和速度变化,并重复 2 次。

3）同样的方法观察左眼瞳孔。

（4）集合反射

1）嘱被检者保持头部不动，双眼注视 1m 以外的目标，通常是检查者的示指尖，与双眼同一高度。

2）将目标（或示指）迅速移动至距离眼球 5~10cm 处，可检查瞳孔调节反射，正常情况下双侧瞳孔会缩小。

3）将目标（或示指）缓慢移动至距离眼球 5~10cm 处，可检查眼球会聚反射，正常情况下双眼球向内会聚。

（5）相对性传入性瞳孔障碍

1）暗室环境下，被检者暗适应约 5 分钟后，双眼平视前方。

2）检查者手持聚光手电筒，从下方与视轴 15°~45° 照射瞳孔，注意照射角度应相对固定。

3）一眼照射 2~4 秒，然后迅速移至另一眼。手电筒以平稳的频率移动，交替照射检查，观察并比较双眼瞳孔的直接对光反射情况。

（三）操作注意事项

1. 进行瞳孔检查前，需要询问全身及局部药物使用史，缩瞳药、扩瞳药、拟胆碱类、阿片类和多巴胺受体拮抗剂等药物会影响瞳孔检查。

2. 瞳孔粘连时，检查瞳孔反射无意义。

3. 照射瞳孔的光线不应太强或太弱。

4. 检查儿童时，请家长或他人在远处设置一目标。

5. 检查间接对光反射时注意遮光，对侧眼避免受到光的刺激。

6. 相对性传入性瞳孔障碍检查时，使用亮的冷光源，光线越亮双眼传入通路对光线传导的相对差异越明显，并注意双眼瞳孔不等大的情况。

（四）相关知识

1. 双侧瞳孔大小、形状、位置检查　室内光线下，瞳孔正常大小为 2.5~4mm，两侧等大等圆，可以随着光线的强弱而改变（1~8mm），使用药物散瞳或缩瞳后，瞳孔最大直径可扩大到 8mm，最小直径可到 0.5mm。普通光照下，瞳孔小于 2mm 和大于 5mm 者分别称为瞳孔缩小和散大。若双眼瞳孔直径相差 0.25mm 以下为生理性，相差 1mm 以上为瞳孔不等大。

双侧瞳孔不等大时首先需判断有病变的瞳孔，瞳孔散大或偏大可见于视神经损伤、动眼神经损伤、阿迪瞳孔（强直性瞳孔）以及中枢神经系统的病变，也可见于抗胆碱能或拟交感神经药物中毒。瞳孔偏小可见于虹膜瞳孔开大肌发育障碍、神经梅毒、霍纳综合征、脑桥出血等，也可见于阿片类药物过量、有机磷农药中毒和神经梅毒等。

瞳孔的正常外观为圆形，两眼大小相等并轻微偏向角膜中心的鼻下方。造成瞳孔形状不规则的原因有瞳孔括约肌或者开大肌损伤、瞳孔粘连、虹膜根部断离等。

2. 直接和间接对光反射及相对性传入性瞳孔障碍（relative afferent pupillary defect, RAPD）　均可检测瞳孔的功能活动。瞳孔对光反射的中枢在中脑顶盖前区，因此临床上常将其作为判断中枢神经系统病变部位、麻醉深度和病情危重程度的重要指标。患者一眼瞳孔直接对光反射消失而间接对光反射存在，常提示同侧视神经受损；一眼瞳孔直接和间接对光反射均消失，提示同侧动眼神经受损；RAPD 指一眼存在瞳孔传入障碍而另一眼正常，或两眼瞳孔传入障碍程度不对称，亦常称为 Marcus Gunn 瞳孔，常见于单侧视神经疾病或者双侧进展不对称性视神经疾病,可鉴别视神经炎、外伤或伪盲所致的单眼视力减退。

（五）瞳孔检查评估表

见表 5-1-6。

表 5-1-6　瞳孔检查评估表

项目	内容	是	否
操作前准备	核对患者信息,包括患者姓名、性别、年龄、主诉		
	询问患者既往有无高血压及心、肺、脑疾病等病史		
	询问患者用药史,告知患者检查项目,安抚患者情绪		
	瞳孔检查相关设备正常,包括手电筒、Haab 瞳孔尺、Weekes 角膜尺、裂隙灯等工作正常;物品消毒措施准备妥当		
操作过程	嘱患者摆出正确体位		
	正确使用手电筒、Haab 瞳孔尺、Weekes 角膜尺或裂隙灯检查瞳孔		
	注意检查环境光线变化,观察检查结果		
操作后处置	向患者简要介绍检查情况		

（六）常见操作错误及分析

1. 未注意到外界环境光线变化,以致瞳孔检查结果不准确。

2. 未详细询问病史及用药史,以致瞳孔检查结果不准确。

（七）目前常用训练方法简介

可通过同学之间相互练习进行训练。

（八）相关知识测试题（选择题）

1. 瞳孔位于

　　A. 角膜　　　　　　　　　B. 虹膜　　　　　　　　　C. 巩膜

　　D. 脉络膜　　　　　　　　E. 睫状体

2. 室内光线下,正常瞳孔大小为

　　A. 3~5mm　　　　　　　　B. 2.5~4.0mm　　　　　　C. 3.5~4.5mm

　　D. 1.5~3.0mm　　　　　　E. 3~4mm

3. 患者一侧瞳孔散大,直接及间接反射均消失,病变在

　　A. 对侧视神经　　　　　　B. 同侧视神经　　　　　　C. 对侧动眼神经

　　D. 同侧动眼神经　　　　　E. 视交叉

4. 下列**不是**霍纳综合征临床表现的是

　　A. 瞳孔缩小　　　　　　　B. 睑裂变小　　　　　　　C. 同侧面部多汗

　　D. 眼球内陷　　　　　　　E. 同侧上睑下垂

5. 阿 - 罗瞳孔（Argyll Robertson pupil）的瞳孔反应表现之一为

　　A. 对光反射消失,近反射存在　　　　　　B. 对光反射存在,近反射消失

　　C. 对光反射和近反射均消失　　　　　　D. 双侧瞳孔散大,近反射消失

　　E. 一侧对光反射消失,另一侧近反射消失

参考答案:1. B;2. B;3. D;4. C;5. A。

（王万鹏　王 华）

七、房角镜检查

（一）概述

房角镜检查是通过前房角镜观察眼的引流系统(前房角),来评估、分类和处理正常或异常的前房角结构。青光眼的分类很大程度上取决于对眼前节解剖结构的了解,尤其是前房角。此外,前房角镜检查对眼外伤以及其他眼部疾病的诊断和治疗都有重要作用。自从Salzmaan(1914 年)、Koeppe(1919 年)利用简陋的前房角镜开始做前房角检查以来,前房角镜经历了诸多改进,现常用的为直接型(屈折式)和间接型(反射式)两大类。随着技术的不断发展,前房角镜检查已成为现代眼科疾病诊断、治疗中不可缺少的诊疗手段。

（二）前房角镜检查操作规范流程

1. 适应证

(1)正常前房角的观察。

(2)异常前房角的观察:如先天性异常,包括先天性无虹膜、虹膜缺损及虹膜色素痣等;眼挫伤所致虹膜根部断离、外伤性房角劈裂、睫状体脱离、外伤性虹膜睫状体炎等;眼穿孔伤、眼内异物、异物嵌于前房角等;新生物如色素瘤、虹膜囊肿和血管瘤等;炎症情况下,如角膜清亮即可进行检查,虹膜睫状体炎、葡萄膜炎以及角膜炎、巩膜炎等疾病在前房角镜下都可见到改变。

(3)对青光眼的研究:先天性青光眼、原发性青光眼包括闭角型和开角型青光眼、正常眼压性青光眼以及继发性青光眼等。

(4)手术前后的研究:对于任何内眼手术,特别是抗青光眼手术,术前的前房角镜检查有助于明确青光眼的类型、选择手术方式和手术部位;术后的前房角镜检查能帮助探究手术成败的原因。

(5)全身疾病的眼部并发症检查。

(6)全身或眼部长期使用糖皮质激素。

2. 禁忌证

(1)前房积血:在某些情况下,前房积血被认为是适应证,但检查过程中前房有继续出血的风险,建议推迟房角镜检查直至出血消退。

(2)有急性外眼或内眼炎症,患者感到疼痛难忍者。

(3)角膜葡萄肿、角巩膜葡萄肿。

(4)角膜炎性病变、角膜上皮脱落。

(5)急性闭角型青光眼的急性发作期,患者全身症状显著,局部角膜混浊,前房浅,瞳孔散大,此时检查比较困难。如果需要进行检查,必须先滴入一滴甘油,使角膜清亮后再查。

(6)眼球内部疾病,可因眼球受压使病情加重者,如视网膜出血或脱离、玻璃体积血和巩膜破裂伤等。

3. 操作前准备

(1)患者的准备

1)为避免交叉感染,制订合理的消毒措施。

2）向被检者解释前房角镜检查目的和检查过程,征求被检者的同意。

（2）物品（器械）的准备

1）前房角镜检查相关设备正常,包括房角镜、手持显微镜或裂隙灯。

2）物品消毒措施准备妥当。

3）表面麻醉滴眼液、接触镜液（Zeiss 型前房角镜可用自身泪液作为液桥）、局部用降眼压药（缩瞳药）、抗生素滴眼液等准备妥当。

（3）操作者的准备

1）核对被检者的信息,包括被检者姓名、性别、年龄、主诉。

2）询问有无麻醉药物过敏史。

3）裂隙灯显微镜检查:测量 Van Herick 比值,评估周边前房深度;排除前房角镜检查的禁忌证。

4）测量被检者的眼压。

5）确定被检者已知晓前房角镜检查目的以及检查过程,并同意检查。

4. 操作步骤

（1）直接前房角镜检查

1）检查前在被检者双眼滴入表面麻醉药 2~3 次,每次间隔 3~5 分钟。

2）嘱被检者仰卧于检查台上。

3）在前房角镜的凹面（角膜接触面）滴入接触镜液（一般为 1% 甲基纤维素,若无甲基纤维素,可使用生理盐水或 1% 高渗盐水）,填满凹面,避免进入气泡。

4）安放前房角镜。

5）手持检查用的手持显微镜进行检查,在侧面环绕一周,进行观察。

（2）间接前房角镜检查

1）检查前在被检查者双眼滴入表面麻醉药 2~3 次,每次间隔 3~5 分钟。

2）嘱被检者坐于裂隙灯前,下颌放在托架上,双眼平视前方固定目标或裂隙灯显微镜上的指示灯。

3）在前房角镜的凹面滴入接触镜液,避免进入气泡（Zeiss 型前房角镜无须滴入接触液）。

4）用手指轻轻拉开被检者的下睑,将前房角镜下缘轻快地送入患者的下穹窿结膜,然后将上睑提起,将前房角镜向上穹窿方向滑动贴于角膜表面,前房角镜即顺利吸附在角膜表面。

使用 Zeiss 型前房角镜时需要持握房角镜的手柄,掌心朝向被检者。一般采用正方形安放法,手持柄与眼睛成 45°,前房角镜以正方形状态安放于角膜表面。若镜下发现大的气泡,需取下重新安放。少量的小气泡可因房角镜的轻微转动而躲开,如不妨碍检查,即可进行观察。

5）裂隙灯光带从一侧以 15° 方向射入,聚焦在前房角镜的反射镜面上,放大倍率为 10~20 倍即可。从虹膜瞳孔缘沿虹膜表面向前观察,仔细辨别虹膜根部、睫状体带、巩膜突、小梁网、Schwalbe 线定位标志。先静态检查,后动态检查。

6）检查过程

Goldmann 三面型前房角镜

①静态检查（常规检查）

- 静态检查用于了解前房角的宽窄,确定房角的类型。嘱被检者眼睛不要转动,平视正前方。前房角镜保持在角膜中央位置,不能向任何方向倾斜,不能对眼球施加压力。

- 将常用的 Goldmann 三面型前房角镜中最小的反射镜置于 12 点钟位置,从最容易观察的下方前房角开始检查。间接前房角镜观察的图像是倒像,即镜面所对应 180° 对侧的前房角。检查前房角的顺序应沿顺时针方向,如右眼从 12 点钟位—3 点钟位—6 点钟位—9 点钟位的四个方向完成(即上方、鼻侧、下方、颞侧四个象限)。

- 开始时,用裂隙灯的宽光带来看清前房角的整个结构,即周边虹膜的形态、虹膜根部附着的位置、房角结构解剖定位标志的可见度。用窄裂隙来估量房角的入口角度,确定房角的类型。

②动态检查(操纵检查)

- 根据检查的需要可轻微转动、倾斜前房角镜,改变反光镜的角度,增强对侧前房角深处的观察。例如反射镜在上方,观察下方前房角时,前房角镜可向下稍倾斜,下方前房角深处的结构即显露清楚。

- 用前房角镜反射镜侧的边缘,向角膜缘处加压,使对侧房角增宽或开放,从而明确房角闭合的性质(接触性或粘连性)、部位以及范围。

- 保持房角镜位置不动,可嘱被检者眼睛向反射镜方向转动,从而充分暴露对侧房角深处。如反射镜在上方,观察下方前房角时,可嘱被检者眼睛向上看,下方前房角深部的结构即显露出来。

- 在动态检查的过程中,观察房角深处的结构需要宽而明亮的裂隙灯光带配合。

Zeiss 四面型前房角镜

①静态检查(常规检查)

- 观察时,始终保持前房角镜与角膜处于轻轻接触的状态。对于正方形安放的 Zeiss 前房角镜,采用短而窄的垂直光带,先从上方反射镜观察下方前房角,然后调降光带至下方反射镜,观察上方前房角,最后用水平光带或接近同轴的垂直光带倾斜观察两侧前房角,通过光带在四个方向的移动完成前房角检查。

②动态检查(操纵检查)

- 将 Zeiss 前房角镜呈垂直放在角膜中央,轻柔地向后压陷角膜,迫使房水流入前房的周边部,周边部虹膜向后移动,从而确定房角闭合的性质(接触性或粘连性)。

- 若存在虹膜膨隆,可嘱被检者眼睛转向反射镜侧,这样可把房角图像移到高于虹膜平面的位置上,增加了房角深处的可见度。

- 做好前房角镜检查的记录,可按检查的四个方向(上方、下方、鼻侧、颞侧)记录,或以前房角镜正中央为准,沿顺时针方向,每个钟点位置描述记录。先描述静态检查下前房角的类型(宽、窄),再描述动态检查下前房角各结构的可见度。记录应注明检查日期、检查时眼压及眼别、采用何种前房角镜等。

- 检查结束后,常规予以抗生素滴眼液点眼,预防感染。

- 使用甲基纤维素时,用毕需揩拭干净,防止溶液干涸在前房角镜上。

(三) 并发症及处理

1. 青光眼急性发作 对于浅前房、窄房角的患者,压陷检查可能诱发青光眼的急性发作。如诱发,予以事先准备的缩瞳药(如毛果芸香碱)点眼。

2. 角膜擦伤　检查过程中患者出现眼痛,应立即停止检查,取出前房角镜,检查前房角镜的角膜接触面边缘是否有缺损。给患者进行角膜荧光素染色检查,角膜表面荧光素染色阳性者应立即停止检查,给予抗生素滴眼液点眼,次日复查。待角膜上皮缺损修复,2 周后再次行前房角镜检查。

（四）操作注意事项

1. 在学习前房角镜检查前,需学习有关前房角镜检查的相关理论,包括前房角镜检查的适应证、禁忌证;熟悉眼球,特别是前房角的解剖结构,掌握眼科疾病相关的前房角解剖学改变。

2. 放置前房角镜后,如接触镜液顺着被检者面颊流下,应及时用棉签擦拭,防止被检者无意识地用手擦拭而影响检查。

3. 动态检查过程中,被检查者转动眼球或检查者移动前房角镜的动作都应保持平稳,幅度过大或用力过猛都容易造成前房角镜与角膜的接触面分离而产生气泡或直接脱出。

（五）相关知识

目前临床应用的前房角镜主要有以下两种类型。

1. 直接型（屈折式）　以 Koeppe 型为代表,为圆顶帽状的半球形透明镜,由前房角透镜、手持生物显微镜和聚焦光源组成,检查者由侧面观察前房角的四周情况。借助接触镜的凸弧度,使其周围发生三棱镜的光线屈折作用,从而让前房角反射出来的光线到达检查者眼内。半球形的接触镜本身只有 1.3~1.5 倍的放大作用,必须再用显微镜或放大镜进行观察才能清晰看见前房角的结构。目前此类型前房角镜,除为手术用的 Barkan 型仍常用外,其他类型者已较少使用。

2. 间接型（反射式）　以 Goldmann 型为代表,是一种带反射镜的圆锥形前房角镜,被检者坐立于裂隙灯显微镜前,在裂隙灯显微镜的光照下,由镜面反射,将光线射到对侧的前房角,房角的成像再返回到镜面上。因此,间接型前房角镜是经反射镜镜面间接观察对侧 180°的前房角（倒像）。而经裂隙灯显微镜放大后,可观察到的前房角层次分明,结构清晰。临床常用的 Goldmann 三面型前房角镜的三面反光镜分别与其前表面构成 59°、67°、75° 三种角度,其中半圆形、倾斜 59° 的反射镜用于观察前房角和锯齿缘。

Zeiss 四面型前房角镜有 4 个 64° 倾斜的反射镜,无须转动接触镜即可观察到全周房角。Zeiss 四面型前房角镜凹面直径 9mm,直接与角膜中央部接触,后曲率 7.72mm,类似角膜前曲率半径,因此被检者自身的泪液可充当接触液。

（六）前房角镜检查评估表

见表 5-1-7。

表 5-1-7　间接型前房角镜检查评估表

项目	内容	是	否
操作前准备	核对患者信息,包括患者姓名、性别、年龄、主诉		
	询问患者既往有无高血压及心、肺、脑疾病等病史		
	询问患者有无麻醉药物过敏史		
	裂隙灯检查患者的前房深度,检查患者的眼压,排除禁忌证		

项目	内容	是	否
操作前准备	确认告知患者检查的目的及过程,取得患者同意		
	物品(器械)准备,房角镜、手持显微镜、裂隙灯是否正常;物品消毒措施准备妥当;麻醉滴眼液、接触镜液、降眼压药、抗生滴眼液等准备妥当		
操作过程	检查前在双眼滴入表面麻醉药 2~3 次,每次间隔 3~5 分钟		
	嘱患者处于正确的检查体位		
	正确安放前房角镜,避免产生大的气泡干扰检查		
	正确使用裂隙灯显微镜进行观察,裂隙灯臂与显微镜的夹角约 15°,裂隙灯光带照射在反射镜上		
	从下方前房角开始检查,沿顺时针方向检查全房角		
	静态检查时,先用宽光带观察前房角的结构,再用窄裂隙评估前房角的入口角度,确定房角的类型		
	根据需要进行动态检查,明确前房角闭合的程度、范围、性质(接触性或粘连性)		
	做好前房角镜检查的记录		
	检查结束后,予以抗生滴眼液点眼		
	使用甲基纤维素时,用毕需揩拭干净		
操作后处置	向患者简要介绍检查情况		
	交代患者检查后用药与注意事项		

(七) 常见操作错误及分析

1. 使用 Zeiss 四面型前房角镜进行静态检查时,对角膜施加压力过大,使前房角镜压迫角膜和房水引起房角变形。应当反复练习,控制好手腕和前臂的力量,使前房角镜轻柔地靠在角膜表面。

2. 动态检查时对角膜施加的压力过大,易产生角膜褶皱,影响观察的视野,需控制好手腕和前臂的力量,用温和的力量进行检查。

3. 动态检查时,在反射镜的对侧加压,反射镜内观察到的对侧前房角会因受压出现弯曲变形而形成人为的窄房角。因此动态检查时,应明确观察的前房角位置以及加压的部位,避免出现人为造成的观察误差。

(八) 目前常用训练方法简介

目前对于前房角镜检查的训练,主要是对于前房角镜、裂隙灯显微镜以及手持显微镜的熟练操作。加强手腕和前臂力量的控制有助于使用间接型前房角镜进行动态检查。可以通过模型眼或动物眼练习进行训练。

(九) 相关知识测试题(选择题)

1. 下列可以进行动态检查的前房角镜有(多选)

    A. Koeppe 型前房角镜   B. Zeiss 型前房角镜

    C. Goldmann 型前房角镜   D. Sussman 型前房角镜

    E. Barkan 型前房角镜

2. 前房角镜检查的禁忌证有(多选)

    A. 前房积血   B. 原发性开角型青光眼

　　C. 原发性急性闭角型青光眼（急性发作期）　　D. 抗青光眼手术后

　　E. 角膜上皮脱落

3. 前房角镜检查的适应证有

　　A. 正常前房角的观察　　　　　　　　　　B. 慢性闭角型青光眼

　　C. 抗青光眼手术后　　　　　　　　　　　D. 角膜葡萄肿

　　E. 急性外眼或内眼炎症,疼痛难忍

4. 前房角镜检查时,应先检查哪个方向的前房角

　　A. 上　　　　　　　　B. 下　　　　　　　　C. 鼻

　　D. 颞　　　　　　　　E. 任意方向

5. 前房角镜检查正常房角时可观察到的解剖学标志是(多选)

　　A. 虹膜根部　　　　　　　B. 睫状体带　　　　　　　C. 巩膜突

　　D. 小梁网　　　　　　　　E. Schwalbe 线

参考答案:1. BCD;2. ACE;3. ABC;4. B;5. ABCDE。

（蒋　剑　王　超）

八、眼压测量

(一) 概述

　　眼压,又称眼内压,正常人的眼压稳定在一定范围内,通常是在 10~21mmHg,双眼的差值不大于 5mmHg,每日的波动范围在 8mmHg 内, 眼压的测量在青光眼的诊断中处于至关重要的地位,是目前青光眼治疗 中唯一可以定量控制的参数。目前眼压计的种类有很多,包括压平式眼 压计、手持式眼压计、压陷式眼压计、回弹式眼压计、非接触式眼压计、动态轮廓眼压计等。 其中 Goldmann 压平式眼压计是国际上用以测量眼压的"金标准",在临床上应用广泛,本节 主要介绍 Goldmann 压平式眼压计的临床操作。

(二) Goldmann 压平式眼压计检查操作规范流程

1. 适应证　对需要了解眼压状况的患者,都可开展。

2. 禁忌证

(1)结膜或角膜存在传染性或活动性炎症。

(2)存在未愈合的角膜损伤与角膜溃疡。

(3)存在角膜水肿、角膜混浊、角膜增厚、角膜不平等情况。

(4)眼球开放性损伤。

(5)患者身体状况不允许进行裂隙灯检查或不配合检查。

(6)对麻醉药物过敏。

3. 操作前准备

(1)患者的准备

1)为避免交叉感染,制订合理的消毒措施。

2)向被检者解释眼压测量目的和检查过程,征求被检者的同意。

(2)物品(器械)的准备

1)眼压测量相关设备正常,包括裂隙灯、无菌荧光素钠试纸、棉球、无菌生理盐水、抗生

235

素滴眼液等。

2）物品消毒措施准备妥当。

3）急救药品准备妥当。

（3）操作者的准备

1）核对患者信息，包括患者姓名、性别、年龄、主诉。

2）询问有无麻醉药物过敏史。

3）查看患者检查结果。

4）明确患者有无眼压测量检查禁忌证。

5）与患者简单交流，消除患者顾虑，使其配合检查。

4. 操作步骤

（1）进行 Goldmann 压平式眼压计操作的医师洗手。

（2）在患者被检眼滴用表面麻醉药 2~3 次。

（3）用荧光素钠滴眼液或无菌荧光素钠试纸，对患者被检眼进行染色。染色后，嘱患者闭眼，用无菌棉球擦去溢出的泪液，并用棉球按压泪囊 1 分钟。

（4）使用重力杆对眼压计进行校准。将眼压计安装在裂隙灯相应位置上，用 3% 双氧水溶液或 1∶5 000 氯己定（洗必泰）溶液或异丙醇消毒测压头，并用无菌擦镜纸擦干，把压力旋钮刻度调至 0。

（5）用 75% 乙醇对裂隙灯下颌托和前额挡进行消毒，或更换新的下颌托纸。

（6）嘱患者下颌放在下颌托上，前额靠紧前额挡，调整裂隙灯高度与下颌托高度，使患者被检眼与裂隙灯托架上的黑色标记等高。

（7）令患者闭眼，在患者被检眼的眼睑上，进行调焦，调整光线为钴蓝光，从颞侧照入，与裂隙灯的角度为 60°，嘱患者睁开眼，直视前方。

（8）调节压力旋钮于 10mmHg，测压头对准中央角膜，缓慢推动裂隙灯，使测压头与角膜中央接触。

（9）观察荧光素钠环，要求两个荧光素钠环大小相等、对称、宽窄均匀，旋转加压旋钮，直至两个环内缘相切，此度数为眼压值。重复测量 3 次，取平均值。

（10）检查结束后，在患者被检眼滴用抗生素滴眼液，向患者解释检查情况，嘱患者勿揉眼。再次消毒测压头，调节压力旋钮至 0。

（三）并发症及处理

1. 角膜擦伤　检查过程中患者出现眼痛，应立即停止检查；若有擦伤，根据擦伤的严重程度，用抗菌药物眼膏、角膜绷带镜等进行治疗，并且定期复查，待患者恢复后，再行眼压检查。

2. 感染　患者检查后出现感染，选用适当的抗生素滴眼液，进行抗感染治疗。

（四）操作注意事项

1. 在检查前，应充分对测压头进行清洁与消毒，避免交叉感染。

2. 测量时，睫毛及眼睑不得触及测压头。

3. 手指在分开眼睑时，不得向眼球施加压力。

4. 荧光素钠的用量不宜过多或过少，应保持荧光素钠半环的宽度在 0.3mm，过多时，观察到的荧光素钠半环过宽，结果可能偏高，需吸除过多的泪液再次测量；若观察到的荧光素钠半环太细，可将测压头撤回，嘱患者眨眼再次测量，若荧光素半环依然过细，可适当补充荧光素钠。

5. 测量时,切忌将测压头在接触角膜面时移动,以免损伤角膜上皮。

6. 测量时,测压头与角膜接触时间不宜超过 30 秒,以免引起眼压的下降以及角膜上皮的损伤。

7. 若患者的眼压大于 80mmHg,需要安装重力平衡杆。

8. 检查前要排除影响眼压测量的因素,如角膜厚度异常、饮酒、喝咖啡、检查前大量饮水、衣领过紧和屏气等。

(五) 相关知识

1. Goldmann 压平式眼压计　是国际上用以测量眼压的"金标准"眼压计,它是利用测压头压平角膜来进行间接的眼压测量。Goldmann 压平式眼压计仪器结构稳定,测量数值可靠。眼压计本身误差仅为 ±0.5mmHg,检查的眼压值不受眼球壁硬度变异影响。但是 Goldmann 压平式眼压计对卧床患者及儿童不能使用,对角膜水肿、角膜混浊或角膜表面不平者,测量数值不可靠,中央角膜厚度对其准确性存在影响。

2. Perkins 手持式压平眼压计　其构造原理与 Goldmann 压平式眼压计相同,但测量范围不能超过 50mmHg。Perkins 手持式压平眼压计既可用于坐位,又可用于卧位,利用干电池照明,且方便携带。特别适用于手术室、青光眼普查、病床旁或不能在裂隙灯下测量眼压者。

3. Tono-Pen 眼压计　是一种新型压平式眼压计,利用测压头的铁芯与一个微型张力传感器相连,测量眼压。其体积小,由电池供能,携带方便,适用于患者床旁和全麻患者、青光眼的临床筛查。该眼压计的测压头与角膜接触面积小,并且有传感器将测量的外力转化为波形,可用于角膜瘢痕、不规则角膜、近期行穿透性角膜移植术眼、戴角膜接触镜的眼、眼球震颤、角膜水肿或大泡性角膜病变的患者。

4. Schiötz 压陷式眼压计　是根据所用的重量使角膜压陷的深度来间接测得眼压,其优点是价格低廉、稳定耐用、操作简单、结果精准、测量范围广,可达 100mmHg;但是其测量易受眼球壁硬度和角膜形状的影响,测量次数超过 3 次误差较大,测量过程求时间短,应在 2~4 秒内完成测量,儿童难以配合,只能用于卧位的测量。

5. ICARE 回弹式眼压计　原理是用一个很轻的探针与角膜瞬间接触,并且回弹,通过检测回弹探针速度的减低程度,转化为眼压的读数,从而精确测量出患者眼压,在儿童和行动不便患者的眼压测量中具有优势,并且可以用于患者家庭测量眼压使用。其操作简单,携带方便,即使不用麻醉,患者也几乎没有感觉,可用于坐位及卧位患者的测量,并且一次性使用的探针避免了交叉感染;但是其测量的结果易受角膜黏滞度的影响,对于配合不佳的患者误差较大,探针耗材的价格也偏贵。

6. 非接触式眼压计　是目前国内最常用的一种测量眼压的方式。其设计原理是利用一种可控的空气脉冲喷射到角膜中央的表面,使角膜变形呈 3.6mm 直径圆形平面时,经角膜射入的光线经反射后进入观测器为止,仪器将所得数据加以处理,直接测出眼压数值。适用于成人及儿童,以及对表面麻醉药有反应者,但当眼压在 25mmHg 以上时,与 Goldmann 压平式眼压计测量结果有较大的差别。该眼压计只能用于坐位测量,不能用于卧位患者。为桌式仪器,不便于携带,且远比一般眼压计的价格昂贵。

7. 动态轮廓眼压计　是新型的眼压测量仪器,其原理是通过探头接触角膜表面,利用电子压力感受器,直接测量眼压。其操作类似于 Goldmann 压平式眼压计,其探头的形状符合角膜的形状,测量时最小限度地减少角膜形变,其测量值不受角膜厚度的影响,特别适用于 LASIK 术后患者。动态轮廓眼压计不需要荧光染色,使用一次性套盖,避免交叉感染,并且其可以动态连续地测量,提供更全面可靠的信息。

(六) Goldmann 压平式眼压计检查评估表

见表 5-1-8。

表 5-1-8 Goldmann 压平式眼压计检查评估表

项目	内容	是	否
操作前准备	核对患者信息,包括患者姓名、性别、年龄、主诉		
	询问患者既往有无高血压及心、肺、脑疾病等病史		
	询问患者有无麻醉药物过敏史		
	明确患者有无眼压测量检查禁忌证		
	确认告知患者检查的目的及过程,取得患者同意		
	物品(器械)准备:眼压计、裂隙灯是否正常;物品消毒措施准备妥当;麻醉滴眼液、抗生素滴眼液等准备妥当		
操作过程	检查前在双眼滴入表面麻醉药 2~3 次,每次间隔 3~5 分钟		
	滴荧光素钠滴眼液,或用无菌荧光素钠试纸,对患者被检眼进行染色		
	嘱患者处于正确的检查体位,并调节被检眼位置		
	嘱患者闭眼,在患者被检眼的眼睑上进行调焦,调整光线为钴蓝光,从颞侧照入,与裂隙灯的角度为 60°		
	调节压力旋钮于 10mmHg,缓慢推动裂隙灯,使测压头与角膜中央接触		
	观察荧光素钠环,旋转加压旋钮,直至两个环内缘相切,此度数为眼压值。测压头离开角膜面进行调整		
	重复测量 3 次,取平均值		
	做好眼压检查的记录		
	检查结束后,予以抗生素滴眼液点眼		
操作后处置	向患者简要介绍检查情况		
	交代患者检查后用药与注意事项		

(七) 常见操作错误及分析

检查中出现两个半环不等大,是由于测压头没有对准患者角膜正中央。检查时要嘱患者正视前方,测压头对准角膜中央位置,若没有对准,则会出现两个半环不等大的情况。

(八) 目前常用训练方法简介

目前对于 Goldmann 压平式眼压计检查的训练,主要是对 Goldmann 压平式眼压计、裂隙灯显微镜的熟练操作。可以通过模型眼或动物眼练习进行训练。

（九）相关知识测试题（选择题）

1. 目前最准确的眼压测量方式为

A. Schiötz 压陷式眼压计　　　　　　B. Goldmann 压平式眼压计

C. 非接触眼压计　　　　　　　　　　D. Perkins 压平式眼压计

E. 指测法

2. 影响眼压测量的因素应**除外**

A. 季节　　　　　　　　　　　　　　B. 患者的固视情况

C. 测量者是否对所检查眼施加压力　　D. 角膜的厚度

E. 患者体位

3. 下列**不是** Goldmann 压平式眼压计检查禁忌证的是

A. 结膜或角膜存在传染性或活动性炎症

B. 存在未愈合的角膜损伤与角膜溃疡

C. 晶状体混浊

D. 存在角膜水肿、角膜混浊、角膜增厚、角膜不平等情况

E. 眼球开放性损伤

4. 正常眼压值范围为

A. 11~20mmHg　　　　　B. 10~20mmHg　　　　　C. 11~21mmHg

D. 10~21mmHg　　　　　E. 11~22mmHg

5. 眼压高低的决定因素有（多选）

A. 体重　　　　　　　　B. 上巩膜静脉压　　　　　C. 血压高低

D. 房水生成速率　　　　E. 房水通过小梁网流出的阻力

参考答案：1. B；2. A；3. C；4. D；5. BDE。

（蒋　剑　王　超）

九、离焦曲线检查

（一）概述

通过在患者眼前附加不同度数的镜片造成离焦，模拟不同距离的视觉需求，将附加的球镜度数作为横坐标，将对应度数检测出的远视力作为纵坐标所描记出来的曲线就是离焦曲线。离焦曲线是衡量焦点之外不同距离对应的视力表现的一种重要的评估方法。通过离焦曲线检查，能够对不同的多焦点或者调节型人工晶状体在不同距离的视力表现进行评估和比较，从而为患者选择合适的人工晶状体提供指导和支持。离焦曲线检查的时间建议选择在白内障术后 3 个月，此时眼球的各项状态都恢复至比较稳定的水平，测量的结果也更能反映人工晶状体的光学性能。

（二）离焦曲线检查操作规范流程

1. 适应证　适用于完成了白内障超声乳化吸取联合人工晶状体植入术，且术中植入了双焦点、三焦点、区域折射、焦深延长型或可调节型人工晶状体，要对人工晶状体在焦点以外各个距离的视力情况进行评估的患者。

2. 禁忌证

（1）精神和智力障碍等无法配合检查者。

（2）年幼无法配合检查者。

3. 操作前准备

（1）患者的准备

1）询问患者人工晶状体植入的时间、类型及方式。

2）裂隙灯下观察患者人工晶状体、瞳孔及光反射情况。

（2）物品（器械）的准备

1）消毒物品准备齐全。

2）综合验光仪运转正常。

3）离焦曲线结果记录单。

（3）操作者的准备

1）核对患者信息，包括患者姓名、性别、年龄。

2）明确患者有无离焦曲线检查的禁忌证。

3）告知患者或家属离焦曲线检查的主要内容及注意事项。

4）洗手消毒。

4. 操作步骤

（1）患者端坐在综合验光仪检查椅上，自然睁眼（如有眼镜需取下），目视前方。

（2）调整验光盘位置及瞳距，使其双侧视孔位置贴近并正对患者双眼。

（3）根据患者最佳矫正远视力的屈光情况调整双侧验光盘起始屈光度，使患者处于最佳矫正远视力状态。

（4）遮盖非检测眼，运用综合验光仪，以检测眼起始屈光度的球镜度数为零点，按 0.5D 依次递减的方式测量检测眼在 +1~-4D 范围内共 11 个屈光度下的视力（需要更换视标），模拟检测眼从远至近的视物状态。

（5）以附加的球镜度数为横坐标，对应度数下检测眼的视力结果为纵坐标，在离焦曲线结果记录单上描绘并依次连接各点，绘制离焦曲线。

（6）记录明场或暗场检查信息（或瞳孔大小）及患者信息，完成离焦曲线检查。

（7）向患者或家属简要介绍检查结果及临床意义。

（三）并发症及处理

离焦曲线检查为无创性操作，无相应并发症。

（四）操作注意事项

1. 检查开始前要明确进行此项检查的目的，如果是为了评估人工晶状体的性能和效用，则需要先矫正术后残留的屈光不正，以排除白内障术后角膜散光或生物学测量引起的误差。这些干扰因素的存在会导致无法完全反映人工晶状体本身的性能。

2. 注意视标的随机性，由于检测过程中可能出现患者因记忆视标而导致检测结果不准的情况，因此要随机更换视标。

3. 由于离焦曲线检查的时间较长，要关注老年患者测量过程中干眼、视疲劳、理解力下降等因素，最大限度地避免测量误差。

（五）相关知识

根据几何光学的原理，凹透镜（负透镜）对平行光线具有发散作用，其发散光线的反向延长线焦点即为像方焦点，无穷远的物体（平行光线）在加入凹透镜时成像的距离实际上是等效于不加凹透镜时物体直接在像方焦点成像的距离(等于凹透镜屈光度的倒数)。以 –2D 的凹透镜为例,当在受检眼前加入 –2D 的凹透镜后,模拟注视的视标距离实际为 0.5m。之所以选择 +1D 的凸透镜为起始检测度数,一是为了覆盖景深的影响,二是通过雾视的方法放松睫状肌,从而使后续的测量更准确。

较大瞳孔会产生大像差,像差可以在一定程度上弥补离焦导致的像模糊,但过大的像差又会降低成像质量。所以明暗两种情况下,瞳孔大小不同对像差也会造成一定影响。进行离焦曲线测量结果的差别一定程度上反映了像差在此离焦曲线中的影响。因此要注意离焦曲线的检查过程中患者瞳孔的大小情况或者光线明暗情况,并做好记录,必要时需要同时检测明场和暗场条件下的离焦曲线。

离焦曲线检查通常是单眼进行,但也可以双眼进行。值得注意的是双眼检查时,虽然通过改变透镜的度数模拟了不同距离的视物情况,但和实际情况下的双眼视物还是有区别的。主要原因是人眼存在近反射(调节和集合互相牵制,调节改变时,集合也会相应改变)。但在离焦曲线检查时,双眼的集合功能被抑制,对应的双眼调节功能也会受到影响,最终的结果会使双眼测量的调节幅度小于单眼测量的调节幅度。

(六) 离焦曲线检查评估表

见表 5-1-9。

表 5-1-9　离焦曲线检查评估表

项目	内容	是	否
操作前准备	核对患者信息,包括患者姓名、性别、年龄、主诉、眼别		
	询问患者人工晶状体植入的时间、类型及方式		
	裂隙灯下观察患者人工晶状体、瞳孔及光反射情况		
	明确患者有无离焦曲线检查的禁忌证		
	告知患者或家属离焦曲线检查的主要内容及注意事项		
	离焦曲线检查相关物品准备正常,包括手部消毒液、综合验光仪、离焦曲线结果记录单等		
操作过程	患者检查体位正确		
	患者眼位注视正确		
	验光盘位置及瞳距调整摆放正确		
	开始检查前将患者视力矫正至最佳远视力		
	从 +1D 开始检测		
	按 0.5D 间隔依次递减屈光度至 +4D		
	离焦曲线结果描点及连线正确		
	复核检查结果及记录检查者信息		
操作后处置	向患者简要介绍检查结果及临床意义		

(七) 常见操作错误及分析

1. 未注明检查时的明场和暗场条件 同一眼在明场和暗场条件下瞳孔的大小会有很大差异,对应的离焦曲线检查结果也会有很大差别,因此只有注明了检查时的光线条件或瞳孔大小,结果才具有参考性及可比性。

2. 检查时间过久且中途未休息 患者和检查者均熟练的情况下,单次离焦曲线检查的时间为 10 余分钟,但部分年龄较大的患者理解力及反应力均下降,对应的检查时间会相应增加,加之此类患者干眼及视疲劳的发生率更高,持续高强度用眼检查会导致测量误差。

(八) 目前常用训练方法简介

熟悉并掌握综合验光仪的使用方法,可通过同学之间相互练习进行训练。

(九) 相关知识测试题 (选择题)

1. 一般白内障人工晶状体植入术后多长时间适合进行离焦曲线检查评估晶状体效能

    A. 1 周   B. 半个月   C. 1 个月

    D. 3 个月   E. 6 个月

2. 评价人工晶状体各个连续距离视力情况的最佳检查是

    A. 视力检查   B. 验光检查   C. 离焦曲线检查

    D. 对比敏感度检查   E. 视野检查

3. 在患者眼前加 –1D 镜片,相当于模拟看距离多远的物体

    A. 10cm   B. 25cm   C. 50cm

    D. 1m   E. 5m

4. 离焦曲线检查**不适用**于以下哪一类人工晶状体植入后的检测

    A. 单焦点人工晶状体   B. 双焦点人工晶状体

    C. 三焦点人工晶状体   D. 调节型人工晶状体

    E. 焦深延长型人工晶状体

5. 影响离焦曲线检查结果的因素有

    A. 屈光状态   B. 视标随机性   C. 检查时间

    D. 瞳孔大小   E. 以上都是

参考答案:1. D;2. C;3. D;4. A;5. E。

(蒋 剑 姚 飞)

十、人工晶状体生物测量

(一) 概述

白内障手术后的屈光状态是影响患者术后满意度的重要影响因素。除手术本身的影响外,白内障患者术后的屈光状态主要取决于术前人工晶状体生物测量,因此,能否精确地完成人工晶状体生物测量是白内障手术是否成功的前提。随着光学检测技术的日益成熟,各种新型人工晶状体生物测量仪器相继问世,目前临床上最常使用的三种人工晶状体生物测量仪器分别是以部分相干干涉为原理设计的 IOL-MaSter 光学相干生物测量仪、以光学低相干反射测量法为原理设计的 LenStar 非接触式光学长度测量仪和以光迹追踪技术为原理设计的 Sirius 三维角膜地形图及眼前段分析系统。

(二)人工晶状体生物测量操作规范流程

1. 适应证

(1)拟行白内障超声乳化吸取联合人工晶状体植入术的白内障患者。

(2)其他原因需要植入人工晶状体的眼疾患者。

2. 禁忌证

(1)角膜瘢痕、水肿达到影响干扰光学干涉及反射的程度。

(2)严重的白内障患者。

(3)固视不佳者。

(4)年幼患者及精神障碍等不能配合者。

3. 操作前准备

(1)患者的准备

1)详细询问患者姓名、性别、年龄、主诉及被检眼的既往史和现病史。

2)年幼患者、精神障碍患者需提前由家属做好解释工作,安抚患者情绪,使其能尽可能配合检查。

(2)物品(器械)的准备

1)消毒物品准备齐全。

2)人工晶状体生物测量仪运转正常(IOL-MaSter 光学相干生物测量仪、LenStar 非接触式光学长度测量仪或 Sirius 三维角膜地形图及眼前段分析系统)。

(3)操作者的准备

1)核对患者信息,包括患者姓名、性别、年龄、主诉和需要检查的眼别。

2)明确患者有无人工晶状体生物测量的禁忌证。

3)告知患者或家属人工晶状体生物测量的主要内容及注意事项。

4)洗手消毒。

4. 操作步骤

(1)IOL-MaSter 光学相干生物测量仪

1)患者以舒适体位端坐在测量仪前,自然睁眼(如有眼镜需取下),目视前方。

2)打开 IOL-MaSter 光学相干生物测量仪,消毒下颌托及前额条带。

3)调节升降台的高度和测量仪与患者之间的距离,让患者下颌置于仪器的下颌托上,前额紧靠仪器的前额条带。

4)嘱患者注视仪器中的视标,并进行粗略对焦。

5)每次测量之前,嘱患者眨一下眼,然后令患者持续注视视标。

6)依次对角膜曲率、角膜直径、眼轴长度和前房深度进行测量,重复测量 3 次以上并对测量的结果取平均值。

7)打印结果,签写检查者信息。

8)向患者或家属简要介绍检查结果及临床意义。

(2)LenStar 非接触式光学长度测量仪

1)患者以舒适体位端坐在测量仪前,自然睁眼(如有眼镜需取下),目视前方。

2)打开 LenStar 非接触式光学长度测量仪,消毒下颌托及前额条带。

3)调节升降台的高度和测量仪与患者之间的距离,让患者下颌置于仪器的下颌托上,前额紧靠仪器的前额条带。

4）嘱患者注视仪器中的红色闪烁视标，并进行粗略对焦。

5）在进行每次测量之前，嘱患者眨一下眼，然后令患者持续注视红色闪烁视标。

6）检查者按照电脑屏幕提示进行对焦后，按下测量按钮，一次测量即可得到眼轴长度、角膜厚度、前房深度、晶状体厚度、视网膜厚度、角膜曲率、角膜直径、瞳孔大小及光轴的偏心率共九项数据。

7）重复测量 3 次以上并对测量的结果取平均值。

8）打印结果，签写检查者信息。

9）向患者或家属简要介绍检查结果及临床意义。

（3）Sirius 三维角膜地形图及眼前段分析系统

1）患者以舒适体位端坐在测量仪前，自然睁眼（如有眼镜需取下），目视前方。

2）打开 Sirius 三维角膜地形图及眼前段分析系统，消毒下颌托及前额条带。

3）调节升降台的高度和测量仪与患者之间的距离，让患者下颌置于仪器的下颌托上，前额紧靠仪器的前额条带。

4）嘱患者充分瞬目后注视 Sirius 中心光源，操作者调整操作手柄，使角膜顶点处于两条绿线之间，角膜中心光点定位处于绿色十字交叉圆圈中心。

5）嘱患者尽量睁大双眼，按下拍摄按钮。

6）在摄像过程中，患者保持固视，不能瞬目，成像系统将在不到 2 秒内拍摄 25 张眼前段图像，同时完成 360° 扫描。

7）选取采集质量最佳图像（Scheimpflug 图像面积 ≥ 90%，中心定位 ≥ 90%，且 Placido 盘覆盖面积 ≥ 80%）并记录被检眼的水平可见虹膜直径、水平前房直径、前房深度和水平前房房角宽度。

8）打印结果，签写检查者信息。

9）向患者或家属简要介绍检查结果及临床意义。

（三）并发症及处理

人工晶状体生物测量为无创性操作，无相应并发症。

（四）操作注意事项

1. 为避免外来光源对人工晶状体生物测量的干扰，所有仪器检查均应在安静的暗室中进行。

2. 对于儿童检查，应该在测量前对受试儿童耐心解释测量过程，以取得其配合，避免受试儿童紧张造成不必要的眼球运动。

（五）相关知识

人工晶状体生物测量是白内障术前的必备检查项目，精确地完成人工晶状体生物测量是白内障手术前选择合适人工晶状体度数的重要前提。目前针对人工晶状体生物测量数值计算人工晶状体度数的方法有两类：人工晶状体计算公式法和光迹追踪法。

其中公式法的计算是基于 Gullstrand 模型眼，假定角膜是一个平面，晶状体厚度为 0。临床医师需要根据患者的眼轴长短选择不同的人工晶状体计算公式：眼轴 ≤ 22mm 时，选择 Hoffer Q 公式；24.5mm ≤ 眼轴 ≤ 26mm 时，选择 Holladay 公式；眼轴 > 26mm 时，选择 SRK/T 公式；22mm ≤ 眼轴 ≤ 24.5mm 时选择任意公式均可。

光迹追踪技术则考虑角膜晶状体均存在一定的厚度,以折射定律为基础,进入眼内的光线在不同的屈光介质(角膜前后表面、房水、晶状体、玻璃体)发生折射到达视网膜,从角膜到视网膜的光线被追踪,通过特定的方法计算出人工晶状体度数。具体做法:在 Sirius 自带软件"白内障概述"中分别输入术前 IOL-MaSter 测量的眼轴长度和所测晶状体 A 常数,以角膜顶点为人工晶状体中心定位,设定目标球镜度数为 0.00D,瞳孔直径为 3mm,光迹追踪技术将自动得到预测人工晶状体位置并计算出人工晶状体度数。

(六) 人工晶状体生物测量评估表

见表 5-1-10。

表 5-1-10 人工晶状体生物测量评估表

项目	内容	是	否
操作前准备	核对患者信息,包括患者姓名、性别、年龄、主诉、眼别		
	询问患者被检眼的既往史和现病史		
	明确患者有无人工晶状体生物测量的禁忌证		
	告知患者或家属人工晶状体生物测量的主要内容及注意事项		
	人工晶状体生物测量的相关物品准备正常,包括手部消毒液、人工晶状体生物测量仪等		
操作过程	患者检查体位正确		
	患者眼位注视正确		
	人工晶状体生物测量仪正确开机		
	人工晶状体生物测量仪下颌托及前额条带消毒		
	嘱患者检查过程中持续注视仪器中的视标		
	重复检查 3 次以上,并取结果平均值		
	记录检查结果		
操作后处置	向患者简要介绍检查结果及临床意义		

(七) 常见操作错误及分析

检查结果未重复测量及取均值。人工晶状体生物测量仪测的数值参数在每次测量时均会有所波动,单次测量很容易产生误差,需重复 3 次以上,以保证测量数据的准确。

(八) 目前常用训练方法简介

熟悉并掌握人工晶状体生物测量仪的使用方法,可通过同学之间相互练习进行训练。

(九) 相关知识测试题(选择题)

1. IOL-MaSter 光学相干生物测量仪测量指标**不包括**

    A. 角膜曲率   B. 眼轴长度   C. 视网膜厚度

    D. 角膜直径   E. 前房深度

2. LenStar 非接触式光学长度测量仪测量指标包括

    A. 晶状体厚度   B. 视网膜厚度   C. 角光轴的偏心率

    D. 瞳孔大小   E. 以上均是

3. 以下属于 Sirius 三维角膜地形图及眼前段分析系统测量参数的是

    A. 水平可见虹膜直径   B. 水平前房直径   C. 前房深度

D. 水平前房房角宽度　　　　E. 以上均是

4. 患者眼轴21mm,计算人工晶状体度数,应选择的计算公式是

A. Hoffer Q 公式　　　　　B. Holladay 公式　　　　　C. SRK/T 公式

D. 以上三种公式均可　　　E. 以上三种公式均不可

5. 以下关于人工晶状体生物测量描述**错误**的是

A. 人工晶状体生物测量的准确性将直接影响白内障患者术后的屈光状态

B. 计算人工晶状体度数的方法有两类,即公式法、光迹追踪法

C. 为了使检查者和患者更清楚地看清检查设备,人工晶状体生物测量应在安静的明亮环境中进行

D. 目前临床上最常使用三种人工晶状体生物测量仪器,分别是 IOL-MaSter、LenStar 和 Sirius

E. LenStar 所检测的人工晶状体生物测量参数较 IOL-MaSter 更全面

参考答案:1. C;2. E;3. E;4. A;5. C。

（蒋　剑　姚　飞）

第二节　特殊眼前节检查

一、眼前节照相

(一) 概述

眼前节照相是裂隙灯与数码相机的复合体,即利用裂隙灯观察,数码相机照相获取并记录眼前节影像资料。

(二) 眼前节照相操作规范流程

1. 适应证　需要记录眼前节情况的患者、治疗过程及术前术后对比的患者。

2. 禁忌证

(1)眼球震颤,无法固视患者。

(2)年幼无法配合检查者。

3. 操作前准备

(1)患者的准备

1)为避免交叉感染,制订合理的消毒措施。

2)告知患者检查的目的及所需注意事项。

3)患者额头与额带贴紧,眼外眦与基准线对齐。

(2)物品(器械)的准备

1)保证裂隙灯、数码照相机等检查设备运转正常。

2)准备棉签、表面麻醉药及开睑器备用。

3)将裂隙灯下颌托和额部支架消毒。

(3)操作者的准备

1)核对和记录患者信息。

2)告知患者检查注意事项。

3）操作者手部消毒。

4）调整检查者瞳距及目镜屈光度数。

5）调整照明强度。

6）调整被检查者眼位。

4. 操作步骤

（1）开机，眼前节照相程序，登记患者信息。

（2）嘱患者注意保持眼位，根据病变的眼别、病变部位和病变深度，选择不同的裂隙灯照明法（具体参照裂隙灯检查），将聚焦于病变部位，确保图像清晰后采集，保存。

（3）打印图像，关闭电源。

（三）并发症及处理

检查者手部和检查设备严格消毒，避免患者交叉感染。

（四）操作注意事项

1. 弥散光照明法　将光斑调至最大，将弥散镜移入光路，增大裂隙灯光照范围，但使用钴蓝光拍照时，不建议用弥散镜，容易导致效果不明显。

2. 直接焦点照明法　裂隙灯发出的光束与目镜所观察的角膜或结膜病变在同一个焦点，裂隙宽度在 1.0~1.5mm 为宽光带，<0.2mm 为窄光带。

3. 间接光照明法　将光带投射在观察目标近侧的组织，利用该组织发出的弥散光间接照射所观察的目标。

4. 后部反光照射法　将光线的焦点照射于被检查组织后方的不透明组织上，显微镜的焦点聚焦于被检查组织上。

5. 镜面反射法　利用照射光线在角膜后面或晶状体表面形成的反光区，与直接焦点照射法的光学平行六面体相重合，利用该区增强的光度来检查病变组织。

6. 其他方法　钴蓝光照射、三面镜照射、房角镜照射等。

（五）相关知识

弥散光照明法可用于观察角膜、结膜、泪阜、泪点、眼睑皮肤、睑缘和睫毛的情况；直接焦点照明法可以观察角膜不同深度和层次的病变；间接光照明法用于检查虹膜组织有无萎缩，判断隆起物是实质性还是囊性；后部反射法可用于观察角膜水肿、空泡、细小角膜后沉着物（KP）、角膜内皮细小异物；镜面反射法可用于观察角膜内皮，晶状体前、后囊及核的情况。

（六）眼前节照相评估表

见表 5-2-1。

表 5-2-1　眼前节照相评估表

项目	内容	是	否
操作前准备	核对患者基本信息，包括患者姓名、性别、年龄、主诉、眼别		
	告知患者注意配合的事项		
	患者额头与额带贴紧，眼外眦与基准线对齐		
	准备表面麻醉药物及开睑器备用		
	检查者手部及设备消毒		

续表

项目	内容	是	否
操作前准备	检查者调整瞳距、目镜屈光度数、照明强度		
	确认眼前节照相设备正常、光源正常		
操作过程	患者眼位正确,确保检查区域暴露充分		
	选择正确的裂隙灯检查方法		
	焦点对准图像采集部位,保证成像清晰		
	信息记录规范		
操作后处置	向患者简要介绍检查结果及临床意义		

(七) 常见操作错误及分析

未充分暴露检查部位;裂隙灯检查方法选择错误,无法采集到清晰的影像。

(八) 目前常用训练方法简介

熟悉眼前节照相的检查方法,可通过同学之间相互练习进行训练。

(九) 相关知识测试题(选择题)

1. 弥散光照明法可用于检查(多选)
   A. 角膜　　　　　　　　B. 结膜　　　　　　　　C. 睑缘
   D. 泪点　　　　　　　　E. 睫毛
2. 镜面反射法可以用于检查(多选)
   A. 角膜内皮病变　　　　B. 晶状体前囊病变　　　C. 晶状体核病变
   D. 晶状体后囊病变　　　E. 结膜病变
3. 角膜后沉着物可用的检查方法是
   A. 弥散光照明法　　　　B. 直接焦点照明法　　　C. 间接光照明法
   D. 后部反射法　　　　　E. 镜面反射法
4. 感染性角膜炎可用的检查方法是
   A. 弥散光照明法　　　　B. 直接焦点照明法　　　C. 间接光照明法
   D. 后部反射法　　　　　E. 镜面反射法
5. 检查虹膜组织有无萎缩可用的检查方法有
   A. 弥散光照明法　　　　B. 直接焦点照明法　　　C. 间接光照明法
   D. 后部反射法　　　　　E. 镜面反射法

参考答案:1. ABCDE;2. ABCD;3. D;4. B;5. C。

(邓志宏)

二、眼前节光学相干断层扫描检查

(一) 概述

眼前节光学相干断层扫描(optical coherence tomography,OCT)是指根据眼组织结构的不同光学散射性,采用光干涉法进行二维显像和定量分析技术,对眼前节的透光组织做断层成像,具有分辨率高、成像速度快、非接触等优点。

（二）眼前节 OCT 操作规范流程

1. 适应证

(1)观察患者角膜厚度、病变深度和范围等。

(2)观察前房深度和房角状态,对青光眼分类,抗青光眼手术以及后方型人工晶状体植入的术后评价。

(3)辅助诊断虹膜疾病。

(4)记录角膜屈光力、角膜厚度、角膜前后表面曲率半径。

2. 禁忌证

(1)眼球震颤,无法固视患者。

(2)年幼无法配合检查者。

(3)无法坐立的患者。

3. 操作前准备

(1)患者的准备

1)为避免交叉感染,制订合理的消毒措施。

2)告知患者检查的目的和需要配合的事项。

(2)物品(器械)的准备

1)对患者下颌托及额部支架进行消毒

2)准备表面麻醉药物和开睑器,协助患者充分暴露睑裂区。

(3)操作者的准备

1)核对患者信息,包括患者姓名、性别、年龄、主诉。

2)明确患者有无眼前节光学相干断层扫描检查的禁忌证。

3)告知患者注意配合的事项。

4)操作者手部消毒。

4. 操作步骤

(1)打开电源。

(2)登记患者信息。

(3)使用适当扫描模式,采集图像并测量相关数据。

(4)打印图像。

(5)检查完毕,关闭电源。

（三）并发症及处理

为无创性检查,无相应并发症。

（四）操作注意事项

1. 向患者交代检查注意事项,使患者尽量配合检查,获得高质量的图像。

2. 准确录入患者资料,包括姓名、性别、年龄。

3. 调节机器至患者适合的高度,将其下颌放在托架上,前额紧贴额带横挡。

4. 选择适当的扫描方式。

5. 将获取的理想图像保存,并根据病变部位及临床需要进行图像分析,打印报告。

（五）相关知识

眼前节光学相干断层扫描检查在角膜疾病、青光眼、晶状体疾病的检查中具有重要意义。

1. 角膜白斑患者的前房评估(图 5-2-1)。

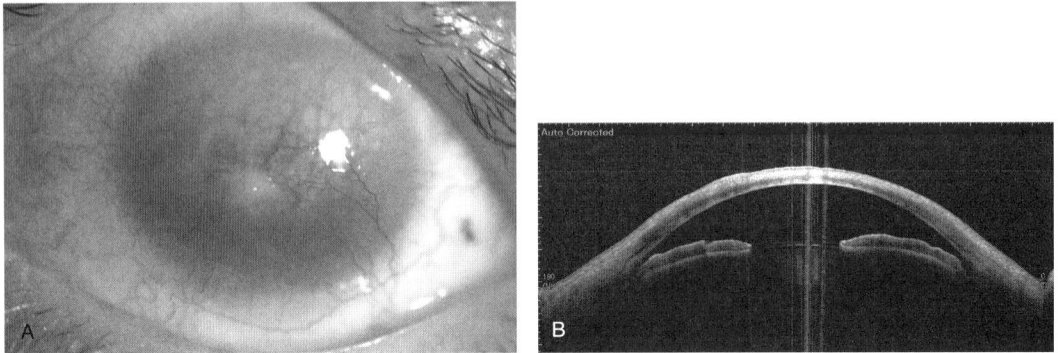

图 5-2-1 角膜白斑患者前节 OCT
A. 角膜白斑;B. 角膜白斑患者的前节 OCT 成像,显示前房深度正常。

2. 翼状胬肉(图 5-2-2)。

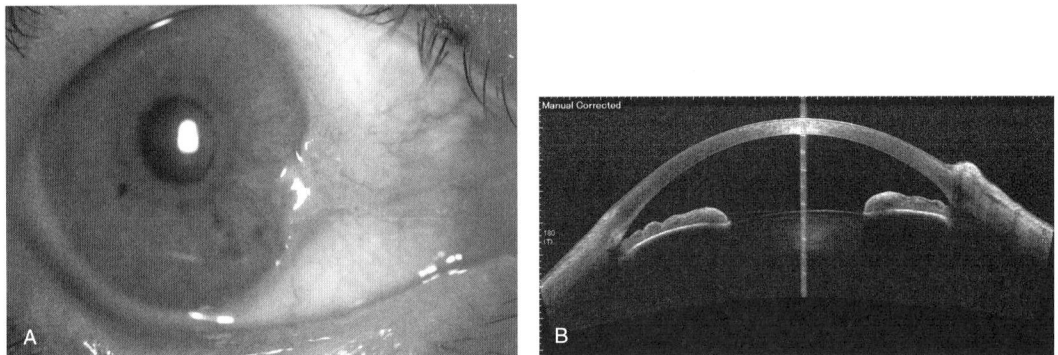

图 5-2-2 翼状胬肉的外观与前节 OCT 成像
A. 翼状胬肉的外观;B. 翼状胬肉的前节 OCT 成像。

3. 颗粒状角膜变性(图 5-2-3)。
4. 有晶状体眼人工晶状体植入术(图 5-2-4)。

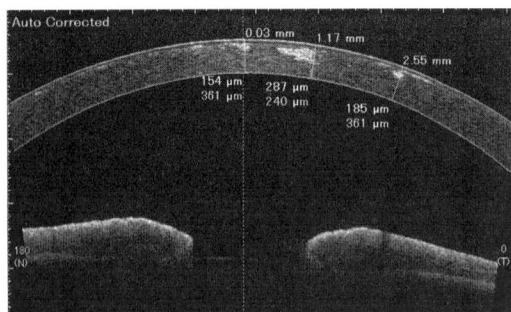

图 5-2-3 颗粒状角膜变性前节 OCT 图像
图示角膜浅基质层变性区深度。

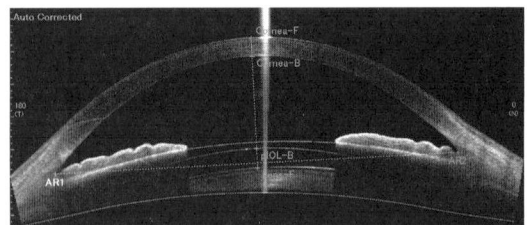

图 5-2-4 有晶状体眼人工晶状体植入术后前节
OCT 图像
图示有晶状体眼人工晶状(ICL)体拱高约 1CT。

5. 角膜内皮移植术后(图 5-2-5)。

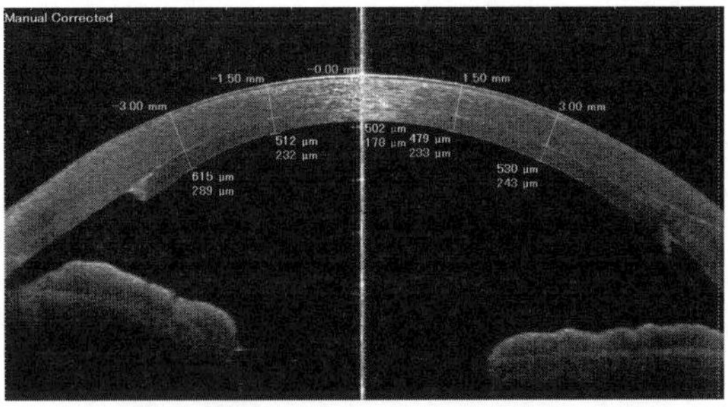

图 5-2-5　角膜内皮移植术后前节 OCT 图像
图示角膜内皮植片与植床贴附良好。

(六) 眼前节 OCT 检查评估表

见表 5-2-2。

表 5-2-2　眼前节 OCT 检查评估表

项目	内容	是	否
操作前准备	核对患者基本信息,包括患者姓名、性别、年龄、主诉		
	告知患者注意配合的事项		
	准备表面麻醉药物及开睑器备用		
	检查者手部及设备消毒		
	确认眼前节 OCT 设备正常		
操作过程	患者眼位正确,确保检查区域暴露充分		
	嘱患者注视固视标不眨眼,直至检查结束		
	确认病变扫描聚焦病变部位		
	确认病变部位图像采集清晰		
	确认病变部位数据记录全面		
操作后处置	向患者简要介绍检查结果及临床意义		

(七) 常见操作错误及分析

1. 未充分暴露检查部位,部分区域无法采集数据。

2. 患者无法配合检查,不能采集到清晰的影像。

(八) 目前常用训练方法简介

熟悉眼前节 OCT 的检查方法,可通过同学之间相互练习进行训练。

(九) 相关知识测试题(选择题)

1. 可用于睫状体脱离检查的眼科仪器是

　　A. 眼前节 OCT　　　　　　　　B. UBM　　　　　　　　C. B-scan

D. IOL-MaSter E. 眼前节照相

2. 眼前节 OCT 可以采集的数据有(多选)

    A. 角膜厚度   B. 角膜曲率   C. 前房深度

    D. 晶状体厚度   E. 睫状体体积

3. 眼前节 OCT 设备包括(多选)

    A. 低相干光干涉仪   B. 参考反射镜   C. 裂隙灯显微镜

    D. 光电转换器   E. 红外光源

4. 眼前节 OCT 可用于以下哪些疾病的诊断(多选)

    A. 圆锥角膜   B. 房角异物   C. 囊袋阻滞综合征

    D. 睫状体囊肿   E. 视网膜脱离

5. 与超声生物显微镜相比,眼前节 OCT 的优势有(多选)

    A. 非接触性   B. 检查快速   C. 可以扫描睫状体

    D. 可以检测角膜曲率   E. 可以扫描视网膜

参考答案:1. B;2. ABC;3. ABD;4. ABC;5. ABCD。

(邓志宏)

三、眼表活体共聚焦显微镜

(一) 概述

眼表活体共聚焦显微镜采用共焦激光扫描成像技术,可探测聚焦平面反射的激光,焦点以外的反射光或散射光被遮挡过滤而不能被检测到,确保获得高清晰的角膜影像,是临床从细胞水平深入探讨眼表疾病病理机制的重要手段之一。

(二) 眼表活体共聚焦显微镜操作规范流程

1. 适应证

(1)细菌性、真菌性、棘阿米巴等感染性角膜病患者。

(2)干眼患者。

(3)角膜变性和营养不良患者。

(4)眼部化学伤患者。

(5)角结膜肿瘤患者。

(6)角膜移植术后患者随访。

(7)长期角膜接触镜配戴者随访。

(8)角膜屈光术后、角膜胶原交联术后患者随访。

(9)眼睑病变、睑缘炎、睑板腺功能障碍、怀疑蠕形螨感染患者。

(10)角膜内皮细胞计数和形态观察。

2. 禁忌证

(1)绝对禁忌证:①眼球震颤,无法固视者;②对表面麻醉药过敏者;③睑裂过小,无法放置开睑器者;④结膜囊有传染性活动炎症者;⑤角膜溃疡,变薄或穿孔者;⑥年龄太小或其他原因不配合检查者。

(2)相对禁忌证:①眼窝过深,镜头与角膜不能充分接触者;②固定性斜视,共聚焦激光探头无法达到病变部位者;③初学操作,经验不丰富的检查者不宜进行检查。

3. 操作前准备

(1)患者的准备

1)为避免交叉感染,制订合理的消毒措施。

2)核对患者检查眼别。

3)告知患者检查的目的及所需注意事项。

(2)物品(器械)的准备

1)检查相关设备是否运行正常。

2)开睑器消毒准备妥当。

3)表面麻醉药物。

4)更换一次性无菌角膜帽,摄像头、固视灯、脚踏归位,并且调整激光探头焦距归零。

(3)操作者的准备

1)核对患者信息,包括患者姓名、性别、年龄、主诉。

2)了解患者现病史、既往史及医师检查医嘱,通过裂隙灯检查明确检查部位。

3)明确患者有无检查的禁忌证。

4)检查者手部消毒。

4. 操作步骤

(1)受检者结膜囊内滴入表面麻醉药,片刻后开睑器开睑。

(2)嘱患者以舒适体位端坐仪器前,下颌和额部顶靠托架,保持头位与显微镜激光探头垂直。

(3)在镜头前表面涂耦合剂后套一次性无菌帽。

(4)通过调节手柄,将镜头与检查部位接触,调节焦距及成像平面,使角膜各层图像通过计算机屏幕快速显示。

(5)选择适当的图像采集模式,将所需的图像保存。

(6)利用自带分析软件,对采集的图像进行分析。

(三) 并发症及处理

　　如对角膜过薄的患者行共聚焦显微镜检查,可能导致角膜穿孔,前房消失。当穿孔面积较小时,可行角膜清创缝合术。如穿孔面积大,无法缝合,可行结膜瓣覆盖或急诊穿透性角膜移植手术。

(四) 操作注意事项

　　1. 镜头上涂抹耦合剂量要适当,太多容易流失,太少影响成像质量,且激光探头处耦合剂中不能有气泡,否则会影响成像质量。

　　2. 选择合适的角膜位置进行扫描记录,并保证每个病变部位选取 2 个以上扫描点,角膜病变部位及病变周边部位都需要检查,以提高阳性率。

　　3. 检查完毕更换一次性无菌帽,开睑器消毒。

(五) 相关知识

眼表活体共聚焦显微镜检查可用于以下方面。

1. 观察角膜各层细胞的变化。

2. 感染性角膜病的无创性快速诊断。

3. 角膜屈光手术和角膜移植手术的术前、术后观察各层细胞,组织结构和神经的创伤愈合。

    4. 评价眼干燥症患者的泪膜和角膜状态。

    5. 角膜变性和营养不良的形态学检测。

    6. 角结膜烧伤患者角膜、结膜和角膜缘干细胞的随访观察。

    7. 角膜接触镜配戴者的角膜、角巩膜缘结构随访。

    8. 角膜、结膜朗格罕细胞和结膜杯状细胞的形态学观察和随访。

    9. 角膜、结膜肿瘤的辅助诊断。

    10. 角膜内皮细胞计数和形态观察。

（六）眼表活体共聚焦显微镜评估表

见表 5-2-3。

表 5-2-3 眼表活体共聚焦显微镜检查评估表

项目	内容	是	否
操作前准备	核对患者基本信息，包括患者姓名、性别、年龄、主诉		
	调整患者座位高度，告知患者注意配合的事项		
	了解患者现病史及既往史，裂隙灯检查明确检查部位		
	准备表面麻醉药物、开睑器及一次性无菌角膜帽		
	确认患者无检查禁忌证		
	确认患者无麻醉药物过敏史		
	检查者手部及设备消毒		
	检查相关设备正常运行，激光探头焦距调零		
操作过程	患者眼位正确，确保检查区域暴露充分		
	确认病变扫描聚焦病变部位		
	确认病变部位及病变周边部位图像采集清晰		
	确认病变部位和病变周边部位数据及角膜深度记录采集全面		
	检查后，检查眼滴用抗生素滴眼液预防感染		
操作后处置	准确判读图片，出具检查报告		
	向患者简要介绍检查结果及临床意义		

（七）常见操作错误及分析

    1. 检查部位暴露不充分，无法采集到清晰图像。

    2. 一次性无菌帽反复消毒使用，导致图像采集质量下降。

（八）目前常用训练方法简介

熟悉眼表活体共聚焦显微镜的检查方法，可通过同学之间相互练习进行训练。

（九）相关知识测试题（选择题）

1. 眼表活体共聚焦显微镜可用于采集以下哪些组织的图像（多选）

    A. 角膜   B. 结膜   C. 泪膜

    D. 角膜缘干细胞   E. 晶状体

2. 真菌性角膜炎的角膜共聚焦显微镜影像特点有（多选）

    A. 高折光性的丝状或线状物   B. 孢子   C. 炎性细胞

    D. 基质纤维化病灶   E. 新生血管

3. 角膜共聚焦显微镜发现角膜基质内有双层囊壁或空心的圆形小体,可见于

    A. 细菌性角膜炎   B. 真菌性角膜炎   C. 病毒性角膜炎

    D. 棘阿米巴性角膜炎   E. 角膜变性

4. 细菌性角膜炎的共聚焦检查影像特点包括（多选）

    A. 角膜基质内有大量中高反光的炎症细胞聚集

    B. 基质细胞呈激活状态

    C. 基质内可见大量树突细胞

    D. 内皮细胞明显减少

    E. 可见丝状物

5. Fuchs 角膜内皮营养不良的共聚焦影像特点包括（多选）

    A. 内皮细胞之间可见暗区

    B. 暗区中央可见高亮圆点

    C. 内皮细胞形态被破坏

    D. 基质细胞激活

    E. 基质内神经纤维明显变细

参考答案:1. ABCD;2. ABC;3. D;4. AB;5. ABC。

（邓志宏）

四、印记细胞学检查

（一）概述

印记细胞学检查是一种简单的、无创的、可重复进行的眼表面细胞学检查方法,常代替组织活检来辅助诊断和了解疾病的进程。利用醋酸纤维素滤纸或者生物孔膜获取角膜、结膜细胞标本,经过固定、染色或者免疫组化来研究细胞形态结构等,用于早期疾病的诊断。

（二）印记细胞学检查操作规范流程

1. 适应证

(1)了解干眼患者的病情进展、观察治疗效果等。

(2)辅助诊断眼表疾病,如睑缘炎、干燥性角结膜炎等。

(3)快速测定眼表病毒感染。

(4)眼表肿瘤的活检病理诊断。

2. 禁忌证

(1)角膜穿孔患者。

(2)年龄太小或其他原因不能配合检查者。

3. 操作前准备

(1) 患者的准备

1) 为避免交叉感染,制订合理的消毒措施。

2) 告知患者检查的目的及所需配合事项。

(2) 物品(器械)的准备

1) 表面麻醉药物。

2) 醋酸纤维素滤纸。

3) 固定液。

4) 物品消毒措施准备妥当。

(3) 操作者的准备

1) 核对患者信息,包括患者姓名、性别、年龄、眼别。

2) 明确患者有无检查的禁忌证。

3) 操作者手部消毒。

4. 操作步骤

(1) 表面麻醉。

(2) 取材:用镊子将修剪好的取材物放置于需取材的位置,10~30 秒后取下,放置于固定液中,4℃保存。

(3) 记录标本采集日期、患者信息、取材位置、眼别等。

(4) 染色:目前常采用两种染色法,Nelson 法和 Tseng 法。Nelson 法是使用醋酸纤维素滤纸来采集细胞。Tseng 法是在 Nelson 法的基础上结合巴帕尼科拉乌染色法,用于染色上皮细胞角质化的情况及核的变化。

(5) 镜下观察并进行临床评定。

(三) 并发症及处理

印记细胞学检查为无创性检查,无相应并发症。

(四) 操作注意事项

1. 向患者交代检查注意事项,使患者尽量配合检查。

2. 选择合适的取材位置。

3. 确保取材组织完全染色。

(五) 相关知识

几种常见眼表疾病的印记细胞学特点如下。

1. 眼干燥症 上球结膜、睑缘间结膜,内侧皱襞及下球结膜可出现成簇的、按照水平方向排列的蛇形染色体细胞,其出现与病变程度成正比。鳞状上皮化生程度与病变程度一致,与泪液分泌试验结果无关。

2. 干燥性角结膜炎 核/质比及杯状细胞数量自下睑结膜到上球结膜逐渐下降。炎性细胞自上球结膜到下睑结膜逐渐下降。上球结膜可出现蛇形染色体细胞。病变严重时,可出现双核细胞、核固缩及无核细胞。

3. 睑缘炎 下球结膜出现核质的变化及炎性细胞。

4. 干燥综合征(Sjögren 综合征) 杯状细胞明显减少,高度的鳞状上皮化生,核变化、蛇形染色体细胞、双核细胞、核固缩及无核细胞出现。

(六) 印记细胞学检查评估表

见表 5-2-4。

表 5-2-4　印记细胞学检查评估表

项目	内容	是	否
操作前准备	核对患者信息,包括患者姓名、性别、年龄、主诉		
	明确患者是否有印记细胞学检查的禁忌证		
	告知患者注意配合的事项		
	检查试验所需材料是否准备完全		
操作过程	确保采集区域暴露充分		
	确保细胞充分染色		
	信息记录规范		
操作后处置	准确记录镜下所见可临床判定结果,及时完成检查报告		
	向患者简要介绍检查结果及临床意义		

(七) 常见操作错误及分析

1. 检查时滤纸放反,影响细胞获取的数量。
2. 染色步骤操作不规范,无法观察到试验结果。

(八) 目前常用训练方法简介

印记细胞学检查为无创性检查,可通过同学之间相互练习进行训练。

(九) 相关知识测试题(选择题)

1. 印记细胞学检查可以诊断(多选)
    A. 眼干燥症　　　　　B. 病毒性角膜炎　　　　C. 青光眼
    D. 结膜炎　　　　　　E. 真菌性角膜炎
2. 干眼的印记细胞学特点包括(多选)
    A. 上球结膜、睑缘间结膜出现蛇形染色体细胞
    B. 蛇形染色体细胞的出现与病变程度成正比
    C. 鳞状上皮化生程度与病变程度一致
    D. 鳞状上皮化生程度与泪液分泌试验结果无关
    E. 鳞状上皮化生程度与泪液分泌试验结果一致
3. 印记细胞学检查的染色方法包括(多选)
    A. Tseng 法　　　　　B. Nelson 法　　　　　C. 革兰氏染色
    D. Giemsa 染色　　　　E. Ziehl-Neelsen 染色
4. 干燥性角结膜炎的印记细胞学特点包括(多选)
    A. 核 / 质比及杯状细胞数量自下睑结膜到上球结膜下降
    B. 炎性细胞自上球结膜到下睑结膜下降
    C. 上球结膜可出现蛇形染色体细胞
    D. 双核细胞
    E. 核固缩

5. Sjögren 综合征的印记细胞学特点包括(多选)

　　A. 杯状细胞明显减少　　　　B. 高度的鳞状上皮化生　　　C. 蛇形染色体细胞

　　D. 双核细胞　　　　　　　　E. 核固缩

参考答案:1. AB;2. ABCD;3. AB;4. ABCDE;5. ABCDE。

(邓志宏)

五、角膜内皮显微镜检查

(一)概述

角膜内皮显微镜,又称临床镜面反射显微镜,是利用镜面反射的原理,当光在角膜、晶状体等透明介质的界面发生反射时,在角膜和房水的界面上,由于细胞间的缝隙连接处发生反射而形成暗线,从而勾出细胞轮廓,看到内皮细胞六边形结构。

(二)角膜内皮显微镜操作规范流程

1. 适应证

(1)内眼手术前的角膜内皮评估及计数。

(2)角膜内皮疾病,如角膜内皮营养不良、角膜内皮炎等。

(3)评估某些疾病对角膜内皮的影响,如青光眼等。

(4)角膜手术的术后随访,如穿透性角膜移植、深板层角膜移植和角膜内皮移植等。

(5)角膜供体的术前评估。

2. 禁忌证

(1)年龄太小或其他原因不能配合检查者。

(2)严重的角膜混浊患者。

(3)眼球震颤、无法固视患者。

3. 操作前准备

(1)患者的准备

1)为避免交叉感染,制订合理的消毒措施。

2)核对患者检查眼别。

3)告知患者检查的目的及注意事项。

(2)物品(器械)的准备

1)检查相关设备是否运行正常。

2)开睑器消毒准备。

3)表面麻醉药物备用。

(3)操作者的准备

1)核对患者信息,包括患者姓名、性别、年龄、主诉。

2)明确患者有无检查的禁忌证。

3)检查者手部消毒。

4. 操作步骤

(1)患者以舒适体位端坐于角膜内皮显微镜前,自然睁眼,平视前方。

(2)打开角膜内皮显微镜设备。

(3)登记患者信息。

（4）采集图像：将患者头部固定于下颌托和前额带，交代患者注意保持眼位，在角膜上采取 3~5 个点进行检查，确保图像清晰后采集，保存分析。

（5）打印图像。

（6）检查完毕，关闭电源。

（三）并发症及处理

角膜内皮显微镜检查为无创性检查，无相应并发症。

（四）操作注意事项

1. 向患者交代检查注意事项，使患者尽量配合检查，获得高质量的图像。

2. 准确录入患者资料，包括姓名、性别、年龄。

3. 调节机器至患者的适合高度，将其下颌放在托架上，前额紧贴额带横挡。

4. 选择适当的扫描取样点。

（五）相关知识

角膜内皮显微镜的结果分析：

1. 主要观察指标 角膜内皮细胞总数、最大和最小内皮细胞面积、平均内皮细胞面积和细胞密度、平均误差及系数偏差、六边形细胞所占的百分率。

2. 角膜内皮细胞密度和形态的变化 正常人平均内皮细胞密度为 $(2\,899 \pm 410)$ 个 $/mm^2$。婴幼儿内皮细胞呈圆形或立方形。青年期呈六边形。40~50 岁后细胞逐渐呈多边形，细胞变大。50 岁以后角膜内皮细胞可出现赘疣和暗区，内皮细胞数量与年龄呈负相关。

（六）角膜内皮显微镜检查评估表

见表 5-2-5。

表 5-2-5 角膜内皮显微镜检查评估表

项目	内容	是	否
操作前准备	核对患者基本信息，告知患者注意配合的事项		
	准备表面麻醉药物及开睑器备用		
	检查者手部及设备消毒		
	确认眼角膜内皮显微镜设备正常		
操作过程	患者眼位正确，确保检查区域暴露充分		
	确认每个角膜检查点的数据采集完整		
	确认病变部位图像采集清晰		
	确认检查部位数据准确		
操作后处置	及时出具检查报告		
	向患者简要介绍检查结果及临床意义		

（七）常见操作错误及分析

1. 严重角膜瘢痕或角膜水肿患者，无法计数。

2. 每次检查未采取 3~5 个检查点，导致检查结果偏差。

（八）目前常用训练方法简介

角膜内皮显微镜为无创性检查，可通过同学之间相互练习进行训练。

(九) 相关知识测试题(选择题)

1. 角膜内皮纤维镜可用于
   A. 角膜内皮计数
   B. 角膜内皮细胞形态分析
   C. 异常标志的记录
   D. 对细胞大小的分布情况进行分析
   E. 以上均正确

2. 角膜内皮显微镜的基本原理是
   A. 利用角膜内皮细胞和房水界面产生的镜面反射
   B. 利用角膜内皮细胞和房水界面产生的全反射
   C. 利用角膜内皮细胞和房水界面产生的折射
   D. 利用角膜内皮细胞和房水界面产生的衍射
   E. 利用角膜内皮细胞和房水界面产生的干涉

3. 以下有关接触式角膜内皮显微镜的特点**有误**的是
   A. 能减少眼球的侧方移动
   B. 有效解决眼在前后方移动所产生的离焦问题
   C. 放大率比单用裂隙灯的放大倍率低
   D. 可以得到更详细的内皮细胞信息
   E. 需要将照明光路和观察光路分开

4. 角膜内皮显微镜可用于以下哪些疾病的诊断(多选)
   A. Fuchs 角膜内皮营养不良
   B. 大泡性角膜病变
   C. 角膜内皮失代偿
   D. 细菌性角膜炎
   E. 丝状角膜炎

5. 正常人角膜内皮细胞的特点为(多选)
   A. 平均内皮细胞密度为 $(2\,899 \pm 410)$ 个 $/mm^2$
   B. 婴幼儿内皮细胞呈圆形
   C. 青年期呈六边形
   D. 40~50 岁呈多边形
   E. 内皮细胞数量与年龄呈负相关

参考答案:1. E;2. A;3. C;4. ABC;5. ABCDE。

(邓志宏)

六、角膜刮片

(一) 概述

角膜刮片是一种简单、快速、能有效筛查病原菌的检查方法。表面麻醉后,用刀片在患处刮取病灶周围的组织,涂片、固定、染色后,立即进行显微镜检查,或进行微生物培养 + 药物敏感试验,以确定病原菌,指导临床用药。

(二) 角膜刮片操作规范流程

1. 适应证　感染性角膜病患者。

2. 禁忌证

(1)年龄太小或其他原因不能配合检查者。

(2)角膜穿孔患者。

3. 操作前准备

(1)患者的准备

1)为避免交叉感染,制订合理的消毒措施。

2)签署角膜刮片手术同意书。

3)告知患者检查的目的及注意事项。

(2)物品(器械)的准备:检查所用物品是否已消毒,并准备齐全。

(3)操作者的准备

1)核对患者信息,包括患者姓名、性别、年龄、眼别。

2)明确患者有无检查的禁忌证。

3)询问患者是否有麻醉药物过敏史。

4)确认手术同意书已经签署。

4. 操作步骤

(1)患者取仰卧位,常规消毒术眼,铺无菌孔巾。

(2)结膜囊滴表面麻醉药 2 次,开睑器开睑。

(3)用无菌棉棒拭去溃疡表面的分泌物、坏死组织或用无菌生理盐水冲洗结膜囊,用刀片刮取病灶边缘的病变组织。

(4)部分组织进行涂片、固定、染色,显微镜观察。

(5)部分组织送培养＋药物敏感试验。

(三) 并发症及处理

如出现角膜穿孔,当穿孔面积较小时,可行角膜清创缝合术。如穿孔面积大,无法缝合,可行结膜瓣覆盖或急诊穿透性角膜移植手术。

(四) 操作注意事项

1. 严格无菌操作,尽量避免伤及非病变部位。

2. 尽量刮取溃疡边缘的病变组织。

3. 避免在同一病变处反复刮取,以免造成角膜穿孔。

4. 刮完后立即适当治疗,以防感染病灶扩大。

5. 最好在手术显微镜下进行。

(五) 相关知识

1. 细菌的形态学检查

(1)革兰氏染色:将细菌分为革兰氏阳性细菌,主要包括葡萄球菌、链球菌和肺炎球菌,枯草杆菌,无芽孢厌氧菌和棒状杆菌;革兰氏阴性细菌,主要包括淋球菌、卡他球菌、铜绿假单胞菌、肺炎杆菌和 Morax-Axenfeld 双杆菌。

(2)Giemsa 染色:沙眼包涵体为红蓝色,卡他性结膜炎的嗜酸性粒细胞为淡蓝色。

(3)Ziehl-Neelsen 染色:结核分枝杆菌、麻风杆菌着色后,不被乙醇所脱色为红色,其他细菌被脱色后变成蓝色。

2. 细菌培养常用的培养基及特点　血琼脂培养基适用于一般需氧菌及真菌,巧克力色琼脂培养基适用于嗜血菌属细菌、淋球菌等,硫乙醇酸钠肉汤培养基适用于厌氧菌。

(1)真菌的形态学检查:真菌活检组织涂于载玻片后,用 10%~20%KOH 滴于标本上,覆以盖玻片。能在镜下看到不同形态的菌丝,有时可见到孢子,阳性率为 65%~90%。

（2）真菌培养和鉴定:常用培养基为沙氏培养基、土豆葡萄糖培养基、巧克力琼脂平板培养基。培养温度:22~28℃,湿度 40%~50%。

（3）棘阿米巴染色:刮片步骤同真菌,在显微镜下可见棘阿米巴为双壁多角形或圆形包囊结构。Calcofluor white 染色,包囊呈苹果绿色。用 Evan 蓝复染时,原滋养体呈棕红色。

（4）棘阿米巴培养法:常用培养基为血琼脂平板、巧克力琼脂平板加入大肠埃希菌共同培养,用斜照法,若在培养基表面有波浪形印迹,可能为阿米巴存在。

（六）角膜刮片评估表

见表 5-2-6。

表 5-2-6 角膜刮片评估表

项目	内容	是	否
操作前准备	核对患者信息,包括患者姓名、性别、年龄、主诉		
	询问患者既往药物治疗史		
	询问患者既往有无高血压,心、肺、脑疾病等病史		
	询问有无麻醉药物过敏史		
	查看患者检查结果		
	明确患者有无角膜刮片禁忌证		
	确定患者已签署角膜刮片手术同意书		
	物品消毒措施准备妥当		
操作过程	术前在术眼表面滴表面麻醉药		
	嘱患者采取正确的手术体位		
	去除病灶表面坏死组织		
	用刀片刮取病灶周围的病变组织		
	涂片		
	病原菌培养		
操作后处置	向患者简要介绍手术情况		
	交代患者术后用药与注意事项		

（七）常见操作错误及分析

1. 未去除病灶表面的坏死组织,导致刮取组织无法检出病原体。建议在刮取病变组织前,用无菌棉棒拭去溃疡表面的分泌物、坏死组织或用无菌生理盐水冲洗结膜囊。

2. 在同一部位反复刮取组织,导致角膜穿孔。

（八）目前常用训练方法简介

角膜刮片为有创操作,建议在动物眼上练习。

（九）相关知识测试题（选择题）

1. 感染性角膜病的角膜刮片应选择的部位有

A. 溃疡中央 B. 溃疡边缘

C. 溃疡周边正常组织　　　　　　D. 最薄区域

E. 坏死组织

2. 导致细菌性角膜炎的革兰氏阳性细菌包括(多选)

A. 葡萄球菌　　　　　　　　　　B. 链球菌

C. 枯草杆菌　　　　　　　　　　D. 结核分枝杆菌

E. 棒状杆菌

3. 导致细菌性角膜炎的革兰氏阴性细菌包括(多选)

A. 淋球菌　　　　　　　　　　　B. 铜绿假单胞菌

C. Morax-Axenfeld 双杆菌　　　　D. 肺炎杆菌

E. 枯草杆菌

4. 可用于真菌培养和鉴定的培养基包括(多选)

A. 沙氏培养基　　　　　　　　　B. 土豆葡萄糖培养基

C. 巧克力琼脂平板培养基　　　　D. 硫乙醇酸钠肉汤培养基

E. 血琼脂平板培养基

5. 棘阿米巴性角膜炎角膜刮片组织在显微镜下可见(多选)

A. 双壁多角形包囊

B. 圆形包囊

C. Calcofluor white 染色,包囊呈苹果绿色

D. Evan 蓝复染,原滋养体呈棕红色

E. 可见孢子

参考答案:1. B;2. ABCE;3. ABCD;4. ABC;5. ABCD。

(邓志宏)

七、超声生物显微镜检查

(一) 概述

超声生物显微镜(ultrasound-biomicroscopy,UBM)是一种应用超高频换能器(50~100MHz)成像的检查方法,UBM 探头发出高频的超声脉冲扫描物体,物体反射的超声波被探头接收信号传递、过滤、放大、处理,形成数字信息,并转换为二维图像。UBM 在 20 世纪 90 年代后期开始应用于眼科临床,由于其对眼前段结构和病变具有出色的分辨能力,可在活体条件下观察眼前段组织结构的细微改变,近年来在青光眼的发病机制探讨、眼前段肿瘤的评价及眼外伤诊断方面有重要的价值。

(二) 超声生物显微镜操作规范流程

1. 适应证

(1)青光眼:UBM 可以评估前房角、虹膜、睫状体和晶状体等结构,有助于青光眼的诊断与治疗。

(2)葡萄膜炎:UBM 有助于诊断前葡萄膜炎。可以在 UBM 上查看是否存在睫状体平坦部炎、睫状体上腔积液和睫状体脱离等。

(3)眼球非开放性创伤:眼前段创伤通常与前房积血相关。存在前房积血时,很难看到虹膜和晶状体。UBM 有助于观察晶状体的位置,虹膜、睫状体的状态以及房角情况。

(4)角膜混浊：在角膜混浊的情况下，UBM有助于在术前评估眼前段的解剖结构。

(5)眼部肿瘤：UBM有助于量化眼前段肿瘤的特征并评估肿瘤的范围。

(6)巩膜炎：UBM有助于区分巩膜炎与浅层巩膜炎，也有助于区分各种类型的巩膜炎以及严重程度。

2. 禁忌证

(1)确认或怀疑有眼球破裂伤存在。

(2)有近期的眼内手术史。

(3)眼表处于炎症、感染状态。

(4)患者不配合检查。

3. 操作前准备

(1)患者的准备

1)清洁面部，去除眼周化妆品。

2)患者取仰卧位，调整患者头部高低，尽量减少患者头部活动。

3)年幼患者、精神障碍患者检查前需由家属做好解释工作，争取让患者配合测量。

(2)物品(器械)的准备

1)UBM相关设备正常。

2)物品消毒措施准备妥当。

(3)操作者的准备

1)核对患者信息，包括患者姓名、性别、年龄、主诉。

2)询问有无麻醉药物过敏史。

3)明确患者有无UBM检查禁忌证。

4)与患者简单交流，消除患者顾虑，使其配合检查。

4. 操作步骤

(1)接通电源，检查UBM设备及软件是否正常工作，在系统中输入患者信息。

(2)嘱患者取仰卧位躺于检查床上，对患者被检眼球进行表面麻醉，并根据患者眼裂大小选择合适的眼杯并消毒。

(3)将眼杯放入患者上睑下，嘱患者向下看，拉开下睑，将眼杯置于眼球表面，防止眼杯擦伤角膜，倒入耦合剂，如无菌注射水或蒸馏水。

(4)在检查过程中让患者和检查者都保持舒适的位置，检查者一只手固定眼杯，另一只手拿探头置于眼杯内，左脚踏用于冻结或解冻图像，右脚踏用于采集图像。

(5)检查方法：①放射状检查法，自12点开始顺时针转动探头一周，此过程中注意探头与角膜缘始终保持垂直；②水平检查法，在一些特殊情况下可以用探头与角膜缘平行的探查方法更详尽地了解睫状体病变。

(6)检查结束后，嘱患者侧头，倒出耦合剂，摘除眼杯，被检查眼用抗生素滴眼液预防感染。

5. 结果判读标准

(1)前房角：见图5-2-6。

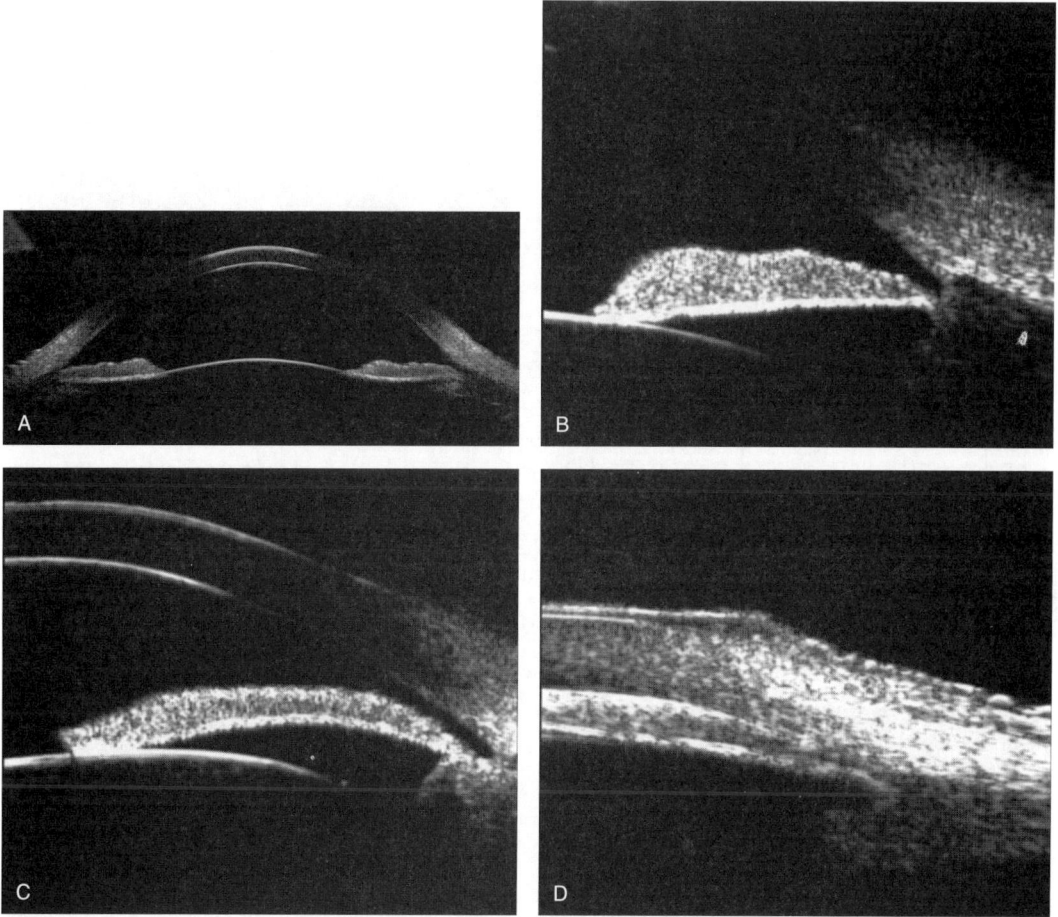

图 5-2-6　UBM 下见到的正常前房角

A. 正常眼前段：可见角膜、虹膜、睫状体、晶状体、后房等结构；B. 正常房角：前房角正常开放；C. 窄房角：虹膜膨隆，周边虹膜与小梁网夹角变小，房角狭窄；D. 房角关闭：虹膜与巩膜突前小梁网组织接触，房角关闭。

（2）青光眼手术后：见图 5-2-7。

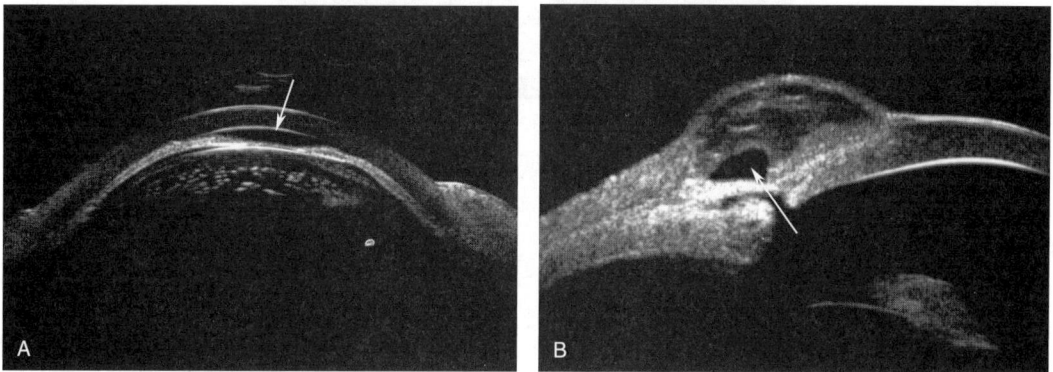

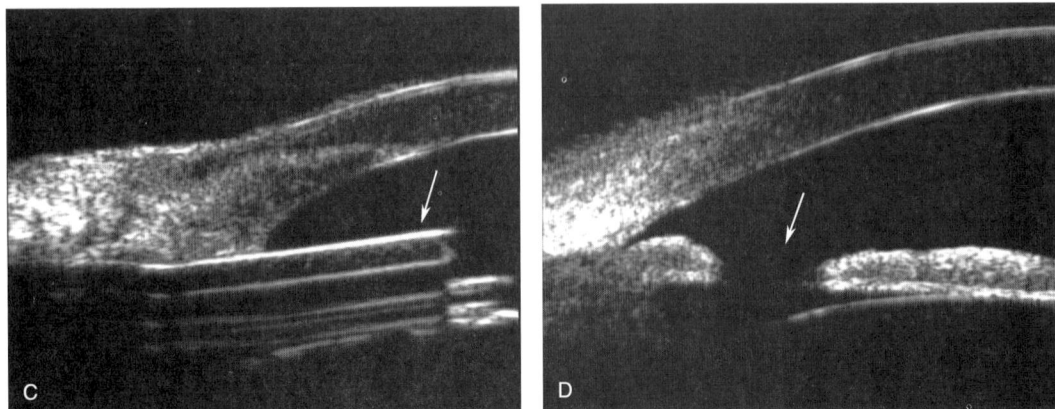

图 5-2-7　青光眼手术后异常 UBM 图像

A. 恶性青光眼：晶状体虹膜隔极度前移，前房极浅（箭头），后房消失；B. 小梁切除术后：可见从前房，经小梁切除内口，巩膜瓣下，进入结膜下腔的房水流出通道（箭头）；C. 青光眼调节阀植入术后：可见前房角处，青光眼调节阀导管（箭头）；D. YAG 激光周边虹膜切除术后：可见虹膜周边激光孔（箭头），周边虹膜变平坦，瞳孔阻滞解除，房角增宽、开放。

（3）晶状体疾病及手术后：见图 5-2-8。

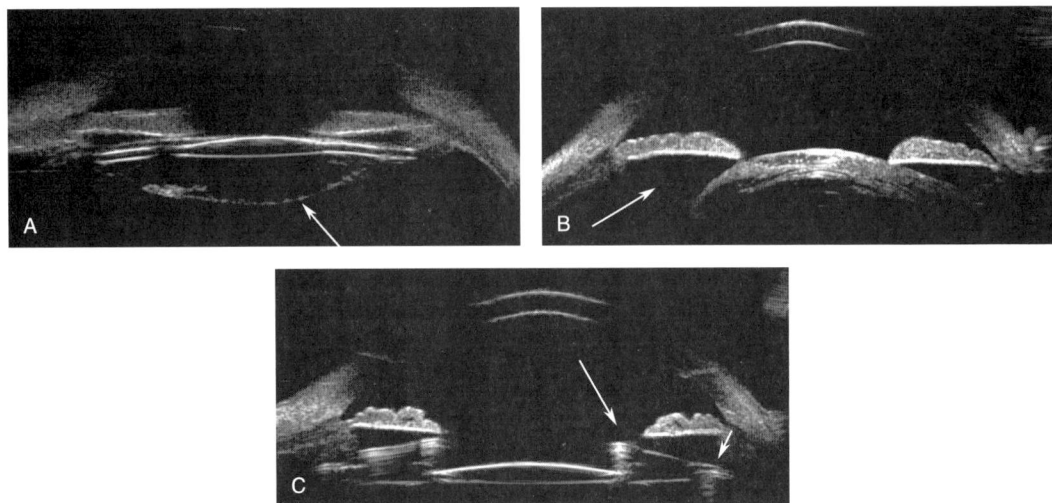

图 5-2-8　晶状体疾病及手术后的 UBM 图像

A. 囊袋阻滞综合征：前囊口被人工晶状体光学面机械性阻塞导致囊袋形成密闭空腔，后囊膜与人工晶状体后表面之间出现液体或半液体物质滞留（长箭）；B. 晶状体半脱位：晶状体赤道部与睫状突的距离各方向不等，距离变大为病变处（长箭）；C. 囊袋张力环及人工晶状体植入术后：可见晶状体囊袋内人工晶状体及囊袋张力环（短箭）及囊袋张力环固定钩（长箭）。

（4）其他：见图 5-2-9。

（三）并发症及处理

1. 角膜擦伤　检查过程中患者出现眼痛，应立即停止检查。若有擦伤，根据擦伤的严重程度，用抗菌药物眼膏、角膜绷带镜等进行治疗，并且定期复查，待患者恢复后，再行检查。

2. 感染　患者检查后出现眼部感染，选用适当的抗生素滴眼液，进行抗感染治疗。

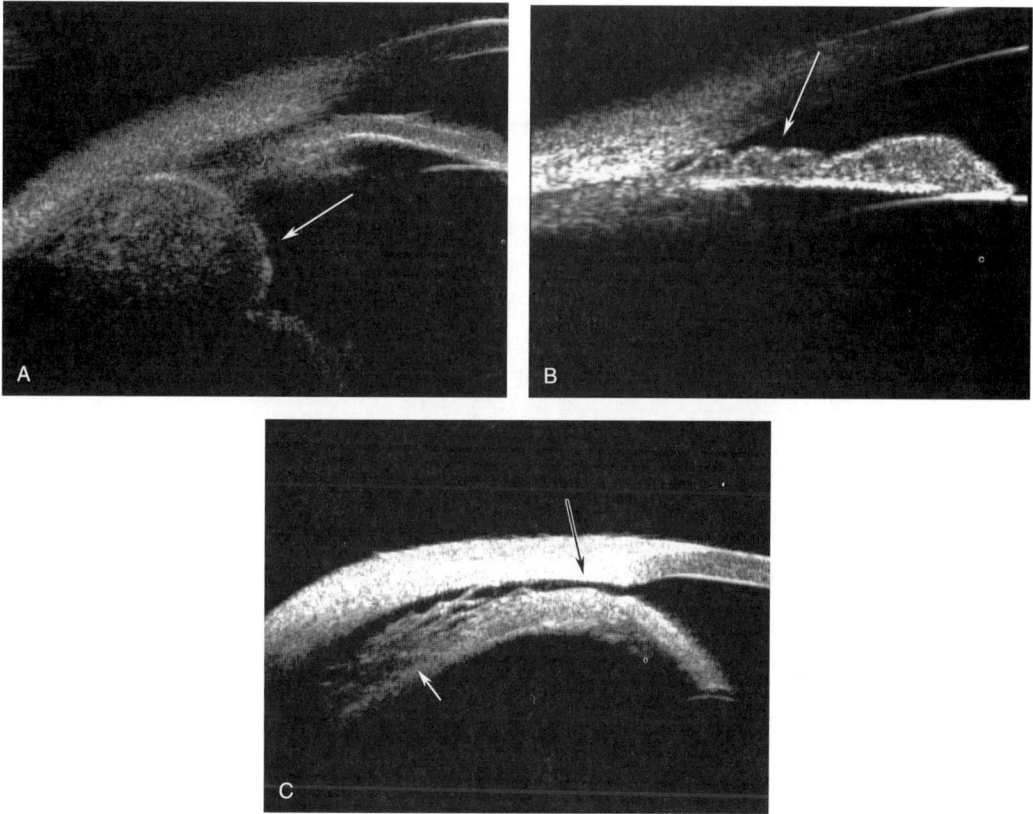

图 5-2-9 其他常见的 UBM 图像

A. 眼内肿物:可见玻璃体腔眼球壁肿物(长箭);B. 高褶虹膜:虹膜呈高褶状态,当瞳孔扩张时,虹膜向周边部拥挤,造成房角狭窄(长箭);C. 睫状体脱离并睫状体离断:可见睫状体与巩膜分离(短箭),睫状体从巩膜突附着处分离,脉络膜上腔与前房相互交通(长箭)。

(四) 操作注意事项

1. 如在检查过程中,探头或耦合剂中出现气泡,影响成像,应该去除。

2. 在进行 UBM 检查时,动作要轻巧,若要在检查过程中调节参数,应将探头离开眼杯,以免划伤角膜。

3. 进行 UBM 检查时,应保持检查环境光照稳定。

4. 注意探头、眼杯的消毒,避免交叉感染。

(五) 相关知识

UBM 和眼前节光学相干断层扫描(anterior segment optical coherence tomography,AS-OCT)都是用于对眼前节的成像技术。与 AS-OCT 相比,UBM 的主要优势在于它能够可视化虹膜后的结构,包括睫状体和晶状体。但是,与 AS-OCT 相比,UBM 的检查过程直接接触眼杯与耦合剂,增加感染的风险,UBM 需要较长的图像采集时间以及有经验的操作员。在眼表疾病的诊断中,AS-OCT 显示出明显的优势,AS-OCT 通过显示病灶内细节并可以提供更多的诊断信息以便于对患者进行管理和随访。相反,在虹膜和睫状体病变中,UBM 在识别病变方面更具有优势。总之,UBM 和 AS-OCT 都可用于眼前段相关指标的测量,在某方面两者相互补充,相辅相成。

（六）超声生物显微镜检查评估表

见表 5-2-7。

表 5-2-7　超声生物显微镜检查评估表

项目	内容	是	否
操作前准备	核对患者信息,包括患者姓名、性别、年龄、主诉		
	询问有无麻醉药物过敏史		
	明确患者有无 UBM 检查禁忌证		
	UBM 检查的相关设备正常,探头、眼杯等物品消毒措施准备妥当		
操作过程	检查前在被检眼表面滴表面麻醉药		
	嘱患者摆出正确的检查体位		
	正确进行上眼杯操作		
	正确进行倒入耦合剂操作		
	正确掌握放射状检查法以及水平检查法		
	正确进行图像的采集与保存		
	正确进行摘除眼杯的操作		
	检查后,术眼滴抗生素滴眼液预防感染		
操作后处置	向患者简要说明检查情况		
	交代患者检查后注意事项		

（七）常见操作错误及分析

在进行检查时,探头触碰到角膜,可能会造成角膜损伤,要多加练习,稳定探头,使探头在扫描时稳定在正确的位置。

（八）目前常用训练方法简介

目前对于 UBM 检查的训练,主要是针对 UBM 系统的相关操作、扫描方法的熟练操作。可以在模型眼或动物眼上进行操作训练。

（九）相关知识测试题（选择题）

1. UBM 检查的眼前段结构包括
   A. 角膜、巩膜、前房、前房角、虹膜、睫状体、后房、周边玻璃体、晶状体和悬韧带
   B. 角膜、前房、前房角、后房、周边玻璃体
   C. 角膜、前房、前房角、后房、晶状体和悬韧带
   D. 角膜、巩膜、前房、前房角、虹膜、睫状体
   E. 角膜、巩膜、前房、前房角

2. 有关 UBM 的描述,**错误**的是
   A. 它是高频高分辨率的 B 超
   B. 用于眼前段的疾病辅助诊断
   C. 其因穿透力强可用于眼后节疾病辅助诊断

D. 它对闭角型青光眼、恶性青光眼的诊断有意义

E. 有利于对眼前段肿瘤的诊断

3. 以下**不是** UBM 检查禁忌证的是

　　A. 确认或怀疑有眼球破裂伤存在　　　B. 有近期的眼内手术史

　　C. 患者角膜混浊　　　　　　　　　　D. 眼表处于炎症、感染状态

　　E. 患者不配合检查

4. UBM 采用的探头是

　　A. 5~10MHz　　　　　　　　　　　　B. 10~20MHz

　　C. <50MHz　　　　　　　　　　　　D. 50~100MHz

　　E. >100MHz

5. UBM 常用于诊断(多选)

　　A. 闭角型青光眼　　　　　　　　　　B. 睫状环阻滞型青光眼

　　C. 眼前段肿瘤　　　　　　　　　　　D. 黄斑裂孔

　　E. 巩膜炎

参考答案:1. A;2. C;3. C;4. D;5. ABCE。

(蒋　剑　王　超)

八、角膜散光轴标记

(一)概述

随着白内障手术技术的进步,白内障手术正在从复明手术转变成屈光性手术。对于屈光性白内障手术而言,矫正角膜散光是非常重要的一个环节。研究统计,对单焦点人工晶状体而言,角膜散光 ≥1.0D 将显著降低患者的术后视力,而对多焦点人工晶状体而言,角膜散光 ≥0.5D 会影响患者的视觉质量,因此只有处理好患者的角膜散光,才能保障白内障手术后获得良好的视觉质量。目前,白内障术中处理角膜散光的方法有:角膜缘松解切口(limbal relaxing incision,LRI)、在散光陡轴位上做透明角膜切口、散光性角膜切开术(astigmatic keratotomy,AK)以及植入散光矫正型人工晶状体(Toric 人工晶状体)。无论选择何种散光矫正方式,术前都需要对角膜散光进行准确的定位标记,以确保良好的散光矫正效果。

目前角膜散光标记的方法有多种,总体来说,分手工标记和导航系统标记。导航系统对设备要求高,且目前在大多数医院都没有开展,因此本节将主要介绍手工角膜标记法。

(二)角膜散光轴标记操作规范流程

1. 适应证　拟行散光矫正的白内障患者,包括术中在角膜散光陡轴位置做切口、AK、LRI 或植入 Toric 人工晶状体。

2. 禁忌证　无明显禁忌证,只需患者能配合坐立在裂隙灯前保持稳定。

3. 操作前准备

(1)患者的准备

1)理解角膜散光轴标记的要求。

2)放松心态,尽量配合。

（2）物品（器械）的准备

1）表面麻醉药。

2）裂隙灯。

3）1ml 注射器的针头或角膜定位器。

4）无菌标记笔。

5）对于不合作的患者准备开睑器。

（3）操作者的准备

1）核对患者信息，包括患者姓名、性别、年龄、诊断以及手术方式。

2）告知患者做角膜散光轴标记的意义以及如何配合。

3）询问患者有无麻醉药物过敏史。

4）检查患者瞳孔大小。

4. 操作步骤

（1）裂隙灯下角膜散光轴记方法

1）嘱患者坐位，额部与下颌紧贴裂隙灯的托架，双眼平视前方。

2）给予患者标记眼滴两次表面麻醉药，间隔时间 3 分钟。

3）确保患者下颌和前额分别贴紧颌托和额托，双眼外眦部连线与裂隙灯上的定位标记对齐，注视前方。

4）采用水平 14mm 长的最窄光带，通过瞳孔中心，水平横向移动光带在双眼往返数次，如果位置正确，光带应通过双眼瞳孔中心。

5）用无菌 1ml 注射器的针尖，在光带处 0° 和 180° 方位的角膜缘处上皮轻轻画横线，用无菌标记笔分别染色，标记点尽量细。

6）核对两个标记点的连线是否经过瞳孔中心。

7）接下来患者可以散瞳，冲洗结膜囊，等待手术。

8）术中基于水平标记，使用标记环，标记角膜切口方位和 Toric 人工晶状体在眼内的方位（图 5-2-10）。

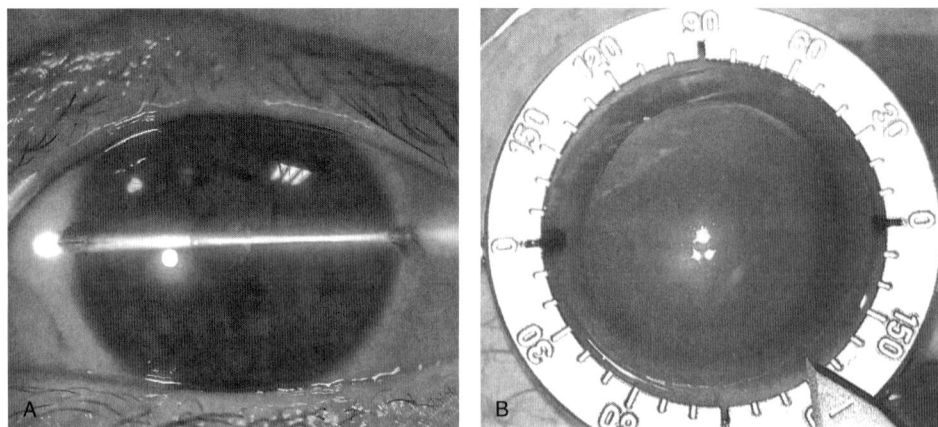

图 5-2-10　裂隙灯下角膜散光轴标记法

A. 标记后可见两标记点的连线通过瞳孔中心；B. 术中用定位环进行角膜切口轴位标记。

（2）角膜定位器标记法

1）嘱患者坐位，双眼睁开，平视前方。

2）用无菌标记笔将角膜定位器的定位点染色。

3）将定位器压向角膜，定位点位于角膜缘，两个定位点的连线要过瞳孔正中央。按压定位器，使其在角膜上形成印痕（图 5-2-11）。

（三）并发症及处理

1. 损伤角膜　一般都是轻度受损，不必处理。

2. 定位不准确　可能由两种原因导致：①操作过程中患者不合作，头位改变、眼球上转、闭眼等；②瞳孔太大，无法确定标记线是否过瞳孔中心。因此在角膜定位操作过程中，需耐心地、不断引导患者配合，确保操作时瞳孔没有散大。

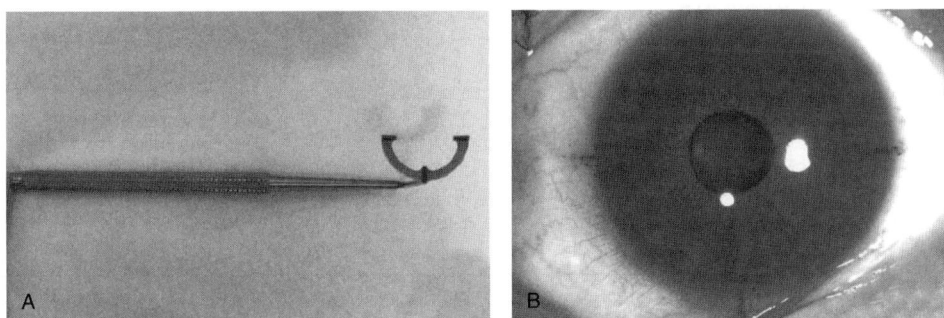

图 5-2-11　角膜定位器标记法
A. 角膜定位器；B. 角膜定位器标记完毕。

（四）操作注意事项

1. 确保操作前没有散瞳。

2. 需要耐心地、不断引导患者配合。

3. 裂隙灯光带采用水平 14mm 长的最窄光带。

4. 定位时光带一定要过瞳孔中心。

5. 标记点尽量要小。

6. 操作完毕后需要核对两个水平标记点的连线是否通过瞳孔中心。

（五）相关知识

手工标记法，因操作简单，不需要多余的仪器设备而在临床上广泛应用。有研究比较了手工标记的两种方法，认为裂隙灯标记方法准确性稍高于定位器标记法，故推荐临床中尽量使用裂隙灯下标记的方法。但无论是哪种手工标记法，都会因为操作过程中患者出现头位倾斜、旋转及 Bell 现象而影响手工轴位标记的准确性。近年来，以虹膜纹理、角膜缘血管网等作为标记依据的数字导航标记系统的诞生为术前精准化标记带来了新的进展。它不但可以实现术中主刀镜下对切口位置，而且可以对散光轴位、撕囊大小等步骤进行实时规划，因此散光标记的准确性更高，但是导航标记系统设备较为昂贵，限制了其临床上的广泛应用。

（六）角膜散光轴标记评估表

见表 5-2-8。

表 5-2-8 角膜散光轴标记评估表

项目	内容	是	否
操作前准备	核对患者信息,包括患者姓名、性别、年龄、手术方式		
	核对患者有否散瞳		
	角膜散光轴标记相关物品是否准备妥善		
	告知患者操作的意义以及如何配合		
	询问是否有麻醉药物过敏史		
操作过程	术眼滴表面麻醉药		
	嘱患者摆出正确的操作体位		
	注意裂隙灯的使用是否正确		
	定位器用无菌标记笔染色		
	标记点的连线通过瞳孔中心		
	再次核对标记点的连线是否过瞳孔中心		
操作后处置	向患者告知操作已经完成		

(七) 常见操作错误及分析

1. 定位时,当 1ml 针头接近眼部,大部分患者都会闭眼,这时光带位置就会偏移瞳孔中心,导致定位不准。所以在操作过程中,要不断耐心地提醒患者睁开双眼并注视前方。可用记住光带位置的角膜缘血管形态来进行定位。

2. 如果患者操作前就已扩瞳,为避免标记误差,建议瞳孔缩小后再标记。

(八) 目前常用训练方法简介

可通过模型眼或动物眼练习进行训练。

(九) 相关知识测试题(选择题)

1. 下列哪些情况需要进行角膜散光轴标记(多选)

    A. 青光眼手术

    B. 白内障手术,术前角膜散光 ≤ 0.5D

    C. 白内障手术,术中植入 Toric 人工晶状体

    D. 白内障手术,术中要做 AK 矫正散光

    E. 散光矫正型 ICL 植入术前

2. 角膜散光轴标记的操作要点(多选)

    A. 患者保持坐立位　　　　　　　　B. 自然瞳孔

    C. 瞳孔尽量扩大　　　　　　　　　D. 标记点连线过瞳孔中心

    E. 眼位自然向前注视

3. 下面对合并 ≥ 2.0D 角膜散光的白内障患者的散光矫正最为可靠的方法是

    A. 植入 Toric 人工晶状体　　　　　B. 角膜缘松解切口

    C. 在散光陡轴位上做透明角膜切口　D. 散光性角膜切开术

E. 飞秒激光辅助下的角膜 AK 术

4. Toric 人工晶状体植入后,当人工晶状体位置的偏差大于多少时,需要再次手术调整人工晶状体位置

  A. 5°   B. 10°

  C. 15°   D. 20°

  E. 30°

5. 以下角膜散光轴标记的方法,最精确的是

  A. 裂隙灯下角膜散光轴标记法   B. 角膜定位器标记法

  C. 导航系统标记法   D. 肉眼下直接标记

  E. 以上方法没有差别

参考答案:1. CDE;2. ABDE;3. A;4. B;5. C。

(蒋 剑 刘 丹)

九、青光眼诱发试验

(一) 概述

青光眼诱发试验的目的是针对尚不能确诊的闭角型或开角型青光眼患者,根据其解剖特点和眼压升高的病理生理机制,设计相应的试验来诱发患者发生高眼压,从而实现早期诊断。分为用于诊断原发性闭角型青光眼和原发性开角型青光眼的试验。因诱发试验存在较高的假阳性和假阴性结果,同时,不断改进的检查技术和逐步提高的检查方法,给临床医师提供了更为客观的评价手段,各种诱发试验的应用正逐渐减少。目前,可疑开角型青光眼患者已不采用诱发试验,可疑闭角型青光眼患者的常用诱发试验有暗室试验、俯卧试验和暗室俯卧试验。

(二) 青光眼诱发试验操作规范流程

1. 适应证

(1)有原发性闭角型青光眼家族史,且具有短眼轴、浅前房者。

(2)原发性急性闭角型青光眼临床前期或先兆期患者。

(3)周边前房浅,有可能发生前房角关闭者。

2. 禁忌证

(1)绝对禁忌证

1)已经明确诊断的闭角型青光眼。

2)晶状体完全脱位至前房者。

3)眼压高且前房浅的患者。

(2)相对禁忌证

1)周边前房浅或消失者。

2)角膜水肿或混浊影响前房角镜检查者。

3)晶状体悬韧带松弛者。

4)外伤致晶状体向前不全脱位者。

5)患者有心脏病、高血压等全身疾病或体弱不能配合检查者。

6)周边前房稍浅但虹膜根部肥厚者。

3. 操作前准备

(1)患者的准备

1)试验前 48 小时需停用所有抗青光眼药物。

2)为避免交叉感染,制订合理的消毒措施。

3)签署青光眼诱发试验同意书。

4)情绪稳定。

(2)物品(器械)的准备

1)普通房间、绝对暗室或可以遮盖双眼的黑色眼罩。

2)坐凳、普通检查床或头低足高的检查床(倾斜不超过 10°)。

3)青光眼检查相关设备正常,包括裂隙灯、Goldmann 眼压计、房角镜等。

4)表面麻醉药物和荧光素条,1% 毛果芸香碱滴眼液或 0.5% 噻吗洛尔滴眼液。

5)物品消毒措施准备妥当。

6)氧气袋或氧气瓶、急救药品准备妥当。

(3)操作者的准备

1)核对患者信息,包括患者姓名、性别、年龄、主诉。

2)确认患者停用滴眼液的时间。

3)查看患者全身情况,询问患者的血压控制情况,必要时检查血压。

4)询问患者有无麻醉药物过敏史。

5)查看患者检查结果。

6)明确患者有无青光眼诱发试验的禁忌证。

7)确定患者已签署诱发试验同意书。

4. 操作步骤

(1)暗室试验

1)患者进入暗室后,在暗光或者红光下,检查者先用 Goldmann 眼压计进行试验前的坐位眼压测量,然后进行房角镜的检查,记录眼压和房角镜检查的结果。

2)眼压测量完毕后,嘱患者保持清醒状态,在绝对暗室中停留 1~2 小时,或包盖双眼 1~2 小时;青年人的瞳孔反应比较灵活,一般 1 小时即可;老年人的瞳孔比较小,且或多或少处于强直状态,瞳孔不易散大,一般主张以 2 小时为宜。

3)患者在暗室停留(或包盖双眼)的时间达到规定时间后,在暗光或者红光下,由同一位检查者立即对患者再次进行坐位 Goldmann 眼压的测量和房角镜的检查,并记录结果;一般认为眼压升高 8mmHg 者为阳性。

(2)俯卧试验

1)患者在明室,由检查者用 Goldmann 眼压计进行试验前的坐位眼压测量,然后进行房角镜的检查,记录眼压和房角镜检查的结果。

2)眼压测量完毕后,嘱患者面朝下俯卧在检查床上,双手交叉放置在额头部分,亦可在额头部分放置稳固的枕头,让前额靠在手背或枕头上;或取坐位,双手掌向下,上下相叠,靠于桌上,然后身体前俯,前额枕于手背上,头部保持卧位;注意不要压迫眼球或眼眶,在清醒状态下闭上双眼俯卧 1 小时。

3)俯卧时间达到 1 小时后,患者起身后坐到裂隙灯前,由同一位检查者立即对患者再次进行坐位 Goldmann 眼压的测量和房角镜的检查,并记录结果;一般认为眼压升高 8mmHg 者为阳性。

(3)暗室俯卧试验

1)患者进入暗室,在暗光或者红光下,由检查者用 Goldmann 眼压计进行试验前的坐位眼压测量,随后进行房角镜检查,记录眼压和房角镜检查的结果。

2)同俯卧试验的第 2 条。

3)操作同俯卧试验的第 3 条,不同之处为所有操作均在暗光或者红光下进行,结果的判断同俯卧试验的第 3 条。

(三)并发症及处理

1. 眼压升高　绝对暗室里,患者在清醒状态时,双眼瞳孔扩大,俯卧时晶状体虹膜隔前移,虹膜周边阻塞房角,房角变窄,房水排出受阻,导致眼压增高。局部滴用 1% 毛果芸香碱滴眼液或 0.5% 噻吗洛尔滴眼液,缩小瞳孔,解除瞳孔阻滞和房角狭窄,减少房水生成,减低眼压。

2. 情绪不良　患者独自一人待在暗室时,容易产生紧张、易怒、害怕、恐惧、焦虑等心理。医务人员或陪同人员可定期(每隔 15 分钟或 20 分钟)提醒一次,并告知患者剩余的时间;同时用体贴、安慰、鼓励性语言向患者做耐心的解释、劝慰和疏导工作,消除患者各种不良情绪及心理上的障碍。

3. 呼吸不畅　因较长时间俯卧位,胸部和上腹部受压所致。应在试验前先向患者解释试验过程中可能出现的症状;试验中可定期(每隔 15 分钟或 20 分钟)询问患者有无呼吸不畅,同时用安慰性语言与患者交流;必要时可给氧。

4. 手臂麻木　因长时间手臂受压且姿势不变所致。试验前可先向患者解释试验过程中可能出现的症状;试验中让患者双手紧贴桌面或检查床,进行水平方向的小幅度移动;试验结束后可对手臂进行按摩,加速血液的流动。

5. 血压升高　有高血压史的患者,在手臂长时间受压、胸部和上腹部受压、情绪紧张等情况下,可出现暂时性血压升高。试验前,要主动说明此试验的目的,明确告知所需的时间;试验中,应体贴并安抚患者;必要时可让患者服用降压药物。

6. 胸前区不适　有高血压、心脏病史的患者,在胸部和上腹部较长时间受压、情绪紧张等情况下,可出现胸前区不适。试验前,要主动说明此试验的目的,明确告知所需时间、试验中可能出现的全身不适症状;试验中,应体贴并安抚患者;必要时可让患者服用速效救心丸等药物。

7. 视力障碍　包括模糊、虹视等。多因试验导致眼压升高所致。试验中可定期询问患者,试验后如出现眼压升高,可立即予以降眼压处理。

(四)操作注意事项

1. 在进行青光眼诱发试验前,需学习青光眼诱发试验的相关理论,包括诱发试验的原理、适应证和禁忌证;熟悉眼球的解剖结构,掌握原发性闭角型青光眼在不同病程的表现及处理原则。

2. 试验前应向患者交代试验过程、所需时间、可能出现的症状等,最大限度地获得患者的理解和合作。

3. 试验中要定期与患者沟通,一方面可以让其保持清醒状态,另一方面可以及时掌握其情绪和身体情况。

4. 如果患者在试验中出现不适症状,经反复沟通后仍然不能配合,可以暂停试验,待得到患者的理解和配合后再次进行。

（五）相关知识

针对闭角型青光眼而设计的激发试验,原理是通过改变环境亮度、患者体位和瞳孔大小等,产生瞳孔阻滞或非瞳孔阻滞因素导致虹膜根部阻塞房角,造成眼压升高,从而对可疑闭角型青光眼患者提前作出诊断。除上述试验外,还有读书试验和散瞳试验。读书试验的阳性率比较低;散瞳试验可作为诊断早期青光眼的一种方法,但不可作为常规检查法,由于其可引起可疑闭角型青光眼患者的急性眼压升高,甚至导致房角闭塞而不能缓解,所以在没有充分应急(如手术)条件下应谨慎从事。

针对开角型青光眼而设计的饮水试验,原理是基于开角型青光眼患者小梁网房水流出阻力较正常眼明显升高,不具备根据房水产生量的变化调整房水流出阻力的能力,导致患者出现眼压明显升高。

这类诱发试验存在较高的假阳性和假阴性结果,出现阴性结果时不能排除闭角型或开角型青光眼。针对闭角型青光眼的诱发试验,出现强阳性结果并结合暗室房角镜检查则对闭角型青光眼具有一定的判断意义,阴性结果时并不能排除原发性闭角型青光眼;针对开角型青光眼的饮水试验,因其结果误差较大,目前多数临床专家都认为该激发试验阳性不能作为诊断原发性开角型青光眼的依据。

（六）青光眼诱发试验评估表

见表 5-2-9。

表 5-2-9 青光眼诱发试验评估表

项目	内容	是	否
操作前准备	核对患者信息,包括患者姓名、性别、年龄、主诉		
	询问患者停用滴眼液时间		
	询问患者既往有无高血压,心、肺、脑疾病等病史		
	询问有无麻醉药物过敏史		
	查看患者检查结果		
	明确患者有无诱发试验的禁忌证		
	确定患者已签署诱发试验同意书		
	诱发试验相关设备正常,包括裂隙灯、房角镜正常;物品消毒措施准备妥当;急救药品准备妥当		
操作过程	试验前在暗光或者红光下测量眼压、检查房角,并记录		
	嘱患者摆出正确的诱发试验体位		
	保持与患者的沟通		
	试验后在暗光或者红光下测量眼压、检查房角,并记录		
	根据试验前后的眼压差值和房角改变来确定试验结果		

项目	内容	是	否
操作后处置	向患者简要介绍试验结果		
	交代患者试验后用药与注意事项		

（七）常见操作错误及分析

1. 试验时不是绝对暗室,或者双眼没有完全遮盖,导致瞳孔不能散大,从而出现假阴性结果。

2. 俯卧时压迫眼球,促进房水的流出,造成假阴性结果。

3. 试验后进行眼压测量和房角检查时不是暗光或者红光,导致瞳孔缩小,出现假阴性结果。

（八）目前常用训练方法简介

主要是进行眼压测量和房角镜检查的训练。

（九）相关知识测试题（选择题）

1. 暗室试验**不适用**于下列哪种类型的青光眼

 A. 急性闭角型青光眼间歇期

 B. 急性闭角型青光眼临床前期

 C. 继发性闭角型青光眼（瞳孔阻滞）早期

 D. 原发性开角型青光眼

 E. 慢性闭角型青光眼早期

2. 暗室俯卧试验的常见并发症包括

 A. 暂时性眼压升高 　　　　　　　B. 虹膜出血

 C. 虹膜周边前粘连 　　　　　　　D. 视网膜脱离

 E. 角膜擦伤或烧伤

3. 如何判断暗室俯卧试验结果的阳性

 A. 眼红 　　　　　　　　　　　　B. 眼压升高超过 10mmHg

 C. 恶心 　　　　　　　　　　　　D. 眼压升高超过 6mmHg

 E. 眼压升高超过 8mmHg

4. 闭角型青光眼的常用诱发试验**不包括**

 A. 暗室试验 　　　　　　　　　　B. 饮水试验

 C. 俯卧试验 　　　　　　　　　　D. 散瞳试验

 E. 暗室俯卧试验

5. 暗室俯卧试验操作步骤**不包括**

 A. 先在明室环境中进行 Goldmann 眼压的测量

 B. 进入暗室检查房角

 C. 俯卧 1 小时

 D. 在暗室或者红光下进行 Goldmann 眼压的测量

 E. 在暗室或者红光下进行房角的检查

参考答案:1. D;2. A;3. E;4. B;5. A。

（江 冰）

第三节　眼前节疾病治疗

一、角膜异物取出术

(一) 概述

结合患者的受伤史,大部分角膜异物可通过裂隙灯检查发现,熟练及细致的裂隙灯弥散光及裂隙光检查可以仔细分辨角膜异物的大小、位置、深浅,角膜荧光素染色也可以通过缺损上皮的着染及荧光素的不均衡分布来分辨一些细小异物。为缓解患者刺激症状,避免慢性角膜及眼表损害,角膜异物应尽快取出,尤其是植物或动物源性异物。

(二) 角膜异物取出术操作规范流程

1. 适应证　角膜各层次存在异物。

2. 禁忌证

(1)绝对禁忌证

1)角膜广泛溶解,穿孔。

2)异物取出后可能导致眼内容物脱出者。

(2)相对禁忌证

1)异物附着处角膜溶解变薄,濒临穿孔时。

2)异物较大,并穿透角膜全层。

3)角膜溪流征阳性。

4)患者不能配合,或有明显眼球震颤者。

5)年老体弱或其他原因无法坚持完成全过程者。

3. 操作前准备

(1)患者的准备

1)仔细询问病史,了解角膜异物的材质,根据受伤时间了解异物性状。

2)术前完善裂隙灯检查,必要时进行眼前段照相,尤其应充分利用裂隙灯或者前节OCT检查评估角膜异物的大小、深度、是否进入前房,有无损伤或碰触除角膜外的其他组织,充分评估周边角膜组织有无溃疡、溶解、感染。

3)角膜荧光素钠试纸条染色,钴蓝光观察角膜是否存在溪流征阳性,即是否存在角膜穿孔。如溪流征阳性,异物取出后可能扩大穿孔范围,造成眼内容物脱出。

4)签署角膜异物取出手术同意书,充分告知患者异物不能完全取出的可能性、替代方案及后续治疗措施。

5)结膜囊使用表面麻醉药点眼,5分钟1次,每次1滴,连续3次,过多表面麻醉药可能阻碍角膜上皮的愈合。

6)睑缘及眼周充分消毒。

(2)物品(器械)的准备

1)准备无菌棉签若干,1ml注射器。

2)开睑器、眼科显微齿镊、眼科显微平镊等手术器械消毒准备,磁性异物可以准备磁铁。

3)如有轻微角膜穿孔可能,准备角膜绷带镜或眼用绷带。

4）裂隙灯确定可正常开启并推进聚焦正常。

（3）操作者的准备

1）核对患者信息,明确患者可配合表面麻醉下操作。

2）确认患者已多次局部滴用表面麻醉药。

3）查看患者检查结果,明确异物数量,制订取出操作方案。

4）确定患者已签署并理解角膜异物取出手术同意书及后续方案。

4. 操作步骤

（1）术眼滴表面麻醉药充分麻醉眼表。

（2）睑缘及眼周充分消毒:如溪流征阴性且异物未穿透角膜全层,可使用聚维酮碘结膜囊充分灌洗消毒;如溪流征阳性或异物穿透角膜全层,使用抗生素滴眼液充分冲洗结膜囊。

（3）嘱患者以舒适体位端坐在裂隙灯前,下颌置于裂隙灯显微镜托架上,额头紧靠额托,并给予患者适当头部束缚。

（4）使用开睑器撑开眼睑,嘱患者注视前方,不要转动眼球。

（5）异物位于表层角膜可直接使用无菌棉签擦去异物。

（6）异物最深处未及 1/2 角膜厚度时,可采用坐位裂隙灯下挑出异物。使用 1ml 注射器的针头从异物稍靠近角膜缘侧进针,针头斜面朝外侧可看清针尖深度,针尖到达异物后部后,轻托异物,使其自原入口途径退出,可辅助使用眼科显微平镊轻轻将露出的异物夹出。

（7）异物到达的最深处超过 1/2 角膜厚度时,使用 1ml 注射器的针头稍扩大异物入口并轻轻挑动异物,使之倾斜松动,使用眼科显微平镊轻轻将露出的异物自原入口途径夹出。也可使用 1ml 注射器的针头从异物稍靠近角膜缘测进针,自异物后部后轻托异物并挑出,针尖从异物后部往前托异物的动作可以防止异物松动时往角膜深基质层深入,甚至穿通角膜内皮层进入前房。磁性异物可以用磁铁加眼科显微镊协助取出。

（8）如异物部分或全部进入前房,建议采用仰卧位于手术显微镜下取出异物。取 15° 刀做角膜侧切口,前房注入粘弹剂,角膜异物取出后使用 I/A 头吸出前房粘弹剂,维持前房形态。细小毛发或植物异物如无法用眼内镊夹住,可以尝试直接使用 IA 头吸出。

（9）术后无菌棉签轻轻擦拭或者角膜荧光素染色确定有无角膜穿孔。如有角膜穿孔,在没有感染征象下可配戴角膜绷带镜或眼用绷带加压包扎。

（10）如术后溪流征阴性或确定无角膜穿孔,术后不需包扎,局部使用抗生素滴眼液涂眼,每日 4~6 次,观察无继发感染征象后可酌情停药。

（11）术后第 1 天使用角膜荧光素染色观察上皮缺损面积,酌情加用促上皮生长药物等。术后需持续观察至上皮完全愈合,没有眼局部感染征象为止。

（三）并发症及处理

1. 异物未完全取出　异物应尽量完整地全部取出。如果异物残留,可能引发持续感染,铁质异物可能形成铁锈环。异物取出时部分断裂,应根据残留的异物大小、性质、深浅、是否在瞳孔区等因素判断继续取还是暂时保留。在异物无法取尽时,要明确告知患者定期观察,如怀疑异物进入前房,隐藏于房角,可以通过 UBM 检查辅助诊断。

2. 角膜穿孔　角膜深基质层或进入前房的异物取出后,应观察角膜是否有穿孔及渗漏,可以在手术显微镜下用干棉签擦拭创口,或在裂隙灯显微镜下荧光素染色检查溪流征是否阳性。如有小渗漏口,可配戴角膜接触性绷带镜,使用组织胶水,或者加压包扎眼球,有感染倾向者不能配戴角膜接触镜。如渗漏口大或者角膜溶解,则需要缝合或行结膜瓣遮盖,羊膜移植等,必要时可以酌情行角膜移植术。

3. 眼内容物脱出　如异物划破晶状体囊膜、损伤虹膜或进入后节,或角膜溶解范围过大,在取出异物的同时可能伴有眼内容物脱出,需仔细处理并封闭角膜伤口,避免房水渗漏和虹膜嵌顿,根据损伤部位行二次手术治疗。

4. 角膜感染或者眼内炎　大部分异物为不洁异物,易引起角膜感染或眼内炎,如感染源为未完全取出的异物,应制订二次手术方案尽快取出残留异物,如没有残留异物,则参考感染性角膜溃疡和眼内炎的治疗,明确病原菌,予以针对性治疗。

（四）操作注意事项

1. 角膜是重要的屈光间质,操作时应该尽量避开瞳孔区,尽量减少角膜组织损伤的范围和深度,以免愈合后产生斑翳或不规则散光影响视力。

2. 植物性或动物性异物容易断裂,应选择平镊轻轻顺着异物进入方向拉出,齿镊可能拉断异物导致残留。

3. 通过裂隙灯显微镜,结合前节 OCT、UBM 等明确异物的深度、形状和数量,不要遗漏异物,注意房角,尤其是下方房角可能隐藏异物。角膜相邻组织,如球结膜、睑结膜、穹窿结膜也应该充分检查,排除是否有残留异物。

（五）相关知识

角膜异物在临床较为多见,异物可能是磁性金属、非磁性金属、植物性、生物性、矿物性等来源,异物形状可能是不规则块状、条形、针样、粉末样等,大多数患者有明确外伤史,少部分患者无法准确告知现病史而延误治疗,临床面对形形色色的角膜异物,需要全面判断,以最小损伤尽可能完全去除异物。

铁质异物沉积后会形成铁锈环,无法完全去除。如进入眼内,可能诱发铁锈症。毛发或蜜蜂微针等生物性异物可能诱发局部免疫反应,需要根据病情酌情局部加用糖皮质激素。有些动物毛发可能迁移,进入前房,有部分毛发等异物在使用一段时间糖皮质激素后可以被逐渐吸收。植物性异物、可疑或确定真菌感染禁用糖皮质激素,否则容易造成感染加重,甚至需要行角膜移植手术。

（六）角膜异物取出术评估表

见表 5-3-1。

表 5-3-1　角膜异物取出术评估表

项目	内容	是	否
操作前准备	核对患者信息,评估患者可否充分配合治疗		
	查看患者检查结果		
	裂隙灯下充分检查患者		
	查看患者检查结果		
	明确患者有无坐位裂隙灯下操作角膜异物取出术禁忌证		
	确定患者已签署并理解角膜异物取出术同意书及后续治疗方案		
	裂隙灯滚轴和其他使用正常;物品消毒措施准备妥当		

项目	内容	是	否
操作过程	术前在术眼滴表面麻醉药		
	睑缘及眼周充分消毒		
	开睑器撑开眼睑,适当约束患者头部		
	通过裂隙灯聚焦角膜异物,用棉签或者1ml注射器及眼科显微镊子辅助,自原入口取出异物		
	无菌棉签轻轻擦拭或者角膜荧光素染色确定有无角膜穿孔,必要时配戴角膜绷带镜或眼用绷带加压包扎		
	术眼术后滴抗生素滴眼液		
操作后处置	向患者告知异物是否完全取出		
	交代患者术后用药及随访事项		

(七) 常见操作错误及分析

1. 术前未充分评估异物的大小和进入途径,术中制造多个角膜入口来挑出异物,这样可能导致角膜损伤加重,愈合后也易遗留斑翳,降低治疗后视力。

2. 操作中1ml注射器针尖斜面应朝前,不然容易看不清针尖导致注射器针头进入前房,甚至误伤虹膜、晶状体等眼内组织。

3. 异物较深时一定注意不要给异物向前房内的推力,异物掉入前房就可能沉在下方房角,增加取出困难和眼内组织损伤的可能性。操作时最好使用注射针尖托着异物后部,避免向前房滑入。可以使用眼内镊或者磁铁等辅助异物的取出。

4. 动作应轻柔,不要压迫眼球,否则容易造成眼内容物突然脱出或者虹膜组织嵌顿伤口。

(八) 目前常用训练方法简介

对于角膜异物取出的训练,最好使用动物眼球来练习。在实验条件下模拟不同深度及不同类型、形状异物,练习裂隙灯显微镜下稳定的操作手法,反复练习使操作轻柔、准确。

(九) 相关知识测试题(选择题)

1. 植物性角膜异物取出后,**不能**使用的治疗是
   A. 使用抗生素眼药　　　　B. 使用糖皮质激素眼药
   C. 配戴角膜绷带镜　　　　D. 局部使用组织胶水
   E. 结膜瓣遮盖

2. 如果异物部分进入前房,以下操作**错误**的是
   A. 细小植物异物不用取出
   B. 操作过程应注意前房的维持和稳定
   C. 如果前房注入粘弹剂,术后应充分吸出粘弹剂
   D. 可以尝试从角膜伤口取出
   E. 可以尝试从角膜缘造口进入前房取出

3. 下列**不需要**取角膜异物联合其他手术的是

    A. 异物附着处角膜溶解变薄,濒临穿孔

    B. 取出异物后溪流征阳性

    C. 异物锋利,取出后周边角膜伤口自闭

    D. 怀疑眼内其他组织残留异物

    E. 异物部分插入晶状体

4. 以下操作**错误**的是

    A. 角膜异物取出时应该尽量避开瞳孔区操作

    B. 尽量减少角膜组织损伤的范围和深度

    C. 尽量减少角膜组织的不规则散光

    D. 所有异物首选从伤口取出

    E. 角膜异物要尽可能取干净

5. 判断细小角膜异物的检查**不包括**

    A. 裂隙灯检查   B. 前节 OCT

    C. UBM   D. 房角镜

    E. 眼部 CT

参考答案:1. B;2. A;3. C;4. D;5. E。

(何　彦)

二、角膜绷带镜治疗

(一) 概述

角膜绷带镜又称绷带式角膜接触镜,有水凝胶和硅水凝胶两种材质,其中水凝胶绷带镜不能日夜连续配戴,需要夜晚取下清洗,故可以日夜连续配戴 3~4 周的硅水凝胶材质角膜绷带镜成为临床使用的主流产品。角膜绷带镜在减轻角膜疼痛和促进上皮愈合的治疗中显示出明显的优越性。

(二) 角膜绷带镜治疗操作规范流程

1. 适应证

(1)大泡性角膜病变。

(2)眼睑异常或畸形,暴露性角膜炎。

(3)干眼相关的眼表疾病,如干燥性角结膜炎、丝状角膜炎。

(4)免疫性疾病引起的眼表结构改变,角质化或者瘢痕化,如眼瘢痕性类天疱疮、史 - 约综合征(Stevens-Johnson 综合征)、移植物抗宿主病等。

(5)持续性角膜上皮缺损,复发性角膜上皮糜烂。

(6)神经营养性角膜炎。

(7)角膜手术后:准分子 / 飞秒激光近视眼手术、内眼手术后角膜上皮缺损或者延迟愈合,角膜移植术后,角膜紫外交联治疗后等。

(8)眼外伤后:酸、碱、热烧伤,角膜上皮挫伤,角膜穿孔等。

2. 禁忌证

(1)绝对禁忌证:怀疑或已经确定角膜感染性疾病时。

(2)相对禁忌证

1)睑球粘连等导致结膜囊狭窄,无法放置镜片者。

2)患者配合欠佳,不能耐受眼表镜片者。

3. 操作前准备

(1)患者的准备

1)仔细询问病史,完善裂隙灯检查,排除眼表感染,必要时进行眼前段照相及眼表角膜荧光素染色。

2)结膜囊使用表面麻醉滴眼液点眼。

(2)物品(器械)的准备

1)准备好待使用的角膜绷带镜,明确最长配戴周期。

2)无菌棉签、消毒后的眼用显微无齿镊、开睑器备用。

(3)操作者的准备

1)核对患者信息,包括患者姓名、性别、年龄和眼别。

2)确认患者已经使用局部表面麻醉滴眼液。

3)查看患者检查结果,明确没有眼表感染。

4)充分告知患者角膜绷带镜的使用周期和治疗基本原理。

5)洗净双手,充分风干或者戴无菌手套。

4. 操作步骤

(1)配戴角膜绷带镜

1)术眼滴表面麻醉药充分麻醉眼表。

2)嘱患者选择坐位仰头或者面部向上的平卧体位。

3)助手打开角膜绷带镜包装后,操作者用眼用显微无齿镊或者干净的示指取出角膜绷带镜,让镜片呈碗状开口朝上置于指腹。

4)肉眼检查镜片有无缺损、破裂、异常着色或异物附着。

5)往下拨开患者下睑,暴露下方睑结膜,嘱患者往上看,露出足够空间供镜片放置;用示指或者眼用显微无齿镊将镜片碗口朝下轻覆于下方角膜及球结膜表面。

6)嘱患者缓慢旋转眼球,使镜片覆盖于角膜表面,并轻轻眨眼排出绷带镜下气泡,必要时可以使用显微无齿镊辅助压平绷带镜,排出镜下气泡,让镜片和角膜顺利贴附。

7)如患者配合度差,可以使用开睑器撑开眼睑后,将镜片直接覆盖于角膜表面,抚平并排出镜片下气泡后轻轻移除开睑器。

8)配戴绷带镜后,结膜囊滴抗生素滴眼液。

(2)摘除角膜绷带镜

1)术眼滴表面麻醉药充分麻醉眼表。

2)嘱患者选择坐位仰头或者面部向上的平卧体位。

3)操作者用无菌棉签或者干净的示指轻压角膜表面绷带镜,并将其向下移到下方球结膜区域。

4)镜片皱起时用两根无菌棉签或者手指轻轻捏起,丢弃。

(三) 并发症及处理

1. 戴镜后局部感染性炎症 配戴绷带镜后应密切关注眼表感染征象,联合使用抗生素滴眼液预防感染。发现感染溃疡征象应立即取下绷带镜,行病原体检查,并根据病原体治疗。

2. 镜片未平整贴附于角膜表面　应充分排出镜下气泡,嘱患者轻轻眨眼,让镜片移位至角膜表面,如果镜片卷曲无法展平,应取下充分清洁后重新配戴。

（四）操作注意事项

1. 绷带镜不可随意裁剪,以免不规则边缘划伤角膜。

2. 如果戴后患者出现眼红、眼痛、反射性流泪等眼表刺激症状,应立即摘下绷带镜,提示绷带镜相应区域可能有裂纹或破损,必要时更换镜片。

3. 若绷带镜掉落,不应清洗后再配戴,必要时应更换新绷带镜,在绷带镜掉落的过程中可能存在脱水、碎裂,不更换直接配戴可能擦坏角膜或者继发感染。

（五）相关知识

硅水凝胶材质角膜绷带镜是软性角膜接触镜中被广泛应用的处方眼镜,角膜绷带镜覆盖在角膜表面,可以有效地保护裸露的上皮下神经纤维,催化角膜上皮再生和无菌性角膜溃疡愈合,对于难治性上皮缺损、缓解角膜疼痛等均具有较好的辅助治疗效果。

我国现有市场上角膜绷带镜仅有单一的基弧及直径规格,硅水凝胶材质较水凝胶材质偏硬,角膜过于陡峭或者过于平缓的患者可能会出现过松或过紧的配戴状态,太松容易出现镜片滑落,太紧容易导致角膜缺氧。这类患者可以酌情尝试选择其他如巩膜镜等替代。

硅水凝胶材质角膜绷带镜以材质、工艺、品牌不同可以连续配戴 3~4 周,应充分告知患者在镜片到期前自行或来医院取出或者更换镜片。

（六）角膜绷带镜摘戴评估表

见表 5-3-2。

表 5-3-2　角膜绷带镜摘戴评估表

项目	内容	是	否
操作前准备	询问病史,完善裂隙灯检查,排除眼表感染		
	准备好待使用的角膜绷带镜及消毒后的操作器械		
	核对患者信息,充分告知患者角膜绷带镜的使用周期和治疗基本原理		
	洗净双手,充分风干或者配戴无菌手套		
戴镜过程	术眼滴表面麻醉药,患者采用坐位或者平卧位		
	自包装取出角膜绷带镜,检查有无破损		
	正确配戴角膜绷带镜		
	排出镜下气泡,绷带镜位于角膜表面并完全覆盖角膜		
	结膜囊滴抗生素滴眼液		
摘镜过程	术眼滴表面麻醉药,患者采用坐位或者平卧位		
	将角膜绷带镜移至下方球结膜,取下眼镜丢弃		
	结膜囊滴抗生素滴眼液		
操作后处置	向患者告知角膜绷带镜情况		
	交代患者操作后观察及随访事项		

(七) 常见操作错误及分析

1. 角膜绷带镜直径14mm,除覆盖角膜还会覆盖部分球结膜,小睑裂患者或配合欠佳患者可以使用开睑器,配戴完毕摘下开睑器时应小心不要碰触绷带镜边缘,以免镜片卷曲不平整。

2. 嘱患者戴后不要揉眼、用力挤眼,否则易造成镜片移位脱落。睑球粘连患者更容易出现眼球转动时镜片移位。严重睑球粘连患者或眼表不平整者不适合配戴角膜绷带镜。术后使用眼膏,尤其是凡士林类软膏容易导致镜片移位。

3. 显微有齿镊或者用力挤捏会导致镜片破损,配戴破损镜片会划伤患者眼表,故操作过程务必轻柔,使用无齿镊或干净手指辅助。

4. 镜片有正反之分,让镜片开口朝上置于指腹观察,正面应呈碗状,反面则呈边缘稍向外翻的碟状。镜片戴反后不能平整展开覆盖于眼表,眨眼时也容易脱落,患者异物感明显。可以取下镜片,清洗后轻轻翻转,覆盖于眼表。

(八) 目前常用训练方法简介

角膜绷带镜的摘戴训练可以使用市售的软性角膜接触镜对镜练习。练习时不用局部滴用表面麻醉药,充分体会角膜接触镜正反配戴时的感觉差异和眼球贴附度。反复练习以达到操作的迅速、准确、轻柔。

(九) 相关知识测试题(选择题)

1. 硅水凝胶材质角膜治疗用绷带镜可以连续配戴多长时间
   A. 白天配戴,夜晚摘下   B. 1~2天
   C. 1~2周   D. 3~4周
   E. 6~8周

2. 适合配戴角膜绷带镜的疾病是(多选)
   A. 丝状角膜炎   B. LASIK术后
   C. Stevens-Johnson综合征   D. 持续性角膜上皮缺损
   E. 细菌性角膜溃疡

3. 下列说法正确的是
   A. 配戴角膜绷带镜出现感染征象后先滴用抗生素滴眼液观察
   B. 角膜绷带镜对角膜上皮愈合没有辅助作用
   C. 糖尿病患者不适合使用角膜绷带镜
   D. 暴露性角膜炎可以配戴角膜绷带镜
   E. 真菌性角膜溃疡可以配戴角膜绷带镜

4. 对于角膜绷带镜的描述**错误**的是
   A. 角膜绷带镜的主流材料是硅水凝胶
   B. 角膜绷带镜的最长使用周期为3~4周
   C. 角膜绷带镜需要每日晚上取下清洗,不配戴过夜
   D. 角膜绷带镜正面呈碟状,反面呈碗状
   E. 角膜绷带镜比角膜的直径大

5. 下列情况都需要立即取下角膜接触镜,**除外**
   A. 戴镜后结膜混合充血   B. 戴镜后眼针刺样疼痛

C. 戴镜后转动眼球时有轻微异物感　　　　D. 戴镜后刺激性流泪

　　E. 镜片使用医用剪刀修剪边缘后配戴

参考答案:1. D;2. ABCD;3. D;4. D;5. C。

(何 彦)

三、干眼治疗

(一) 概述

干眼的治疗原则在于维持患者眼球表面角结膜结构的正常稳定状态,提升眼表局部的舒适度和生活质量。

目前干眼的一线治疗仍然是使用药物,如泪液补充剂、局部抗炎治疗或促泪液分泌药物,对于水液缺乏性干眼,泪点栓塞、配戴湿房镜或特殊类型角膜接触镜对部分中重度干眼患者有一定的效果,严重难治性干眼可以尝试睑裂缝合、自体颌下腺等唾液腺移植等手术方式。对于伴有睑板腺功能障碍的蒸发过强型干眼,针对睑板腺功能的治疗,如睑板腺按摩、睑板腺管口脂栓剔除、强脉冲光睑板腺治疗系统(intense pulsed light and laser system,LPS)、睑板腺热脉动系统(LipiFlow)等也会有辅助疗效。

以下将介绍泪点栓塞操作方法,其他手术及方法不在此赘述。

(二) 泪点栓塞治疗操作规范流程

1. 适应证　　水液缺乏型干眼患者,用于尽量保存患者泪液,形成泪河。

2. 禁忌证

(1)绝对禁忌证:泪道阻塞及泪囊炎患者。

(2)相对禁忌证

1)有活动性眼表炎症的患者暂时禁用泪点栓塞,泪液的流动可以有效稀释表面炎症因子浓度,冲刷病原体。建议治疗眼表炎症后,待眼表情况相对稳定再行泪点栓塞。

2)眼睑畸形导致泪点未贴附眼球,失去虹吸作用。

3)既往泪道损伤或手术史患者。

3. 操作前准备

(1)患者的准备

1)仔细询问病史,完善裂隙灯检查,重点检查泪点位置和形态。

2)签署泪点栓塞同意书。

3)结膜囊使用表面麻醉滴眼液点眼。

(2)物品(器械)的准备

1)准备好待使用的消毒后泪点扩张器、泪点栓植入镊以及备植入泪点栓。

2)检查裂隙灯显微镜是否正常。

(3)操作者的准备

1)核对患者信息,包括患者姓名、性别、年龄、主诉和眼别、位置及数量。

2)查看患者检查结果,确认患者泪道通畅、无泪囊炎、无眼表活动性炎症。

3)确定患者已签署知情同意书。

4. 操作步骤

(1)表面麻醉下,嘱患者微仰头,稍向外翻转近鼻侧眼睑,暴露泪点,使用泪点扩张器扩张需植入泪点栓的泪点。

（2）嘱患者端坐在裂隙灯显微镜前，下颌置于裂隙灯显微镜托架上，额头紧靠额托，稍限制头部运动。

（3）裂隙灯下使用泪点栓植入镊将泪点栓垂直睑缘植入泪点后，使用植入镊深入泪点将泪点栓平行于睑缘向内眦处顶送。

（4）裂隙灯下检查泪点栓有无完全植入，如有裸露，应使用植入镊向泪小管深部推送泪点栓。

（三）并发症及处理

1. 泪点栓脱出或脱落　泪点栓脱出时患者会有异物感，如裂隙灯下检查可见泪点栓裸露，应使用植入镊向泪小管深部推送泪点栓。如已经脱出可重新安装新泪点栓。

2. 术后溢泪　泪点栓植入术后患者眼泪溢出是最常见的并发症。除了把握适用证外，在植入永久性泪点栓之前，可以先使用暂时性可降解泪点栓，确认不会溢泪后再植入永久性不可降解泪点栓。

（四）操作注意事项

1. 泪点栓子在不同厂家有不同形状、不同材质以及不同直径。根据患者的具体情况，如泪点大小等选择不同形状、不同直径泪点栓。相对太松的泪点栓或太细的泪点栓容易脱落，留存泪液的效果欠佳，太紧或太粗的泪点栓植入困难。

2. 植入前应充分熟悉泪小管的走行结构，明确上、下泪小管最初分别垂直睑缘向上、下走行，然后近乎以直角，分别转向内下方和内上方，平行睑缘走行后彼此汇聚于泪总管。因此，除了特殊的戴帽泪点栓外，常用的条状泪点栓应植入泪小管深处平行于睑缘的部位才不易脱出。

（五）相关知识

泪点栓塞操作简单，便捷，是临床常用的治疗水液缺乏型干眼的办法。近年来，不同材质、类型的泪点栓依次问世，从材质上可分为不可降解型和可降解型，不可降解型栓子一旦植入可以持续存在，阻塞泪道；可降解型栓子根据生产材质，3~6 个月降解完毕，随泪液冲入鼻道。从形状上可分为泪道栓子和泪点栓，泪点栓戴帽，在日本等国家广泛使用，固定卡在泪点；泪道栓子我国常用，本文中统称为泪点栓。

泪点栓多植入下泪小管，但下泪小管阻塞后，原本仅起辅助引流作用的上泪小管可能代偿性增加引流，故部分医师会选择上下泪小管均植入泪点栓。

（六）泪点栓塞治疗评估表

见表 5-3-3。

表 5-3-3　泪点栓塞治疗评估表

项目	内容	是	否
操作前准备	核对患者信息，评估患者可否充分配合治疗		
	查看患者检查结果		
	裂隙灯下充分检查患者眼睑及泪点情况		
	确定患者已签署泪点栓塞同意书		
	物品消毒措施准备妥当，选择合适的泪点栓		

续表

项目	内容	是	否
操作过程	术前在术眼滴表面麻醉药		
	泪点扩张器充分扩张泪点		
	裂隙灯下植入泪点栓,条形泪点栓应推至平行于睑缘的泪小管处		
	检查泪点处有无裸露泪点栓		
操作后处置	向患者告知植入泪点栓的位置、数量及类型		
	交代患者术后随访注意事项		

(七)常见操作错误及分析

1. 泪点栓植入困难 泪点扩张后会缓慢回缩,泪点狭窄会导致泪点栓植入困难。可以将泪点扩张器扩深,停留时间延长。同时相应选择直径小的泪点栓。

2. 泪点栓植入时掉落 有些泪点栓设计有显微镊夹持部位,大部分泪点栓没有专门设计夹持部位,其圆柱形的形态使得眼科显微齿镊夹持时可能弹飞或者跌落。建议使用专门的泪点栓镊子夹持或者使用头部弯曲的眼科无齿镊轻轻夹住,防止泪点栓遗失。

(八)目前常用训练方法简介

泪点栓的植入操作较为简单,裂隙灯下熟练进行显微操作者均可进行,也可以裸眼下直视操作。充分掌握泪道结构和走行对操作很有帮助。

(九)相关知识测试题(选择题)

1. 泪点栓塞适用于(多选)
   A. 水液缺乏型干眼
   B. 蒸发过强型干眼
   C. 混合型干眼
   D. 干燥综合征
   E. Stevens-Johnson 综合征

2. 干眼的治疗方法包括(多选)
   A. 滴用人工泪液
   B. 配戴湿房镜
   C. 局部抗炎治疗
   D. 睑板腺热敷按摩
   E. 泪点栓塞

3. 条形泪点栓应该植入的解剖位置是
   A. 泪总管
   B. 鼻泪管
   C. 泪小管
   D. 平行于睑缘的泪小管
   E. 垂直于睑缘的泪小管

4. 以下情况需要植入泪点栓的是
   A. 泪液分泌试验 5 分钟 2mm
   B. 泪液分泌试验 5 分钟 9mm
   C. 泪膜破裂时间 5 秒
   D. 泪膜破裂时间 8 秒
   E. 角膜荧光素染色阴性

5. 以下说法**错误**的是(多选)
   A. 植入泪点栓的目的是增加泪液分泌
   B. 植入泪点栓的目的是减少泪液引流

C. 泪点栓均不可降解

D. 泪点栓植入后有异物感可能是栓子脱出

E. 泪点栓均卡于泪点处

参考答案:1. ACDE;2. ABCDE;3. D;4. A;5. ACE。

(何　彦)

四、激光治疗

(一) Nd:YAG 激光后囊膜切开术

1. 概述　Nd:YAG 激光后囊膜切开术是一种使用掺钕钇铝石榴石(Nd:YAG)激光去除白内障摘除术后混浊的后囊膜非侵袭性治疗方式。脉冲 Nd:YAG 激光通过等离子体爆破产生振荡冲击波以击碎切割组织,对患者损伤小、操作时间短、成功率高,已成为临床上治疗后囊膜混浊的首选。

2. Nd:YAG 激光后囊膜切开术操作规范流程

(1)适应证

1)年龄相关性白内障、并发性白内障、先天性白内障囊外摘除术或超声乳化吸取联合人工晶状体植入术后的后囊膜混浊,影响视力者。

2)外伤性白内障囊外摘除术后后囊膜混浊、部分晶状体皮质及囊膜残留。

(2)禁忌证

1)绝对禁忌证:①角膜瘢痕、水肿、形状不规则的程度达到干扰对焦及光裂解效应不可预测;②固视不佳。

2)相对禁忌证:①确诊或怀疑黄斑囊样水肿;②眼内活动性炎症;③视网膜脱离高危患者;④玻璃材质的 IOL。

(3)操作前准备

1)患者的准备:①详细询问病史,年老或全身情况不佳患者应测量血压及行心电图检查;②完善眼部检查,包括视力、双侧眼压、裂隙灯及眼底检查,眼底窥不清者需行眼部 B 超明确有无视网膜脱离等,视网膜电图可用于预测术后视功能;③告知患者激光治疗的过程、风险及预后,签署 Nd:YAG 激光后囊膜切开手术同意书。

2)物品(器械)的准备:①为避免交叉感染,制订合理的消毒措施,物品消毒措施准备妥当;②相关设备正常,包括激光机、Abraham 接触镜正常;③急救药品准备妥当。

3)操作者的准备:①核对患者信息,包括患者姓名、性别、年龄、主诉和需要治疗的眼别;②确认患者滴用滴眼液时间;③询问有无麻醉药物过敏史;④查看患者检查结果;⑤明确患者有无 Nd:YAG 激光后囊膜切开术禁忌证;⑥确定患者已签署 Nd:YAG 激光后囊膜切开术手术同意书。

(4)操作步骤

1)散瞳:记录自然状态下瞳孔的位置、混浊的后囊膜形态以及两者之间的关系,术眼半小时局部滴用 0.5%~1% 托吡卡胺滴眼液以充分散大瞳孔。

2)麻醉:放置接触镜前给予 0.4% 盐酸奥布卡因滴眼液表面麻醉。

3)Abraham 接触镜消毒后,将生理盐水或医用透明质酸钠凝胶滴在接触镜凹面上,嘱患者将下颌和额头靠近裂隙灯上,注视前方,不要转动眼球,将 Abraham 接触镜放置在患者术眼角膜上。

4）单纯晶状体后囊膜混浊或皱褶较薄者,初始能量设置为单脉冲 1~2mJ,能量过大,虽切割效果明显,但产生并发症可能性亦增加。切开一般从上方 12 点方位开始,逐渐扩大呈圆形切开;或行"十"字形切开,按 12 点 ~6 点、3 点 ~9 点方位依次切开。术中尽量避免产生游离的块状漂浮物。

5）后囊膜较厚或伴有较多晶状体皮质者,通常需使用较高能量,一般 2~7mJ。操作时以瞳孔中央为中心逐渐向深层及周围射击,直至穿透。接近击穿时可降低能量,尽量保持玻璃体前界膜完整性。对较厚的囊膜不必强求一次完成,可分次完成切开。

6）后囊膜切开大小应根据具体情况而定,但直径一般不能超过人工晶状体光学部大小。切开过小可能导致进入视网膜光线不足、切开囊口边缘引发的光的衍射以及未被虹膜遮盖的残余囊膜造成的炫光;切开过大则会出现人工晶状体稳定性降低以及增加玻璃体前涌的风险。

3. 术后处理

(1)降眼压:术后术眼常规使用 0.5% 噻吗洛尔滴眼液,每日 2 次,如术后眼压升高超过 30mmHg,可加用 0.2% 溴莫尼定滴眼液;术后眼压升高超过 40mmHg,口服醋甲唑胺及静脉滴注 20% 甘露醇。

(2)抗感染、抗炎:术眼局部使用抗生素、皮质类固醇滴眼液。

(3)术后复查:术后 1 天、1 周、1 个月、3 个月及 6 个月复查。行视力、裂隙灯、眼压及眼底检查,观察眼部炎症反应、晶状体皮质及囊膜碎块吸收情况。

4. 并发症

(1)眼压升高:Nd:YAG 激光后囊切开术后最常见的并发症。发生机制可能为囊膜碎块堵塞小梁网、瞳孔阻滞及睫状体或虹膜根部的炎性肿胀导致的房角关闭。

(2)黄斑囊样水肿:与白内障手术到 Nd:YAG 激光后囊膜切开术之间的间隔时间有关,时间越长,黄斑囊样水肿发生率越低。发生机制可能为激光术后玻璃体腔的运动和玻璃体损伤导致炎症介质的释放。

(3)人工晶状体损伤、人工晶状体移位和屈光状态改变。

(4)虹膜炎 / 葡萄膜炎。

(5)视网膜脱离:多发生在无晶状体眼、出现玻璃体疝患者。

(6)玻璃体前界膜破裂,20%~30% 无晶状体眼术后可能出现玻璃体前界膜破裂,玻璃体疝。

(7)其他:如眼前段炎症反应、角膜水肿、虹膜少量出血等。

5. 相关知识　白内障囊外摘除(包括超声乳化吸取)术后或晶状体外伤后残留的皮质或晶状体上皮细胞形成的混浊,称为后囊膜混浊。通常白内障术后发生的后囊膜混浊又称为后发性白内障。成人白内障术后 3 年后囊膜混浊发生率高达 50%,而先天性白内障术后后囊膜混浊发生率则接近 100%。

6. Nd:YAG 激光后囊膜切开术评估表

见表 5-3-4。

表 5-3-4　Nd:YAG 激光后囊膜切开术评估表

项目	内容	是	否
操作前准备	核对患者信息,包括患者姓名、性别、年龄、主诉		
	询问患者滴用滴眼液时间		
	询问患者既往有无高血压,心、肺、脑疾病等病史		
	询问有无麻醉药物过敏史		
	查看患者检查结果		
	明确患者有无 Nd:YAG 激光后囊膜切开术禁忌证		
	确定患者已签署 Nd:YAG 激光后囊膜切开术同意书		
	Nd:YAG 激光后囊膜切开术相关设备正常;物品消毒措施准备妥当;急救药品准备妥当		
操作过程	术前在术眼表面滴表面麻醉药		
	嘱患者摆出正确手术体位		
	正确使用 Abraham 接触镜		
	选择晶状体前囊或后囊为击射部位。通过 Abraham 接触镜的特制聚焦镜,将引导的瞄准光准确地聚焦于所击穿的位置		
	根据患者囊膜状态正确设置激光参数		
操作后处置	向患者简要介绍手术情况		
	交代患者术后用药与注意事项		

7. 常见操作错误及分析

(1)术中激光聚焦不准确,聚焦点没有位于后囊膜平面,激光击射时造成人工晶状体损伤。

(2)损伤角膜等邻近组织,主要是由于激光聚焦不准确,聚焦点没有位于囊膜平面,激光击射时造成邻近组织损伤。

8. 目前常用训练方法简介　Nd:YAG 激光后囊膜切开术训练,主要是对于不同激光仪的熟练操作,利用特制的激光挡板,模拟患者眼球的位置,练习激光能量的调试、激光的聚焦与击穿等操作。

9. 相关知识测试题(选择题)

(1)激光后囊膜切开术首先考虑应用的激光是

A. 氩激光　　　　　　　B. 准分子激光　　　　　C. Nd:YAG 激光

D. 氪红激光　　　　　　E. He-Ne 激光

(2)YAG 激光后囊膜切开术的原理是

A. 光凝作用

B. 光辐射效应

C. 光切除效应

D. 等离子体爆破产生震荡冲击波以击碎切割组织

E. 光汽化效应

（3）YAG 激光后囊膜切开术的禁忌证包括（多选）

  A. 角膜瘢痕、水肿   B. 眼内活动期炎症

  C. 视网膜脱离高危患者   D. 合并或怀疑黄斑囊样水肿

  E. 固视不佳患者

（4）YAG 激光后囊膜切开术的并发症包括（多选）

  A. 眼压升高   B. 黄斑囊样水肿

  C. 人工晶状体损伤、移位   D. 视网膜脱离

  E. 玻璃体前界膜破裂

（5）对于 YAG 激光后囊膜切开术，以下说法**错误**的是（多选）

  A. 单纯晶状体后囊膜混浊或皱褶较薄者，能量不宜过大

  B. 后囊膜较厚或伴有较多晶状体皮质者，通常需使用较高能量

  C. 对较厚的囊膜，应力求一次完成

  D. 后囊膜切开越大越好，避免进入视网膜光线不足

  E. 术后常规应用降眼压、抗炎抗感染药物

参考答案：（1）C；（2）D；（3）ABCDE；（4）ABCDE；（5）CD。

（宋伟涛　夏晓波）

（二）YAG 激光治疗晶状体囊袋阻滞综合征

1. 概述　晶状体囊袋阻滞综合征（capsular block syndrome，CBS）由于连续环形撕囊术开口被晶状体核或人工晶状体光学面机械性阻塞导致囊袋形成密闭空腔，出现液体或半液体物质滞留，进而前房变浅、眼压升高、后囊破裂、晶状体核下沉、后发性白内障、屈光度改变、继发性青光眼等一系列眼部改变的综合征。Nd:YAG 激光后囊膜切开术和 / 或前囊膜切开术是 CBS 最常见的治疗方法，通过切开晶状体前囊膜或后囊膜，可以释放晶状体囊袋内的液体，使人工晶状体和晶状体虹膜隔恢复其正确的位置。

2. YAG 激光治疗 CBS 操作规范流程

（1）适应证：术后早期 CBS 及术后迟发型 CBS。

（2）禁忌证

1）绝对禁忌证：①角膜瘢痕、明显水肿及混浊；②患者眼球不能固视。

2）相对禁忌证：①植入玻璃人工晶状体的患者；②已知或怀疑有黄斑囊样水肿；③有活动性眼内炎症；④视网膜脱离的高风险患者。

（3）操作前准备

1）患者的准备：①术前 30 分钟予以扩瞳药滴眼 2~3 次；②为避免交叉感染，制订合理的消毒措施；③签署 Nd:YAG 激光治疗 CBS 手术同意书；④对精神紧张者，术前 1 天晚上和术前 2 小时给予少量巴比妥类药物（如苯巴比妥 0.06~0.1g）。

2）物品（器械）的准备：① Nd:YAG 激光治疗 CBS 手术相关设备正常；②物品消毒措施准备妥当；③急救药品准备妥当。

3）操作者的准备：参见 "Nd:YAG 激光后囊膜切开术"。

（4）操作步骤

1）术前 30 分钟给予 0.5%~1% 托吡卡胺滴眼液滴术眼，扩大瞳孔暴露手术区域。

2）术前在术眼表面滴表面麻醉药，给予 0.5% 噻吗洛尔滴眼液以防术后眼压升高。

3）Abraham 接触镜消毒后，将生理盐水或医用透明质酸钠凝胶滴在接触镜凹面上，嘱患者将下颌和额头靠近在裂隙灯上，注视前方，不要转动眼球，将 Abraham 接触镜放置在患者术眼角膜上。

4）根据患者情况选择前囊膜切开或后囊膜切开。前囊膜切开，选择人工晶状体袢根部与光学区间空隙处的囊膜为击穿部位；后囊膜切开，类似于后发性白内障后囊膜切开术。通过 Abraham 接触镜，将引导的瞄准光准确聚焦于所击穿的位置。

5）术后术眼滴用皮质类固醇滴眼液，每日 4 次，连续 7 天；早期继续应用术前的降眼压药物，术后 48 小时内监测眼压，必要时加用降眼压药物。

6）术后 1 周进行复查。

3. 并发症及处理

（1）眼压升高：是术后主要的并发症之一，主要与青光眼病史、囊膜切口过大、玻璃体向前房疝出、玻璃体视网膜病变及近视有关，但是一般为暂时性的，在术后 24~48 小时后恢复正常，降眼压药物治疗有效。

（2）人工晶状体损伤：主要是由于人工晶状体与囊膜相贴、较厚的囊膜需要更大的激光能量或激光聚焦点不准确所致。一般轻度损伤对视力无明显影响，若损伤程度较重，必要时需要进行人工晶状体置换。

（3）玻璃体前界膜破裂：可增加黄斑水肿、视网膜脱离和角膜水肿的风险，为了避免玻璃体前界膜破裂，可将激光先聚焦于后囊膜稍前一点，然后逐渐向后移动，可以降低玻璃体前界膜的损伤。

（4）虹膜炎：为切开囊膜产生的碎片进入前房所致，术前术后抗炎药物的应用可以显著降低虹膜炎的发生率。

（5）由激光造成的角膜损伤、前葡萄膜炎、黄斑囊样水肿、视网膜出血等，较为少见，如出现需对症处理。

4. 操作注意事项

（1）学习操作前，需学习有关 CBS 的发病机制及 Nd:YAG 激光治疗 CBS 的相关理论，包括手术的适应证、禁忌证；熟悉眼球的解剖结构，掌握相关疾病的表现及处理原则。

（2）如果患者术中不配合，出现误伤角膜时，应暂停手术，1 周后待角膜恢复后再行手术。如伤处角膜混浊可选择其他部位作为击穿点。

5. 相关知识　根据 CBS 的病因和发病时间，可将 CBS 分为三型。

（1）术中发生的 CBS：多发生于晶状体核较大的患者，当撕囊囊口较小时，在水分离与水分层时，晶状体核上浮可阻塞囊口，灌注液聚集在晶状体囊袋内引起 CBS，表现为前房变浅、眼压升高。如果处理不恰当，可发生后囊膜破裂，晶状体核脱入玻璃体内。

（2）术后早期 CBS：常发生在术后 2 周内，原因是囊口被人工晶状体光学面阻塞，高渗透压的粘弹剂未被完全抽吸，导致房水进一步进入囊袋，使囊袋内充满透明液体。由于囊袋膨胀的透镜样作用，患者常伴有近视度数的增加，此时要仔细鉴别是人工晶状体的度数误差引起，还是 CBS 引起。早期 CBS 可引起虹膜膨隆、前房变浅和瞳孔阻滞型青光眼等。

（3）术后迟发型 CBS：多见于术后 2 个月以后，常伴有后发性白内障，囊袋内有半透明或乳白色液体聚集，囊袋膨胀，可出现近视漂移或远视漂移。有些患者由于病程缓慢，玻璃体腔容积的变化可代偿囊袋的膨胀，患者的症状可不明显。

6. Nd:YAG 激光治疗 CBS 手术评估表

见表 5-3-5。

表 5-3-5　Nd:YAG 激光治疗 CBS 手术评估表

项目	内容	是	否
操作前准备	核对患者信息,包括患者姓名、性别、年龄、主诉		
	询问患者滴用滴眼液时间		
	询问患者既往有无高血压、心、肺、脑疾病等病史		
	询问有无麻醉药物过敏史		
	查看患者检查结果		
	明确患者有无 YAG 激光治疗 CBS 手术禁忌证		
	确定患者已签署 YAG 激光治疗 CBS 手术同意书		
	YAG 激光治疗 CBS 手术相关设备正常;物品消毒措施准备妥当;急救药品准备妥当		
操作过程	术前在术眼表面滴表面麻醉药		
	嘱患者摆出正确手术体位		
	正确使用 Abraham 接触镜		
	选择晶状体前囊或后囊为击射部位。通过 Abraham 接触镜的特制聚焦镜,将引导的瞄准光准确地聚焦于所击穿的位置		
	根据患者囊膜状态正确设置激光参数		
操作后处置	向患者简要介绍手术情况		
	交代患者术后用药与注意事项		

7. 常见操作错误及分析

(1)选在晶状体前囊的聚焦点时,未选择人工晶状体袢根部与光学区间的空隙为击穿部位,易造成人工晶状体损伤。

(2)损伤角膜等邻近组织:主要是由于激光聚焦不准确,聚焦点没有位于囊膜平面,激光击射时造成邻近组织损伤。

8. 目前常用训练方法简介　目前对于 Nd:YAG 激光治疗 CBS 手术的训练,主要是对于不同激光仪的熟练操作,利用特制的激光挡板,模拟患者眼球的位置,练习激光能量的调试、激光的聚焦与击穿等操作。

9. 相关知识测试题(选择题)

(1)CBS 发生的病因**不包括**

　　A. 连续环形撕囊直径过小

　　B. 选择的人工晶状体光学面易与前囊紧密接触

　　C. 术中粘弹剂清除不彻底

　　D. 后发性白内障

　　E. 使用生物相容性较好的人工晶状体

(2) YAG 激光治疗 CBS 手术后常见并发症包括(多选)

　　A. 暂时性眼压升高　　　　　　　B. 虹膜出血

　　C. 玻璃体前界膜破裂　　　　　　D. 人工晶状体损伤

　　E. 晶状体半脱位

(3) 根据 CBS 的病因和发病时间,可分为(多选)

　　A. 术前发生的 CBS　　　　　　　B. 术中发生的 CBS

　　C. 急性 CBS　　　　　　　　　　D. 术后早期 CBS

　　E. 术后迟发型 CBS

(4) YAG 激光治疗 CBS 手术的禁忌证有(多选)

　　A. 角膜瘢痕、明显水肿及混浊　　B. 患者眼球不能固视

　　C. 后发性白内障　　　　　　　　D. 有活动性眼内炎症

　　E. 眼压升高

(5) YAG 激光治疗 CBS 手术晶状体前囊所选择的击射点通常为

　　A. 晶状体赤道部　　　　　　　　B. 人工晶状体袢根部与光学区间的空隙

　　C. 人工晶状体光学区内　　　　　D. 人工晶状体袢根部

　　E. 任意位置

参考答案:(1)E;(2)ACD;(3)BDE;(4)ABD;(5)B。

(宋伟涛　夏晓波)

(三) 激光周边虹膜切除术

1. 概述　激光周边虹膜切除术是在虹膜的周边部,通过激光切除一个小口,使后房的房水直接通过切口进入前房,从而解除因瞳孔阻滞导致的周边虹膜向前隆起,开放阻塞的前房角,使原来狭窄的前房角房水流出途径恢复畅通。周边激光虹膜切除术对眼球的伤害较轻,手术并发症较滤过性手术少,而且又能基本保持原来正常房水的排出功能。因此,对瞳孔阻滞性闭角型青光眼是较为理想的一种手术方式。

2. 激光周边虹膜切除术操作规范流程

(1)适应证

1)原发性急性闭角型青光眼临床前期及缓解期或间歇期而房角开放者。

2)原发性慢性闭角型青光眼早期或进展期,但房角粘连<180°,视野无明显损害者,C/D<0.6。

3)周边虹膜切除术后色素上皮层残留。

4)葡萄膜炎所导致的瞳孔闭锁引起的虹膜膨隆而致眼压升高者。

5)无晶状体眼瞳孔阻滞性青光眼。

6)手术虹膜切除不完全者。

(2)禁忌证

1)绝对禁忌证:①前房消失及前房角完全闭合者;②葡萄膜炎所致前房角周边粘连;③新生血管性青光眼患者。

2)相对禁忌证:①角膜明显水肿及混浊;②前房极浅,尤其是周边前房或前房消失者;③患者周边角膜明显混浊,尤其是有老年环的老年患者;④年老体弱或其他原因无法接受激光治疗者;⑤患者不能配合,有明显眼球震颤妨碍光束准确聚焦者;⑥虹膜肥厚,没有或少

有虹膜隐窝者。

(3)操作前准备

1)患者的准备:①为避免交叉感染,制订合理的消毒措施;②签署激光周边虹膜切除术手术同意书;③术眼局部滴用1%~2%毛果芸香碱滴眼液,术前1天滴用4次,或术前1小时滴用1~2次,可联合滴用0.5%噻吗洛尔滴眼液,既有助于击穿虹膜,又有助于减少术后眼压短暂性升高;④对精神紧张者,术前1天晚上和术前2小时给予少量巴比妥类药物(如苯巴比妥0.06~0.1g)。

2)物品(器械)的准备:①激光周边虹膜切除术相关设备正常,包括裂隙灯、Abraham接触镜正常;②物品消毒措施准备妥当;③急救药品准备妥当。

3)操作者的准备:①核对患者信息,包括患者姓名、性别、年龄、主诉和需要治疗的眼别;②确认患者滴用滴眼液时间;③询问有无麻醉药物过敏史;④查看患者检查结果;⑤明确患者有无激光周边虹膜切除术禁忌证;⑥确定患者已签署激光周边虹膜切除术手术同意书。

(4)操作步骤

1)术前1小时以1%~2%毛果芸香碱滴眼液滴眼,每10分钟或15分钟1次,以缩瞳使周边虹膜变薄。

2)术前在术眼表面滴表面麻醉药,滴0.5%噻吗洛尔滴眼液以防术后眼压升高。

3)Abraham接触镜消毒后,将生理盐水或医用透明质酸钠凝胶滴在接触镜凹面上,嘱患者将下颌和额头靠近在裂隙灯上,注视前方,不要转动眼球,将Abraham接触镜放在患者术眼角膜上。

4)选择鼻上方或颞上方虹膜周边较薄处(虹膜隐窝处为益)为击穿部位。通过Abraham接触镜,将引导的瞄准光准确地聚焦于所击穿的位置。

5)对于Nd:YAG激光周边虹膜切除术,根据虹膜色素多少及厚度选择能量,通常多脉冲用2~6mJ,单脉冲用4~10mJ,可连续多次击射。调能量为10mJ即1脉冲的100%。将瞄准指示光聚焦虹膜表面,略向前推动手柄,使聚焦于虹膜实质(虹膜中心处),按动YAG激光发射开关爆破,如穿通,可见含色素的房水自后房涌出;如未通,则继续爆破,直至切口为1.5mm×1.5mm。每次爆破间隔时间尽量缩短。如未能打通可适当加大能量,可选用2脉冲的70%即14mJ或2个脉冲的100%即20mJ,换部位继续爆破。

6)对于氩激光,浅棕色虹膜容易穿透,选用的激光参数为:功率800~1 000mW,光斑50μm,30~50次。深棕色虹膜难于穿透,选用的激光参数为时间0.2~0.5秒,1 000~1 500mW,光斑50μm,50~100次。

7)氩激光及Nd:YAG激光联合治疗时,先用氩激光在选定部位虹膜表面光凝成一道光斑,然后用Nd:YAG激光击穿虹膜。氩激光参数:时间0.2秒,功率200mW,光斑100~200μm,一般5~15点形成一激光斑。Nd:YAG激光通常多脉冲用2~6mJ,单脉冲用4~10mJ,在氩激光形成的光斑上击射,直至穿透虹膜形成足够大的虹膜孔。

8)术后术眼滴用皮质类固醇滴眼液,每日4次,连续7天;早期继续应用术前的降眼压药物,术后48小时内监测眼压,必要时加用降眼压药物。

9)术后1周进行复查。

3. 并发症及处理

(1)虹膜出血:少量虹膜出血用接触镜加压,或闭眼用手按压一会儿止血,通常出血很快自行停止,第 2 天全部吸收或大部分吸收。个别病例会发生较为严重的前房积血。

(2)眼压升高:主要原因是手术中激光造成的虹膜组织裂解、热效应、炎性因子的释放,所释放的各种物质与因子进入房水,沉积于小梁网,小梁网内皮细胞脱落,引起小梁网病理改变、炎性过程、功能失调,导致眼压升高;虹膜色素含量多的患者,在术后会有大量色素沉积在虹膜面和小梁网,既造成虹膜后粘连,又能引起瞳孔阻滞及小梁网造成的眼压升高。对于因激光周边虹膜切除术后引起的远期并发症使得眼压升高者,往往需要选择滤过性抗青光眼手术。

(3)视力障碍:包括模糊、眩光、复视、可视线条、斑点和阴影等。多数患者视力能自行恢复。

(4)虹膜孔闭合:虹膜孔的闭合率在术后 2 个月内为 1%,术后 6 个月为 20%,虹膜孔闭合的可能性在术后 2 年内仍然存在。可能原因是虹膜碎屑和色素颗粒积聚于虹膜孔。若出现虹膜孔闭合,则需要再次行激光周边虹膜切除术。

(5)由激光造成的角膜损伤、晶状体混浊、前葡萄膜炎、黄斑囊样水肿、视网膜出血等,较为少见,如出现需对症处理。

4. 操作注意事项

(1)在学习激光周边虹膜切除术操作前,需学习有关激光周边虹膜切除术的相关理论,包括激光周边虹膜切除术的适应证、禁忌证;熟悉眼球的解剖结构,掌握相关疾病的表现及处理原则。

(2)治疗时,出现色素悬浮影响手术时可暂停手术,30 分钟后或第 2 天再行手术。

(3)术中出现出血时可用接触镜按压眼球止血或闭眼用手按压止血。

(4)如果患者术中不配合,出现误伤角膜时,应暂停手术,1 周后待角膜恢复后再手术。如伤处角膜混浊也可选择其他部位作为击穿点。

5. 相关知识　目前临床应用的激光类型有三种。①Nd:YAG 激光:Q 开关 Nd:YAG 激光器波长为 1 064nm,曝光时间为 11 纳秒,光斑 30μm。作用原理是激光能量在焦点部位产生强电磁场,从靶原子夺走电子产生等离子体,等离子体吸收能量产生冲击波,击碎靶组织。②氩激光:其作用原理是热效应和电离效应。虹膜色素是影响氩激光穿透虹膜的主要因素,浅棕色虹膜容易穿透,深棕色虹膜难于穿透。③氩激光及 Nd:YAG 激光联合:治疗时先用氩激光在选定部位虹膜表面光凝成一道光斑,然后用 Nd:YAG 激光击穿虹膜。

三种激光虹膜切除术的击穿成功率均可达到 100%,Nd:YAG 激光一次穿透率高,击射次数少,总能量释放少,但常会发生虹膜出血,妨碍手术完成及继发性高眼压。氩激光击射次数多,一次击穿的成功率低,虹膜孔的晚期闭合率高,氩激光及 Nd:YAG 激光联合既克服了氩激光难于穿透、远期虹膜孔闭合的缺点,又克服了 Nd:YAG 激光术中容易出血的缺点,适合我国人群虹膜色深而厚的特点,一次击穿率提高,术后并发症比单独术式低。

虹膜一旦全层击穿,可见房水及色素上皮组织碎屑从击穿孔洞处涌出,前房即见加深,由裂隙状变为 1/4 角膜厚度,或由 1/4 角膜厚度变为 1/3 角膜厚度以上,加深的比例可占80% 以上。

6. 激光周边虹膜切除术评估表

见表 5-3-6。

表 5-3-6　激光周边虹膜切除术评估表

项目	内容	是	否
操作前准备	核对患者信息,包括患者姓名、性别、年龄、主诉、眼别		
	询问患者滴用滴眼液时间		
	询问患者既往有无高血压,心、肺、脑疾病等病史		
	询问有无麻醉药物过敏史		
	查看患者检查结果		
	明确患者有无激光周边虹膜切除术禁忌证		
	确定患者已签署激光周边虹膜切除术手术同意书		
	激光周边虹膜切除术相关设备正常,包括裂隙灯、Abraham 接触镜正常;物品消毒措施准备妥当;急救药品准备妥当		
操作过程	术前在术眼表面滴表面麻醉药		
	嘱患者摆出正确手术体位		
	正确使用 Abraham 接触镜		
	选择鼻上方或颞上方虹膜周边较薄处(虹膜隐窝处为益)为击射部位。通过 Abraham 接触镜的特制聚焦镜,将引导的瞄准光准确地聚焦于所击穿的位置		
	根据患者虹膜状态正确设置激光参数		
操作后处置	向患者简要介绍手术情况		
	交代患者术后用药与注意事项		

7. 常见操作错误及分析

(1)未等瞳孔完全缩小就行激光虹膜切除术,会造成难以穿透、虹膜出血等问题。要在术前嘱患者正确滴用毛果芸香碱缩瞳,术前仔细检查患者瞳孔,确保瞳孔已缩小,适合手术。

(2)损伤角膜等邻近组织,主要是由于激光聚焦不准确,聚焦点不在虹膜平面,激光击射时造成邻近组织损伤。

8. 目前常用训练方法简介　目前对于激光虹膜切除术的训练,主要是对于不同激光仪的熟练操作,利用特制的激光挡板,模拟患者眼球的位置,练习激光能量的调试、激光的聚焦与击穿等操作。

9. 相关知识测试题(选择题)

(1)激光周边虹膜切除术适用于下列哪种类型的青光眼(多选)

A. 急性闭角型青光眼间歇期

B. 急性闭角型青光眼临床前期

C. 继发性闭角型青光眼(瞳孔阻滞)早期

D. 原发性开角型青光眼

E. 慢性闭角型青光眼早期

(2)激光周边虹膜切除术治疗闭角型青光眼后常见并发症包括(多选)

A. 暂时性眼压升高　　　　　　　　　　B. 虹膜出血

C. 虹膜后粘连　　　　　　　　　D. 视网膜脱离

E. 角膜擦伤或烧伤

(3) 激光周边虹膜切除术常用的激光种类有(多选)

A. 氩激光　　　　　　　　　　　B. 准分子激光

C. Nd:YAG 激光　　　　　　　　D. 氪红激光

E. He-Ne 激光

(4) 激光周边虹膜切除术的禁忌证有(多选)

A. 黄斑水肿　　　　　　　　　　B. 新生血管性青光眼

C. 年龄相关性白内障　　　　　　D. 葡萄膜炎所致前房角周边粘连

E. 前房消失及前房角完全闭合

(5) 激光周边虹膜切除术所选择的击射点通常为(多选)

A. 鼻上方周边虹膜　　　　　　　B. 鼻下方周边虹膜

C. 颞上方周边虹膜　　　　　　　D. 颞下方周边虹膜

E. 下方周边虹膜

参考答案:(1) ABCE;(2) ABCE;(3) AC;(4) BDE;(5) AC。

(宋伟涛　夏晓波)

(四) 激光周边虹膜成形术

1. 概述　激光周边虹膜成形术是一种利用激光光凝虹膜的极周边部,收缩光凝部位与房角之间的虹膜基质,从而使房角开放的一种激光技术。该技术适用于各种类型的闭角型青光眼,尤其适用于不能行虹膜切开或虹膜切开不能消除非瞳孔阻滞因素的情况。该技术具有操作简单易行、并发症少、安全有效等优势,更重要的是该治疗不影响青光眼患者今后的手术治疗或药物治疗。

2. 激光周边虹膜成形术操作规范流程

(1) 适应证

1) 原发性闭角型青光眼。

2) 高褶虹膜综合征。

3) 需要开放房角的辅助治疗。

4) 真性小眼球。

5) 早产儿视网膜病变:早产儿视网膜病变,由于晶状体 - 虹膜隔的前移,在儿童时期,虹膜切开术往往无效,此时需行激光周边虹膜成形术。

(2) 禁忌证

1) 绝对禁忌证:①严重的角膜水肿或混浊;②极浅前房;③房角粘连关闭。

2) 相对禁忌证:①角膜轻度水肿及混浊;②年老体弱或其他原因无法接受激光治疗者;③患者不能配合,有明显眼球震颤妨碍准确光束聚焦者。

(3) 操作前准备

1) 患者的准备:①术前完善青光眼相关检查,尤其应进行前房角镜检查,应仔细观察虹膜根部和房角开放情况。②为避免交叉感染,制订合理的消毒措施。③签署激光周边虹膜成形术手术同意书。④术前 30~60 分钟可使用 1%~2% 毛果芸香碱滴眼液滴术眼 2~3 次,目的是缩小瞳孔并使虹膜根部保持一定的张力;眼压过高者可在术前 30 分钟用 0.5% 噻吗洛尔滴眼液或 0.2% 溴莫尼定滴眼液点术眼 1 次。⑤对精神紧张者,术前 1 天晚上和术前 2 小时给予少量巴比妥类药物(如苯巴比妥 0.06~0.1g)。

2)物品(器械)的准备:①激光周边虹膜成形术相关设备正常,包括裂隙灯、Abraham 房角镜或镜面房角镜正常;②物品消毒措施准备妥当;③急救药品准备妥当。

3)操作者的准备:参见"激光周边虹膜切除术"。

(4)操作步骤

1)术前 30~60 分钟以 1%~2% 毛果芸香碱滴眼液滴眼 2~3 次,以缩瞳并保持一定的虹膜根部张力。

2)术前 30 分钟术眼滴用 0.5% 噻吗洛尔滴眼液或 0.2% 溴莫尼定滴眼液预防术后眼压升高。

3)术眼滴表面麻醉药充分麻醉眼表。

4)调整激光仪治疗参数中光斑直径(300~500μm)和脉冲时间(0.3~0.5 秒),功率 200~400mW。

5)嘱患者以舒适体位端坐在激光仪前,下颌置于裂隙灯显微镜托架上,额头紧靠额托,调整患者眼位并使其与目镜平行。

6)将生理盐水或医用透明质酸钠凝胶滴在已消毒的房角镜凹面上,嘱患者注视前方,不要转动眼球,然后将 Abraham 房角镜放置在患者角膜上,保证房角镜与角膜之间无气泡。

7)在 Abraham 房角镜的引导下,调整激光光斑,使其尽可能对准最周边虹膜,发射激光,能量由低至高,以虹膜皱缩且不产生色素脱落和气泡为宜,如果有色素脱落或多个气泡出现,则降低能量。间隔 2 个光斑直径继续完成虹膜激光光凝治疗,通常 360° 虹膜根部需击射 20~24 个光凝点。

8)取下房角镜,术眼预防性抗生素滴眼液点眼 1 次。

9)治疗后为避免虹膜炎可局部用糖皮质激素滴眼液 7 天,根据术前眼压情况继续局部应用抗青光眼药物,尤其是缩瞳药可以拉伸虹膜避免激光后前粘连,定期随访眼压、房角等,逐步减少抗青光眼药物。

3. 并发症及处理

(1)虹膜炎:是激光周边虹膜成形术后最常见的并发症,由于激光损伤虹膜所致。局部用糖皮质激素滴眼液治疗,一般数天后可消退。若治疗不当,可引起周边虹膜前粘连或暂时性眼压升高,因此一般激光术后局部给予糖皮质激素 1 周左右。

(2)眼压升高:激光治疗后很多患者可出现不同程度的暂时性眼压升高,多为轻度增高。可能是由于色素播散阻塞小梁网或术后炎症反应所致。治疗上给予降眼压对症处理即可。

(3)角膜内皮灼伤:术眼前房浅更易发生。术中应选择引起虹膜收缩的最小激光能量并精确聚焦光斑可以减少对角膜内皮的损害。或者在第一个周边虹膜光凝前,先光凝稍向中心的部位,这样可以加深前房周边部,利于周边的光凝,并减少角膜内皮的损害。

(4)瞳孔变形:光凝周围的虹膜组织会产生向心性收缩,周边虹膜向心性收缩的同时,瞳孔区的虹膜也向心性收缩,使瞳孔轻度散大变形,可以呈犁形或不规则状。这种瞳孔变形多数患者可以适应,不影响视力。

(5)虹膜周边前粘连:光凝虹膜根部易诱发虹膜周边前粘连。因此术后应抗炎并使用缩瞳药,使虹膜平坦,减少前粘连的机会,且术中应控制光凝的能量。

(6)视力下降:激光术后视力可暂时轻度下降,主要是因为虹膜碎屑脱落到前房,使房水混浊所致。一般很快能够恢复。

4. 操作注意事项

(1)在学习激光周边虹膜成形术操作前,需学习相关的理论知识,包括激光周边虹膜成形术的适应证、禁忌证;熟悉眼球的解剖结构,掌握相关疾病的表现及处理原则。

(2)能熟练掌握并应用房角镜观察患者的房角结构。

(3)在整个治疗过程中均应该密切观察周边虹膜的收缩情况,从而进行必要的激光能量调整。

5. 相关知识　不同于其他类型的眼内激光治疗方式,激光周边虹膜成形术采用的是大范围、长时间、低功率的光凝模式。通过激光能量的持续释放,虹膜根部可以产生一个收缩性烧灼,它使激光斑周围的虹膜组织向心性收缩,进而使虹膜根部变得平坦,因物理牵拉作用使贴附性关闭的房角重新开放,开通了房水的引流通道,房水得以顺利流出,从而达到治疗青光眼的目的。其短期的收缩效应与胶原受热收缩有关,而长期效果则依赖于激光导致的局部成纤维细胞的增殖与收缩作用。

6. 激光周边虹膜成形术评估表

见表5-3-7。

表5-3-7　激光周边虹膜成形术评估表

项目	内容	是	否
操作前准备	核对患者信息,包括患者姓名、性别、年龄、主诉、眼别		
	询问患者滴用滴眼液时间		
	询问患者既往有无高血压,心、肺、脑疾病等病史		
	询问有无麻醉药物过敏史		
	查看患者检查结果		
	明确患者有无激光周边虹膜成形术禁忌证		
	确定患者已签署激光周边虹膜成形术手术同意书		
	激光周边虹膜成形术相关设备正常,包括裂隙灯、Abraham 房角镜正常;物品消毒措施准备妥当;急救药品准备妥当		
操作过程	术前在术眼表面滴缩瞳药及表面麻醉药		
	嘱患者摆出正确的手术体位		
	正确使用 Abraham 房角镜		
	通过房角镜观察患者虹膜根部及房角结构,将激光光斑聚焦虹膜根部上		
	根据患者虹膜根部的收缩情况、气泡产生情况及色素脱落情况正确设置激光参数		
	沿虹膜根部 360° 行激光治疗,注意每个光斑间隔约 2 个光斑直径,通常 360° 光需击射 20~24 个光凝点		
操作后处置	向患者简要介绍手术情况		
	交代患者术后用药与注意事项		

7. 常见操作错误及分析

(1)未等瞳孔完全缩小就行激光周边虹膜成形术,可能会造成周边虹膜收缩不完全,影响光凝效果。要在术前嘱患者正确滴用毛果芸香碱滴眼液缩瞳,术前仔细检查患者瞳孔,确保瞳孔已缩小,适合手术。

(2)激光能量过高,导致角膜内皮损伤及虹膜脱色素明显。激光能量应该从低向高逐步增加,以虹膜皱缩且不产生色素脱落和气泡为宜,如果有色素脱落或多个气泡出现,则降低能量。

8. 目前常用训练方法简介　目前对于激光周边虹膜成形术的训练,主要是对于不同激光仪的熟练操作,利用特制的激光挡板,模拟患者眼球的位置,练习激光能量的调试、激光的聚焦与释放等操作。此外,应反复练习房角镜的正确使用方法及对患者虹膜根部及房角结构的观察。

9. 相关知识测试题(选择题)

(1)激光周边虹膜成形术**不适用**于

    A. 明显的角膜水肿及混浊　　　　　B. 极浅前房

    C. 房角粘连关闭　　　　　　　　　D. 明显眼球震颤

    E. 以上都是

(2)以下**不是**激光周边虹膜成形术适应证的是

    A. 原发性闭角型青光眼　　　　　　B. 高眼压症

    C. 高褶虹膜综合征　　　　　　　　D. 真性小眼球

    E. 早产儿视网膜病变

(3)激光周边虹膜成形术的并发症**不包括**

    A. 虹膜炎　　　　　　　　　　　　B. 眼压升高

    C. 角膜内皮灼伤　　　　　　　　　D. 白内障

    E. 瞳孔变形

(4)关于激光周边虹膜成形术参数描述**错误**的是

    A. 激光斑直径为 $300\sim500\mu m$

    B. 脉冲时间 0.3~0.5 秒

    C. 功率 200~400mW

    D. 光凝范围虹膜根部 360°

    E. 每个光斑应间隔 1 个光斑直径

(5)关于激光周边虹膜成形术描述准确的是

    A. 激光周边虹膜成形术采用的是大范围、长时间、低功率的光凝模式

    B. 激光周边虹膜成形术引起的虹膜短期收缩效应与胶原受热收缩有关

    C. 激光周边虹膜成形术引起的虹膜长期收缩效应与局部成纤维细胞的增殖和收缩作用有关

    D. 激光周边虹膜成形术不影响青光眼患者今后的手术治疗或药物治疗

    E. 以上都是

参考答案:(1)E;(2)B;(3)D;(4)E;(5)E。

(宋伟涛　夏晓波)

(五)选择性激光小梁成形术

1. 概述 选择性激光小梁成形术(selective laser trabeculoplasty,SLT)通过使用 Q 开关 532nm 的 Nd:YAG 激光对小梁网组织进行照射,在不引起小梁网凝固性损伤的情况下,通过选择性光热解作用激活小梁网内的内皮细胞,使其分泌一些细胞活性因子,如白细胞介素 -1(IL-1)、肿瘤坏死因子(TNF)等,从而激活小梁网细胞再分化,诱导小梁网内的巨噬细胞对小梁网间隙淤积的细胞外物质发挥消化转运或吞噬作用,达到重塑小梁网细胞外基质、降低房水外流阻力而降低眼压的目的。该治疗方式因其独特的安全性与可重复性日渐成为治疗开角型青光眼最常用的方法之一。

2. 选择性激光小梁成形术操作规范流程

(1)适应证

1)原发性开角型青光眼或高眼压症。

2)正常眼压性青光眼。

3)糖皮质激素性青光眼、玻璃体视网膜手术后高眼压等。

4)选择性激光小梁成形术或氩激光小梁成形术(argon laser trabeculoplasty,ALT)术后降眼压作用逐渐减弱者。

5)色素性青光眼。

6)假性剥脱综合征。

(2)禁忌证

1)绝对禁忌证:①房角和小梁网暴露不充分者;②房角关闭者。

2)相对禁忌证:①角膜明显水肿及混浊;②年龄小于 35 岁的开角型青光眼;③年老体弱或其他原因无法接受激光治疗者;④炎症性青光眼患者和降压幅度要求比较高的青光眼患者(要求降压幅度大于 7~10mmHg);⑤患者不能配合,有明显眼球震颤妨碍准确光束聚焦者。

(3)操作前准备

1)患者的准备:①术前完善青光眼相关检查,尤其应进行前房角镜检查,对小梁网的色素分布及分级进行仔细观察。②为避免交叉感染,制订合理的消毒措施。③签署选择性激光小梁成形术手术同意书。④术前 30 分钟可使用 1%~2% 毛果芸香碱滴眼液滴术眼 1 次,目的是缩小瞳孔使房角充分暴露,在有利于激光操作的同时预防手术后眼压升高;若要更有效地预防术后眼压升高,可在术前 15~30 分钟用 0.5% 噻吗洛尔滴眼液或 0.2% 溴莫尼定滴眼液点术眼 1 次。⑤对精神紧张者,术前 1 天晚上和术前 2 小时给予少量巴比妥类药物(如苯巴比妥 0.06~0.1g)。

2)物品(器械)的准备:①选择性激光小梁成形术相关设备正常,包括裂隙灯、Latina SLT 激光房角镜或 Goldmann 三面镜等其他激光治疗用房角镜正常;②物品消毒措施准备妥当;③急救药品准备妥当。

3)操作者的准备:参见"激光周边虹膜切除术"。

(4)操作步骤

1)术前 30~60 分钟以 1%~2% 毛果芸香碱滴眼液滴眼一次,以缩瞳使周边小梁网暴露更清晰。

2)术前 15 分钟术眼滴用 0.5% 噻吗洛尔滴眼液或 0.2% 溴莫尼定滴眼液预防术后眼压升高。

3）术眼滴表面麻醉药充分麻醉眼表。

4）嘱患者以舒适体位端坐在激光仪前,下颌置于裂隙灯显微镜托架上,额头紧靠额托,调整患者眼位并使其与目镜平行。

5）将生理盐水或医用透明质酸钠凝胶滴在已消毒的激光房角镜上,嘱患者注视前方,不要转动眼球,然后将房角镜放置在患者角膜上,保证房角镜与角膜之间无气泡。

6）激光仪治疗参数中光斑直径(400μm)和脉冲时间(3ns)固定。治疗开始时须确定激光治疗能量,一般以下方小梁为标准,初始激光能量设定为 0.6mJ(对于小梁网色素较多患者,初始激光能量可设定为 0.3mJ),并以 0.1mJ 为幅度逐步提高能量,直到可以观察到激光后有细小气泡出现;若开始就已观察到细小气泡,则以 0.1mJ 为幅度逐步降低能量;调整能量直到刚好无气泡出现,这个能量即激光治疗能量。

7）治疗中可清晰观察到小梁网非常重要。观察的焦点应位于小梁网,而不是瞄准光斑,并注意不能让光斑重叠。一般治疗 180° 小梁网需 50~55 个光斑;治疗范围可以选择 180°、270° 或 360° 小梁网。

8）取下房角镜,术眼预防性抗生素滴眼液点眼 1 次。

9）术后可不使用抗炎药物。根据术后前房反应情况,可使用非甾体抗炎滴眼液点眼,每日 3~4 次,使用 3~5 天;不建议使用糖皮质激素类眼液,以免影响选择性激光小梁成形术的疗效。

10）术后 1 小时检查眼压。若眼压升高>5mmHg,可给予或加用局部降眼压滴眼液;若眼压>30mmHg,可加用全身降眼压药物;3 天后复查眼压,酌情减停药物。

11）术前使用的局部降眼压药物,术后可继续使用;在术后随访时再根据情况决定是否维持用药或逐渐减停。

3. 并发症及处理

(1)眼压升高:是选择性激光小梁成形术最常见的术后并发症,约占总治疗患者的 50%。主要原因是激光所造成的小梁网损伤水肿,引起房水流出受阻导致的眼压升高。对于激光治疗术后眼压升高者可以给予降眼压药物等对症治疗。绝大部分患者为短暂性眼压升高,但有 1.5%~3.0% 的患者会出现持续性高眼压。

(2)前房炎症反应:很多选择性激光小梁成形术患者在术后会出现角膜内皮暗点,为一过性反应,无须特殊干预。此外,绝大多数患者会出现一定程度的房水混浊,主要表现为前房闪辉,1 周内可自行消失,不影响长期疗效。

(3)其他常见并发症:包括角膜上皮擦伤、瞳孔散大、前房积血、虹膜灼伤、虹膜前粘连、角膜内皮损害、屈光改变、晶状体混浊、前葡萄膜炎、黄斑囊样水肿等。此类并发症相对少见,如出现时需临床医师对症处理。

4. 操作注意事项

(1)在学习选择性激光小梁成形术操作前,需学习相关的理论知识,包括选择性激光小梁成形术的适应证、禁忌证;熟悉眼球的解剖结构,掌握相关疾病的表现及处理原则。

(2)能熟练掌握并应用房角镜观察患者的房角结构。

(3)在整个治疗过程中均应该密切观察小梁网色素的变化情况,进行必要的激光能量调整。

(4)选择性激光小梁成形术治疗光斑应彼此相邻,避免光斑重叠。

5. 相关知识　激光治疗技术是眼科转化医学的经典代表。鉴于选择性激光小梁成形术的安全性和有效性,美国青光眼诊疗指南将该治疗方式推荐为原发性开角型青光眼(包括高眼压症、正常眼压性青光眼）的首选治疗手段之一。此外,选择性激光小梁成形术还可用于无晶状体眼或人工晶状体眼的开角型青光眼、色素性青光眼或剥脱综合征性青光眼、糖皮质激素性青光眼等的治疗,而对其他病变,如葡萄膜炎、房角后退、先天性青光眼、青少年型青光眼或伴有房角发育异常的青光眼等治疗效果不佳。

选择性激光小梁成形术眼压一般下降 4.4~7.7mmHg,降幅为 24.3%~34.0%,有效率为 60%~94%。随着时间的推移,选择性激光小梁成形术的降眼压效果会逐渐减弱。

影响选择性激光小梁成形术的临床疗效的因素:①治疗前的眼压水平。选择性激光小梁成形术的降眼压幅度与治疗前眼压水平成正比,即治疗前眼压越高,降眼压绝对值越高;②治疗后使用的滴眼液。选择性激光小梁成形术后若使用糖皮质激素滴眼液,会降低该手术的降眼压效果,推荐治疗后短期使用非甾体抗炎药点眼或者不用任何抗炎药物;③小梁网色素分级。部分研究结果显示小梁网色素分级低者选择性激光小梁成形术治疗效果更好;④治疗前患者使用的降眼压药物。有研究提示患者治疗前使用前列腺素类药物,可能降低选择性激光小梁成形术的治疗效果。

6. 选择性激光小梁成形术评估表

见表 5-3-8。

表 5-3-8　选择性激光小梁成形术评估表

项目	内容	是	否
操作前准备	核对患者信息,包括患者姓名、性别、年龄、主诉和眼别		
	询问患者滴用滴眼液的种类及时间		
	询问患者既往有无高血压,心、肺、脑疾病等病史		
	询问有无麻醉药物过敏史		
	查看患者检查结果		
	明确患者有无选择性激光小梁成形术禁忌证		
	确定患者已签署选择性激光小梁成形术手术同意书		
	选择性激光小梁成形术相关设备正常,包括裂隙灯、SLT 激光镜正常;物品消毒措施准备妥当;急救药品准备妥当		
操作过程	术前在术眼滴表面麻醉药		
	嘱患者摆出正确的手术体位		
	正确使用 SLT 激光镜		
	通过房角镜观察患者的小梁网结构,将激光光斑聚焦在小梁网上		
	根据患者小梁网色素状态和激光能量释放时小梁网局部产生的气泡情况正确设置激光参数		
	沿小梁网 180°、270° 或 360° 行激光治疗,注意不能让光斑重叠,一般治疗 180° 小梁网需 50~55 个光斑		
操作后处置	向患者简要介绍手术情况		
	交代患者术后用药与注意事项		

7. 常见操作错误及分析

(1) 未等瞳孔完全缩小就行选择性激光小梁成形术,有可能会造成小梁网组织暴露不良。要在术前嘱患者正确滴用毛果芸香碱缩瞳,术前仔细检查患者瞳孔,确保瞳孔已缩小,适合手术。

(2) 激光能量过高,导致小梁网组织凝固性损伤。激光能量应该从低向高逐步增加,直到可以观察到激光后有细小气泡出现。若开始就已观察到细小气泡,则以 0.1mJ 为幅度逐步降低能量。调整能量直到刚好无气泡出现,这个能量即为激光治疗能量。

8. 目前常用训练方法简介　目前对于选择性激光小梁成形术的训练,主要是对于不同激光仪的熟练操作,利用特制的激光挡板模拟患者眼球的位置,练习激光能量的调试、激光的聚焦与释放等操作。此外,应反复练习房角镜的正确使用方法及对患者房角结构的观察。

9. 相关知识测试题(选择题)

(1) 选择性激光小梁成形术**不适用**于下列哪种类型的青光眼

　　A. 原发性开角型青光眼　　　　　　B. 正常眼压性青光眼

　　C. 糖皮质激素性青光眼　　　　　　D. 先天性青光眼

　　E. 色素性青光眼

(2) 选择性激光小梁成形术治疗青光眼后常见并发症包括

　　A. 暂时性眼压升高　　　　　　　　B. 虹膜出血

　　C. 虹膜周边前粘连　　　　　　　　D. 视网膜脱离

　　E. 角膜擦伤或烧伤

(3) 选择性激光小梁成形术应用的激光种类是

　　A. 氩激光　　　　　　　　　　　　B. 准分子激光

　　C. Nd:YAG 激光　　　　　　　　　 D. 氪红激光

　　E. He-Ne 激光

(4) 影响选择性激光小梁成形术临床疗效的因素包括(多选)

　　A. 治疗前的眼压水平　　　　　　　B. 术后应用糖皮质激素

　　C. 小梁网色素分级　　　　　　　　D. 治疗前使用前列腺素类药物

　　E. 性别因素

(5) 选择性激光小梁成形术常用的小梁网光凝范围是(多选)

　　A. 45°　　　　　　　　　　　　　 B. 90°

　　C. 180°　　　　　　　　　　　　　D. 270°

　　E. 360°

　　参考答案:(1)D;(2)A;(3)C;(4)ABCD;(5)CDE。

(宋伟涛)

(六) 巩膜瓣激光断线术

1. 概述　小梁切除术是青光眼手术治疗的主要方式之一,其原理是通过将房水经板层巩膜下外引流至结膜下间隙,形成结膜滤过泡,使房水在结膜下得以吸收,从而达到降低眼压的目的。巩膜瓣松紧需适度,过紧的巩膜瓣会导致失败的滤过泡、术后高眼压、深前房等;巩膜瓣过松则会导致滤过过畅、低眼压、浅前房等严重并发症。因此,控制术后滤过量是维持小梁切除术效果的重要环节。激光断线术是针对小梁切除术后巩膜瓣过紧的一种调节巩膜瓣缝线的有效手术方式。通过激光切断巩膜瓣上部分缝线,调节巩膜瓣松紧,减少房水流出阻力,最终达到促进房水流出这一结果。

2. 巩膜瓣激光断线术操作规范流程

(1)适应证

1)小梁切除术后巩膜瓣过紧,滤过泡扁平,房水滤出不畅者。

2)小梁切除术后前房深,眼压>21mmHg 者。

(2)禁忌证

1)晶状体膨胀及前房极浅者。

2)滤过泡周围结膜下明显出血导致无法看清巩膜瓣缝线者。

3)患者不能配合,有明显眼球震颤妨碍准确光束聚焦者。

(3)操作前准备

1)患者的准备:①为避免交叉感染,制订合理的消毒措施;②签署巩膜瓣激光断线术手术同意书。

2)物品(器械)的准备:①巩膜瓣激光断线术相关设备正常,包括裂隙灯、VOLK 拆线镜正常;②物品消毒措施准备妥当;③急救药品准备妥当。

3)操作者的准备:①核对患者信息,包括患者姓名、性别、年龄、主诉、眼别;②询问有无麻醉药物过敏史;③明确患者有无巩膜瓣激光断线术禁忌证;④确定患者已签署巩膜瓣激光断线术手术同意书。

(4)操作步骤

1)术前在术眼表面滴盐酸奥布卡因滴眼液充分麻醉眼表。

2)调整 532 激光参数:功率 200~400mW,光斑大小 50μm,持续时间 0.1 秒。

3)嘱患者以舒适体位端坐在激光仪前,下颌置于裂隙灯显微镜托架上,额头紧靠额托,调整患者眼位并使其与目镜平行。

4)将医用透明质酸钠凝胶涂抹在消毒好的 VOLK 拆线镜上,嘱患者注视下方,不要转动眼球,然后将拆线镜轻轻压在巩膜瓣缝线区域的结膜上,逐渐加压 30~60 秒,透过苍白的结膜看到巩膜瓣上需要切断的缝线。

5)调整激光斑与其中一条巩膜瓣缝线重合,释放激光能量后见缝线断端崩开即为成功,此时可见滤过泡增大、滤过区增宽。

6)取下拆线镜,术眼预防性抗生素滴眼液点眼 1 次。

7)巩膜瓣激光断线后应即刻测量眼压并记录,如果断线后术眼眼压仍高于 21mmHg 者应予以眼球按摩或降眼压药物等辅助治疗。

8)对于行一次巩膜瓣激光断线术治疗后滤过功能仍然不足的患者,可以于 1~2 天后再行第二次巩膜瓣激光断线术(断另外一根缝线)。

3. 并发症及处理

(1)低眼压、浅前房、滤过过畅:最多见,是由于房水流出阻力减小,激光断线处理过早、眼球按摩过度、巩膜瓣与巩膜间隙较大所致。处理:滤过口局部加垫轻包扎有效,也可联合散瞳。

(2)结膜穿孔:通常为结膜淤血吸收激光能量所致,应注意在激光断线治疗时选择适当的激光能量,避开淤血;如果已出现结膜穿孔,预防感染的同时局部轻包扎可愈合。

4. 操作注意事项

(1)在学习巩膜瓣激光断线术操作前,需学习巩膜瓣激光断线术的相关理论,包括巩膜瓣激光断线术的适应证、禁忌证,熟悉眼球的解剖结构,掌握相关疾病的表现及处理原则。

(2)能熟练掌握并应用拆线镜。

(3)为防止激光术后滤过过强,前房变浅,每次激光断线以切断 1 条巩膜瓣缝线为宜。

5. 相关知识　巩膜瓣激光断线术是小梁切除术后改善滤过的常用治疗方法,其优点体现在为松解巩膜瓣缝线改善滤过的同时,既保持了术眼结膜的完整性,又不会使滤过泡破裂、漏水,操作简单安全,临床效果明显。

对于巩膜瓣激光断线术手术时机的选择,一般情况下以小梁切除术后 4~15 天为宜,组织学研究创口愈合过程提示,大多数患者结膜下纤维血管瘢痕在术后 2 周内形成,过迟断线会因为结膜下瘢痕已形成而失效。

对于巩膜瓣激光断线术中如何选择目标缝线的问题应具体对待,若术眼眼压较高时,应寻找张力大的缝线(即三角形的顶端缝线或四边形的角端缝线)切断,若眼压稍偏高时,可寻找张力较小的缝线切断,这样能更好地控制眼压。

6. 巩膜瓣激光断线术评估表

见表 5-3-9。

表 5-3-9　巩膜瓣激光断线术评估表

项目	内容	是	否
操作前准备	核对患者信息,包括患者姓名、性别、年龄、主诉、眼别		
	询问患者滴用滴眼液时间		
	询问患者既往有无高血压、心、肺、脑疾病等病史		
	询问有无麻醉药物过敏史		
	查看患者检查结果		
	明确患者有无巩膜瓣激光断线术禁忌证		
	确定患者已签署巩膜瓣激光断线术手术同意书		
	巩膜瓣激光断线术相关设备正常,包括裂隙灯、VOLK 拆线镜正常;物品消毒措施准备妥当;急救药品准备妥当		
操作过程	术前在术眼表面滴表面麻醉药		
	嘱患者摆出正确手术体位		
	选择合适的激光参数		
	正确使用 VOLK 拆线镜		
	激光释放并切断其中一条巩膜瓣缝线		
	测量眼压		
操作后处置	向患者简要介绍手术情况		
	交代患者术后用药与注意事项		

7. **常见操作错误及分析**　一次性激光断线超过 2 根,导致滤过过强,前房明显变浅。为防止激光术后滤过过强,前房变浅,每次激光断线以切断 1 条巩膜瓣缝线为宜;如一次巩膜瓣激光断线术治疗且联合眼球按摩后滤过功能仍然不足的患者,可以于 1~2 天后再行第二次巩膜瓣激光断线术。

8. **目前常用训练方法简介**　目前对于巩膜瓣激光断线术的训练,主要是对于不同激光仪的熟练操作,利用特制的激光挡板,模拟患者眼球的位置,练习激光能量的调试、激光的聚焦与释放等操作。此外,应反复练习拆线镜的正确使用方法。

9. **相关知识测试题(选择题)**

(1)巩膜瓣激光断线术主要是针对以下哪种抗青光眼手术的补充治疗

　　A. 青光眼引流阀植入术　　　　　B. 睫状体光凝术

　　C. 复合式小梁切除术　　　　　　D. 粘小管成形术

　　E. 小梁消融术

(2)巩膜瓣激光断线术**不适用**于

　　A. 晶状体膨胀　　　　　　　　　B. 浅前房

　　C. 滤过泡结膜下有明显出血　　　D. 眼球震颤

　　E. 以上都是

(3)巩膜瓣激光断线术常见并发症**不包括**(多选)

　　A. 结膜穿孔　　　　　　　　　　B. 低眼压

　　C. 高眼压　　　　　　　　　　　D. 浅前房

　　E. 深前房

(4)巩膜瓣激光断线术最佳的手术时间为抗青光眼术后

　　A. 1~3 天　　　　　　　　　　　B. 4~15 天

　　C. 15~30 天　　　　　　　　　　D. 30~180 天

　　E. >180 天

(5)以下关于巩膜瓣激光断线术描述**错误**的是

　　A. 巩膜瓣激光断线术是对青光眼滤过性手术后滤过功能不足的一种有效治疗措施

　　B. 术眼眼压较高时,巩膜瓣激光断线时应寻找张力大的缝线

　　C. 对于行一次巩膜瓣激光断线术治疗后滤过功能仍然不足的患者,可以于 1~2 天后再行第二次巩膜瓣激光断线术

　　D. 巩膜瓣激光断线后应测量眼压并记录,如果断线后术眼眼压仍高于 21mmHg 者应即刻再断另外一根巩膜瓣缝线以使眼压进一步降低

　　E. 巩膜瓣激光断线术后结膜穿孔通常为结膜淤血吸收激光能量所致,应注意在激光断线治疗时选择适当的激光能量,避开淤血

参考答案:(1)C;(2)E;(3)CE;(4)B;(5)D。

(宋伟涛)

五、其他治疗

(一)滤过泡抗代谢药物注射

1. **概述**　滤过手术后的瘢痕形成是造成小梁切除手术失败的主要原因之一。通过向

滤过泡周围组织注射抗代谢药物,可以延缓滤过道瘢痕化的进展,增加青光眼滤过手术的成功率。目前常用的抗代谢药物为氟尿嘧啶及丝裂霉素。

2. 滤过泡抗代谢药物注射的操作规范流程

(1)适应证

1)小梁切除术后。

2)Ex-Press引流钉置入术后。

3)房水引流阀置入术后。

4)小梁切除联合小梁切开术后。

(2)禁忌证

1)薄壁滤过泡。

2)滤过泡漏。

3)面积较大的角膜溃疡。

4)大泡性角膜病变。

(3)操作前准备

1)患者的准备:①为避免交叉感染,制订合理的消毒措施;②签署滤过泡抗代谢药物注射同意书;③术前点用抗生素滴眼液。

2)物品(器械)的准备:①物品消毒措施准备妥当;②急救药品准备妥当。

3)操作者的准备:①核对患者信息,包括患者姓名、性别、年龄、主诉和眼别;②确认患者滴用滴眼液时间;③询问有无麻醉药物过敏史;④查看患者检查结果;⑤明确患者无滤过泡抗代谢药物注射禁忌证;⑥确定患者已签署滤过泡抗代谢药物注射同意书。

(4)操作步骤

1)术前在术眼表面滴表面麻醉药。

2)消毒睑缘,生理盐水冲洗结膜囊,开睑器开睑。

3)选择注射部位,嘱患者向注射部位对侧注视;注射部位一般选择在滤过泡对侧或者滤过泡旁,应避免直接在滤过泡区域注射。

4)使用1ml注射器注射,选择血管较少、充血较轻的部位进针。针头与眼球壁呈15°~30°,针尖方向背离角膜,缓缓注入药物。

5)拔针后,用湿润的棉签压迫针孔1分钟,并用生理盐水30ml充分冲洗结膜囊。

3. 并发症及处理

(1)结膜下出血:结膜下出血是结膜下注射抗代谢药物最常见的并发症,选择血管较少、充血较轻的位置进针将有效减少结膜下出血的可能性,在注射前局部使用血管收缩药也能减少发生率。出血发生时可以使用棉签压迫出血位置止血并防止血液扩散。

(2)巩膜损伤:如果进针角度过于垂直于眼球,将有可能损伤巩膜甚至造成巩膜穿通伤。在操作时应该注意进针角度与速度,一旦触碰巩膜立刻停止进针。

(3)抗代谢药物进入眼内:应选择正确的注射区域,防止抗代谢药物进入眼内。如果药物一旦进入前房,应立刻进行前房冲洗,防止对眼内组织产生毒性。

4. 操作注意事项

(1)抗代谢药物的选择:抗代谢药物一般选择氟尿嘧啶或者丝裂霉素,其中氟尿嘧啶的注射剂量为5mg(0.1ml,50g/L),丝裂霉素的注射剂量为0.02mg(0.1ml,0.2g/L)。

(2)注射位置的选择:注射位置应避开滤过泡区域,防止抗代谢药物进入眼内引起严重的毒性反应。注射位置选择最好位于滤过泡对侧,其次可选择滤过泡旁区域。

5. 相关知识　滤过泡的形成是抗青光眼手术是否成功的主要指征之一,纤维瘢痕化是造成滤过泡无功能的最常见原因,因此对于早期瘢痕形成的滤过泡应该积极治疗,促使其向功能型滤过泡转化。

6. 滤过泡抗代谢药物注射评估表

见表 5-3-10。

表 5-3-10　滤过泡抗代谢药物注射评估表

项目	内容	是	否
操作前准备	核对患者信息,包括患者姓名、性别、年龄、主诉和眼别		
	询问患者滴用滴眼液时间		
	询问患者既往有无高血压,心、肺、脑疾病等病史		
	询问有无麻醉药物过敏史		
	查看患者检查结果		
	明确患者有无滤过泡抗代谢药物注射禁忌证		
	确定患者已签署滤过泡抗代谢药物注射同意书		
	前房穿刺放液术相关设备正常,包括手术显微镜及手术器械;物品消毒措施准备妥当;急救药品准备妥当		
操作过程	操作前在操作眼表面滴表面麻醉药		
	嘱患者摆出正确的手术体位		
	睑缘消毒、生理盐水冲洗结膜囊、开睑器开睑		
	选择注射位置,固定眼球		
	注射针头穿入结膜下,缓慢注入药物		
	抽出注射针头并观察切口		
操作后处置	向患者简要介绍手术情况		
	交代患者术后用药与注意事项		

7. 常见操作错误及分析

(1)麻醉效果不理想,固定眼球不到位,造成注射时损伤结膜、巩膜及角膜。

(2)注射抗代谢药物浓度过高,造成结膜相关并发症。

(3)注射位置选择错误,抗代谢药物进入眼内造成眼内组织毒性反应。

8. 目前常用训练方法简介　可以在 Wet Lab 动物眼球上进行练习。

9. 相关知识测试题(选择题)

(1)滤过泡抗代谢药物注射位置应选择

　　A. 滤过泡对侧或滤过泡旁　　　　　　B. 滤过泡区域

　　C. 角膜缘区域　　　　　　　　　　　D. 穹窿部结膜

　　E. 充血明显的滤过泡旁区域

(2)滤过泡抗代谢药物注射可选择的药物包括(多选)

    A. 丝裂霉素   B. 抗 VEGF 药物

    C. 5-FU   D. 巯嘌呤

    E. 长春新碱

(3)**不宜**进行滤过泡抗代谢药物的情况包括(多选)

    A. 薄壁滤过泡   B. 有瘢痕化趋势的滤过泡

    C. 滤过泡漏   D. 恶性青光眼

    E. 角膜溃疡

(4)滤过泡抗代谢药物注射的主要并发症**不包括**

    A. 结膜下出血   B. 虹膜刺穿

    C. 巩膜刺穿   D. 抗代谢药物所致毒性反应

    E. 角膜上皮损伤

(5)**不适宜**进行滤过手术形成滤过泡的区域是

    A. 正上方角膜缘   B. 颞上方角膜缘

    C. 鼻上方角膜缘   D. 下方角膜缘

    E. 鼻颞侧角膜缘

参考答案:(1)A;(2)AC;(3)ACE;(4)B;(5)D。

(刘 可)

(二) 前房穿刺放液术

1. 概述 前房穿刺放液术通过位于角膜缘的穿刺口放出前房液,可以达到迅速降低眼压、冲洗前房异常房水或积血、获取前房液进行特殊检查的目的。

2. 前房穿刺放液术的操作规范流程

(1)适应证

1)急性闭角型青光眼患者急性发作:眼压急剧升高可能导致不可逆性视神经和视功能的损伤,前房穿刺放液可以暂时性快速降低眼压,从而达到保护视神经和视功能的作用。

2)闭角型青光眼术前:药物治疗后眼压仍控制不理想的闭角型青光眼患者,在手术前可先进行前房穿刺放液术降低眼压,以减少手术风险的可能。

3)外伤性前房积血:由外伤导致的前房积血,经治疗 5~7 天后积血仍不吸收,同时伴有眼压升高有角膜血染风险时,应进行前房穿刺放液术。

4)眼化学性碱烧伤:碱性物质与组织接触后会很快渗透眼内,造成眼内各组织的损害,前房穿刺放液术可以有效清除前房内的碱性物质。

5)角膜炎伴前房积脓:角膜炎性前房积脓经药物治疗无效时行前房穿刺放液术,既可送检前房液进行微生物检查,又能同时清除前房积脓。

6)视网膜中央动脉阻塞:前房穿刺放液术能快速有效地降低眼压,使血管内栓子移向远端或增加血管灌注压和血流,从而改善视网膜血液循环。

7)抽取前房液进行房水细胞学检查、生化检查、病毒检查、微生物检查及药物敏感试验。

(2)禁忌证

1)未经治疗的新生血管性青光眼。

2)角膜软化症。

3）面积较大的角膜溃疡。

4）前房有新鲜活动性出血。

（3）操作前准备

1）患者的准备：①为避免交叉感染，制订合理的消毒措施；②签署前房穿刺放液同意书；③术前用抗生素滴眼液。

2）物品（器械）的准备：①检查手术显微镜及手术器械；②物品消毒措施准备妥当；③急救药品准备妥当。

3）操作者的准备：①核对患者信息，包括患者姓名、性别、年龄、主诉；②确认患者滴用滴眼液时间；③询问有无麻醉药物过敏史；④查看患者检查结果；⑤明确患者有无前房穿刺放液术禁忌证；⑥确定患者已签署前房穿刺放液手术同意书。

（4）操作步骤

1）操作前在操作眼表面滴表面麻醉药。

2）患者可采取卧位或坐位，若为坐位时一般在裂隙灯前进行操作。

3）消毒睑缘，生理盐水冲洗结膜囊，开睑器开睑。

4）用结膜镊在穿刺点对侧夹持球结膜固定眼球。

5）一般选取颞下方角膜缘作为穿刺口，避免3点、9点方向。用25G穿刺针或15°穿刺刀在角膜缘内1~2mm平行于虹膜面穿入前房，操作需轻柔，避免损伤虹膜及晶状体。

6）穿刺针进入前房后，可轻压切口后唇缓慢放出前房液，也可用注射器直接抽取前房水。

7）完成放液后，缓慢抽出穿刺针并观察切口闭合情况。

3. 并发症及处理

（1）虹膜损伤：造成虹膜损伤的主要原因包括穿刺方向过于垂直，直接刺伤虹膜；放液速度过快，推挤虹膜嵌顿于穿刺口；穿刺时用力过猛，操作失控。一般小的虹膜损伤不需要特殊处理，可进行观察；若虹膜嵌顿于穿刺口，应将虹膜分离复位。

（2）晶状体损伤：原因同虹膜损伤。若晶状体损伤范围较小，仅为局限性混浊不影响视力时，无须处理；若损伤范围较大并影响视力时，需进行白内障手术。

（3）前房积血：穿刺过程中损伤虹膜血管或由于眼压降低速度过快造成血管扩张破裂。可以包扎制动术眼，采取半坐卧位等待积血自行吸收。

4. 操作注意事项

（1）进行前房穿刺放液时，需注意无菌原则，防止眼内感染发生。

（2）进行前房穿刺时应把握穿刺针头在角膜内的走行方向及长度，走行偏向瞳孔区且长度过长易造成角膜散光，长度过短则容易导致穿刺口闭合不良。

（3）进行前房穿刺放液时，放液速度不应过快，否则易造成前房积血、前房消失或者虹膜嵌顿于穿刺口。

5. 相关知识　随着眼科显微手术的开展，前房穿刺术越来越多地应用于眼科临床工作中，是临床最常见的操作之一，操作简单、易于掌握、应用广泛，既可用于治疗也可用于诊断，在青光眼治疗中是降低眼压、预防术中及术后并发症的有效方法。诊断性前房穿刺主要用于眼内原发性或转移性肿瘤，需行房水细胞学诊断者。此外，还可用于眼内异物性质需行房水微量元素测定以及某些眼内感染，抽取房水行微生物涂片、培养及药物敏感试验等。

6. 前房穿刺放液术评估表

见表 5-3-11。

表 5-3-11 前房穿刺放液术评估表

项目	内容	是	否
操作前准备	核对患者信息,包括患者姓名、性别、年龄、主诉		
	询问患者滴用滴眼液时间		
	询问患者既往有无高血压,心、肺、脑疾病等病史		
	询问有无麻醉药物过敏史		
	查看患者检查结果		
	明确患者有无前房穿刺放液术禁忌证		
	确定患者已签署前房穿刺放液术手术同意书		
	前房穿刺放液术相关设备正常,包括手术显微镜及手术器械;物品消毒措施准备妥当;急救药品准备妥当		
操作过程	术前在术眼表面滴表面麻醉药		
	嘱患者摆出正确的手术体位		
	睑缘消毒、生理盐水冲洗结膜囊、开睑器开睑		
	选择穿刺位置,固定眼球		
	穿刺针穿入前房,放出或抽取前房液		
	抽出穿刺针并观察切口		
操作后处置	向患者简要介绍手术情况		
	交代患者术后用药与注意事项		

7. 常见操作错误及分析

(1)麻醉效果不理想,固定眼球不到位,穿刺时容易损伤角膜、虹膜及晶状体。

(2)操作粗暴,放液速度过快,导致各种并发症。

8. 目前常用训练方法简介 可以在 Wet Lab 动物眼球上进行练习。

9. 相关知识测试题(选择题)

(1)前房穿刺放液的适应证**不包括**

　　A. 急性闭角型青光眼间歇期　　　　　　B. 急性闭角型青光眼急性发作期

　　C. 闭角型青光眼手术前　　　　　　　　D. 血影细胞性青光眼

　　E. 角膜血染

(2)前房穿刺放液的禁忌证**不包括**

　　A. 不明原因的前房积血　　　　　　　　B. 虹膜红变

　　C. 较大面积的角膜溃疡　　　　　　　　D. 角膜软化症

　　E. 角膜血染

(3)前房穿刺常用位置在

　　A. 鼻上方角膜缘　　　　　　　　　　　B. 鼻下方角膜缘

C. 颞上方角膜缘　　　　　　　　　　D. 颞下方角膜缘

E. 3 点和 9 点角膜缘

(4)前房穿刺后出现前房积血,**不正确**的操作是

A. 立刻停止操作　　　　　　　　　　B. 制动术眼

C. 试图从穿刺口放出积血　　　　　　D. 嘱患者采取半坐卧位

E. 抽吸前房积血

(5)进行前房穿刺抽取前房液后可对前房液进行的检查包括(多选)

A. 房水细胞学检查　　　　　　　　　B. 生化检查

C. 病毒检查　　　　　　　　　　　　D. 微生物检查

E. 药物敏感试验

参考答案:(1)A;(2)E;(3)D;(4)E;(5)ABCDE。

(三) 眼球按摩技术

1. 概述　青光眼滤过术后早期由于缝线过紧或流出道受阻出现眼压升高,通过按摩推压眼球可以促使房水从手术滤过道流出,房水持续存在于巩膜瓣及结膜瓣下从而延缓瘢痕组织的产生。

2. 眼球按摩的操作规范流程

(1)适应证

1)小梁切除术后。

2)Ex-Press 引流钉置入术后。

3)房水引流阀置入术后。

4)小梁切除联合小梁切开术后。

(2)禁忌证

1)低眼压、浅前房。

2)内滤口阻塞。

3)结膜渗漏。

4)前房活动性出血。

5)脉络膜脱离。

6)恶性青光眼。

7)薄壁滤过泡或滤过泡漏。

8)滤过泡炎或滤过泡相关眼内炎。

(3)操作前准备

1)患者的准备:①告知患者滤过泡按摩必要性及操作过程中可能出现各类问题,使患者充分做好操作前的心理准备;②告知患者操作过程中的注意事项。

2)物品(器械)的准备:①检查裂隙灯;②物品消毒措施准备妥当;③急救药品准备妥当。

3)操作者的准备:①核对患者信息,包括患者姓名、性别、年龄、主诉、手术时间;②询问有无其他病史;③查看患者检查结果。

(4)操作步骤

1)裂隙灯下观察滤过泡位置、充血程度、弥散状态、隆起高度、渗漏与否。

2）在裂隙灯的观察下自下而上或者自上而下按压眼球，按压位置需避开滤过泡位置。

3）观察滤过泡状态、前房深度、眼压变化。

3. 并发症及处理

（1）虹膜嵌顿：在小梁切除术后早期按摩眼球时如果用力过大，房水外流过快，很容易造成虹膜嵌顿在于切口位置，造成瞳孔变形，如不处理将会导致内滤口堵塞。可以滴用缩瞳药牵拉并回复虹膜；或者使用玻璃棒自后向前往角膜缘方向轻轻推压滤过泡区域，使虹膜回复。

（2）前房积血：在按摩过程中，由于眼压降低速度过快造成血管扩张破裂。可以包扎制动术眼，采取半坐卧位等待积血自行吸收。

（3）前房变浅甚至消失：在按摩过程中由于用力过大使房水外流过多，造成前房变浅甚至消失。可以滴用扩瞳药后进行观察直至前房恢复；若前房无法恢复可加压滤过泡；必要时，可向前房注入空气或者粘弹剂形成前房。

4. 操作注意事项

（1）在进行眼球按摩时，最好在裂隙灯的观察下进行，以便随时观察滤过泡及前房状况。

（2）在手术后早期进行滤过泡按摩时力度不应过大，否则容易造成虹膜嵌顿、前房变浅甚至消失等情况。

（3）按摩区域应避开滤过泡位置。

5. 相关知识 随着显微技术在抗青光眼小梁切除术中的广泛应用，滤过手术成功率已有明显提高，但仍有部分病例术后不能形成满意的滤过泡，眼压不能得到良好的控制，如不及时处理将导致手术失败。对于即将面临失败的患者，此时应尽早按摩眼球。因为如果巩膜瓣滤过通道已愈合，则按摩就会失去意义。因此即便是术后第1天，只要患眼具有按摩指征就应及早实施眼球按摩，将有利于延缓瘢痕形成。医师在门诊对患者进行滤过泡按摩外，也可告知患者按摩手法，嘱患者在平日生活中规律按摩滤过泡，将有助于维持功能性滤过泡。

6. 眼球按摩评估表 见表5-3-12。

表5-3-12 眼球按摩评估表

项目	内容	是	否
操作前准备	核对患者信息，包括患者姓名、性别、年龄、主诉		
	询问患者既往有无高血压，心、肺、脑疾病等病史		
	查看患者检查结果		
	明确患者有无前眼球按摩禁忌证		
	物品消毒措施准备妥当；急救药品准备妥当		
操作过程	嘱患者保持放松状态		
	嘱患者摆出正确的手术体位		
	观察患者滤过泡、前房状态		
	确定按摩位置后进行按摩		
	再次观察患者滤过泡、前房状态		

续表

项目	内容	是	否
操作后处置	向患者简要介绍按摩情况		
	交代患者术后用药与注意事项		

7. 常见操作错误及分析

(1)按摩力度过大,造成前房变浅消失、虹膜嵌顿、前房积血等并发症。

(2)在滤过泡过薄或者存在滤过泡漏的情况下进行按摩,造成滤过泡破裂。

8. 目前常用训练方法简介　可在操作者自己眼球上进行按摩手法及力度训练。

9. 相关知识测试题(选择题)

(1)滤过泡按摩的禁忌证**不包括**

　　A. 内滤口阻塞　　　　　　　　　B. 脉络膜脱离

　　C. 青光眼术后滤过泡形成不良　　D. 滤过泡漏

　　E. 恶性青光眼

(2)滤过泡按摩的区域包括(多选)

　　A. 上方眼睑避开滤过泡区域　　　B. 上方眼睑滤过泡区域

　　C. 下方眼睑　　　　　　　　　　D. 角膜区域

　　E. 避免直接按摩眼球

(3)滤过泡按摩的正确手法是(多选)

　　A. 上睑处自上而下推压眼球　　　B. 上睑处自下而上推压眼球

　　C. 下睑处自上而下推压眼球　　　D. 下睑处自下而上推压眼球

　　E. 眼睑全周滑动推压眼球

(4)按摩眼球的最佳适应证是

　　A. 眼压低、滤过区扁平　　　　　B. 眼压低、滤过区隆起

　　C. 眼压高、滤过区扁平　　　　　D. 眼压高、滤过区隆起

　　E. 眼压正常,滤过泡隆起

(5)术后滤过泡扁平、前房浅、眼压高,有可能的情况是

　　A. 滤过泡漏　　　　　　　　　　B. 滤过过畅

　　C. 恶性青光眼　　　　　　　　　D. 脉络膜渗漏

　　E. 睫状体休克

参考答案:(1)C;(2)AC;(3)AD;(4)C;(5)C。

(四)青光眼滤过泡加压包扎技术

1. 概述　滤过过畅是青光眼滤过手术后浅前房、低眼压最常见的原因之一,如不积极处理,将有可能造成严重的并发症。滤过泡加压包扎术操作简单且易于观察效果,是非常有效的治疗滤过过畅的方法之一。

2. 青光眼滤过泡加压包扎技术的操作规范流程

(1)适应证

1)小梁切除术后早期滤过过畅所致浅前房、低眼压。

2)Ex-Press引流钉置入术后早期滤过过畅所致浅前房、低眼压。

3)小梁切除联合小梁切开术后早期滤过过畅所致浅前房、低眼压。

(2)禁忌证:无。

(3)操作前准备

1)患者的准备:①告知患者滤过泡加压包扎的必要性及操作过程中可能出现各类问题,以便充分做好操作前心理准备;②告知患者在操作过程中的注意事项。

2)物品(器械)的准备:①检查裂隙灯;②物品消毒措施准备妥当;③急救药品准备妥当。

3)操作者的准备:①核对患者信息,包括患者姓名、性别、年龄、主诉、手术时间;②询问有无其他病史;③查看患者检查结果。

(4)操作步骤

1)裂隙灯下观察滤过泡位置、充血程度、弥散状态、隆起高度、渗漏与否,确定低眼压、浅前房确由滤过过畅所致。

2)在结膜囊内滴用长效或短效扩瞳药。

3)制作棉枕:使用棉球制成 20mm×5mm×5mm 大小桶状或柱状棉枕。

4)嘱患者向下注视,用胶布将棉枕固定在滤过泡区域并加压。

5)同时使用绷带加压包扎。

6)根据患者情况,加压包扎时间从 1 天到数天。

7)加压完成后,取掉棉枕并在裂隙灯下观察滤过泡及前房状况。

3. 并发症及处理

(1)加压后浅前房恶化:由于棉枕加压位置偏向角膜或者 Bell 现象导致。发现浅前房恶化后需立刻取掉加压棉枕,在结膜囊内滴用扩瞳药物及抗炎药物,再将棉枕重新置于正确位置加压滤过泡。

(2)滤过泡瘢痕化:由于滤过泡加压时间过长导致滤过泡瘢痕化形成。应注意在前房形成后停止滤过泡加压,防止滤过泡瘢痕化过早出现。

4. 操作注意事项

(1)进行操作前,一定要确定浅前房、低眼压是由于滤过过畅所致,否则滤过泡加压包扎将有可能使情况更为恶化。

(2)在加压过程中,需嘱托患者不要睡觉,否则由于 Bell 现象可能导致眼球上转造成棉枕直接加压在角膜,加剧滤过过畅使得浅前房、低眼压更加恶化。

5. 相关知识　青光眼滤过手术后早期出现的浅前房可分为低眼压和高眼压。其中低眼压性浅前房的主要原因包括滤过过畅、滤过泡漏、脉络膜脱离、房水分泌减少,高眼压性浅前房的主要原因则包括恶性青光眼、瞳孔阻滞、迟发性脉络膜上腔出血。抗青光眼术后早期一定要严密随访,如发生恶性青光眼需尽早识别并尽快处理,药物治疗多采取多种药物联合治疗原则,全身应用高渗剂及减少房水生成药物降低眼压,局部应用阿托品滴眼液及眼膏以松弛睫状肌,使晶状体虹膜隔后移形成前房,解除睫状环阻滞,同时应用类固醇皮质激素减少组织水肿及炎症。

6. 青光眼滤过泡加压包扎技术评估表

见表 5-3-13。

表 5-3-13　青光眼滤过泡加压包扎技术评估表

项目	内容	是	否
操作前准备	核对患者信息,包括患者姓名、性别、年龄、主诉		
	询问患者滴用滴眼液时间		
	询问患者既往有无高血压,心、肺、脑疾病等病史		
	询问有无麻醉药物过敏史		
	查看患者检查结果		
	明确患者有无加压包扎技术禁忌证		
	物品消毒措施准备妥当;急救药品准备妥当		
操作过程	嘱患者摆出正确体位		
	确定浅前房、低眼压原因		
	确定滤过泡位置		
	制作棉枕,将棉枕用胶布固定于滤过泡位置		
	绷带加压包扎术眼		
	向患者简要介绍手术情况		
操作后处置	交代患者术后用药与注意事项		

7. 常见操作错误及分析

(1)棉枕加压位置错误,没有直接加压于滤过泡,导致加压无效。

(2)棉枕加压位置偏向角膜缘或 Bell 现象明显,棉枕压在角膜上,导致浅前房、低眼压情况恶化。

8. 相关知识测试题(选择题)

(1)滤过泡加压包扎术适用于哪种原因所致的浅前房

　　A. 恶性青光眼　　　　　　　　　B. 脉络膜脱离

　　C. 滤过过畅　　　　　　　　　　D. 滤过泡漏

　　E. 房水生成过少

(2)术后滤过泡高度隆起,但前房浅且眼压低,可能的原因是

　　A. 恶性青光眼　　　　　　　　　B. 滤过过畅

　　C. 脉络膜脱离　　　　　　　　　D. 瞳孔阻滞

　　E. 脉络膜出血

(3)下列说法**错误**的是

　　A. 滤过过畅是滤过泡加压包扎术的适应证

　　B. 在进行滤过泡加压包扎术前,应在裂隙灯下观察滤过泡位置、充血程度、弥散状态、隆起高度、渗漏与否

　　C. 在加压过程中,需嘱托患者多躺在床上休息,不要到处走动

　　D. 棉枕加压位置位于滤过泡所对应眼睑区域

　　E. 根据患者情况,加压包扎时间从 1 小时到数小时

(4) 使用棉枕加压区域为

  A. 滤过泡旁区域   B. 滤过泡区域

  C. 角膜区域   D. 下方角膜缘区域

  E. 无特定区域

(5) 术后早期浅前房、低眼压的处理正确的是(多选)

  A. 明确导致浅前房、低眼压的原因 B. 散瞳

  C. 使用局部抗炎药物   D. 行 B 超检查

  E. 早期手术干预

参考答案:(1)C;(2)B;(3)C;(4)B;(5)ABCD。

(刘　可)

第六章

眼后节检查及治疗

第一节　常规眼底检查方法

一、直接检眼镜操作

(一) 概述

1851 年德国物理、生理学家 Hermann von Helmholtz 发明检眼镜,是现代检眼镜直接检查法的开端。基本原理是灯光经小镜反折入被检者眼底,眼底反射光经检眼镜上小孔反折入检查者眼内。后来,器械虽经无数次改进,但光学原理基本不变。直接检眼镜以体积小、携带方便、价格低、学习周期短、眼底正像等优势,成为眼科医师检查眼底的基本工具(图 6-1-1)。

(二) 直接检眼镜操作规范流程

1. 适应证

(1) 需要检查眼底的眼病患者,尤其不能扩瞳时。

(2) 健康体检。

2. 禁忌证

(1) 绝对禁忌证:无。

(2) 相对禁忌证:急性结膜炎。

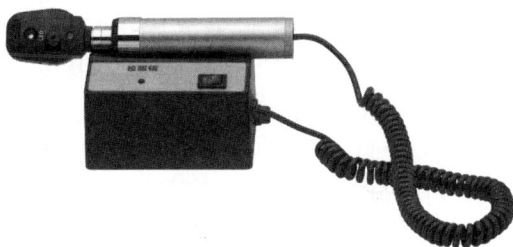

图 6-1-1　充电式直接检眼镜

3. 操作前准备

(1) 患者的准备

1) 暗室内检查,但不要求绝对暗室,方便患者行动。

2) 需要散瞳的患者,使用短效散瞳剂,以复方托吡卡胺滴眼液最常用。每次 1 滴,1~2 次即可。滴眼后用棉签按压泪囊区 15~30 分钟。

3) 戴眼镜的患者取下眼镜。

4) 舒适坐姿,头微上抬,双眼看远处非调节视标。

(2) 物品(器械)的准备

1) 检查设备及电源是否正常。

2)检眼镜转盘归零。

3)调整检眼镜灯丝像横在反射镜上缘,以缩小入射光与观察孔的夹角。

(3)操作者的准备

1)散瞳前观察患者前房深浅,必要时测量眼压。

2)告知患者眼底检查需光线进入眼内,有一定不适感,还需配合转动眼球。

3)一手持检眼镜,将光阑手轮调至标准光斑(中光斑),示指放在检眼镜透镜转盘上,以便随时调整屈光度,其余手指握住镜柄,另一手固定患者的头部及上睑。

4. 操作步骤

(1)患者双眼注视远方,检眼镜距离受检眼 10~20cm,与视线成 15° 夹角,用 +8~+10D 镜片以透照法检查眼球屈光间质,由前向后依次检查角膜、晶状体、玻璃体。正常情况下,瞳孔区呈橘红色反光,如有屈光间质混浊,红色反光中出现黑影。受检者转动眼球,根据黑影移动方向与眼球转动方向的关系,判断屈光间质混浊的位置。黑影移动方向与眼球运动方向一致,表明混浊位于晶状体前方;两者方向相反表明混浊位于晶状体后方;不动则混浊位于晶状体。

(2)检眼镜置于受检眼前约 2cm 处检查眼底,以不接触睫毛为度;旋转检眼镜转盘,直至看清眼底。

(3)受检者注视正前方,检眼镜光源经瞳孔偏鼻侧约 15° 检查视神经乳头。再沿血管走行观察后极部眼底,最后受检者注视检眼镜灯光,小光斑检查黄斑部;受检者转动眼球,检查周边部眼底(文末彩图 6-1-2)。

(4)记录检查结果:屈光间质、视神经乳头的色泽、盘沿、杯盘比;视网膜出血、渗出、水肿、色素、视网膜血管动静脉比及静脉搏动;黄斑及中心凹有无反光、眼底背景等。可用视神经乳头和血管直径描述病变大小,屈光度描述病变隆起高度。用看清隆起病变最高处或低凹处所用的屈光度数,与看清其边缘所用度数之差,即为病变隆起或凹下的屈光度数;有晶状体眼 3 个屈光度相当于 1mm,无晶状体眼 2 个屈光度相当于 1mm。

(三)并发症及处理

直接检眼镜检查为无创性操作,无相应并发症。

(四)操作注意事项

1. 三左三右方法检查眼底。检查右眼时检查者站在患者右侧,右眼观察;检查左眼时,检查者站在患者左侧,左眼观察。

2. 小瞳孔眼底检查能看清后极部眼底,周边部眼底检查需要散瞳检查。

3. 散瞳前检查患者前房深度及房角情况,必要时测量眼压。

4. 检查结束时,检眼镜转盘归零,避免镜片污染,影响清晰度。

(五)相关知识

1. 直接检眼镜查眼底看到的是一个正立放大的虚像,放大 14~16 倍。

2. 直接检眼镜观察范围小且光源亮度相对较弱,观察效果受屈光间质混浊程度影响大。

3. 检眼镜嵌有多种滤光片,有不同用途。如无赤光用于检查视网膜神经纤维、钴蓝滤光片用于荧光眼底检查、黄色滤光片用于视网膜检查。

(六)常见操作错误及分析

1. 散瞳诱发急性闭角型青光眼大发作 对于前房浅或怀疑闭角型青光眼的患者,尽量避免散瞳检查。若因病情需要必须散瞳查眼底时,请青光眼专科确定是否需先行激光周边虹膜切除术;散瞳前与患者及家属充分交流,并做好急性闭角型青光眼发作的预案,检查完毕立即给予1%毛果芸香碱滴眼液缩瞳。

2. 检眼镜碰伤角膜　初学者使用检眼镜不熟练,检眼镜离眼球过近,触碰或刮伤角膜。

(七)目前常用训练方法简介

针对目前常用的电检眼镜、便携式检眼镜,熟练掌握检眼镜的照明系统、观察系统及调试,练习握镜手法及三左三右方法,掌握眼底检查的正确顺序等。

(八)相关知识测试题(选择题)

1. 透照法检查屈光间质时,黑影移动方向与眼球转动方向相反,表明黑影位于
   A. 晶状体上　　　　　B. 晶状体前方　　　　　C. 晶状体后方
   D. 前房　　　　　　　E. 角膜
2. 检眼镜转盘的屈光镜片估算有晶状体眼的眼底病变高度时,几个屈光度相当于1mm
   A. 1　　　　　　　　　B. 2　　　　　　　　　C. 3
   D. 4　　　　　　　　　E. 5
3. 检眼镜转盘的屈光镜片估算无晶状体眼的眼底病变高度时,几个屈光度相当于1mm
   A. 1　　　　　　　　　B. 2　　　　　　　　　C. 3
   D. 4　　　　　　　　　E. 5
4. 直接检眼镜观察到的物像的放大倍数是
   A. 14~16倍　　　　　B. 3~5倍　　　　　　　C. 20倍
   D. 8~10倍　　　　　　E. 5~6倍
5. 检眼镜的无赤光滤光片用于检查
   A. 常规眼底　　　　　B. 视网膜神经纤维　　　C. 眼底荧光
   D. 视网膜色素上皮　　E. 屈光间质

参考答案:1. C;2. C;3. B;4. A;5. B。

(毛俊峰)

二、双目间接检眼镜操作

(一)概述

1861年Griand Teulon最先设计出双目间接立体检眼镜,20世纪50年代Schepens-Pomerantzeff改进后广泛用于眼科临床。双目间接检眼镜具有照明度强、观察视野大、成像清晰、有立体视觉、能看到周边眼底等优点(图6-1-3)。

(二)双目间接检眼镜操作规范流程

1. 适应证
(1)眼底病患者,尤其需要查周边部眼底时。
(2)因屈光间质部分混浊、高度近视、无晶状体眼等使用直接检眼镜检查困难的患者。

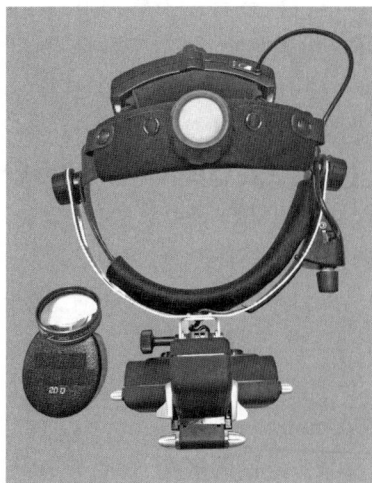

图6-1-3　双目间接检眼镜

（3）术中查眼底。

（4）不能坐位患者的眼底激光治疗。

2. 禁忌证

（1）绝对禁忌证：无。

（2）相对禁忌证

1）抗青光眼术后。

2）眼球穿通伤及破裂伤修复期。

3）眼球葡萄肿。

4）角膜溃疡。

5）眼内肿瘤等患者不宜使用巩膜压迫法。

3. 操作前准备

（1）患者的准备

1）暗室检查。

2）复方托吡卡胺滴眼液散瞳。

3）戴眼镜的患者取下眼镜。

（2）物品（器械）的准备

1）检查检眼镜电源盒、头箍、物镜、巩膜压迫器等设备是否正常。

2）调整瞳距、光斑。

（3）操作者的准备

1）告知患者间接检眼镜光线强，有一定的不适感，尤其是巩膜压迫时。

2）检查时需配合转动眼球。

3）戴好检眼镜，调整反射镜位置。

4）光源调至视野上半部，双眼调试后能看成立体像。

5）眼底绘图的纸和笔。

4. 操作步骤

（1）受检者散瞳后坐位或仰卧位进行眼底检查，需巩膜压迫检查时仰卧位。

（2）检查者左手持物镜（+20D 透镜），物镜嵌白环的一面朝向被检眼；用左手环指协助分开受检眼眼睑，固定于眶缘；右手中指辅助牵开眼睑。

（3）检查时需保持检查者视线、目镜、物镜、被检眼瞳孔及所查眼底部位位于一条直线上，保证清晰成像。

（4）先在物镜中心找到以视神经乳头为中心的后极部，从视神经乳头开始，沿视网膜血管从后极部向周边部检查，至最大限度观察到的周边眼底，然后再沿其邻近部位由周边部向视神经乳头观察。

（5）检查周边部眼底时，检查者需围绕被检者头部移动位置，嘱患者注视上、下、鼻、颞、鼻上、鼻下、颞上、颞下 8 个检查方位，对病变区域及可疑病变区域进行重点检查。

（6）检查锯齿缘附近及睫状体平坦部时，需使用巩膜压迫器，压陷范围为角膜缘外 6~14mm。

（7）绘制眼底图，记录检查结果。

（三）并发症及处理

双目间接检眼镜检查为无创性操作,无相应并发症。

（四）操作注意事项

1. 间接检眼镜所见图像为完全相反的倒像,上下左右均相反,检查时应注意病变的位置关系。

2. 散瞳前检查患者前房深度及房角情况,必要时测量眼压。

3. 间接检眼镜光源强,避免长时间照射黄斑部。

4. 照明光线强度可根据屈光间质的混浊程度进行调节。

（五）相关知识

1. 间接检眼镜所见眼底像为放大 2~4 倍的倒像,比直接检眼镜放大倍数小,但检查范围大,约 8PD（相当于 45° 范围）,可以观察到锯齿缘及睫状体平坦部病变,且有立体感。

2. 眼底图由 3 个同心圆和 12 条放射线组成,最内层代表赤道部,中间一圈代表锯齿缘,最外一圈相当于睫状体平坦部和玻璃体基底部,12 条放射线符合按时钟方位的子午线（图 6-1-4）。图纸应记录患者姓名、病历号、眼别、视力、检查日期及检查者签名。检查时先画视神经乳头、黄斑部及大血管分支,主要是画静脉,因其走行比动脉长。按国际统一使用颜色绘制眼底图:视网膜动脉、出血斑为红色;视网膜静脉为蓝色;正常视网膜为淡红色,脱离视网膜为淡蓝色;视网膜裂孔用蓝笔勾画出裂孔边界,孔内涂红色;视网膜变性区在红色背景上画蓝色的叉;视网膜变薄区用蓝色画出形态、范围,其间画红线;视网膜色素用黑色;脉络膜病变用棕色;渗出性病变为黄色;玻璃体与视网膜前增殖膜用绿色;正常锯齿缘画蓝色波浪曲线。

（六）常见操作错误及分析

1. 散瞳检查诱发急性闭角型青光眼发作　同本节直接眼底镜检查部分。

2. 检查者视线、目镜、物镜、被检眼瞳孔及所查的眼底部位不能保持在一条直线上,致看不见、看不清眼底及眼底图像为新月形等。调整检查者头位、物镜及被检眼位置,使上述节点位于一条直线。

3. 巩膜压迫器使用不正确,压迫角膜或不能达到压迫效果。使用巩膜压迫法检查锯齿缘及睫状体平坦部时,注意压迫器头置于眼球弧线的切线,轻轻加压将检查部位推向瞳孔,而非硬压向眼球中心,压陷范围为角膜缘外 6~14mm。

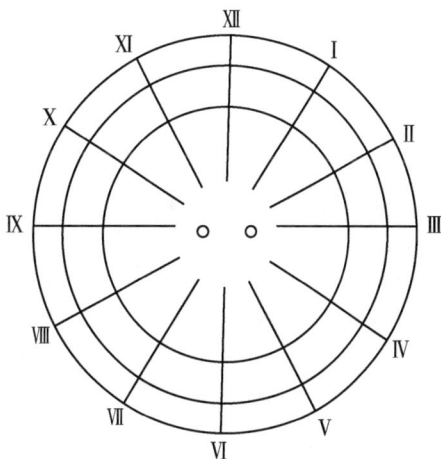

图 6-1-4　眼底分区图

（七）目前常用训练方法简介

初学者可先在模型眼上练习,熟练间接检眼镜的构造及调试方法,熟练掌握检查方法及手法,练习边检查边绘制眼底图的技巧,学会如何保持检查者视线、目镜、物镜、被检眼瞳孔及所查的眼底部位在一条直线上等。

（八）相关知识测试题（选择题）

1. 巩膜压迫法的压陷范围为角膜缘外

A. 1~5mm　　　　　　　　B. 10~20mm　　　　　　　　C. 6~14mm

  D. 3~5mm   E. 10~12mm

2. 眼底图最内圈代表

  A. 赤道部   B. 上下血管弓   C. 睫状体平坦部

  D. 玻璃体基底部   E. 锯齿缘

3. 眼底图中视网膜表面增殖膜用哪种颜色表示

  A. 黑色   B. 红色   C. 棕色

  D. 蓝色   E. 绿色

4. 双目间接检眼镜观察到的物像的放大倍数为

  A. 14~16 倍   B. 2~4 倍   C. 20 倍

  D. 8~10 倍   E. 5~6 倍

5. **不是**双目间接检眼镜优势的是

  A. 立体感   B. 放大倍数高   C. 照明度强

  D. 视野宽   E. 可示教

参考答案:1. C;2. A;3. E;4. B;5. B。

（毛俊峰）

三、前置镜操作

(一) 概述

前置镜是双凸透镜,度数有 60D、78D、90D 等,检查时需配合裂隙灯显微镜,能够清楚地显示视神经乳头、黄斑、视网膜及血管等眼底病变,具有非接触、检查方便快捷、立体感强、成像清晰、可视范围大、穿透力强、可示教等优点,逐渐被越来越多的眼科医师应用(图 6-1-5)。

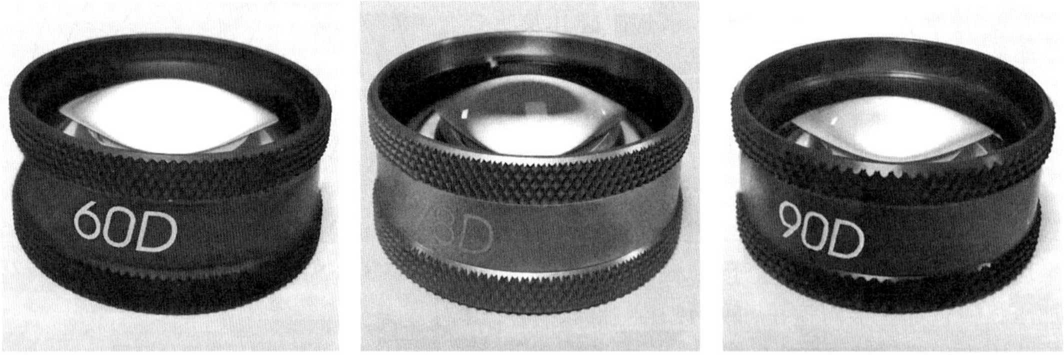

图 6-1-5　常用前置镜

(二) 前置镜操作规范流程

1. 适应证

(1)需要检查眼底的患者,尤其是术后眼底检查。

(2)屈光间质混浊时查眼底。

(3)玻璃体病变。

2. 禁忌证

(1)绝对禁忌证:不能坐位的患者。

(2)相对禁忌证:无。

3. 操作前准备

(1)患者的准备

1)暗室内检查。

2)复方托吡卡胺滴眼液散瞳。

3)戴眼镜的患者取下眼镜。

(2)物品(器械)的准备

1)检查裂隙灯显微镜设备正常。

2)根据检查需要选择前置镜,可选择 +90D、+78D 及 +60D;前置镜度数越高,工作距离越短、放大倍数越小、可见范围越大,临床上以 +90D 最常用。

(3)操作者的准备

1)告知患者裂隙灯光线强,会有一定不适感,检查周边眼底时需配合转动眼球。

2)调整裂隙灯显微镜瞳距及屈光度,调节裂隙光宽度为 1~2mm。

4. 操作步骤

(1)受检者端坐于裂隙灯前,下颌放在下颌托上,头靠在额带上固定头部。检查者左手示指及拇指持 90D 前置镜,中指分开患者眼睑,环指、小指固定于裂隙灯额架或受检者上眶缘。

(2)前置镜放在受检眼前约 10mm 处,前置镜嵌白环的一面朝向受检眼;右手握住裂隙灯手柄,显微镜光轴与照明系统光轴同置于 0 上,控制裂隙灯光线在较远位置照到受检眼瞳孔;检查过程中保持裂隙灯、前置镜及受检眼瞳孔在同一直线上。

(3)检查右眼时,嘱受检者注视检查者右耳;检查左眼时,嘱受检者注视检查者左耳。

(4)通过裂隙灯看清受检眼角膜后,将操作杆慢慢向后拉,直到看清眼底为止。

(5)看清视网膜情况后,裂隙灯缓慢后退,可检查玻璃体情况。

(6)检查周边眼底时,嘱受检者转动眼球及检查者倾斜、移动前置镜。

(三) 并发症及处理

前置镜检查为无创性操作,无相应并发症。

(四) 操作注意事项

1. 前置镜所见图像为完全相反的立体倒像,上下左右均相反,检查时应注意病变的位置关系。

2. 受检眼瞳孔越大,前置镜越靠近受检眼,所见范围越大;前置镜置于受检眼前,应在不触及睫毛的情况下,尽可能地接近角膜。

3. 散瞳前检查患者前房深度及房角情况,必要时测量眼压。

(五) 相关知识

1. 前置镜检查借助裂隙灯完成,双眼同时观察,有明显的立体感,能分辨眼底病变的层次、病变的隆起或凹陷等。

2. 裂隙灯光线强,较易穿透一定程度的混浊,如角膜斑翳、白内障、玻璃体混浊等。这种情况下,直接检眼镜难以看清眼底,前置镜检查仍可获得比较清晰的图像。

3. 常用前置镜的工作距离、放大倍数及最大视野见表 6-1-1。

表 6-1-1　常用前置镜参数

型号	工作距离 /mm	放大倍数	最大视野 /(°)
60D	11	1.15	76
78D	8	0.93	84
90D	5	0.75	94

(六) 常见操作错误及分析

1. 散瞳检查诱发急性闭角型青光眼发作。

2. 检查时看不到眼底及不能看到周边眼底。务必保持裂隙灯、前置镜及受检眼瞳孔在同一直线上,这点对于初学者而言尤为重要。

(七) 目前常用训练方法简介

掌握前置镜与裂隙灯配合使用的协调问题,熟练掌握前置镜的检查方法,学会保持裂隙灯、前置镜及受检眼瞳孔在同一直线上等关键操作。

(八) 相关知识测试题(选择题)

1. 90D 前置镜的工作距离是

A. 11mm　　　　　　B. 8mm　　　　　　C. 5mm

D. 4mm　　　　　　E. 3mm

2. 前置镜检查操作手法**错误**的是

A. 检查者左手示指及拇指持前置镜

B. 保持裂隙灯、前置镜及受检眼瞳孔在同一直线

C. 检查者左手中指及拇指持前置镜

D. 环指、小指固定于裂隙灯额架或受检者上眶缘

E. 前置镜置于受检眼前,应在不触及睫毛的情况下,尽可能接近角膜

3. 前置镜所见眼底图像是

A. 上下相反、左右不相反的倒像

B. 上下相反、左右不相反的正像

C. 上下左右都相反的倒像

D. 左右相反、上下不相反的倒像

E. 左右相反、上下不相反的正像

4. 90D 前置镜自身的放大倍数为

A. 2~3 倍　　　　　B. 1.15 倍　　　　　C. 0.93 倍

D. 0.75 倍　　　　　E. 0.5 倍

5. 以下**不是**前置镜操作优势的是

A. 立体感　　　　　B. 放大倍数高　　　　C. 照明度强

D. 尤其适于术后眼底检查　　E. 可示教

参考答案:1. C;2. C;3. C;4. D;5. B。

(毛俊峰)

四、三面镜操作

(一) 概述

Goldmann 三面镜是 Goldmann 在 1948 年设计的,经过不断改进,目前已在临床应用了半个多世纪。此三面镜是在接触镜的内部安装三个反射镜,中央为一平凹透镜,周边为三个平面镜,分别是倾斜 75° 梯面镜、67° 长方镜和 59° 舌面镜,可以观察全部眼底(图 6-1-6)。有放大倍数高、光学切面观察眼底及准确定位视网膜裂孔等优点,容易辨认视盘、视网膜、脉络膜的高低差别,对囊肿、血管瘤、视网膜裂孔、脉络膜肿瘤等的鉴别及视网膜表面与玻璃体后界膜的关系、视网膜下积液等的观察有很大帮助。

(二) 三面镜操作规范流程

1. 适应证

(1)明确周边部眼底病变。

(2)检查视网膜脱离及寻找、定位视网膜裂孔。

(3)黄斑前膜、裂孔、板层裂孔及囊样水肿等鉴别。

(4)视网膜出血点与小裂孔鉴别。

(5)玻璃体病变。

2. 禁忌证

(1)绝对禁忌证

1)急性结膜炎患者。

2)表面麻醉药过敏者。

3)眼球开放性外伤及内眼手术后伤口未愈者。

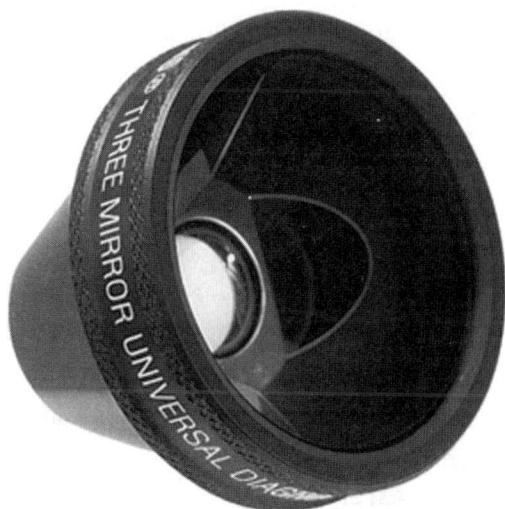

图 6-1-6　Goldmann 三面镜

4)具有容易破裂的巨大薄壁滤过泡及眼球葡萄肿者。

5)不能坐位的患者。

(2)相对禁忌证:小睑裂、儿童及精神过度紧张者。

3. 操作前准备

(1)患者的准备

1)暗室内检查。

2)复方托吡卡胺滴眼液散瞳。

3)奥布卡因滴眼液 3 次,每次间隔 2~3 分钟,表面麻醉。

(2)物品(器械)的准备

1)裂隙灯是否正常工作,三面镜是否有破损,尤其是接触镜部分。

2)三面镜先用少许肥皂水擦洗,再用自来水冲洗干净。

3)正中凹面镜内滴入接触液,如卡波姆、2% 甲基纤维素等。

(3)操作者的准备

1)告知患者裂隙灯光线强,且三面镜需接触眼球,会有不适感。

2)调整裂隙灯显微镜瞳距及屈光度,调节裂隙光宽度为 1~2mm。

4. 操作步骤

(1) 受检者散瞳后坐于裂隙灯前,下颌放在下颌托上,头靠在额带上,固定头部。

(2) 检查者左手拇指推起受检眼上睑,右手拇指、示指持滴有接触液的三面镜,凹面向上。受检眼稍向上注视,检查者右手中指轻拉受检眼下睑向下,将三面镜靠近眼睑边缘置入下穹窿。受检眼向前注视,以下穹窿部的三面镜边缘为支点,迅速将三面镜向上转动90°,使其凹面与角膜充分接触,不残留气泡。

(3) 检查者右手调节裂隙灯位置,一般将裂隙灯放在检查者右侧10°~30°;检查眼底左边时,裂隙灯放在5°~10°位置;检查眼底右边时,放在15°位置;检查上下方眼底时,放在10°~30°的任何位置。

(4) 按照先中央透镜,依次为梯面镜、长方镜、舌面镜的顺序,全面检查眼底。

(5) 中央透镜只能看到后极部30°以内范围,为正像;梯面镜、长方镜、舌面镜均为反向的虚像。梯面镜检查眼底范围为30°~60°,相当于角膜缘后13~17mm;长方镜为60°以前的范围,相当于角膜缘后10~15mm;舌面镜可看到锯齿缘、睫状体及前房角,约为角膜缘后9mm以前的范围。

(6) 怀疑有锯齿缘和睫状体上皮裂孔引起的视网膜脱离时,可用巩膜压陷法检查极周边眼底。

(7) 检查完毕后生理盐水冲洗结膜囊及点抗生素滴眼液预防感染。

(三) 并发症及处理

1. 角结膜炎 给予抗生素滴眼液点眼。

2. 角膜上皮损伤 给予小牛血去蛋白提取物眼用凝胶等点眼,严重者可戴绷带镜,甚至包扎患眼。

(四) 操作注意事项

1. 梯面镜、长方镜、舌面镜均是利用平面镜成像的原理观察眼底,成像特点是实像与虚像以镜面为界呈180度对称。

2. 三面镜检查时接触眼球,应保持三面镜完好无损,并严格清洗、消毒,避免发生眼表损伤及感染。

3. 三面镜检查过程中动作要轻柔,避免发生不必要的角膜损伤。

4. 散瞳前检查患者前房深度及房角情况,必要时测量眼压。

(五) 相关知识

1. 三面镜检查借助裂隙灯完成,双眼同时观察,具有明显的立体感,且放大倍数较大。

2. 术前定位视网膜裂孔是三面镜检查的重要内容,包括定位裂孔前后位置和钟点位置。嘱患眼正前方注视,接触镜中心与角膜中心吻合,通过三面镜每个镜面的观测范围能定出裂孔离角膜缘的大致位置;找到裂孔后,旋转裂隙光带,使之与镜面底部平面的钟点垂直,在角膜中心上的光带成一条直线,并对准裂孔位置,光线指向裂孔的方向换算出裂孔的钟点位置。

(六) 常见操作错误及分析

1. 散瞳检查诱发急性闭角型青光眼发作。

2. 安装三面镜及检查过程中时,角膜与接触镜之间出现气泡。尽量采用粘弹剂作接触液,并熟练安装方法。

（七）目前常用训练方法简介

掌握三面镜每个镜面的观察范围,熟练三面镜的安装手法、检查顺序等。

（八）相关知识测试题（选择题）

1. Goldmann 三面镜梯面镜的倾斜角度

   A. 75°　　　　　　　　B. 67°　　　　　　　　C. 59°

   D. 60°　　　　　　　　E. 90°

2. Goldmann 三面镜舌面镜的观察范围是

   A. 后极部 30° 以内范围

   B. 60° 以前的范围

   C. 眼底范围为 30°~60°

   D. 锯齿缘、睫状体及前房角

   E. 视神经乳头和黄斑部

3. 三面镜中观察到正像的镜片是

   A. 中央透镜　　　　　　B. 梯面镜　　　　　　C. 长方镜

   D. 舌面镜　　　　　　　E. 平面镜

4. 检查眼底左边时,裂隙灯放在检查者右侧

   A. 10°~30°　　　　　　B. 30°　　　　　　　C. 200°

   D. 5°~10°　　　　　　E. 45°

5. 三面镜检查顺序正确的是

   A. 中央透镜→梯面镜→长方镜→舌面镜

   B. 中央透镜→长方镜→梯面镜→舌面镜

   C. 中央透镜→舌面镜→梯面镜→长方镜

   D. 梯面镜→长方镜→舌面镜→中央透镜

   E. 中央透镜→舌面镜→长方镜→梯面镜

参考答案:1. A;2. D;3. A;4. D;5. A。

（毛俊峰）

五、常规眼底检查评估表

见表 6-1-2。

表 6-1-2　常规眼底检查评估表

项目	内容	是	否
操作前准备	核对患者及受检眼别		
	暗室检查		
	散瞳及表面麻醉前询问有无药物过敏史及青光眼病史,观察前房深度,必要时测眼压		
	明确有无间接检眼镜、前置镜及三面镜检查的禁忌		
	告知患者眼底检查会有一定的不适感		
	检查眼底检查设备,并调试至正常使用状态		

续表

项目	内容	是	否
操作过程	直接和间接检眼镜、前置镜、三面镜的正确使用手法		
	按照每种眼底检查设备检查眼底的顺序步骤,检查眼底的每个部分		
	记录眼底检查结果,绘制眼底图		
操作后处置	向患者介绍眼底检查结果及意义		
	告知散瞳患者有 4~6 小时畏光、视近模糊等不适		
	三面镜检查后冲洗结膜囊及点抗生素滴眼液预防感染		
	归位检查设备,清洗三面镜		

(毛俊峰)

第二节　特殊眼底检查方法

一、眼底成像技术

(一) 眼底照相

1. 概述　眼底照相是眼底检查常用的检查手段。眼底照相机包括照明系统、成像系统及观察系统。眼底照相机的照明系统通过其光源照亮视网膜,由照相机成像系统的感测组件获取视网膜图像并呈现在显示屏幕上,通过眼底照相机的观测系统可查看患者眼底病灶(图 6-2-1)。

2. 眼底照相操作规范流程

(1)适应证

1)眼底筛查:观察视神经乳头、视网膜血管、视网膜和黄斑的形态;观察视网膜有无水肿、出血、渗出、变性区、裂孔、新生血管、萎缩灶和色素紊乱等病理改变。

2)患者随访:记录和保存不同检查时间点的眼底图像,通过对比前后检查时间点眼底照片的变化,以发现患者病情的变化。

(2)禁忌证

1)绝对禁忌证:无。

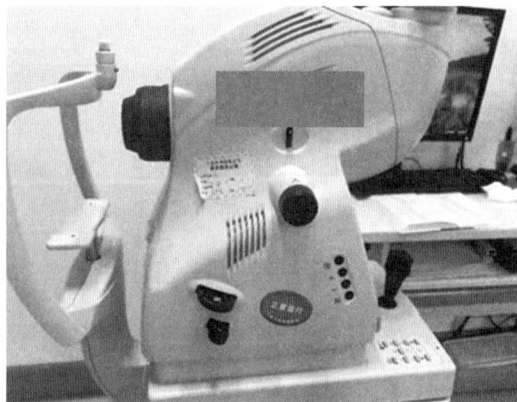

图 6-2-1　眼底照相机

2)相对禁忌证:①严重的角膜病、白内障、玻璃体积血等屈光介质不清的患者,因光线遮挡无法获取清晰的眼底图像;②不能坐位的患者;③年幼无法配合检查者;④精神障碍无法配合检查者;⑤部分眼底照相需要充分散瞳以获得清晰的眼底影像。闭角型青光眼等患者因无法扩瞳,故只能选择免散瞳眼底照相。

(3)操作前准备

1)患者的准备:①充分散瞳;②戴眼镜的患者取下眼镜;③年幼患者检查前需由家长做好解释工作,争取让患者配合检查。

2）物品（器械）的准备：①检查设备运转是否正常；②调节操作者目镜屈光度，在眼底照相机前放置一张白纸，旋转目镜屈光度至看清目镜内的双线十字。

3）操作者的准备：①询问病史，掌握眼底照相检查的目的；②输入患者信息；③对于无散瞳禁忌证的患者予以常规散瞳（如使用托吡卡胺滴眼液，每 10 分钟 1 次，共 3 次。一般要求瞳孔大于 6mm）；④嘱咐患者将头放在颌托架上，调节颌托架的高度，使患者外眦对准标准线。

（4）操作步骤

1）选择拍摄参数：拍照模式（彩照、无赤光和自发荧光）、瞳孔模式（瞳孔直径 4.5~5.5mm 时选择小瞳孔模式）、适合的曝光强度。

2）眼底照片拍摄：叮嘱患者盯紧固视标，检查者通过目镜观察，使用手柄调节眼底照相机的位置至视野内亮度均匀，两个定位反光点清晰可见。旋转微调旋钮，使目镜内劈裂线对齐。按手柄上的拍摄按钮，采集眼底照片。

3）选择合适的照片，调整亮度及对比度后，打印报告。

3. 并发症及处理

眼底照相为无创性操作，无相应并发症。

4. 操作注意事项

（1）应根据患者的病史资料，确定主要拍摄眼别及位置。青光眼及青光眼排查的患者主要拍摄视神经乳头，糖尿病、高血压患者应拍摄九方位图（后极部，上、下、鼻、颞侧，鼻上、鼻下、颞上、颞下方位）。

（2）眼底照相图像采集时，应即时查看图像的质量，检查图像是否聚焦清晰，是否被睫毛或其他外界物体遮挡，并选择高质量的图像保存。

（3）眼底照相图片拍摄时应缩短患者眼睛暴露在明亮灯光下的时间，降低检视灯和检查室房间的亮度，以提高患者拍摄时的依从性。

（4）眼底照相图片拍摄时适时要求患者眨眼，以确保角膜清晰。

5. 相关知识　对于获取的眼底照相结果，从如下方面进行判读。

（1）视神经乳头：视神经乳头充血，提示视神经炎、视神经乳头血管炎等疾病；视神经乳头颜色变淡，多见于视神经萎缩；视神经乳头边界模糊，见于视神经乳头水肿、缺血性视神经病变、有髓鞘神经纤维等（文末彩图 6-2-2）。视神经乳头形态异常：视神经乳头斜入，多见于高度近视患者；视神经乳头局部凹陷，多见于牵牛花综合征、视神经乳头小凹及视神经乳头缺损等疾病；视神经乳头杯盘比扩大，提示青光眼视神经损害或生理性大杯；视神经乳头隆起，多见于视神经乳头新生物、视神经乳头玻璃膜疣等疾病。

（2）视网膜血管：正常情况下动静脉比值为 2∶3。如比值变小，同时伴有动脉反光增强，动静脉交叉压迹出现提示动脉硬化；视网膜血管周围白鞘，提示视网膜血管炎；视网膜血管白线，见于视网膜血管侧支；视网膜新生血管，见于视网膜静脉阻塞（文末彩图 6-2-3）、糖尿病视网膜病变等疾病。

（3）视网膜：①视网膜水肿。眼局部及全身疾病如炎症、缺血、缺氧等引起视网膜屏障破坏引起。②硬性渗出。视网膜内屏障破坏后血管内脂质外渗到视网膜内引起。③软性渗出。视网膜微小动脉闭塞引起神经纤维轴浆流中断引起。④视网膜出血。根据位置可分为视网膜前、视网膜浅层（见文末彩图 6-2-3）、视网膜深层、视网膜下出血，多见于炎症、缺血、

缺氧引起视网膜血管屏障破坏、视网膜新生血管及脉络膜新生血管性疾病(文末彩图 6-2-4);
⑤视网膜隆起度增加。多见于视网膜脱离;⑥视网膜下色素沉着。多见于视网膜色素变性、视网膜脉络膜炎性疾病;⑦视网膜新生物。多见于视网膜脉络膜肿瘤。

(4)黄斑:①黄斑区金箔样反光,多见于黄斑前膜;②黄斑中心凹神经上皮连续性中断,提示黄斑裂孔;③黄斑水肿,多见于糖尿病视网膜病变、静脉阻塞等视网膜血管性疾病;④黄斑区神经上皮脱离,多见于中心性浆液视网膜脉络膜病变、后葡萄膜炎及葡萄膜肿瘤;⑤黄斑区出血,提示脉络膜新生血管。

6. 眼底照相评估表 见表 6-2-1。

表 6-2-1 眼底照相评估表

项目	内容	是	否
操作前准备	核对患者信息,询问患者病史可掌握拍摄重点		
	无散瞳禁忌证的患者予常规散瞳		
	登记患者的信息		
	调整患者头位,使受检者外眦对准标准线		
操作过程	根据患者的屈光状态和病变位置选择合适的拍摄模式、拍摄角度、瞳孔模式及曝光强度		
	嘱患者检查过程中持续注视仪器中的视标		
	检查者通过目镜观察患者的眼底情况,并根据镜头中的劈裂线及校准亮点辅助对焦功能得到清晰的眼底图像,进行拍摄		
	选择合适的照片,调节图片色彩亮度对比度以获得最佳效果,编辑打印报告		
操作后处置	向患者简要介绍检查结果及临床意义		

7. 常见操作错误及分析

(1)高度近视眼患者由于后巩膜葡萄肿或者视网膜脱离患者由于视网膜隆起,可出现整个拍摄视野无法清晰聚焦的情况。眼底照片拍摄时应保证视野中病变位置的焦点清晰。

(2)眼底照相过度曝光时,图像周边的亮区可使周边部视野模糊。若出现此情况应减少曝光或增益后拍摄额外的图像。

8. 目前常用训练方法简介 熟练掌握眼底照相机的操作流程,通过同学之间相互练习进行训练。

(二)超广角眼底成像技术

1. 概述 超广角眼底成像技术是一项新的眼底影像采集技术。传统眼底照相技术的成像范围聚焦在后极部(包括视神经乳头、黄斑及血管弓),对于中周部(赤道部以后)及远周部(赤道部以前至锯齿缘部分)的视网膜则无法成像。眼球正位一次成像可达到赤道前部至锯齿缘范围的技术,称为超广角成像技术(文末彩图 6-2-5)。该技术已被广泛用于多种眼底疾病的筛查、诊断和预后评估。

2. 超广角眼底成像技术操作规范流程

(1)适应证:所有需要眼底检查的患者。

(2)禁忌证

1）绝对禁忌证：无。

2）相对禁忌证：①严重的角膜病、白内障、玻璃体积血等屈光介质不清的患者；②不能坐位的患者；③年幼无法配合检查者；④精神障碍无法配合检查者。

（3）操作前准备

1）患者的准备：①戴眼镜的患者取下眼镜；②年幼患者检查前需由家长做好解释工作，争取患者配合检查。

2）物品（器械）的准备：①检查超广角眼底成像系统设备运行情况；②确认颌托上下调节是否正常。

3）操作者的准备：①登记患者信息（复诊患者输入患者 ID 或姓名找到相应的历史记录）；②询问病史，确认主要拍摄眼及拍摄位置；③调整座椅高度和位置；④告知患者检查时眼睛固视前方光标。

（4）操作步骤

1）选择拍摄类型（彩照或自发荧光）、选择拍摄角度（视神经乳头或者黄斑部为主选择 100° 模式，视网膜病变选择 200° 模式）。

2）调节患者头位远近，根据外部监控窗口指示，光标变成绿色时进行拍摄（红色提示距离过近，蓝色提示过远）。

3）编辑图片：可调节图片的颜色、亮度、对比度以获得最佳效果。

4）选择合适图片打印。

3. 并发症及处理

超广角眼底成像为无创性操作，无相应并发症。

4. 操作注意事项

（1）在拍摄过程中，如需要观察的病灶位于周边眼底，可通过转动眼球进行多方位成像，形成眼底拼图，使成像范围进一步扩大。

（2）在阅片过程中，注意屈光间质混浊（角膜白斑、白内障等）对图像质量的干扰。

（3）在超广角眼底成像图像上可通过调节图像放大倍率对细微病灶及结构进行观察。

（4）图像放大后可通过平滑工具减少失真。

5. 超广角眼底成像评估表　见表 6-2-2。

表 6-2-2　超广角眼底成像评估表

项目	内容	是	否
操作前准备	核对患者信息，询问患者病史		
	检查超广角眼底成像机器及程序运行状况		
	登记患者信息		
	调整患者位置，固定头部		
	嘱患者检查过程中持续注视仪器中的视标		
操作过程	选择拍照类型，选择拍摄角度		
	眼底图像拍摄调节患者头位远近，根据外监视窗口指示，光标绿色时进行拍摄（红色加号 + 表示距离过远需要向前移动，红色减号 – 则反之）		
	选择合适的照片，调节图片色彩亮度对比度以获得最佳效果，打印报告		

续表

项目	内容	是	否
操作后 处置	向患者简要介绍检查结果及临床意义		

6. 常见操作错误及分析

(1)图像中伪影的出现:常见原因包括眨眼、闭眼和拍摄位置不当。

(2)图像中出血病灶显示不清晰:可切换至绿激光通道拍摄,并增加对比度来显示出血病灶。

7. 目前常用训练方法简介

熟悉并掌握超广角眼底成像系统的使用方法,可通过同学之间相互练习进行训练。

(三)眼底自发荧光

1. 概述　眼底自发荧光是一种无创、非侵入性能够反映活体色素上皮功能和代谢状况的眼底影像学监测方法。根据激发光的波长不同分为短波长自发荧光和近红外自发荧光。短波长自发荧光主要的荧光激发物质是脂褐质。视网膜光感受器细胞外节盘膜脱落后被视网膜色素上皮细胞吞噬,继而被色素上皮内溶酶体消化。随着年龄增长和病理状态引起视网膜色素上皮(retinal pigmentosa epithelial,RPE)细胞功能异常,将导致视网膜光感受器细胞外节盘膜不能被 RPE 细胞溶酶体消化,而以脂褐质的形式在细胞内堆积,其中含有的A2E 荧光团在短波长刺激下发出荧光是短波长自发荧光的基础。视网膜色素上皮和脉络膜组织中的黑色素是可产生近红外自发荧光的基础。

2. 眼底自发荧光操作规范流程

(1)适应证

1)年龄相关性黄斑变性。

2)视网膜色素变性。

3)脉络膜色素痣。

4)脉络膜黑色素瘤。

5)羟氯喹视网膜病变。

6)中心性浆液性视网膜病变。

7)眼底黄色斑点症(Stargardt 病)。

8)卵黄样黄斑病变等黄斑部疾病的诊断和随访。

(2)禁忌证

1)绝对禁忌证:无。

2)相对禁忌证:①屈光介质不清的患者;②不能坐位的患者;③年幼无法配合检查者;④精神障碍无法配合检查者;⑤闭角型青光眼无法散瞳的患者。

(3)操作前准备

1)患者的准备:①充分散瞳;②戴眼镜的患者取下眼镜;③年幼患者检查前需由家长做好解释工作,争取让患者配合检查。

2)物品(器械)的准备:检查设备及电源是否正常。

3)操作者的准备:①询问病史,掌握拍摄的位置及重点;②登记患者信息;③对于无散瞳禁忌证的患者予以常规散瞳(如使用托吡卡胺滴眼液,每10分钟1次,共3次;一般要求瞳孔大于6mm);④嘱咐患者将头放在颌托架上,额头贴紧,调节颌托架的高度。

(4)操作步骤

1)选择自发荧光拍摄模式;选择瞳孔模式;选择适合的曝光强度。

2)自发荧光拍摄:叮嘱患者盯紧固视标,检查者通过目镜观察,使用手柄调节眼底照相机的位置至视野内亮度均匀,两个定位反光点清晰可见。旋转微调旋钮,使目镜内劈裂线对齐。按手柄上的拍摄按钮,采集眼底自发荧光。

3)选择合适的照片,调整亮度、对比度后打印报告。

3. 并发症及处理

眼底自发荧光为无创性操作,无相应并发症。

4. 操作注意事项

(1)眼底自发荧光图片拍摄时应检查图像是否聚焦清晰,是否被睫毛或其他外界物体遮挡,并选择高质量的图像保存。

(2)图像过度曝光或曝光不够,使得短波长光照射视网膜时,所看到的特殊"荧光影像"显像不清晰,应在目镜内观察并调节照明强度。

5. 相关知识 自发荧光产生的主要物质是RPE细胞内的脂褐质,脂褐质和含有脂褐质的复合物普遍会发出荧光,脂褐质的积累被看作是RPE细胞代谢应激的指标。临床上可利用自发荧光监测RPE细胞内脂褐质多少来反映其功能和代谢状态。正常荧光:RPE细胞功能正常或受损较轻,RPE细胞屏障功能自行恢复可能性大;高荧光:病灶部位色素上皮降解代谢产物能力下降,导致细胞内堆积较多的脂褐质;低荧光:色素上皮细胞局限性破坏。

(1)正常自发荧光

1)短波长自发荧光:正常人在视神经乳头、视网膜血管、黄斑中心凹处为低荧光区域,其出现低荧光与视神经部位缺乏色素上皮细胞有关。黄斑中心凹处有叶黄素和视网膜色素上皮中黑色素吸收激发光,致使中心凹与周边视网膜相比呈现低荧光。视网膜血管因遮挡下方视网膜色素上皮细胞,视网膜血管处出现低荧光。自发荧光最强的部位在中心凹周围5°~15°的范围(图6-2-6)。

2)近红外自发荧光:高荧光区域在黄斑中心凹处,因该区域视网膜黑色素含量较高。在视神经乳头和视网膜血管处为低荧光。

(2)异常自发荧光:凡能引起视网膜色素上皮功能异常的或与视网膜色素上皮细胞相互关联的光感受器细胞异常的疾病,都能引起眼底自发荧光图像的改变。

1)眼底黄色斑点症(Stargardt病):是一种遗传性黄斑萎缩性变性类疾病,基因变异引起RPE细胞内大量脂褐质沉积,随后导致RPE细胞丧失。该病中的脂褐质沉积是一个动态的过程,故自发荧光也会随病程发生改变。眼底黄白色斑点在自发荧光中表现为高

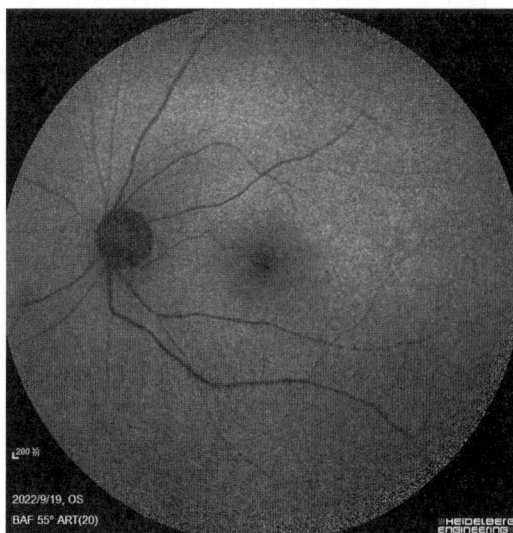

图6-2-6 正常眼底自发荧光(短波长自发荧光)

信号,比眼底彩照更为清晰明显,这些高信号斑点代表吞噬了数倍于其正常大小的脂褐质RPE细胞。随着病程的发展,后期黄斑部出现地图样萎缩后,由于萎缩部累及色素上皮层,自发荧光则表现为低荧光。

2)年龄相关性黄斑变性:有地图状萎缩表现的患者,视网膜色素上皮缺损区域出现低荧光。地图状萎缩邻近的区域为高荧光。新生血管性老年性黄斑变性的患者在短波长自发荧光和近红外自发荧光中表现不同,短波长自发荧光通常是高荧光而红外自发荧光通常是低荧光。该疾病常伴有由于视网膜色素上皮细胞功能退行性变而导致的代谢产物堆积所形成的玻璃膜疣,自发荧光可清晰地显示玻璃膜疣的形态和融合情况。

3)羟氯喹视网膜病变:羟氯喹视网膜病变中心小凹自发荧光正常。中心小凹周围视网膜色素上皮缺失区域为低自发荧光区域;邻近区域为高荧光区。

6. 眼底自发荧光评估表　见表6-2-3。

表6-2-3　眼底自发荧光评估表

项目	内容	是	否
操作前准备	核对患者信息,包括患者姓名、性别、年龄、主诉、眼别		
	询问患者病史,掌握拍摄重点		
	无散瞳禁忌证的患者予以常规散瞳		
	登记患者的信息		
	调整患者位置,固定头部		
操作过程	选择自发荧光拍摄模式及瞳孔模式和曝光强度		
	嘱患者检查过程中持续注视仪器中的视标		
	眼底自发荧光图像拍摄		
	选择合适的照片打印报告		
操作后处置	向患者简要介绍检查结果及临床意义		

7. 目前常用训练方法简介　熟悉并掌握眼底自发荧光的检测方法,可通过同学之间相互练习进行训练。

(四) 相关知识测试题(选择题)

(1)眼底自发荧光适应证包括
　　A. 年龄相关性黄斑变性　　　　　　B. 视网膜色素变性
　　C. 羟氯喹视网膜病变　　　　　　　D. Stargardt 病
　　E. 以上都是

(2)产生短波长自发荧光的物质是
　　A. 叶黄素　　　　　　B. 黑色素　　　　　　C. 脂褐质
　　D. 胡萝卜素　　　　　E. 血红蛋白

(3)产生近红外光自发荧光的主要物质是
　　A. 玉米黄素　　　　　　B. 类固醇　　　　　　C. 黑色素

D. 脂褐素　　　　　　　　　E. 醛固酮

(4) 视网膜血管屏障破坏**不会**引起哪种病理改变

A. 视网膜水肿　　　　　B. 翼状胬肉　　　　　C. 视网膜出血

D. 视网膜渗出　　　　　E. 视网膜神经上皮脱离

(5) 眼底照相的适应证包括

A. 视网膜脱离　　　　　　　　B. 视网膜色素变性

C. 高血压视网膜病变　　　　　D. 麦粒肿

E. 黄斑前膜

参考答案:(1)E;(2)C;(3)C;(4)B;(5)D。

(熊思齐　郑 巍)

二、眼底血管造影

(一) 荧光素眼底血管造影

1. 概述　荧光素眼底血管造影是 20 世纪 60 年代发展起来的一种眼科特殊检查方法。1961 年 Novotny 和 Alvis 首次成功地用荧光素进行了眼底血管造影。他们根据眼底血管的特点、荧光素的吸收和发射光谱的特性,选择了适当的激发滤光片、屏障滤光片、高速胶片以及采用快捷静脉注射技术,成功拍摄了荧光素通过眼底血管的照片,开创了荧光素血管造影这一新技术。近年来,造影设备已经从传统的胶片摄影转变成数码摄影,提高了图像的对比度和锐度。从使用闪光灯拍照转变到激光共聚焦成像技术,开创了一个全新的影像学领域。本文提到的造影设备为海德堡视网膜脉络膜同步血管造影仪。该仪器采用共焦激光扫描系统,是适用于荧光素钠和吲哚菁绿的数字化同步血管造影仪器。

2. 荧光素眼底血管造影操作规范流程

(1)适应证:视网膜及脉络膜血管性疾病。

(2)禁忌证

1)绝对禁忌证:①对荧光素钠药品过敏或既往造影检查曾出现严重不良反应者;②孕妇及哺乳期妇女。

2)相对禁忌证:①既往造影检查出现严重荨麻疹的患者;②严重肾功能不全患者,对于肾小球清除率<30ml/min、肌酐清除率<20ml/min 或血肌酐>450μmol/L 的患者建议尽量减少检查次数;③未控制的哮喘或过敏体质患者;④近期发生心脑血管疾病患者。

(3)操作前准备

1)患者的准备:①详细询问患者姓名、性别、年龄、主诉,被检眼的既往史和现病史;②年幼患者、精神障碍患者需提前由家属做好解释工作,安抚患者情绪,使其尽可能配合检查;③无散瞳禁忌证患者常规散瞳(使用托吡卡胺滴眼液,10 分钟 1 次,共 3 次,一般要求瞳孔大于 6mm)。

2)物品(器械)的准备:检查荧光血管造影机的运转情况,并准备急救药品:①0.1%肾上腺素;②抗组胺药(如异丙嗪、苯海拉明等)、地塞米松、阿托品、生理盐水或林格液、抗惊厥药(如地西泮)等;③急救设备,包括抢救床、备有急救药品和器具、医用氧气管道或氧气瓶或氧气袋、血压计、听诊器等。

3)操作者的准备:①询问过敏史和全身病史,注意有无散瞳禁忌证;②签署眼底血管造影同意书;③掌握病史,确定造影目的;④输入患者基本信息;⑤调整患者座位、头位(必要时绑好头带)和双眼水平线位置。

(4)操作步骤

1)造影剂过敏试验:利用生理盐水或注射用水和荧光素钠原液配制荧光素钠稀释液(稀释浓度为 0.001%~0.01%),局部皮试。以 5 分钟预试验观察时间为例,观察患者有无过敏样反应及其他不适。

2)造影检查:①预试验观察无阳性反应,确认静脉通道通畅,肘静脉快速注入造影剂,注射时长约 5 秒。注射开始的同时开始计时。②根据病情和造影目的选择主照眼,以主要病灶位于后极部的患者为例。造影开始前镜头聚焦于主照眼后极部,建议计时至 8 秒左右开始以 1~2 秒的频率连续拍摄至主照眼视网膜静脉回流。其后根据需要断续拍摄主照眼后极部和对侧眼后极部,再拍摄双眼周边各方位。一般分早期(1 分钟内)、中期(1~10 分钟)、晚期(10~15 分钟)三个时段拍摄造影图片至计时 15 分钟左右。③拍摄过程中应随时调整曝光或增益以获取较好对比度的图片。应尽可能九方位拍摄。超广角镜头应尽可能涵盖全视网膜。

3)选择图片,打印报告。

3. 并发症及处理

(1)荧光素眼底血管造影并发症

1)轻度不良反应:一过性反应,可完全缓解,无须处理,如一过性胸闷、恶心、呕吐、喷嚏、咳嗽、瘙痒、味觉异常、口唇感觉异常。

2)中度不良反应:缓解慢,有时需处理,但不危及生命。如荨麻疹;腹部绞痛、腹泻;大量造影剂外渗;血管迷走神经性昏厥等。

3)重度不良反应:危及生命,需要严密处理,如过敏性休克、喉头水肿、心血管意外等。

(2)并发症的处理:①迅速帮助患者采取舒适体位;②静脉给液;③测量血压、心率,怀疑和血糖相关者测量血糖;④伴有皮疹、血压下降、怀疑喉头水肿等给予地塞米松注射;⑤吸氧;⑥迅速联系相关科室准备进一步处理或转科治疗,以免危及患者生命。

4. 操作注意事项

(1)要注意造影剂过敏试验的结果,避免不良反应的发生。

(2)在操作前要熟悉患者的病史及造影目的,明确主照眼,避免检查结果的遗漏。

5. 相关知识

(1)正常荧光的生理基础:内屏障是指视网膜血管内皮细胞间的紧密连接和视网膜周细胞及血管周围的胶质细胞构成的血视网膜屏障,视网膜血管中的荧光素钠分子无法渗漏到血管外的视网膜组织间隙中;外屏障是指正常色素上皮间在色素上皮顶部有紧密连接,封闭了细胞间隙,脉络膜渗漏的荧光素无法通过色素上皮到达神经上皮层。

(2)异常荧光的病理基础

1)机械性"牵拉"或炎性介质造成内皮细胞紧密连接打开:如视网膜静脉阻塞循环阻力的增加,前膜对视网膜血管的牵拉。

2)视网膜周细胞的缺失:如糖尿病视网膜病变的微血管瘤、新生血管。

3)色素上皮间紧密连接破坏,封闭的细胞间隙打开。

(3)荧光素眼底血管造影的分期(图 6-2-7)

1)脉络膜期(背景荧光期):睫后短动脉开始充盈,表现为斑块样分布,早于视网膜荧光出现。

2)动脉期:动脉开始充盈至静脉充盈之前,一般 1~1.5 秒。

3)动静脉期:动脉期毛细血管开始充盈,然后汇入小静脉、大静脉,出现静脉层流。

4)静脉期:随时间延长,所属各小静脉的荧光素将静脉主干完全充满,静脉层流消失。

5)晚期:一般在静脉注入荧光素后 10 分钟,眼底荧光逐渐减弱至消失。

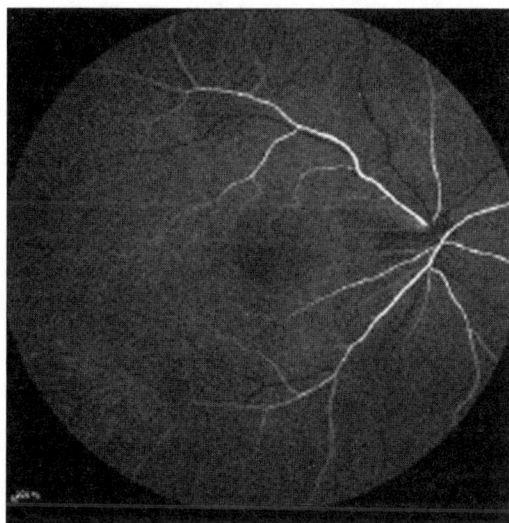
动脉期

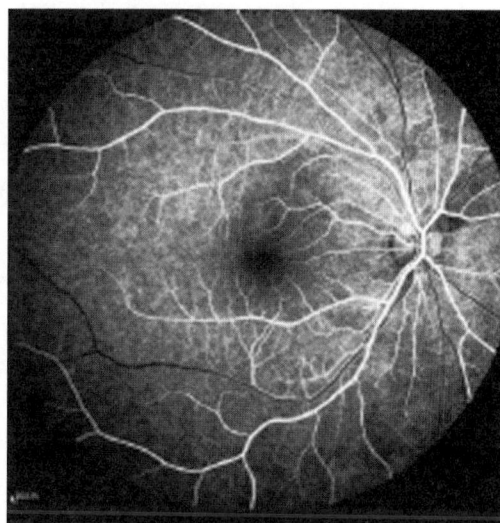
动静脉期

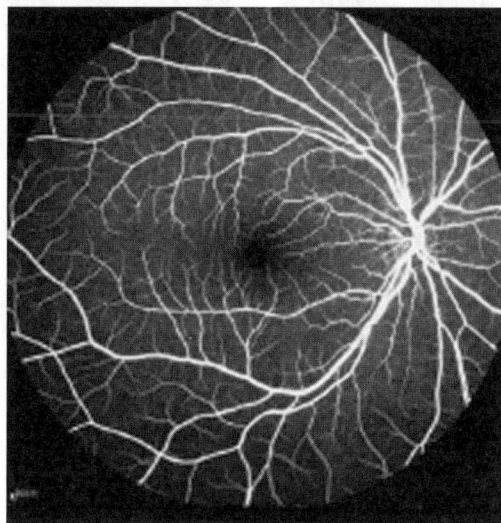
静脉期

图 6-2-7　荧光素钠眼底血管造影的分期

(4)异常荧光的分类

1)强荧光:①透见荧光(窗样缺损)。视网膜色素上皮内色素颗粒的缺失可透过脉络膜荧光,与脉络膜荧光同步出现,随脉络膜荧光(背景荧光)增强而增强,减弱而减弱。②荧光积存(荧光池染)。荧光素渗漏到病变形成的空间内。荧光特点:因荧光素从血管离开进入另外的空间需要时间,早期病变部位常呈弱荧光改变,后期随着积存扩大到某个解剖空间,在尺寸、形态、浓度上均增加,并可持续存在。③荧光着染。荧光渗漏到组织中而非解剖空间,称为着染。瘢痕或萎缩灶中央的脉络膜毛细血管闭锁边缘开放,荧光素从此渗漏使边缘着染。④荧光渗漏。视网膜和脉络膜血管病变、炎症及肿瘤等能引起内外屏障不完整都可以引起荧光素的渗漏。荧光特点:强荧光局限于病灶区,随时间延长强度增加,边界不清(图6-2-8)。⑤新生血管。糖尿病视网膜病变、视网膜静脉阻塞等产生的新生血管因结构不完整,引起荧光素的渗漏。

2)弱荧光:任何原因引起的正常眼底荧光强度的降低或者消失。①遮蔽荧光,组织成分或液体对正常荧光产生遮挡所引起,产生遮蔽荧光的主要物质包括出血和色素,还可以是致密的渗出、瘢痕组织、肿瘤、异物等;②视网膜或脉络膜无灌注区,血管闭塞所致(图6-2-9);③背景荧光减弱。

3)循环动态异常:①充盈缺损,病理原因使视网膜脉络膜和视神经的血管或供应区域血液灌注不足导致弱荧光,如视网膜动脉阻塞、眼缺血综合征等,视网膜毛细血管闭锁形成眼底血管造影的无灌注区;②充盈迟缓;③充盈倒置;④逆行充盈。

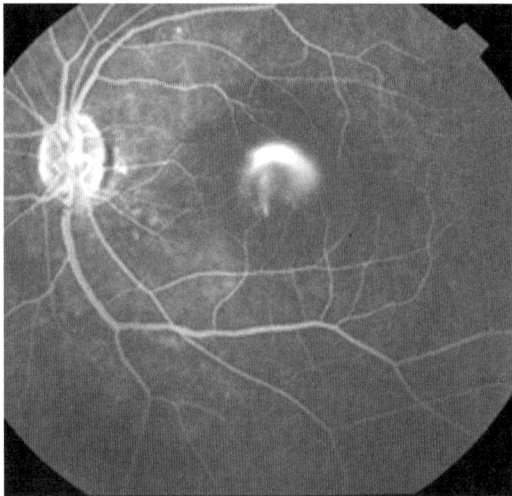

图6-2-8 荧光渗漏

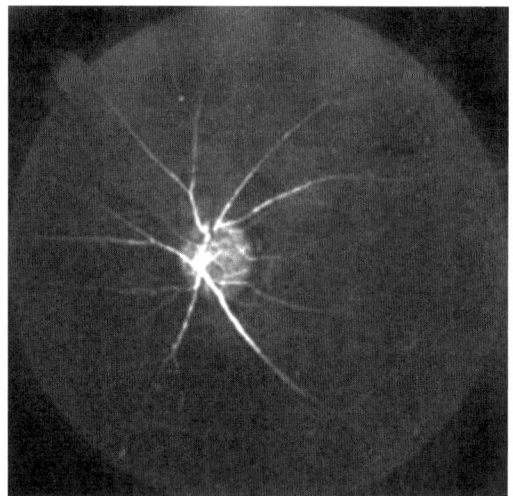

图6-2-9 充盈缺损

6. 荧光素眼底血管造影评估表 见表6-2-4。

表6-2-4 荧光素眼底血管造影检查评估表

项目	内容	是	否
操作前准备	核对患者信息,包括患者姓名、性别、年龄、主诉		
	查看患者检查结果,明确检查目的		
	询问既往史、过敏史,明确患者有无禁忌证		

项目	内容	是	否
操作前准备	与患者及监护人谈话,签署眼底血管造影同意书		
	无散瞳禁忌证患者常规散瞳		
	急救药品准备妥当		
	稀释荧光素钠静脉注射试验或皮下注射,观察患者有无过敏反应		
	准备并检测,调试好造影仪器,输入患者基本信息		
操作过程	调整患者位置,预拍摄红外、无赤光、自发荧光图像		
	确认静脉通道通畅,肘静脉快速注入造影剂		
	根据病情和造影目的选择主照眼,计时至 8 秒左右开始以 1~2 秒的频率连续拍摄至主照眼视网膜静脉回流,然后拍摄对侧眼后极部图像,回到主照眼顺时针或者逆时针拍摄周边视网膜图像,重点部位选择性重点拍摄		
	拍摄主照眼及对侧眼早期(1 分钟内)、中期(1~10 分钟)、晚期(10~15 分钟)三个时段的图片		
	结合患者病史、临床表现、眼底彩照及其他检查报告,阅读造影图片,描述造影所见		
	选择有代表性的图片打印图文报告		
操作后处置	向患者简要介绍检查结果及临床意义		

7. 常见操作错误及分析

(1)视网膜及脉络膜血液循环分期不明确:应确定主要拍摄眼,在注射开始计时后,采集各分期时间段的图像。

(2)病灶部位早期荧光造影图片遗漏:先确定病变部位,造影开始后先拍摄病灶区域。

8. 目前常用训练方法简介　熟悉并掌握荧光素眼底血管造影机的使用方法,可通过同学之间相互练习进行训练。

(二)吲哚菁绿血管造影

1. 概述　吲哚菁绿血管造影用于观察脉络膜血管。因吲哚菁绿的分子量大,且大部分与血浆白蛋白结合,几乎不从脉络膜毛细血管中漏出。吲哚菁绿的最大吸收波长为795~810nm,最大激发波长为 835nm,而近红外光作为激发光源很少被视网膜色素上皮和黄斑叶黄素吸收;同时近红外光不易散射,屈光介质混浊的患者也可造影。故吲哚菁绿和近红外光作激发光源可得到比较满意的脉络膜血管图像。

2. 吲哚菁绿造影操作规范流程

(1)适应证:脉络膜疾病的诊断及随访。

(2)禁忌证:基本同荧光素眼底血管造影。

(3)操作前准备

1)患者的准备:参见"荧光素眼底血管造影"。

2)物品(器械)的准备:①检查吲哚菁绿造影仪器运转正常;②吲哚菁绿溶液注射用水

溶解,制成 0.5% 的溶液。

3)操作者的准备:①询问过敏史和全身病史,注意有无散瞳禁忌证;②签署眼底血管造影同意书;③掌握病史,确定造影目的;④输入患者基本信息;⑤调整患者座位、头位。

(4)操作步骤

1)造影剂过敏试验:吲哚菁绿造影检查前需皮试,观察患者对吲哚菁绿有无过敏反应。

2)造影检查:皮试阴性的患者,根据病情选择主导眼、确定主要拍摄方位。拍摄前期以主要病灶为目标连续拍摄,必要时可选择视频模式,以记录脉络膜血管的充盈情况。双眼均有病灶时注意穿插拍摄。脉络膜毛细血管充盈完全后,开始拍摄周边各象限。一般拍摄分为早期 1 分钟内、中期 10 分钟内及晚期 30 分钟左右。

3)选取图片,打印结果。

3. 并发症及处理　吲哚菁绿很快从肝脏中清除,几分钟内在整个循环中消失,其不良反应与荧光素钠类似,如可出现过敏、恶心、呕吐、头晕、心律不齐等症状,偶有血压降低、呼吸紧迫甚至死亡。故造影前应仔细询问有无过敏史,心血管、肝、肾等病史,并配备抢救药物和器材(参考荧光素眼底血管造影)。

4. 操作注意事项　参考荧光素眼底血管造影。

5. 相关知识

(1)吲哚菁绿血管造影的分期(图 6-2-10):按脉络膜血管充盈时间分。

1)动脉期:脉络膜动脉充盈较视网膜动脉开始充盈提早 1 秒左右,后极部脉络膜动脉走行迂曲。

2)动静脉期:脉络膜动脉和静脉荧光交叉重叠,平均脉络膜静脉充盈时间约 15 秒(11~29 秒),紧接着脉络膜毛细血管充盈,后极部呈模糊的强荧光。

3)静脉期:脉络膜动脉荧光减弱,静脉荧光增强,涡静脉充盈,涡静脉充盈时间平均为 25 秒(15~35 秒)。

4)晚期:脉络膜荧光模糊。

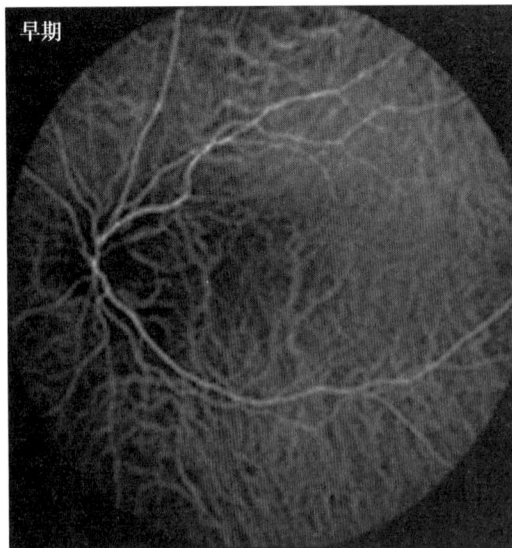

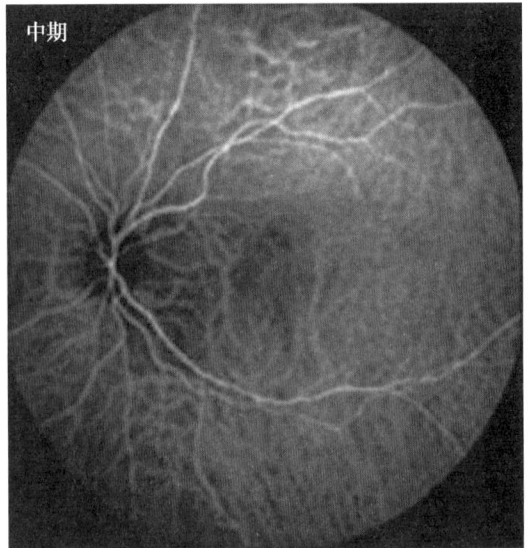

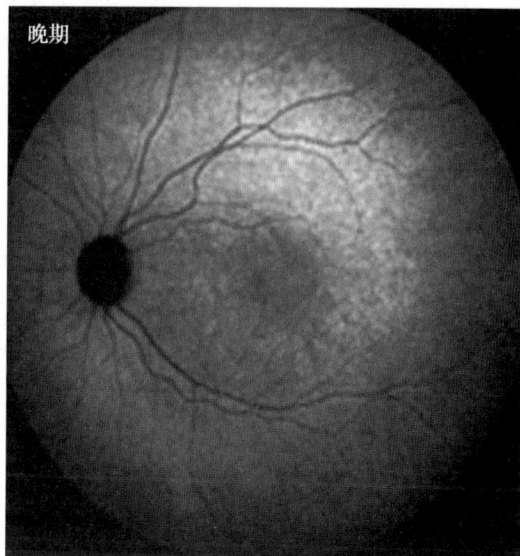

图 6-2-10 吲哚菁绿血管造影的分期

（2）吲哚菁绿造影结果的判读标准

1）强荧光：脉络膜荧光强于其他周围荧光并延长至晚期不消退。①任何原因所致视网膜下新生血管呈强荧光并有染料渗出；②任何原因引起脉络膜毛细血管通透性增强或视网膜色素上皮细胞屏障受损致吲哚菁绿分子渗出，聚集在视网膜下或组织染色而呈现强荧光为渗漏。

2）弱荧光：指脉络膜荧光弱于其他周围荧光。①遮蔽荧光：前部的组织有出血、色素渗出或积液遮蔽脉络膜荧光；②脉络膜血管闭塞：任何原因致脉络膜毛细血管或大血管闭塞均可致脉络膜弱荧光。

6. 吲哚菁绿造影评估表 见表 6-2-5。

表 6-2-5 吲哚菁绿造影检查评估表

项目	内容	是	否
操作前准备	核对患者信息，包括患者姓名、性别、年龄、主诉		
	查看患者检查结果，明确检查目的		
	询问既往史、过敏史，明确患者有无禁忌证		
	与患者及监护人谈话，签署眼底血管造影同意书		
	无散瞳禁忌证患者常规散瞳		
	急救药品准备妥当		
	准备并检测，调试好造影仪器，输入患者基本信息		
操作过程	确认静脉通道通畅，肘静脉注入造影剂		
	分别拍摄主照眼及对侧眼早期（1分钟内）、中期（10分钟内）、晚期（30分钟）三个时段的图片		
	结合患者病史、临床表现、眼底彩照及其他检查报告，阅读造影图片，描述造影所见		
	选择有代表性的图片打印图文报告		

续表

项目	内容	是	否
操作后 处置	向患者简要介绍检查结果及临床意义		

7. 常见操作错误及分析　详见荧光素眼底血管造影的相关内容。

8. 目前常用训练方法简介　熟悉并掌握吲哚菁绿造影机的使用方法,可通过同学之间相互练习进行训练。

(三) 相关知识测试题(选择题)

(1) 下列**不是**荧光素钠造影禁忌证的是

　　A. 对荧光素钠药品过敏或既往造影检查曾出现严重不良反应者

　　B. 近期心脑血管、代谢或呼吸道疾病尚未控制,全身状况不平稳的患者

　　C. 既往造影检查出现过严重荨麻疹的患者

　　D. 癫痫患者

　　E. 严重肾功能不全患者

(2) 下列**不属于**荧光素钠造影高荧光的是

　　A. 透见荧光　　　　　　　B. 遮蔽荧光　　　　　　　C. 荧光积存

　　D. 荧光着染　　　　　　　E. 荧光渗漏

(3) 下列可引起荧光素钠造影异常荧光的病理基础是

　　A. 内皮细胞的缺失或色素上皮间紧密连接破坏

　　B. 炎症

　　C. 肿瘤

　　D. 缺血

　　E. 以上都是

(4) 下列**不是**吲哚菁绿造影弱荧光原因的是

　　A. 新生血管　　　　　　　　　　　B. 色素

　　C. 渗出或积液遮蔽脉络膜荧光　　　D. 脉络膜血管闭塞

　　E. 出血

(5) 下列**不属于**渗出性老年性黄斑变性的分型的是

　　A. 典型新生血管　　　　　　　　　B. 息肉状脉络膜血管病变

　　C. 多发性一过性白点综合征　　　　D. 血管瘤样增生

　　E. 结合型

参考答案:(1)D;(2)B;(3)E;(4)A;(5)C。

(熊思齐　郑巍)

三、眼部 A 型及 B 型超声检查

(一) 眼部 A 型超声检查

1. **概述**　眼部 A 型超声是一种通过超声波对眼部进行测量评估的检查方法,其采用单个波束,将所探测组织界面的回声以不同高度的波峰显示,依次排列在基线上,构成与探测

方向一致的一维图像。1956 年 Mundt 和 Hughes 首次将 A 型超声技术应用于眼科检测。随着超声技术的不断发展,A 型超检查已成为眼科疾病不可或缺的诊疗手段。A 型超声包括生物测量 A 型超声、标准化 A 型超声。

2. 眼部 A 型超声操作规范流程

(1)适应证:A 型超声主要用于眼球各部位的生物学测量,包括角膜厚度、前房深度、晶状体厚度、玻璃体腔长度、眼轴长度等。

1)白内障摘除联合人工晶状体植入手术前,可测量眼轴长度、前房深度等,计算植入眼内的人工晶状体度数。

2)辅助与眼轴长度相关的疾病的诊断及评估,如先天性小眼球、闭角型青光眼、屈光不正等。

3)屈光性角膜手术的术前检查。

4)肌源性眼球突出,测量眼外肌的相关参数。

(2)禁忌证

1)绝对禁忌证:开放性眼外伤、角膜穿孔、严重的角膜溃疡等。

2)相对禁忌证:年幼及精神障碍等不能配合者。

(3)操作前准备

1)患者的准备:①详细询问患者姓名、性别、年龄、主诉和被检眼的既往史和现病史;②年幼患者、精神障碍患者需提前由家属做好解释工作,安抚患者情绪,使其尽可能配合检查;③患者采用仰卧位,头部靠近侧方的显示器。

2)物品(器械)的准备:①调试好超声仪器;②进行探头消毒;③调整测量程序。

3)操作者的准备:①核对患者信息,包括患者姓名、性别、年龄、主诉和需要检查的眼别;②明确患者有无 A 型超声检查的禁忌证;③告知患者或家属 A 型超声检查的主要内容及注意事项。

(4)操作步骤

1)生物测量 A 型超声:分为直接接触检查法和间接浸入检查法。

直接接触检查法:是指将探头与角膜直接接触的检查方法。①表面麻醉:可选择丁卡因、奥布卡因等表面麻醉药,滴药时嘱患者往上看,避开角膜。②测量:嘱患者自然睁开双眼,注视超声探头顶端的注视灯。探头呈垂直位,逐渐接近角膜。当探头接触到角膜的瞬间,如果测量条件满足预设值,超声仪将自动冻结图像并显示测量结果。如此反复测量 3~5 次。③检查结束,予患者被检眼滴抗生素滴眼液,避免感染。

间接浸入检查法:探头不直接与角膜接触,其测量步骤与直接接触法基本相同,但需在上下睑之间置入眼杯。①表面麻醉。②检查者将检查专用眼杯轻柔放置于患者受检眼结膜囊内。向眼杯内缓慢注入耦合剂,如平衡盐溶液、人工泪液等。③将探头缓慢浸入耦合剂中,探头与角膜表面距离 5~10mm 为宜,避免接触角膜。观察超声图像,移动探头以获取最优图像。④取出眼杯,予患者眼表滴抗生素滴眼液,避免感染。

标准化 A 型超声操作步骤:①表面麻醉;②探头置于眼球表面(不需用耦合剂),首先从下方 6 点开始探查,扫查 8 条子午线(6:00、3:00、12:00、9:00,以及这四条子午线两者之间的子午线),探头沿角膜缘向穹窿部滑动,并保证声束垂直于眼球壁,令患者眼球向所扫描的子午线方向注视;③检查完毕患眼滴用抗生素滴眼液。

2)A 型超声的眼眶检查:A 型超声的眼眶检查内容主要包括眶软组织、眼外肌及视神经。其检查方法分为经眼检查法和眼旁检查法。①经眼检查法:表面麻醉后,嘱患者自然睁开双眼,将探头置于眼球表面,扫查 4 条或 8 条子午线。眼眶检查及定位方法基本同眼内检查法。②眼旁检查法:用于检测眼眶周围的浅层病变,如泪腺、泪囊等。将探头按钟点位置置于眶周皮肤上进行扫查。发现病变后记录病变的大小和边界、病变内波峰高度、是否整齐、声衰减等情况。

3. 并发症及处理

(1)A 型超声检查后可出现眼表感染,如结膜炎、角膜炎等。操作前应消毒超声探头,检查后局部应用抗生素滴眼液。

(2)A 型超声检查后可出现角膜上皮脱落。操作过程应轻柔,可局部应用抗生素滴眼液联合促进角膜上皮愈合的滴眼液。

4. 操作注意事项

(1)做 A 型超声前应确认患者眼部皮肤是否有明显破损,角结膜是否有炎症、破损或异物等。为避免局部出现感染,此类情况应尽量避免检查。

(2)根据不同需求,可采取高低两种分贝增益。

(3)对于内眼手术后不久的患者,闭合眼睑探查更安全,需在组织敏感度上加 3dB。

5. 相关知识

(1)回声强度:组织回声强度以波峰高度来表示,对波峰高度的测量,可以是分贝的绝对值,亦可是初始波高度(100%)与待测波高度的百分比。

(2)内部结构:病变内部组织结构,以波峰的特点(波峰高低以及是否规则)来显示。规则内部结构常表现为规则的波形,波峰高度接近,反之见于结构不规则的病变。

(3)声衰减:是指声波在介质中传播时,入射的声能被介质反射、散射或吸收时发生声强衰减,造成病灶内或后面的波峰高度下降。

6. 眼部 A 型超声检查评估表 见表 6-2-6。

表 6-2-6 眼部 A 型超声检查评估表

项目	内容	是	否
操作前准备	核对患者信息,包括患者姓名、性别、年龄、主诉		
	查看患者病历资料及检查结果,明确检查目的		
	调整患者头位		
	超声仪器探头消毒		
操作过程	调试超声仪器,设置测量程序		
	表面麻醉		
	探头置于眼球表面,令患者眼球向所扫描的子午线方向注视。从下方 6 点开始探查,扫查 8 条子午线(6:00,3:00,12:00,9:00,以及这四条子午线两者之间的子午线)		
	抗生素滴眼液滴眼		
	打印检查报告		
操作后处置	向患者简要介绍检查结果及临床意义		

7. 常见操作错误及分析

(1)视网膜脱离、后巩膜葡萄肿等患者测出的眼轴偏短,可能原因为检测值为角膜到脱离的视网膜或者角膜到后巩膜葡萄肿旁区域的波峰距离。

(2)硅油眼、球内注气术等特殊眼的 A 型超声测量值过长。其原因为超声波在硅油及气体填充眼中传播速度减慢有关。

8. 目前常用训练方法简介　熟悉并掌握 A 型超声测量仪的使用方法,可通过同学之间相互练习进行训练。

(二)眼部 B 型超声检查

1. 概述　眼部 B 型超声检查是通过超声波对眼球及眼眶内部结构进行检查的一种无损探伤方法,具有诊断准确率高、伤害性极低、方便快捷的特征。其一般采用扇形扫描或线阵扫描,将组织界面的回声转为不同亮度的回声光点在显示器上显示,组成二维的声学切面图像。1972 年 Bronson 和 Turner 制成的接触性 B 型超声开始应用于眼科临床。眼部 B 型超声的应用,成为眼科疾病不可或缺的诊疗手段。

2. 眼部 B 型超声操作规范流程

(1)适应证

1)球内疾病:包括晶状体脱位、玻璃体混浊、玻璃体积血、视网膜脱离(图 6-2-11)、脉络膜脱离、眼内异物、眼底占位性病变等。

2)球后疾病:包括球后占位性病变、眶内异物等。

(2)禁忌证

1)绝对禁忌证:眼部 B 型超声检查无绝对禁忌证。

2)相对禁忌证:开放性眼外伤、角膜穿孔、严重角膜溃疡等。

(3)操作前准备:参见"眼部 A 型超声检查"。

(4)操作步骤

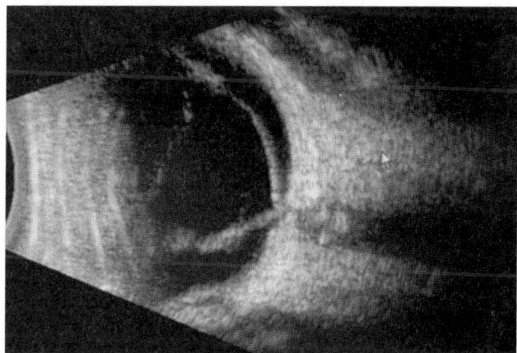

图 6-2-11　视网膜脱离眼部 B 型超声图像

1)B 型超声对眼内扫描

● 将探头置于结膜或眼睑(需用耦合剂)上,先对眼球纵向扫描 4 条主要子午线(6:00,3:00,12:00,9:00),探头位置从角膜缘滑向穹窿部。

● 再对眼球进行横向扫描,先将探头置于上方角膜缘,从鼻上往颞上滑动,再将探头置于下方角膜缘,从鼻下往颞下滑动。

● 如需了解后极部病变与球壁的关系,再增加轴位扫描。

2)B 型超声对眼眶扫描

● 经眼球眼眶横向扫描:将探头置于眼睑上(需用耦合剂),使声波束经过平行于角膜缘的切线位置,扫描对侧眼眶。

● 经眼球眼眶纵向扫描:探头置于眼睑上(用耦合剂),扇形声波束垂直于角膜缘,扫描病变的前后方向。

● 经眼球眼眶轴位扫描:扇形声波束经过晶状体中央和视神经,扫描眼球后方的视神经及其他眼眶组织。

● 眼周扫描法：包括横向扫描和纵向扫描。眼周眼眶横向扫描：将探头置于眼球与眶缘之间，平行于眼球和眼眶扫描。眼周眼眶纵向扫描：探头置于受检眼球与眶缘之间，探头移动方向与横向扫描垂直。

3. 并发症及处理　眼部 B 型超声检查为无创性操作，无相应并发症。

4. 操作注意事项

(1)进行眼部 B 型超声探查时，手臂要有支撑，以免给眼球增加压力。操作过程中保持超声声束垂直于被检测界面，病变应当位于声像图中心区。

(2)开放性眼外伤者，应先缝合伤口，再行超声探查，并要严格消毒探头及患眼皮肤。

(3)进行眼部 B 型超声检查时应高、低两种增益结合。高增益有利于发现玻璃体混浊及病变大体情况；低增益则可提高分辨率，更好地显示病变的局部形态。

5. 相关知识　眼部 B 型超声扫描中常用的动态观测技术包括运动试验、后运动试验和压缩试验等。

(1)运动和后运动试验：若眼内的病变随眼球的运动而运动，则称为运动试验阳性；眼内病变不随眼球的运动而运动，则称运动试验阴性。当眼球运动停止后，病变的运动仍不停止，称为后运动试验阳性；眼球运动停止病变运动即停止，称为后运动试验阴性。

(2)压缩试验：扫描时发现疑似囊性病变后，使超声声束通过整个病变，再用探头轻压，若病变大小改变即为压缩试验阳性，反之则为压缩试验阴性。主要用来观察眶内病变属实性、血管性或囊性。

6. 眼部 B 型超声检查评估表　见表 6-2-7。

表 6-2-7　眼部 B 型超声检查评估表

项目	内容	是	否
操作前准备	核对患者信息，包括患者姓名、性别、年龄、主诉		
	查看患者病历资料及检查结果，明确检查目的		
	调整患者体位		
	调试超声仪器，设置测量程序		
	超声仪器探头消毒		
操作过程	调整增益，沿 4 条主要子午线(6∶00，3∶00，12∶00，9∶00)纵向扫描眼球		
	调整增益，超声探头横向扫描眼球(鼻上至颞上及鼻下至颞下)		
	探头置于眼球与眶缘之间，平行及垂直于眼球和眼眶行眼眶扫描(需行眼眶扫描的患者)		
	记录检查结果并打印检查报告		
操作后处置	向患者简要介绍检查结果及临床意义		

7. 常见操作错误及分析

(1)眼内炎及玻璃体积血患者,B 型超声检查时玻璃体腔均为高回声,应结合病史及其他眼部检查来鉴别。

(2)B 型超声检查视网膜脱离与眼球内机化物及脉络膜脱离的混淆,应引导患者闭眼转动眼球,观察脱离光带的后运动及与球壁相连的情况来判断。

8. 目前常用训练方法简介　熟悉并掌握 B 型超声测量仪的使用方法,可通过同学之间相互练习进行训练。

(三) 相关知识测试题(选择题)

(1)眼部 B 型超声适应证**不包括**

　　A. 视网膜脱离　　　　　　B. 脉络膜血管瘤　　　　　C. 角膜溃疡

　　D. 眼内异物　　　　　　　E. 泪腺肿瘤

(2)如图 6-2-12 眼部 B 型超声结果,提示患者可能患有

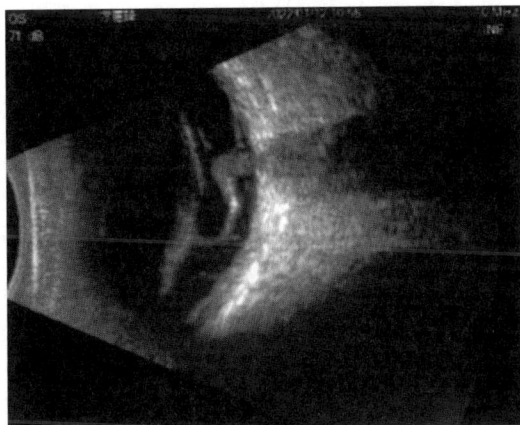

图 6-2-12　眼部 B 型超声结果

　　A. 视网膜脱离　　　　　　B. 青光眼　　　　　　　　C. 晶状体全脱位

　　D. 脉络膜黑色素瘤　　　　E. 眼内异物

(3)A 型超声检查的适应证**不包括**

　　A. 白内障术前检查　　　　　　　　B. 眼球突出

　　C. 屈光性角膜手术术前检查　　　　D. 视网膜脱离

　　E. 先天性小眼球

(4)下列关于眼 A 型超声检查叙述**错误**的是

　　A. 眼部 A 型超声包括生物测量 A 型超声和标准化 A 型超声

　　B. 组织回声强度以波峰高度来表示

　　C. 病变内部结构以波峰特点(波峰高低及是否规则)来显示

　　D. 眼球穿通伤清创缝合术后不能行 A 型超声检查

　　E. 间接浸入检查法探头不与角膜接触

(5)下列为眼部 A 型超声禁忌证的疾病是

　　A. 视网膜脱离　　　　　　B. 葡萄膜炎　　　　　　　C. 角膜穿孔

D. 屈光不正 　　　　　E. 青光眼

参考答案:(1)C;(2)A;(3)C;(4)D;(5)C。

(熊思齐　郑　巍)

四、光学相干断层扫描检查

(一)光学相干断层扫描

1. 概述　光学相干断层扫描(optical coherence tomography,OCT)是一种非侵入性的显像检测方法。OCT是应用测量光波回波时间延长的原理来摄取组织的分层截面图像。随着OCT技术不断进步,眼科医师可以分层观察及测量视网膜,对诊断疾病有极大帮助,可以为青光眼和视网膜疾病提供治疗指导。

2. OCT操作规范流程

(1)适应证

1)视网膜疾病:黄斑裂孔、黄斑前膜、黄斑水肿、年龄相关性黄斑变性、中心性浆液性脉络膜视网膜病变、糖尿病性视网膜病变、玻璃体黄斑牵拉综合征等。

2)视神经疾病:青光眼、视神经炎、非青光眼性视神经病变、阿尔茨海默病等。

(2)禁忌证

1)绝对禁忌证:无。

2)相对禁忌证:①角膜混浊;②致密的白内障;③玻璃体积血。

(3)操作前准备

1)患者的准备:①详细询问患者姓名、性别、年龄、主诉和被检眼的既往史和现病史;②年幼、精神障碍患者需提前由家属做好解释工作,安抚患者情绪,使其尽可能配合检查;③患者取坐位,坐于仪器前。

2)物品(器械)的准备:①调试仪器保证仪器正常运行;②确认镜头无污点;③输入患者信息,建立扫描模式。

3)操作者的准备:①核对患者信息,查看患者其他检查结果,明确检查目的;②调整座椅高低使患者处于舒适状态;③告知患者注意事项,使其头部固定,注视镜头内部固定光标数秒。

(4)操作步骤

1)扫描右眼时嘱患者下颌置于左边的下颌托凹槽内(反之亦然),额头靠近头靠,调整下颌托高度使患者外眦高度位于眼位标志线水平,嘱患者注视镜头内固定光标。

2)扫描镜头对准患者瞳孔中心向前推进,直到获取清晰的眼底图像,调节眼底图像至最清晰状态。

3)对焦:通过调整将检查部位调至扫描框内,确保扫描的视网膜光带清晰、位置居中、信号轻度高、亮度均匀。

4)在眼底图像和OCT图像优化后,嘱患者眨眼1~2次,然后睁大眼保持注视,避免眨眼,直至扫描拍摄完成。

5)查看扫描窗口,评估OCT图像的质量和信号强度。如图像质量佳,点击保存按钮储存图像。如图像质量、位置或眼动等不达标准,则重复上述步骤以获取新的扫描影像。如设备需进行两次扫描(X轴、Y轴方向各一次),亦重复上述扫描影像的步骤。

6)若患者需进行对侧眼的扫描,可建立新的扫描模式,嘱患者移动头位,重复步骤1)~5)进行扫描。

7)扫描结束,嘱患者头部离开下颌托和头靠。

8)查看扫描结果,评估影像质量,看有无镜头伪迹,扫描信号质量是否高等。

9)打印扫描结果,阅片。

3. 并发症及处理　OCT检查为无创性操作,无相应并发症。

4. 操作注意事项

(1)注意扫描镜头是否清洁:使用镜头扫描时尽量避免接触患者的眼睛。若镜头有污渍应在检查前进行清洗。不用镜头时应盖上镜头盖防止灰尘浸染镜头。

(2)调整焦距:扫描时,应根据患者的屈光状态调整好焦距,以获得清晰的信号高的影像。可自动调整焦距或手动进行调整。

(3)优化图像:点击优化或增强按键可优化扫描图像质量,优化过程中嘱咐患者不能眨眼。

(4)将图像居中:通过调整确保OCT图像以检查者需要重点检查的图像为中心。

(5)确认信号强度:如果在视觉轴上有障碍(例如白内障、角膜混浊),可能会妨碍OCT获得高质量的图像。信号强度为1到10,通常信号强度≥6才算一个高质量的影像,若信号强度小于3会造成图像质量差,检查结果不可靠。

(6)注意眼表情况:建议干眼患者扫描前眨眼或使用人工泪液。

5. 相关知识

(1)眼底OCT的阅片顺序(图6-2-13)

1)视网膜各层结构:由内到外为玻璃体视网膜界面、神经纤维层、神经节细胞层、内丛状层、内核层、外丛状层、外核层、外界膜、椭圆体带、RPE与光感受器外节嵌合区域、RPE/Bruch膜复合体。

2)脉络膜层。

(2)阅片要点

1)观察视网膜厚度:视网膜增厚通常见于视网膜内组织水肿、视网膜下或视网膜内出血、脉络膜新生血管等(图6-2-14);视网膜变薄常见于视网膜萎缩或视网膜瘢痕等病理改变。

2)视网膜组织有无层间分离:主要观察有无视网膜神经上皮层间的分离(视网膜劈裂)以及神经上皮层与视网膜色素上皮层之间的分离(视网膜脱离)。

3)黄斑中心凹的形态改变:包括黄斑中心凹消失(常见于黄斑水肿、玻璃体黄斑牵引、黄斑前膜等)、黄斑中心凹加深(常见于黄斑全层或板层裂孔、中心凹瘢痕化等)。

4)玻璃体及玻璃体视网膜界面:当玻璃体有炎性渗出物时OCT上可观察到后部玻璃体光反射率增强;当发生玻璃体后脱离时可在OCT图像上看到玻璃体后界膜。

5)视网膜内部结构的改变:观察有无正常结构的消失,如黄斑裂孔等(图6-2-15);有无异常结构的出现,如视网膜血管瘤样增生等。

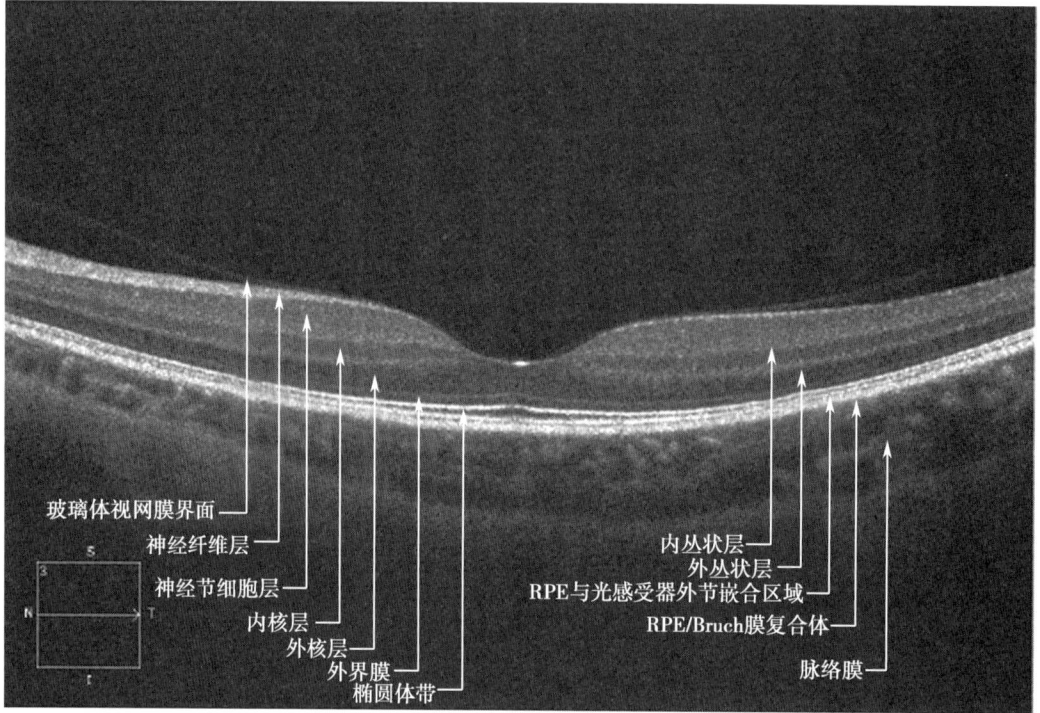

图 6-2-13　正常视网膜高分辨率 OCT 影像

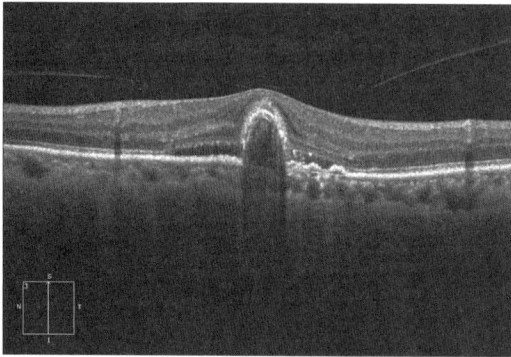

图 6-2-14　息肉状脉络膜血管病变

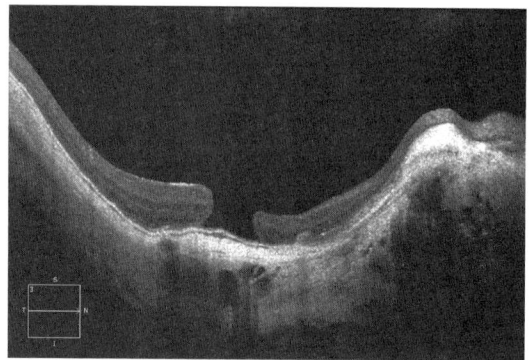

图 6-2-15　黄斑裂孔

（3）眼底 OCT 异常影像

1）反射增强：当出现出血、色素沉着、脉络膜新生血管、硬性渗出、瘢痕组织等病理改变时，组织内高反射性物质的出现可造成组织反射性增强，这种比正常反射强度高的情况即为反射增强。

2）反射减弱：当出现视网膜组织水肿或积液、视网膜神经上皮层脱离等组织内液体积聚或出现光学空腔等病理改变时，组织内反射性降低，这种情况即为反射减弱。

3）屏蔽效应：在光学通路上若出现高吸收高反射的物质或结构，入射光无法进一步穿透，可遮蔽其下方的组织结构，形成垂直的光学阴影，这种现象即为屏蔽效应，常见于组织间大量积血等。

4)穿透效应:在光学通路上若出现正常组织变薄或消失,入射光的穿透性增加,使病变组织下方的结构反射增强。常见于视网膜组织的萎缩或缺损。

6. 常见操作错误及分析

(1)眼底病灶直径小,易造成 OCT 检查时遗漏病变部位。应在检查前评估和大致定位眼底病变的范围,采用密集线扫的模式,多角度地对病灶区进行扫描。

(2)白内障等屈光间质混浊的患者,OCT 图像不清晰。检查时应手动对焦及调整对焦部位,以尽量提高扫描区域清晰度。

7. 目前常用训练方法简介　熟悉并掌握光学相干断层扫描仪的使用方法,可通过同学之间相互练习进行训练。

8. 相关知识测试题(选择题)

(1)OCT 的适应证**不包括**

　　A. 黄斑裂孔

　　B. 脉络膜新生血管

　　C. 年龄相关性白内障

　　D. 视神经炎

　　E. 中心性浆液性视网膜脉络膜病变

(2)视网膜组织出现水肿时会引起

　　A. 反射信号增强　　　　B. 反射信号减弱　　　　C. 屏蔽效应

　　D. 穿透效应　　　　　　E. 弥散效应

(3)出现下列哪种情况时会引起穿透效应

　　A. 视网膜水肿

　　B. 视网膜脱离

　　C. 视网膜层间出血

　　D. 脉络膜新生血管

　　E. 视网膜外层结构缺损

(4)图 6-2-16 的 OCT 影像提示患者可能存在

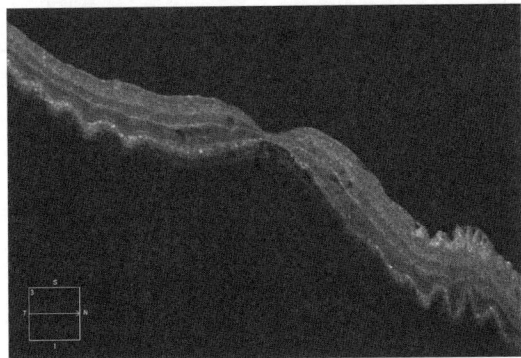

图 6-2-16　OCT 影像(一)

　　A. 视网膜脱离　　　　　B. 黄斑水肿　　　　　　C. 黄斑裂孔

　　D. 黄斑前膜　　　　　　E. 脉络膜新生血管

(5)图 6-2-17 的 OCT 影像提示患者可能存在

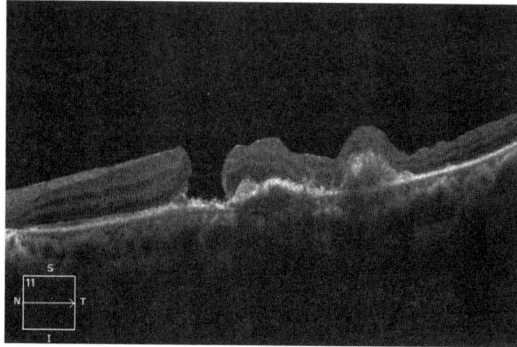

图 6-2-17　OCT 影像(二)

  A. 视网膜脱离　　　　　　B. 黄斑水肿　　　　　　C. 黄斑裂孔

  D. 黄斑前膜　　　　　　　E. 脉络膜新生血管

参考答案:(1)C;(2)B;(3)E;(4)A;(5)C。

(二) 光学相干断层扫描血管成像

1. **概述**　光学相干断层扫描血管成像术(optical coherence tomography angiography,OCTA)是一种非侵入性的能活体显像视网膜和脉络膜微血管系统的技术。OCTA 利用运动颗粒(红细胞)表面的激光反射来精确描绘眼底不同层面的血流系统,无须使用造影剂,无不良反应,捕获时间短,且分辨率高于传统的眼底荧光造影,可分层显示眼底微血管的形态,是一项极有价值的影像工具。

OCTA 图像主要有三种显示形式:enface 图像、横断面图像和立体透视图像。enface 图像以平面的形式显示视网膜剂部分脉络膜不同层次信号,显示平面与后极部视网膜或不同视网膜层次平行;横断面 OCTA 图像可将血流信号与结构 OCT 相结合,在判断血流信号的层次与位置时,可提供更直观的图像;立体透视图像能用不同色彩显示不同层次、深度的血流,从空间的各个角度观察血管网。

2. OCTA 操作规范流程

(1)适应证

1)视网膜疾病:①糖尿病性视网膜病变;②年龄相关性黄斑变性;③中心性浆液性视网膜脉络膜病变;④视网膜血管阻塞;⑤黄斑毛细血管扩张症;⑥各种原因导致的脉络膜新生血管。

2)青光眼及视神经疾病:OCTA 可用于检测视神经乳头周围毛细血管及大血管的血流灌注情况,用于青光眼的早期诊断。

3)葡萄膜炎:OCTA 可评估浅层、深层及脉络膜毛细血管有无水肿、血管重塑、密度降低等炎性反应。

4)眼底肿瘤:如视网膜海绵状血管瘤、脉络膜黑色素瘤等。

(2)禁忌证

1)绝对禁忌证:无。

2)相对禁忌证:①角膜混浊;②致密的白内障;③玻璃体积血;④检查不能配合的患者。

（3）操作前准备：参见"光学相干断层扫描"。

（4）操作步骤：参见 OCT 操作步骤。

3. 并发症及处理 OCTA 检查为无创性操作，无相应并发症。

4. 操作注意事项 同 OCT 操作注意事项。

5. 相关知识 OCTA 必须结合 OCT 及 enface 影像进行联合阅片，同时阅片者须了解患者的临床症状、临床体征等基本信息，对眼底进行逐层的观察，以避免错过病理区域。其图像解读的内容主要如下。

（1）视网膜及脉络膜血管结构：浅层视网膜血管网、深层视网膜血管网、外层视网膜无血管区、脉络膜毛细血管网、视神经乳头血管（图 6-2-18）。

（2）OCT 图像分层。

（3）定量分析：OCTA 可用相应软件进行定量测量面积、距离、密度等。

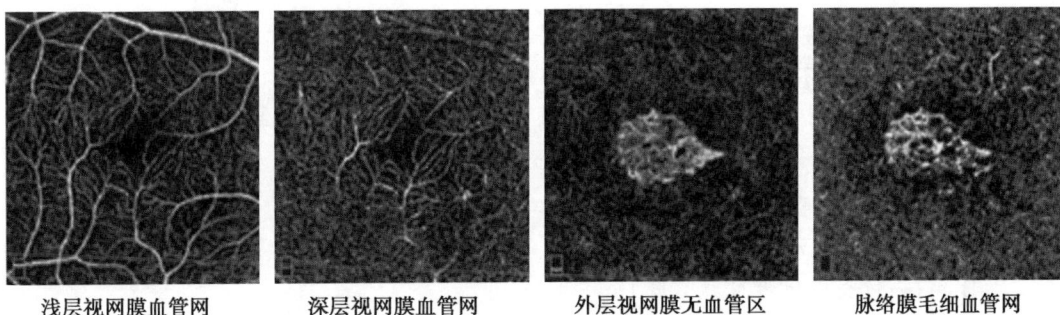

浅层视网膜血管网　　　　深层视网膜血管网　　　　外层视网膜无血管区　　　　脉络膜毛细血管网

图 6-2-18 脉络膜新生血管 OCTA 图像。在外层视网膜无血管区及脉络膜毛细血管网层面可见网状脉络膜新生血管病灶

（4）眼底 OCTA 异常影像

1）血流遮蔽：渗出、出血等导致光通路受阻的情况可影响其后面组织的血流成像，造成血流遮蔽。

2）血流位移：当视网膜相应层次空间被病理组织侵占时，原有的视网膜血管可出现位移。

3）透见血流信号：浅层组织出现萎缩、缺失等病理改变可使深层组织血流信号更为清晰地呈现。

4）信号增强：可分为两种情况，①由于浅层组织的萎缩或缺失导致深层组织血流信号相对增强；②局部血流呈高灌注状态。

6. 光学相干断层扫描（OCT/OCTA）检查评估表 见表 6-2-8。

表 6-2-8 光学相干断层扫描（OCT/OCTA）检查评估表

项目	内容	是	否
操作前准备	核对患者信息，包括患者姓名、性别、年龄、主诉		
	查看患者检查结果，明确检查目的		

续表

项目	内容	是	否
操作前准备	输入患者信息		
	选择合适的扫描模式,包括黄斑扫描、视神经扫描、前节扫描		
操作过程	患者下颌置于下颌托凹槽内,调整患者下颌托高度使患者外眦高度位于眼位标志线水平		
	调整扫描镜头位置,使扫描点位于瞳孔中心,在屈光介质清晰的前提下,通过调节镜头前后距离及屈光状态可得到清晰的眼底图及断层扫描图,根据病变位置拖动扫描线,拍摄并保存		
	查看扫描窗口评估OCT(或OCTA)图像的质量和信号强度		
	选择有代表性的扫描图像,打印图文报告		
操作后处置	向患者简要介绍检查结果及临床意义		

7. 相关知识测试题(选择题)

(1)OCTA 适应证**不包括**

A. 脉络膜新生血管　　　B. 角膜白斑　　　　　C. 糖尿病性视网膜病变

D. 青光眼　　　　　　　E. 脉络膜血管瘤

(2)进行 OCTA 检查时,**不正确**的是

A. 进行扫描前确保镜头清洁

B. 扫描过程中患者可频繁眨眼

C. 扫描时应根据患者的屈光状态调整好焦距

D. 眼干燥症患者扫描前可使用人工泪液

E. 扫描右眼时患者下颌应置于左边的下颌托凹槽

(3)下列哪种情况下 OCTA 可能出现透见血流信号

A. 视网膜层间出血　　　B. 硬性渗出　　　　　C. 脉络膜新生血管

D. 外层视网膜萎缩　　　E. 机化增殖

(4)图 6-2-19 的 OCT 及 OCTA 影像提示患者可能患

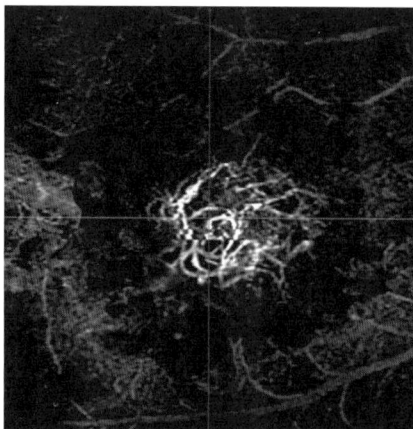

图 6-2-19　OCTA 影像

A. 黄斑裂孔 　　　　　　　　　　B. 黄斑前膜

C. 中心性浆液性视网膜脉络膜脱离 　　D. 脉络膜新生血管

E. 脉络膜血管瘤

(5)下列**不是** OCTA 阅片时相关解剖层面的是

A. 浅层视网膜血管网 　　　　　　B. 深层视网膜血管网

C. 角膜内皮细胞层 　　　　　　　D. 外层视网膜无血管区

E. 脉络膜毛细血管网

参考答案:(1)B;(2)B;(3)D;(4)D;(5)C。

（熊思齐　郑　巍）

五、小儿眼底筛查:儿童数字化广域成像系统

(一)概述

对高危儿童实行定期规范的筛检对儿童眼病的二级预防具有重要的意义。许多儿童眼病早期发现、及时干预可以显著改善预后,甚至挽救生命(如视网膜母细胞瘤)。通常 3 岁以上的儿童可以试行常规眼底照相检查,但婴幼儿的眼底筛查是一个难点。

目前双目间接检眼镜结合 28D 或 20D 眼底检查仍是广泛使用的方法之一,但对于有条件的地区和中心,新生儿数字化广域眼底成像系统有其独特的优点:视野宽广、操作无创、简单快捷、结果客观、图像高清且可以保存和对比观察,为开展远程医疗和人工智能提供了物质基础,更有利于早期发现、及时干预多种新生儿先天性眼疾和眼底病变。

儿童数字化广域成像系统还在不断完善中,已有机型加载了眼底血管荧光素造影功能,OCT 模块也正在研发当中(图 6-2-20)。这一领域近年来的迅速发展,已改变了许多婴幼儿眼底疾病(如 ROP)的国际分类和诊疗现状。

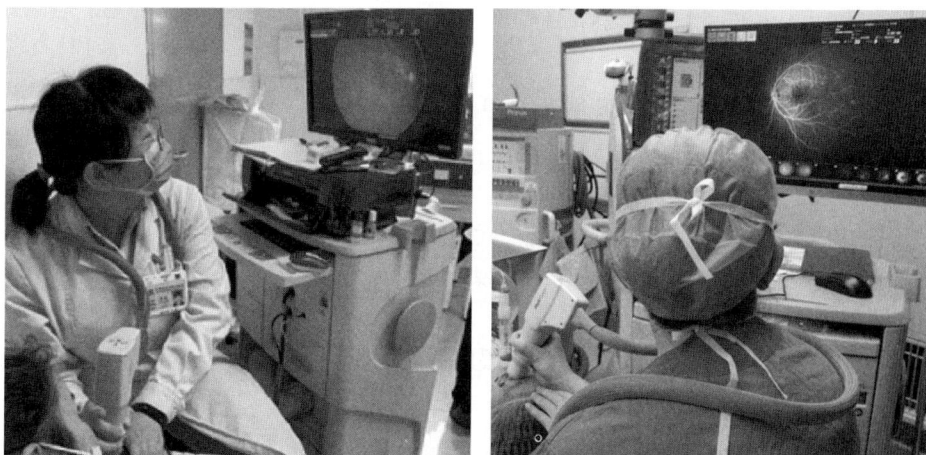

图 6-2-20　儿童数字化广域成像系统下进行婴幼儿眼底照相(左),眼底荧光素血管造影(右)

(二)儿童数字化广域成像系统操作规范流程

1. 适应证　年龄小于 3 岁的婴幼儿,有以下情况者。

(1)视觉行为或眼球运动异常。

（2）眼底红光反射筛查不通过。

（3）有遗传性眼病家族史，如先天性白内障、视网膜母细胞瘤、先天性青光眼、家族性渗出性玻璃体视网膜病变等。

（4）孕期感染史或产程异常。

（5）其他高危因素，如患有相关系统性疾病（早产、唐氏综合征、代谢病、色素失调症等）等。

2. 禁忌证

（1）绝对禁忌证：眼部急性感染性炎症、角膜溃疡、眼球破裂等。

（2）相对禁忌证

1）心血管系统、呼吸系统等全身情况不稳定者。

2）监护人拒绝。

3. 操作前准备

（1）患者的准备

1）向患儿监护人交代检查必要性、过程及注意事项。

2）充分扩大患儿双眼瞳孔，用布单包裹患儿并由助手抓紧患儿制动。

（2）物品（器械）的准备

1）儿童数字化广域照相系统开机、测试机器运行正常、消毒摄像头。

2）准备好表面麻醉眼液，透明性好的抗生素凝胶，婴儿开睑器，乙醇棉球。

（3）操作者的准备

1）核对患儿信息，包括姓名、性别、年龄、主诉、眼别。

2）在登记系统中输入患儿基本信息。

3）观察患儿外眼及前节形态、呼吸面色有无明显异常。

4. 操作步骤

（1）操作前确认患儿瞳孔已充分扩大。

（2）双眼点表面麻醉眼液。

（3）取已消毒的婴儿开睑器撑开患儿右眼睑。

（4）如有眼外、前节异常应先对焦拍摄。

（5）结膜囊内挤入足量抗生素凝胶。

（6）以摄像头浸入凝胶，调节照度及焦平面，顺序观察虹膜面、房角→晶状体→玻璃体→视神经乳头→后极部眼底（黄斑、血管、视网膜及异常病灶）→上、下、鼻、颞侧周边眼底（周边视网膜血管分布、无血管区、异常病灶）。

（7）检查过程中抓摄以黄斑为中心130°眼底影像，并尽可能获取上下鼻颞侧周边部影像。

（8）取出开睑器拭去多余抗生素凝胶。

（9）重复步骤（3）~（7）拍摄左眼。

（10）记录检查结果，并出具眼底检查报告。

（三）并发症及处理

结膜可能有轻微充血，应防止患儿揉眼，并予以抗生素眼膏预防性点眼3天。

（四）操作注意事项

1. 检查前，应充分观察患儿呼吸、面唇色泽等，确定生命体征平稳。

2. 预先充分告知家长检查过程中患儿的哭闹并非损伤疼痛所致,取得家长配合理解。

3. 检查应迅捷轻柔,遵循一定顺序,一般建议先右眼再左眼,先前节再眼底。

4. 儿童广域眼底照相系统提供的是二维的眼底彩色图像,必要时应进一步联合超声、MRI、CT 等多模式影像以充分了解病变的形态结构情况。

(五) 相关知识

儿童广域眼底照相系统目前临床常用的有 Retcam3、Panocam LT、广州鹦鹉螺、天津索维、杭州智诠等多家设备,部分机器加载了荧光造影功能。儿童广域眼底照相工作的重点之一是早产儿视网膜病变的筛查。根据中国早产儿视网膜病变筛查指南(2014 年),具体内容如下。

1. 早产儿眼底筛查的标准 出生体重<2 000g,或出生孕周<32 周的早产儿和低体重儿应进行眼底病变筛查,并随诊直至周边视网膜血管化;对患有严重疾病或有明确较长时间吸氧史,儿科医师认为比较高危的患者可适当扩大筛查范围。

2. 筛查起止时间 首次检查应在生后 4~6 周或矫正胎龄 31~32 周开始。满足以下条件之一即可终止随诊:①视网膜血管化(鼻侧已达锯齿缘,颞侧距锯齿缘 1 个视神经乳头直径)。②矫正胎龄 45 周,无阈值前病变或阈值病变,视网膜血管已发育到Ⅲ区。③视网膜病变退行。

(六) 儿童数字化广域成像检查评估表

见表 6-2-9。

表 6-2-9 儿童数字化广域成像检查评估表

项目	内容	是	否
操作前准备	核对患者信息,包括患者姓名、性别、年龄、主诉、眼别		
	登记录入患儿基本信息		
	观察患儿基本生命体征及外眼形态,瞳孔充分扩大		
	确认检查仪器运行正常		
	准备药物、开睑器、消毒摄像头		
操作过程	双眼点表面麻醉滴眼液		
	婴儿开睑器开睑,检查并拍摄前节		
	滴入抗生素凝胶,摄像头浸入凝胶并调节照度及焦平面,顺序拍摄虹膜、房角、晶状体、玻璃体、视神经乳头为中心的后极部眼底、上下鼻颞侧的周边部眼底		
	取出开睑器,拭去多余凝胶		
	同法检查对侧眼		
操作后处置	向患者监护人简要介绍检查情况		
	记录检查结果,出具报告		

(七) 常见操作错误及分析

1. 操作前应充分散大瞳孔,否则拍摄图像偏暗,易出现伪影。

2. 儿童数字化广域眼底检查通常用于 3 岁以下儿童,3 岁以上通常可以进行坐位眼底照相。

3. 儿童眼底拍摄因合作度低较为困难,但通常应尽量拍摄后极部及上下鼻颞四方位的图像,减少遗漏。

(八) 目前常用训练方法简介

儿童广域眼底照相检查应首先观摩有经验的检查者的操作,并在模型眼上练习探头的握持及拍摄角度与手势,熟练后再开始检查患儿;初始病例应在有经验的检查者指导下进行,以确保被检患儿的安全和权益。

(九) 相关知识测试题(选择题)

1. 早产儿视网膜病变筛查的起始时间是

    A. 矫正胎龄 40 周开始

    B. 出生后立即开始

    C. 生后 4~6 周或矫正胎龄 31~32 周开始

    D. 满月后开始

    E. 以上都不对

2. 关于新生儿眼底筛查正确的是

    A. 无须麻醉,只需包裹制动患儿即可

    B. 不需要扩瞳

    C. 间接检眼镜检查是更理想的方式

    D. 是儿童眼病二级预防的重要措施

    E. 眼底反光出现黄白色时,应该 3 个月后再次复诊

3. 早产儿筛查过程中发现患儿右眼后极部偏下方眼底有 4×6PD 类圆形黄白色病灶,接下来的处理应是

    A. 3 个月后再次复诊

    B. 加做该眼超声,并尽快转诊至有小儿眼底病诊疗经验的医师处理

    C. 随诊

    D. 告知患儿是恶性肿瘤,建议行眼球摘除 + 病理检查

    E. 以上都不对

4. 儿童数字化广域眼底照相系统的成像范围是

    A. 50°　　　　　　　　　B. 55°　　　　　　　　　C. 100°

    D. 200°　　　　　　　　E. 130°

5. 以下哪些情况应建议患儿父母进行新生儿眼底筛查

    A. 父亲曾患有视网膜母细胞瘤,已治愈

    B. 出生孕周 37 周,体重 3 500g

    C. 母亲近视 −2.00D

    D. 母亲孕期吸氧史

    E. 以上均是

参考答案:1. C;2. D;3. B;4. E;5. A。

(李　芸)

六、青光眼视神经乳头检查

(一)概述

为早期发现青光眼性视神经乳头损害或监测青光眼的进展,均需详细观察并记录视神经乳头的形态,以便准确判定病变过程中所出现的细微青光眼性改变。目前临床常用的方法包括直接检眼镜、裂隙灯加前置镜或接触镜检查和眼底照相,近年来新的检查仪器被用于青光眼视神经乳头检查,如海德堡视网膜断层扫描和眼底光学相干断层成像。

(二)青光眼视神经乳头检查操作规范流程

1. 适应证

(1)怀疑青光眼者。

(2)已确诊青光眼者。

2. 禁忌证

(1)绝对禁忌证:裂隙灯下 Goldmann 接触镜检查的绝对禁忌证包括对表面麻醉药过敏者;内眼手术后,伤口未愈合者。

(2)相对禁忌证

1)不能配合或全身情况不适宜检查者。

2)眼部急性炎症者。

3)儿童和精神紧张不配合者。

3. 操作前准备

(1)物品(器械)的准备:直接检眼镜、裂隙灯显微镜、Goldmann 接触镜或高度凸透镜等、眼底照相机、眼底光学相干断层成像仪、海德堡视网膜断层扫描仪。

(2)操作者的准备

1)核对患者信息,包括患者姓名、性别、年龄、主诉。

2)向患者交代检查过程、注意事项及必要性。

3)询问眼部疾病史。

4)明确患者有无屈光不正。

4. 操作步骤

(1)直接检眼镜检查

1)操作方法:详见本章第一节中直接检眼镜操作的相关内容。

2)在眼底看到视神经乳头时,注意观察视神经乳头的形态、颜色、边界是否清楚,生理凹陷的大小、视杯与视神经乳头的比值、视神经乳头上的血管形态等。

(2)裂隙灯下 Goldmann 接触镜检查

1)患者以舒适体位端坐在裂隙灯前,自然睁眼(如有眼镜需取下),目视前方。

2)消毒下颌托及前额条带,打开裂隙灯电源。

3)给患者滴表面麻醉药物,让患者将下颌放在颌托上,头靠在额带上固定头部,外眦与裂隙灯上的外眦线平齐。

4)在患者闭合的上睑上,调整好照明光线的焦点、双眼放大镜的焦点及目镜距离。

5)将 Glodmann 接触镜放入患者被检眼的结膜囊内,嘱咐患者双眼平视正前方;或者在检查患者右眼时,让其左眼注视检查者的右耳;检查左眼时则让其右眼注视检查者的左耳。

6）检查者左手的拇指及示指持 Glodmann 接触镜，其余手指固定于裂隙灯额架或被检眼上眶缘，右手握住裂隙灯手柄。

7）将显微镜的光轴与照明系统的光轴同置于 0 上，裂隙宽 1~2mm，尽量保持前置镜的光轴与被检眼的光轴一致。

8）将裂隙灯手柄逐渐向前推移，让光线从瞳孔区进入眼内，直到在裂隙灯目镜下看到视神经乳头或者眼底血管。

（3）眼底照相

1）患者不需要散瞳，以舒适体位端坐于眼底照相机前，自然睁眼（如有眼镜需取下），目视前方。

2）打开眼底照相机，消毒下颌托及前额条带。

3）调节升降台的高度和测量仪与患者之间的距离，固定患者头位，使患者下颌及前额舒适地贴服于仪器的下颌托及额托上，鼓励患者自行睁眼或轻轻拉开患者眼睑以避免眼睑及睫毛所导致的伪影。

4）应用相机内外固视灯引导患者眼位至要拍摄部位，调整相机焦距（部分高度屈光不正的患者需通过相机设置做额外屈光补偿）或镜头方位。在相机显示屏或目镜中看到清晰眼底时按动快门拍摄，根据实际需要拍摄眼底不同的部位。

5）以视轴为中心或者以视神经乳头为中心进行拍照。

（4）眼底光学相干断层成像

1）相关内容详见“（4）眼底照相”的第 1）~4）条。

2）通过设备的内外固视灯选取并固定拟检查部位眼底，选择青光眼扫描程序，开启扫描并保存检查结果。

（5）海德堡视网膜断层扫描仪（HRT- Ⅲ）

1）患者不需要散瞳，以舒适体位端坐在眼底照相机前，自然睁眼（如有眼镜需取下），目视前方。

2）打开海德堡视网膜断层扫描仪，消毒下颌托及前额条带。

3）调节升降台的高度和测量仪与患者之间的距离。

4）输入正确的眼部数据，如有需要（散光>1D），装上散光镜；优化摄像头的位置，调节物镜（聚焦）和摄像头的位置来获取最高质量的图像。

5）检查视神经乳头时，受检者把头靠紧并固定于头托，注视正前方，此时看到的正好是红色激光扫描区域。受检者注视照相机内部闪烁的绿点，当检查右眼时，闪烁的绿点在红色激光扫描区域左侧，当检查左眼应在扫描区域右侧。

6）将视神经乳头置于检查窗中心，调整焦点对焦于视网膜突起部分，点击获取按钮自动获取视神经乳头系列图像。

7）数据处理的方式：手动绘出视神经乳头及视杯轮廓，应用设备提供的软件获得包括视神经乳头面积、视杯面积、盘沿面积、杯盘比、盘沿视神经乳头比、视杯体积、盘沿体积、平均视杯深度、视杯形态学测量等参数，并可进行 Moorfields 回归分析及青光眼可能性评分。

（三）操作注意事项

1. 使用 Goldmann 接触镜时，手法尽量轻柔，避免让患者产生不适感。

2. OCT 和 HRT- Ⅲ检查时要选择正确的扫描方式以获取完整详尽的检查信息。

3. OCT 和 HRT-Ⅲ检查过程中注意患者眼位的变化,防止因瞬间转动眼球或瞬目导致伪像的产生。

(四) 相关知识

1. 裂隙灯下 Goldmann 接触镜检查 可通过裂隙灯的良好照明获得视神经乳头的立体正像,但需要患者配合。

2. 裂隙灯联合手持的高度凸透镜 逐渐被广泛用于视神经乳头检查,最常用的凸透镜是 +78D 和 +90D,可获得较大的观察视野和较小的视神经乳头立体倒像。

3. 眼底照相 是记录青光眼患者视神经乳头改变的标准方法,它可作为永久性记录,同时也可以作为详细研究眼底改变的资料。

4. OCT 频域 OCT 的出现及算法的不断改进,使 OCT 扫描速度明显增加,影像分辨率不断提升,不仅可清晰显示视网膜各层的结构,还能清晰显示后部玻璃体及脉络膜的形态,此外还能对视神经乳头立体形态以及视网膜神经纤维层厚度进行定量分析,具有客观性好、检查时间短、无创伤性等优点。

5. HRT-Ⅲ 是利用 670nm 二极管激光聚焦在视网膜,并且由扫描镜的偏转得到视网膜的二维区域图像。通过振荡镜的作用,聚焦点出现周期性偏离,进而扫描出一系列的二维视网膜图像,然后再用感光探测器来测量每一点反射光的数量组合得到一个层状三维图像。这种类型的三维图像获取方式被称为"激光断层扫描"。通过计算沿光轴上的反射光分布数量,计算出每一点上的视网膜高度并以地形图的形式显示。

(五) 青光眼视神经乳头检查评估表

见表 6-2-10。

表 6-2-10 青光眼视神经乳头检查评估表

项目	内容	是	否
操作前准备	核对患者信息,包括患者姓名、性别、年龄、主诉		
	询问患者使用抗青光眼药物的时间		
	询问患者既往有无高血压,心、肺、脑疾病等病史		
	询问有无表面麻醉药物过敏史		
	查看患者检查结果		
	相关设备正常,包括裂隙灯、直接检眼镜、眼底照相机、眼底光学相干断层成像仪和海德堡视网膜断层扫描仪正常		
操作过程	患者体位舒适		
	嘱患者注视相应位置		
	先行右眼检查,再行左眼检查		
	直接检眼镜用三左三右,先用透照法,继而视神经乳头、视网膜血管,最后检查黄斑		
	裂隙灯下 Goldmann 接触镜或高度凸透镜检查,注意正确的 Goldmann 接触镜或前置镜使用姿势,保持裂隙灯、Goldmann 接触镜或前置镜及受检眼瞳孔在同一直线上		
	眼底照相、OCT 和 HRT-Ⅲ,注意将焦点聚集在视神经乳头上,避免被检查眼睫毛遮挡		

项目	内容	是	否
操作后处置	向患者简要交代检查结果		
	记录检查结果		

(六) 常见操作错误及分析

1. 给怀疑闭角型青光眼的患者进行了散瞳后视网膜神经纤维层检查。

2. 裂隙灯联合手持的高度数凸透镜检查时,混淆了视神经乳头上下方的改变。

(七) 目前常用训练方法简介

熟悉并掌握视神经乳头检查的使用方法,可通过同学之间相互练习进行训练。

(八) 相关知识测试题(选择题)

1. 有关直接检眼镜检查,**不正确**的是

    A. 检查者看到的眼底像是正像

    B. 可以观察到屈光度在 −25D 以内高度近视患者的眼底

    C. 缺点是缺乏立体感

    D. 放大倍数是 10 倍

    E. 可以在小瞳孔的情况下进行检查

2. 有关裂隙灯下 Goldmann 接触镜检查,**不正确**的是(多选)

    A. 适用于闭角型青光眼

    B. 小梁切除手术后 1 个月内可以进行

    C. 眼部感染的患者最好不用

    D. 检查者看到的眼底像是正像

    E. 身体虚弱、不能保持坐位的患者不适合使用

3. 有关裂隙灯下高度数凸透镜检查的说法,正确的是

    A. 检查者看到的眼底像是正像

    B. 仅适用于开角型青光眼

    C. 无法看到眼底的患者可扩瞳检查

    D. 眼部感染的患者不能使用

    E. 身体虚弱、不能保持坐位的患者不适合使用

4. 有关眼底照相检查,正确的是(多选)

    A. 适用于各种类型的青光眼

    B. 小梁切除手术后 1 周内可以进行

    C. 为获得良好的图像,所有患者均应予以散瞳检查

    D. 图像可以长期保存

    E. 卧床患者不方便使用

5. 有关 OCT 检查,**不正确**的是

    A. 不适用于屈光介质混浊的青光眼

    B. 白内障或者小梁切除手术后 1 个月之内可以进行

    C. 应该选择青光眼扫描程序

D. 图像可以长期保存

E. 必须在散瞳下进行

参考答案: 1.D;2.AB;3.E;4.ABDE;5.E。

(江　冰)

七、视网膜神经纤维层厚度检查

(一) 概述

为早期发现青光眼性视网膜神经纤维层损害或监测青光眼病程的进展,需详细观察并记录视网膜神经纤维层厚度的变化,以便准确判定病变过程中所出现的细微改变。目前临床常用的方法包括直接检眼镜和眼底照相。近年来出现了新的检查仪器,如 GDx VCC 偏振激光扫描仪和眼底光学相干断层成像仪。

(二) 青光眼视网膜神经纤维层厚度检查操作规范流程

1. 适应证

(1)青光眼的早期诊断。

(2)已确诊青光眼患者的追踪监测。

2. 禁忌证

(1)绝对禁忌证:无。

(2)相对禁忌证

1)不能配合或全身情况不适宜检查者。

2)眼部急性炎症者。

3)小睑裂者、儿童和精神紧张不配合者。

3. 操作前准备

(1)物品(器械)的准备:直接检眼镜、眼底照相机、眼底光学相干断层成像仪、GDx VCC 偏振激光扫描仪。

(2)操作者的准备

1)核对患者信息,包括患者姓名、性别、年龄、主诉。

2)向患者交代检查过程、注意事项及必要性。

3)询问眼部疾病史。

4)明确患者有无屈光不正。

4. 操作步骤

(1)直接检眼镜检查

1)操作方法:详见本章第一节中直接检眼镜操作的相关内容。

2)观察视神经乳头周围的白色反光条纹,条纹反光越明亮,表明视网膜神经纤维层越厚。

(2)眼底照相

1)使用广角眼底照相。

2)所有操作同本章第一节青光眼视神经乳头检查中眼底照相的操作步骤。

(3)眼底光学相干断层成像:所有操作同本章第一节青光眼视神经乳头检查中眼底光学相干断层成像的操作步骤。

（4）GDx VCC 偏振激光扫描仪

1）在正常光线下进行,患者无须做特殊准备。

2）患者舒适端坐在仪器前,在输入患者的等效屈光度数后,旋转激光照相机的屈光镜可矫正患者的屈光状态。

3）让患者将颧额部贴在橡胶垫上,被检眼注视系统内红色固视目标,通过手动控制杆来调整荧光屏上瞳孔和反光团与聚焦标志的相对位置,使聚焦标志线在反光团的中央,瞳孔在聚焦标志圈的中央。

4）先获得角膜等眼前节双折射特性的偏振轴和振幅,然后采用个性化角膜补偿器对眼前节的偏振作用进行补偿,再获得视网膜神经纤维层厚度的延迟图像。

5）检查者一般一只眼拍摄几张照片,取平均值,拍摄完成后即得出数据。

6）结果输出模式,结果包括眼底图像、视网膜神经纤维层（RNFL）厚度地图、偏差地图、颞侧、上方、鼻侧、下方、颞侧（TSNIT）图以及参数表。

（三）操作注意事项

1. OCT 检查时要选择正确的扫描方式以获取完整详尽的检查信息。

2. OCT 检查过程中注意患者眼位的变化,防止因瞬间转动眼球或瞬目导致伪像的产生。

3. 使用 GDx VCC 偏振激光扫描仪检查时,在摄取图像前,患者需眨眼保持角膜湿润,眼干燥症患者可使用人工泪液,以提高图像质量。

4 具有明显的屈光间质混浊者不适合用 GDx VCC 偏振激光扫描仪检查。

（四）相关知识

1. 直接检眼镜检查和眼底照相 正常眼（尤其年轻者）黄斑上、下方的颞上和颞下弓形纤维束最厚（条纹反光最亮）,其次为鼻上和鼻下,鼻侧和颞侧较薄（条纹较淡和不易看清）。邻近视神经乳头的视网膜神经纤维层较厚,且呈相互交织的反光条纹。越靠近视网膜周边部,神经纤维层越薄,其条纹反光越不明显。生理状态下,视网膜神经纤维层的可见度会受到下列因素的影响:视网膜神经纤维层厚度、视网膜神经纤维层胶质隔膜的特性、视网膜色素上皮和脉络膜色素的多寡、屈光间质的混浊程度和瞳孔大小、年龄等。眼底照相可永久记录青光眼患者视网膜神经纤维层的资料。

2. OCT 是应用光学相干原理,对视网膜不同层次反射光选择性地接受和强化,经过计算机处理获得视网膜断层影像的技术。具有较高的分辨率,可通过微米级别的分辨率直接测量视网膜神经纤维层厚度,可检查出视网膜神经纤维层的局部缺损、变薄部位和弥漫性萎缩。客观、可重复和直接定量测量视网膜神经纤维层厚度,角膜和晶状体的屈光因素不会影响测量结果。

3. GDx VCC 偏振激光扫描仪 是将激光（近红外激光,780nm）扫描技术和偏振调制器相结合,提供因视网膜神经纤维层双折射特性所产生的视神经乳头周围视网膜神经纤维层的延迟图像,通过对图像的分析处理,获得视神经乳头周围视网膜神经纤维层厚度的定量描述。具有客观性好、检查时间短、无创伤性等优点。

（五）视网膜神经纤维层检查评估表

见表 6-2-11。

表 6-2-11　视网膜神经纤维层检查评估表

项目	内容	是	否
操作前准备	核对患者信息,包括患者姓名、性别、年龄、主诉		
	询问患者使用抗青光眼药物的时间		
	询问患者既往有无高血压,心、肺、脑疾病等病史		
	查看患者检查结果		
	相关设备正常,包括直接检眼镜、广角眼底照相机、OCT 仪和 GDx VCC 偏振激光扫描仪正常		
操作过程	患者体位舒适		
	嘱患者注视相应位置		
	先行右眼检查,再行左眼检查		
	直接检眼镜用三左三右,先用透照法,继而视神经乳头、视网膜血管,最后检查黄斑		
	使用眼底照相、OCT 和 GDx VCC 时,注意将焦点聚集在视神经乳头上,避免被检查眼睫毛遮挡		
操作后处置	向患者简要介绍检查结果		
	记录检查结果		

(六) 常见操作错误及分析

1. 给怀疑闭角型青光眼的患者进行了散瞳后视网膜神经纤维层检查。
2. 使用 GDx VCC 偏振激光扫描仪检查时,角膜未能很好补偿。

(七) 目前常用训练方法简介

熟悉并掌握视网膜神经纤维层检查的使用方法,可通过同学之间相互练习进行训练。

(八) 相关知识测试题(选择题)

1. 有关视网膜神经纤维层检查,**不正确**的是
   A. 为获得最佳检查结果,可以给患者扩瞳
   B. 用于早期诊断青光眼
   C. 用于青光眼病程的监测
   D. OCT 可用于对视网膜神经纤维层的定量检查
   E. 可以在小瞳孔的情况下进行检查

2. 有关视网膜神经纤维层厚度的描述,**不正确**的是
   A. 周边部最薄
   B. 视神经乳头边缘最厚
   C. 上、下极最厚
   D. 颞侧和鼻侧最厚
   E. 生理状态下,以每年 3 000~5 000 根的速度减少

3. 生理状态下,影响视网膜神经纤维层可见度的因素**不包括**
   A. 视网膜神经纤维层胶质隔膜的特性

B. 视网膜色素上皮和脉络膜色素

C. 屈光间质

D. 高度近视

E. 性别

4. 有关视网膜神经纤维层检查,正确的是(多选)

A. 直接检眼镜可用于定性检查

B. 眼底照相一般用于定性检查

C. OCT 只可用于视网膜神经纤维层的定性检查

D. GDx VCC 偏振激光扫描仪可用于视网膜神经纤维层的定量检查

E. 身体虚弱、不能保持坐位的患者不适合使用 OCT 和 GDx VCC 偏振激光扫描

5. 用 OCT 进行视网膜神经纤维层厚度检查,**不正确**的是

A. 适用于各种类型的青光眼

B. 只可用于视网膜神经纤维层的定性检查

C. 小梁切除手术后 1 个月之内可以进行

D. 应该选择青光眼扫描程序

E. 图像可以长期保存

参考答案:1. A;2. D;3. E;4. ABDE;5. B。

(江 冰)

第三节　眼后节疾病治疗

一、眼底激光治疗

(一) 视网膜激光光凝

1. 概述　视网膜激光光凝是眼底病治疗领域的里程碑式事件,已在临床应用 60 年。激光(light amplification by stimulated emission of radiation,LASER)来源于激发的光辐射。激光输出平行伸展呈束状,单色性好,方向性好,故广泛应用于眼底病的临床治疗。用于眼底病治疗的激光主要是光热效应激光,包括氩激光(488nm、514nm)、红宝石激光、氪激光(647nm)、多波长激光(560~640nm)、半导体 532 激光和 810 激光等。此外,其他类型激光还有阈值下微脉冲激光、短脉冲模式扫描激光、经瞳孔温热疗法以及光动力治疗等。激光的生物学效应即损伤效应治病(对病变组织的损伤)和致病(对正常眼组织的损伤)的双重效应,存在于整个激光使用的过程中,因此,我们要熟练掌握激光治疗技术,从而能更好地治疗疾病,避免损伤。

2. 视网膜激光光凝治疗操作规范流程

(1)适应证

1)预防或治疗视网膜和视神经乳头新生血管。

2)黄斑水肿。

3)视网膜神经上皮层脱离和视网膜色素上皮脱离。

4)脉络膜新生血管。

5) 视网膜裂孔。

6) 眼底肿瘤。

(2) 禁忌证

1) 绝对禁忌证: ①黄斑区萎缩性病变; ②黄斑中心凹下新生血管; ③黄斑中心凹及附近瘢痕或机化膜; ④黄斑前膜; ⑤黄斑中心毛细血管闭塞; ⑥黄斑裂孔。

2) 相对禁忌证: ①糖尿病患者血糖控制欠佳的患者; ②严重高血压及肾功能不全患者; ③感染性或非感染性后葡萄膜炎患者炎症活跃期。

(3) 操作前准备

1) 患者的准备: ①治疗前检查视力、视野, 有条件者完成电生理等检查, 治疗前近期(最好 2 周内)做荧光素造影以了解病情, 便于确定激光方案; ②签署眼底激光治疗手术同意书; ③术前 30 分钟使用散瞳药及表面麻醉滴眼液。

2) 物品(器械)的准备: ①眼底激光治疗相关设备正常, 包括裂隙灯、角膜接触全检影镜或三面镜及激光机等设备正常; ②物品消毒措施准备妥当; ③急救药品准备妥当。

3) 操作者的准备: ①核对患者信息, 包括患者姓名、性别、年龄、主诉和需要治疗的眼别; ②确认患者已充分散瞳及局部滴用表面麻醉药; ③查看患者检查结果; ④了解全身情况, 如有无高血压、高血脂、心脑血管疾病以及肾功能不全等, 近期是否服用阿司匹林抗凝药, 以预防出血, 明确患者有无眼底激光治疗禁忌证; ⑤向患者解释激光治疗的目的和副作用, 解除患者思想顾虑; ⑥确定患者已签署眼底激光治疗手术同意书。

(4) 操作步骤

1) 麻醉: 患者散大瞳孔后一般局部表面麻醉即可, 如患者不能合作可做球后麻醉。应告知患者激光时不可随意转动眼球。

2) 选择接触镜, 可使用全检影镜或三面镜。注意全检影镜在操作者的视野中呈倒像。将生理盐水或医用透明质酸钠凝胶滴在接触镜凹面上, 嘱患者将下颌和额头靠近在裂隙灯上, 注视前方。将激光接触镜放置在患者术眼角膜上。

3) 观察眼底病变部位及范围, 调整瞄准光。应在接触镜下仔细观察, 确认黄斑中心凹位置, 避免激光误伤。根据不同波长激光作用与不同的视网膜脉络膜解剖层次(不同波长穿透组织能力的不同), 可以选择不同波长的激光种类。绿激光主要作用于视网膜色素上皮(RPE), 黄激光作用于 RPE 和脉络膜毛细血管, 而红外激光作用于脉络膜中、外层。在激光治疗过程中, 应参考眼底解剖标志(如视神经乳头直径 1 500μm, 视网膜分支静脉主干血管直径 125μm, 黄斑中心无血管区直径 500μm)来进一步对比调整光斑的实际大小和位置。

4) 发射激光。根据激光参数调控激光的强弱, 即曝光时间、光斑大小和输出功率。前两者变化不大, 输出功率要根据光斑反应随时调整。

5) 治疗后用抗生素滴眼液滴眼, 嘱患者 2~4 周复诊。

3. 并发症及处理

(1) 虹膜损伤: 眼底周边光凝时, 激光可能被虹膜的色素吸收导致虹膜损伤。术后可滴用糖皮质激素滴眼液。

(2) 视网膜裂孔: 发生在设置参数不当时, 如曝光时间短、功率选择高、产生爆破效应, 也可以造成玻璃膜(Bruch 膜)破裂。应正确选择参数, 如果出现裂孔及时在裂孔周围光凝, 2 周复诊。

（3）视网膜出血及脉络膜出血：激光参数设置不当或误伤视网膜血管所致。初出血时可通过角膜接触镜按压眼球止血，迅速以较大光斑，较长曝光时间封闭出血点，然后出血点周围连续激光光凝3排。术后止血药物治疗。

（4）脉络膜脱离：发生在视网膜接受大面积光凝时，特别是肾功能较差的患者。对于全身状况不佳的患者应避免一次过量光凝。出现脉络膜脱离可散瞳、局部用激素滴眼液或全身适量使用糖皮质激素。

（5）黄斑水肿：多发生于全视网膜光凝后，或一次大剂量光凝后。可观察或使用抗血管内皮生长因子（VEGF）药物玻璃体腔注射。

4. 操作注意事项　应根据不同疾病选择不同的眼底激光治疗方式。常用眼底激光方式如下。

（1）全视网膜光凝术（panretinal photocoagulation，PRP）：适用于血管阻塞性和增生性视网膜病变。操作时可采用不同波长的光（绿色、黄色和红色），光斑直径200~500μm；由距离视神经乳头鼻侧及上下1~1.5PD、视网膜上下血管弓外（黄斑上下2PD外）及黄斑颞侧2PD向外光凝至周边部，光斑间的距离1~1.5光斑直径；近黄斑血管弓部的光斑直径可以为200μm，越向周边，光斑的直径可以越大。远周边部的光斑直径可以达500μm；光斑要排列有序，切忌随意乱打。须有2~3级光斑反应。光斑总量不少于1 600~2 000个点。可分3~4次进行（图6-3-1）。需注意在PRP前先行黄斑区格栅样光凝可避免黄斑水肿加剧，当患眼晶状体以及玻璃体混浊或有局部出血，可用红光光凝。PRP时应避免光凝纤维血管膜，以免刺激纤维增殖造成牵拉性视网膜脱离。

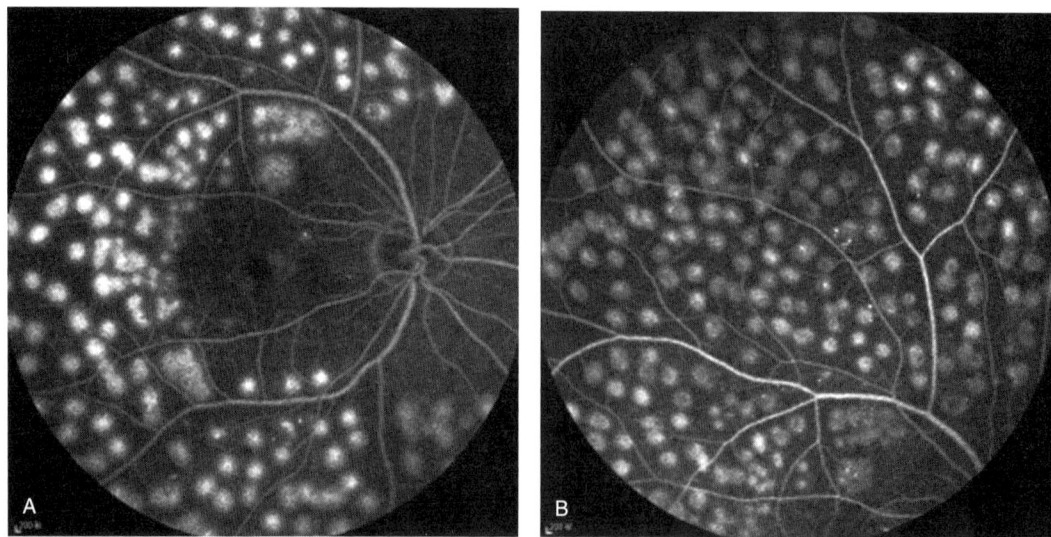

图6-3-1　糖尿病视网膜病变全视网膜光凝术

A. 后极部；B. 周边部。

（2）区域性播散光凝治疗：适用于血管阻塞性视网膜病变和视网膜水肿、渗出区域。治疗时光凝新生血管周围的毛细血管无灌注区，或视网膜静脉周围炎的病变血管周围（图6-3-2）。不同波长的激光均可采用。

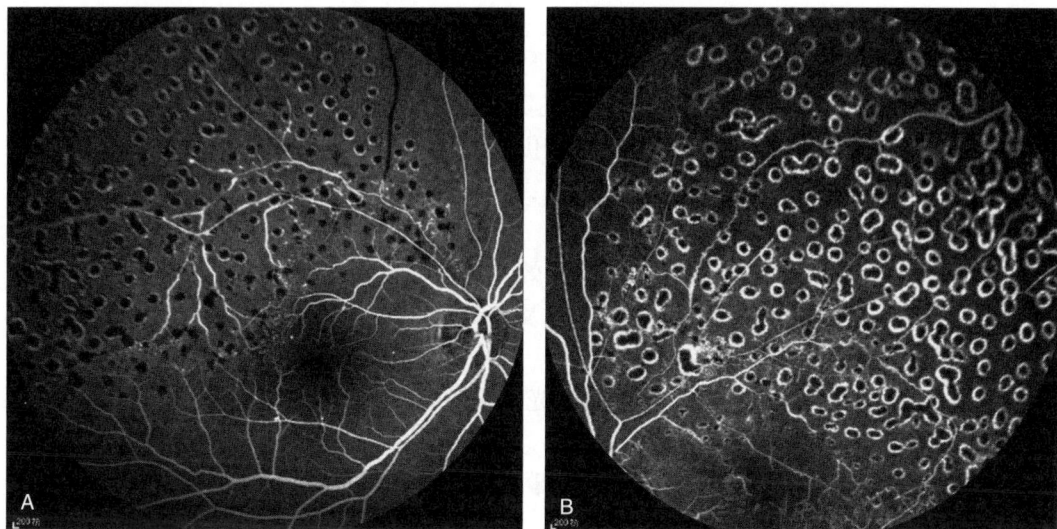

图 6-3-2　视网膜分支静脉阻塞区域性播散光凝治疗

A. 颞上分支静脉阻塞区域性光凝；B. 周边部无灌注区域光凝。

（3）黄斑部局灶及格栅光凝：适用于黄斑区弥漫水肿；距黄斑中心 1PD（视神经乳头直径）的，范围大于 1PD 的局部黄斑水肿；黄斑周围散在且渗漏明显的微血管瘤及异常血管。

1）治疗时可直接光凝微动脉瘤，光凝参数可选择光斑大小 50μm，曝光时间 0.05~0.1 秒，中等强度能量。波长首选黄色激光，其次是绿色激光。成串的微动脉瘤常合并周围硬性渗出，可以用 200~300μm 的光斑。

2）如果水肿范围较大，可采用水肿区的播散光凝，光凝覆盖水肿区。光凝参数可选择光斑大小 100μm，曝光时间 0.2 秒，浅 2 度光斑反应。光斑间距 1 个光斑，波长首选黄色激光。

3）格栅样光凝治疗应首先精确定位中心凹，距中心凹半径 750μm 以外进行格栅光凝，直达上下血管弓。为了避免乳斑束受累，环形标识鼻侧可保留 15° 左右缺口，使环呈 C 形。

（4）视网膜裂孔激光治疗：光斑直径可以选择 300~500μm，波长可以选择全部热效应激光，能量选择 2 级和 3 级光斑。光斑要包围裂孔，光斑之间相连，一般光凝 1~2 排。有少量视网膜下液时，光斑无反应或反应差，可以部分包围后，令患者戴孔镜或双眼包扎限制活动，待第 2 天液体量减少后再继续光凝，包围裂孔。

（5）早产儿视网膜病变激光光凝治疗：使用间接检眼镜激光，治疗前按全身麻醉要求禁食水，复方托吡卡胺滴眼液点眼，10 分钟 1 次，共 3 次。患儿全身麻醉，单眼病变仅采用气体吸入麻醉，双眼病变者因治疗时间长采用气管插管，术中密切监测血氧饱和度。

激光治疗可使用 532 或 810 激光，巩膜压迫器顶压，间接检眼镜直视下对周边视网膜无血管区进行光凝，光凝区后缘为增生嵴，前缘止于锯齿缘。术后复查如发现遗漏或新生血管不消退时及时补充光凝。术后定期复诊。

5. 相关知识　视网膜光凝治疗是眼底病激光治疗中最主要的治疗方式，其作用是通过热凝固效应，使视网膜缺血的区域变成瘢痕组织，已出现的新生血管由于得不到足够的氧而消退；使视网膜神经上皮、视网膜色素上皮和 Bruch 膜产生粘连，增强视网膜色素上皮液体转运功能；破坏有病变的视网膜血管，减少这些病变血管引起的渗漏。近年来短脉冲模式扫描激光在临床也得到广泛应用,其优点是效率更高,医师能以更短时间完成相同面积的激光治疗,对视网膜的损伤也较小。缺点是对于严重血管性眼底病变如增生期糖尿病性视网膜病变的疗效不及传统单点激光模式。另外微脉冲激光对于治疗黄斑水肿的相关眼底病有一定效果,但因其光斑不可见,其最佳治疗参数仍有待进一步的临床研究探索,术者需要较长的学习时间。

6. 常见操作错误

(1)激光参数设置不当或聚焦不准导致无效光斑达不到治疗效果。

(2)光斑过于密集或能量过高损伤视网膜及患者视功能。

7. 常用训练方法简介

(1)掌握眼底激光基础理论知识,了解激光生物学效应和光的物理学特性以及眼屈光系统解剖特点对光的影响。

(2)熟悉不同的激光仪器,先利用特制的激光挡板,模拟患者眼球的位置,练习激光能量的调试,激光的聚焦等操作。

(二)眼底光动力治疗

1. 概述 光动力学疗法(photodynamic therapy,PDT)是指在病灶部位使用一种无毒的光活性化合物(光敏剂),通过其在特定靶组织内的选择性聚集,并以特定波长的光照射病灶,使光敏剂活化,在靶组织引发一系列光化学反应和光生物效应,从而闭塞病变血管破坏病灶的临床治疗方法。主要在脉络膜相关疾病及眼底肿瘤的治疗中起到了重要作用。

2. 眼底光动力治疗操作规范流程

(1)适应证

1)特发性息肉样脉络膜血管病变。

2)中心性浆液性脉络膜视网膜病变。

3)脉络膜血管瘤。

4)视神经乳头毛细血管瘤和视网膜毛细血管瘤。

(2)禁忌证

1)绝对禁忌证:①卟啉症及对光敏剂过敏的患者;②肝病活动期;③近期用过其他光敏剂;④高血压未能控制。

2)相对禁忌证:①孕妇;②哺乳期妇女。

(3)操作前准备

1)患者的准备:①治疗前近期(最好2周内)做荧光素及吲哚菁绿造影以指导治疗方案;②签署光动力治疗手术同意书;③准确测量身高和体重,并做好记录;④术前30分钟术眼使用散瞳药及表面麻醉滴眼液;⑤准备好术后避光物质(深色太阳镜、长袖衣等)。

2)物品(器械)的准备:①准备一间暗室作为治疗用;②裂隙灯、全检影镜接触及激光机等设备正常;③物品消毒措施准备妥当;④急救药品准备妥当。

3)操作者的准备:①核对患者信息,包括患者姓名、性别、年龄、主诉和需要治疗的眼别;②确认患者已充分散瞳及局部滴用表面麻醉滴眼液;③根据患者的病情及各项检查结果情况,严格掌握适应证;④了解全身情况,如有无高血压、心脑血管疾病以及肾功能障碍等,明确患者有无光动力治疗禁忌证;⑤确定患者已签署光动力治疗手术同意书。

(4)操作步骤

1)配制光敏剂：治疗前于暗室中，用 7ml 注射用水将维替泊芬配成 7.5ml(2mg/ml)的溶液。再以体表面积 6mg/m² 剂量,根据患者的身高、体重计算出个体所需维替泊芬的量,以 5% 葡萄糖溶液稀释成 30ml 备用。

2)静脉给药：以 3ml/min 的速度将所配制好的药液在 10 分钟内由静脉输入,注意排出空气保持无菌,并防止药液外渗。

3)在静脉给药后 5 分钟,应用波长 689nm 的红色激光,辐照度 600mW/cm²,能量密度为 50J/cm²,照射眼底病灶。照射时间：视网膜及脉络膜新生血管光照时间 83 秒,视网膜脉络膜肿瘤光照时间 83~126 秒。

3. 并发症及处理

(1)光敏剂注射部分疼痛水肿：主要与药物渗漏有关。可给予局部冷敷、避光的处理,直到肿胀和变色消失。

(2)背痛：多在治疗过程中发生,与光敏剂注射相关,注射停止后可自然缓解。发生时注意检查患者生命体征是否正常并相应处理。

4. 操作注意事项

(1)治疗光斑大小要超过病灶 1 000μm(每边超过 500μm)。

(2)治疗光斑距视神经乳头边缘至少应大于 200μm。

(3)治疗后应注意 48 小时严格避光。外出配戴太阳眼镜,皮肤避免强光照射。

(4)原则上在治疗后每隔 3 个月进行复查,如果再次出现活跃性病灶可以考虑进行再次治疗。

5. 相关知识 光动力学疗法具有较好的靶细胞选择性。维替泊芬(verteporfin)是迄今唯一应用于眼科临床的光敏剂,副作用小。因此在黄斑区中心凹下新生血管、中心性浆液性脉络膜视网膜病变、眼底肿瘤等相关疾病的治疗中广泛应用。

(三) 眼底激光治疗评估表

见表 6-3-1。

表 6-3-1 眼底激光治疗评估表

项目	内容	是	否
操作前准备	核对患者信息,包括患者姓名、性别、年龄、眼别		
	予患者术眼每 10 分钟滴散瞳滴眼液 1 次,共 3 次		
	询问患者既往有无高血压,心、肺、脑疾病等病史		
	询问有无麻醉药物过敏史		
	查看患者影像结果及疾病诊断,确定激光治疗方案		
	明确患者有无激光光凝术禁忌证		
	确定患者已签署激光光凝术同意书		
	激光光凝相关设备正常,物品消毒措施准备妥当		

项目	内容	是	否
操作过程	术前在术眼表面滴表面麻醉药		
	根据不同疾病选择相应的激光治疗方式		
	根据患者病变类型及病灶位置正确设置光凝参数		
	患者及术者坐于激光机两侧,调整好合适的高度后开始光凝治疗		
操作后处置	病历记录激光治疗的病变范围及主要治疗参数		
	向患者简要介绍光凝情况,交代患者光凝术后用药与复诊时间		

(四) 常见操作错误及分析　光照能量密度过大或光照时间过长可能导致视网膜色素上皮病变或脉络膜缺血。对于老年黄斑变性脉络膜新生血管治疗时,光斑要在新生血管最大直径边界再扩大 1 000μm。而对于较小的近中心凹下脉络膜新生血管,如病理性近视黄斑区脉络膜新生血管,则光斑大小覆盖病灶即可,以免损伤中心凹。治疗直径较大的脉络膜肿瘤需多个光斑重叠时,应注意避免对近中心凹部位病变的长时间光照。

(五) 常用训练方法简介　熟悉光动力治疗激光设备及治疗流程,利用特制的激光挡板,模拟患者眼球的位置,练习光斑大小位置的调试、激光的聚焦等操作。

(六) 相关知识测试题(选择题)

(1) 治疗黄斑水肿优先选择哪种波长的激光

　　A. 绿色激光　　　　　　　B. 黄色激光　　　　　　　C. 红色激光

　　D. 810nm 激光　　　　　　E. 蓝色激光

(2) 下列**不需要**立即视网膜裂孔激光封闭的是

　　A. 急性有症状的马蹄形视网膜裂孔

　　B. 外伤性视网膜裂孔

　　C. 无症状的萎缩性圆形裂孔

　　D. 伴有局限性视网膜脱离的裂孔

　　E. 有玻璃体牵引的带盖裂孔

(3) 临床有意义的黄斑水肿指标包括

　　A. 硬性渗出累及黄斑中心 500μm 内并伴邻近视网膜增厚

　　B. 视网膜水肿累及黄斑中心 500μm 内

　　C. 视网膜水肿位于黄斑中心 1 000μm 内

　　D. 视网膜水肿和硬性渗出范围大于或等于 1PD 并在距黄斑中心 1PD 范围之内

　　E. 硬性渗出累及黄斑中心 1 000μm 内

(4) 激光治疗眼底病的适应证**不包括**

　　A. 黄斑水肿　　　　　　　B. 视网膜裂孔　　　　　　C. 眼底肿瘤

　　D. 黄斑前膜　　　　　　　E. 脉络膜新生血管

(5) 激光治疗眼底病的禁忌证**不包括**

　　A. 黄斑中心凹下新生血管　　　　　　B. 黄斑中心毛细血管闭塞

C. 黄斑裂孔　　　　　　　　　　　D. 脉络膜新生血管

E. 黄斑区萎缩性病变

参考答案:(1)B;(2)C;(3)ABD;(4)D;(5)D。

(魏　为)

二、冷凝治疗

(一) 概述

冷凝治疗是产生可控制性低温的治疗,其原理是通过短时间产生 -75~70℃的低温,对视网膜病变进行低温冷冻,破坏病变区及周围组织,产生视网膜、脉络膜瘢痕,以期达到治疗眼底疾病的目的。

(二) 冷凝治疗操作规范流程

1. 适应证

(1)发现周边部视网膜裂孔,预防视网膜脱离:尤其是没有眼底激光设备的情况下或者裂孔较大,已出现裂孔周边缘区域视网膜脱离。

(2)渗出性视网膜脱离:对于这一大类疾病,尤其是伴严重胆固醇结晶性渗出合并视网膜脱离的外层渗出性视网膜病变(Coats disease),将毛细血管扩张严重区域冷凝,破坏渗漏点,引起视网膜瘢痕,促进视网膜脱离消退。

(3)早产儿视网膜病变:对于阈值前期和阈值期病变,冷凝无血管区视网膜能预防发展成牵拉性视网膜脱离;或已有视网膜脱离,采用外路手术治疗时,应用冷凝治疗冷冻无血管区和新生血管区视网膜组织。

(4)眼内肿瘤:冷凝治疗能使良性瘤体和周边组织萎缩,达到治疗目的。对于瘤体的冷凝反应要求应较冷凝视网膜裂孔重,达到视网膜表面的玻璃体,并可重复冷凝 2~3 次,以达到完全萎缩瘤体的目的。

2. 禁忌证

(1)绝对禁忌证:由于冷凝治疗是通过在局部巩膜组织采用瞬间低温作用,达到形成视网膜脉络膜瘢痕来治疗病灶,因此,如患者行冷冻区域巩膜存在葡萄肿改变,巩膜菲薄,则不宜用冷冻治疗。

(2)相对禁忌证

1)靠近后极部视网膜裂孔,由于冷凝治疗后的冷冻反应较视网膜激光光凝反应要严重许多,深及脉络膜,形成永久性瘢痕,因此,对于后极部病灶将产生严重影响视力的组织损伤,应尽量避免使用。

2)由于冷凝反应会造成局部色素释放,术后加重玻璃体增殖反应,因此,如本身存在玻璃体视网膜增殖性病变,应避免使用单纯冷凝治疗。

3. 操作前准备

(1)患者的准备

1)为避免交叉感染,制订合理的消毒措施。

2)签署冷凝治疗手术同意书。

3)术眼局部滴用氧氟沙星滴眼液。

4)对精神紧张者,术前 1 天晚上和术前 2 小时给予少量巴比妥类药物(如苯巴比妥

0.06~0.1g)。

(2)物品(器械)的准备

1)冷凝术相关设备正常,包括间接检眼镜头灯、冷凝仪器正常。

2)物品消毒措施准备妥当。

3)急救药品准备妥当。

(3)操作者的准备

1)核对患者信息,包括患者姓名、性别、年龄、主诉、眼别。

2)确认患者滴用滴眼液时间。

3)询问有无麻醉药物过敏史。

4)查看患者检查结果。

5)明确患者有无冷凝治疗术禁忌证。

6)确定患者已签署冷凝手术同意书。

4. 操作步骤

(1)接好消毒后冷凝头,打开冷凝机电源开关,拧开 CO_2 贮气瓶阀门,将泄压阀开启,观察压力量表指针在 45~60MPa 范围内,转动冷凝机上的调压旋钮至压力到 4.5~6MPa,见图 6-3-3。

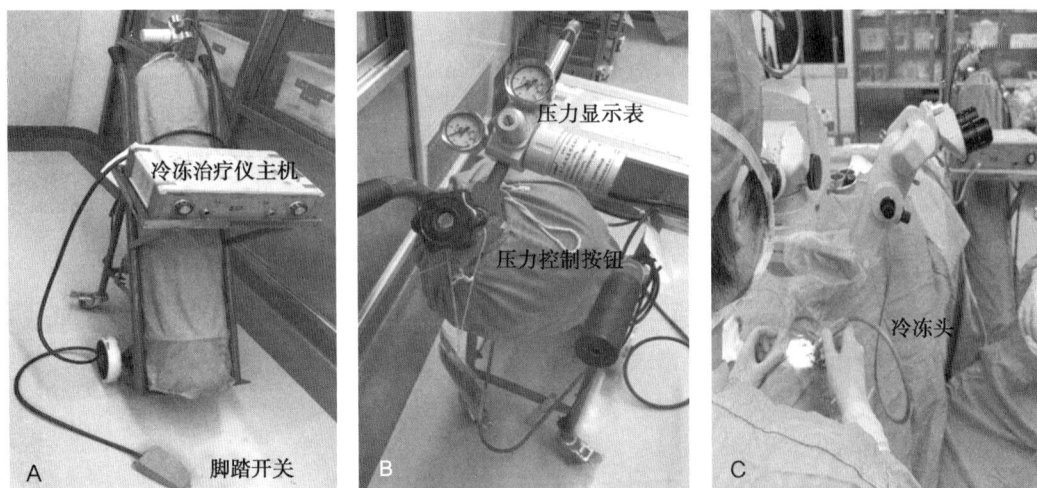

图 6-3-3 冷冻治疗仪
A.冷冻治疗仪主机;B.冷冻仪压力控制系统;C.冷冻头操作示范。

(2)踩下脚踏开关,测试冷凝头是否结霜及冷冻,松开脚踏开关,测试冷凝头是否解冻迅速;确认冷凝装置运行正常后,准备实施冷凝治疗。

(3)于巩膜表面定位对应视网膜病变部位,将冷凝头轻压在巩膜表面并轻带眼球朝相应方向以便于从瞳孔区观察病变冷凝程度。当巩膜对位良好后,启动冷凝器脚踏开关,冷凝开始时可见脉络膜变红,接着色素上皮逐渐变白,直至视网膜内层变白,待冷凝足够量时松开脚踏。观察冷凝反应方式有两种:间接检眼镜下观察和手术显微镜下观察。一定要在直视下观察冷凝反应,以免冷凝不足达不到治疗作用或者冷凝过量产生增殖反应。

(三) 并发症及处理

1. 冷凝头穿破眼球壁,造成眼球穿通伤。此时应停止手术,立即进行巩膜缝合术,严重出血者或有视网膜裂孔、视网膜脱离风险的情况应联合玻璃体切除手术,尽量减少组织损伤及视网膜脱离风险。

2. 冷凝过量,造成术后玻璃体视网膜增殖加剧,应在术中直视下进行冷凝全过程,术后给予皮质类固醇激素及非甾体抗炎药减轻组织反应。

3. 冷凝不足,如冷凝温度不够低、时间不够长或视网膜下液体过多冷凝量不易掌握。术中发现冷凝不足量应该重新补充冷凝;术后发现冷凝不足量可以进行视网膜光凝补充治疗;如果裂孔周围有液体,裂孔缘不封闭,则应放出视网膜下液再进行补充冷凝或光凝治疗。

4. 冷凝位置不当,会导致冷凝部位脉络膜视网膜瘢痕,或局部色素释放(裂孔内)而致玻璃体视网膜增殖加剧发展;术中如发现巩膜定位与视网膜病灶对应关系不正确,应停止冷凝,及时纠正;术后发现冷凝瘢痕与病灶错位,则应密切观察病变部位与巩膜反应,并给予皮质类固醇激素减轻术后反应。

(四) 操作注意事项

1. 治疗时一定要确定冷凝头在巩膜上的定位和视网膜裂孔或病灶是一致的;冷冻头使用的力度需要适度,既要能垂直并带动眼球处于正确方向,又要避免过度压迫巩膜,甚至造成巩膜裂伤。

2. 在治疗时,冷凝度需要通过瞳孔区观察确认,冷凝是否适量与病灶的预后存在相关性。

(五) 相关知识

冷凝机是开展冷凝治疗技术的仪器,通过使用冷凝机达到治疗的目的。该机由 4 部分组成:冷气源、主机、脚踏开关、冷凝头。冷气源指用钢瓶贮藏的 CO_2 高压气体;主机起控制和显示参数的作用,脚踏控制冷凝开关操作,冷凝头通过高压管道与主机相连。冷凝手柄内是双层气体循环,有进气和出气通路。高压气体通过小气孔进入冷凝头端,并在此膨胀,产生低温效应,然后通过出气管道排出。

(六) 冷凝治疗评估表

见表 6-3-2。

表 6-3-2 冷凝治疗评估表

项目	内容	是	否
操作前准备	核对患者信息,包括患者姓名、性别、年龄、主诉、眼别		
	询问患者滴用滴眼液时间		
	询问患者既往有无高血压,心、肺、脑疾病等病史		
	询问有无麻醉药物过敏史		
	查看患者检查结果		
	明确患者有无冷凝术禁忌证		
	确定患者已签署冷凝术同意书		
	冷凝术相关设备正常,包括冷凝术相关设备正常,包括间接检眼镜头灯、冷凝仪器正常;物品消毒措施准备妥当;急救药品准备妥当		

续表

项目	内容	是	否
操作过程	术前在术眼表面滴表面麻醉药		
	嘱患者摆出正确手术体位		
	正确使用冷凝设备及间接检眼镜		
	正确进行视网膜、脉络膜病灶巩膜定位		
	根据患者病灶状态正确设置冷凝参数		
	进行冷凝治疗		
操作后处置	向患者简要介绍手术情况		
	交代患者术后用药与注意事项		

(七) 常见操作错误及分析

冷凝头加压时压力掌控和定位不佳,导致冷冻过量、不足和冷冻位置发生偏移。

(八) 目前常用训练方法简介

可通过冷凝头在模型眼上练习巩膜定位、冷凝头固定、转位和配合瞳孔观察。

(九) 相关知识测试题(选择题)

1. 冷凝装置运用的是哪种物质产生的冷冻作用

    A. CO_2 高压气体   B. N_2 高压气体   C. NO 高压气体

    D. CO 高压气体   E. C_3F_8 高压气体

2. 属于冷凝过量处理的是

    A. 加热   B. 类固醇皮质激素

    C. 抗生素滴眼   D. 口服改善循环药物

    E. 视网膜激光光凝

3. 冷凝治疗的适应证有(多选)

    A. 视网膜裂孔较大,已出现裂孔周边缘区域视网膜局限脱离

    B. 渗出性视网膜脱离

    C. 早产儿视网膜病变

    D. 眼内肿瘤

    E. 黄斑裂孔

4. 冷凝治疗的绝对禁忌证有

    A. 玻璃体积血   B. 葡萄膜炎   C. 巩膜葡萄肿

    D. 白内障   E. 糖尿病

5. 冷凝手柄实现冷冻是通过

    A. 单层气体循环   B. 双层气体循环   C. 接触温度传送

    D. 电触发传送   E. 气体渗透

参考答案:1. A;2. B;3. ABCD;4. C;5. B。

(姜文敏)

三、玻璃体腔注射治疗

玻璃体腔注射治疗操作简单易行,能部分减少及避免手术带来的组织损伤和并发症的可能。根据所注射物质的不同,分为玻璃体腔注气术和玻璃体腔注药术。

玻璃体腔
药物注射

(一) 玻璃体腔注气术

1. 玻璃体腔注气术操作规范流程

(1)适应证

1)黄斑区视网膜裂孔或后极部裂孔。

2)上方孤立性视网膜裂孔。

3)上方巩膜垫压术后裂孔处视网膜少量积液。

4)大泡性视网膜脱离。

(2)禁忌证

1)视网膜裂孔大于 90°,或多发性视网膜裂孔范围大于 90°。

2)视网膜裂孔位于视网膜下方。

3)视网膜脱离但存在增生性玻璃体视网膜病变(PVR)C 级或 D 级。

4)屈光介质混浊,遮挡眼底而不能准确判断视网膜情况。

5)严重或不能控制的青光眼患者。

6)身体残疾或精神状态不健康,不能遵医嘱维持需要的体位者。

7)术后需到高海拔地区,或需要乘坐飞机。

(3)操作前准备

1)患者的准备:①为避免交叉感染,制订合理的消毒措施;②签署玻璃体腔注气术同意书;③术眼局部滴用氧氟沙星滴眼液;④对精神紧张者,术前 1 天晚上和术前 2 小时给予少量巴比妥类药物(如苯巴比妥 0.06~0.1g)。

2)物品(器械)的准备:①玻璃体腔内注射术相关设备正常,包括注射器、开睑器;②物品消毒措施准备妥当;③急救药品准备妥当。

3)操作者的准备:①核对患者信息,包括患者姓名、性别、年龄、主诉、眼别;②确认患者滴用滴眼液时间;③询问有无麻醉药物过敏史;④查看患者检查结果;⑤明确患者有无玻璃体腔内注气术禁忌证;⑥确定患者已签署玻璃体腔内注气术同意书。

(4)操作步骤

1)术前给予表面麻醉药滴眼,给予广谱抗菌眼液滴眼,消毒睑缘,消毒铺孔巾。

2)过滤气体:将注射针管与 0.2μm 空气过滤器连接抽取适量气体。

3)开睑器开睑。

4)将 5% 聚维酮碘溶液滴入结膜囊内消毒 90 秒,然后用生理盐水冲洗干净。

5)如想注射足量气体,可先行前房穿刺放液,降低眼压;玻璃体腔内注射位置通常选在颞上或颞下象限,或者根据裂孔部位选择穿刺进针部位,一般遵从与裂孔及视网膜脱离网膜下积液位置 180° 镜像角度。进针距角膜缘 3.5~4.0mm(有晶状体眼)或 3mm(无晶状体眼),垂直眼球壁进针,针尖朝向眼球中心点,从瞳孔观察针尖位置,确认针尖进入眼球中央、未碰触晶状体后囊为止,再开始注气,要求动作连续、缓慢,气体进入玻璃体腔后形成大气泡,避

免断续注气而形成鱼卵样气泡,导致气体顺裂孔进入视网膜下;同时注意控制眼压变化;惰性气体需与过滤空气混合降低浓度后注入,按按 50% 六氟化硫(sulfur hexafluoride,SF_6)或 25% 全氟丙烷(perfluoropropane,C_3F_8)混合混合,因惰性气体的膨胀特性,故注入量须比空气少。注射完毕询问患者是否有眼前光感。

6)术后体位须根据视网膜裂孔位置及脱离范围而采用相应体位,体位保持要求至气泡变小吸收,无张力顶压作用为止。包括以下体位:①上方裂孔,则取坐位或半坐位;②颞侧或鼻侧裂孔,则取裂孔一方在上的侧卧位;③后极部或黄斑裂孔,则取俯卧位或头低位。

2. 并发症及处理

(1)由于眼内注射可导致眼压瞬间增高,使本来存在的视网膜动脉血栓栓子发生移动,导致视网膜中央动脉阻塞,患者诉无光感或光感弱。此时应尽快用间接检眼镜进行眼底检查,如发现后极部缺血苍白、黄斑樱桃红,甚至可见视网膜中央动脉内栓子形成,则立即进行前房穿刺放液,降低眼压,按摩眼球,球后可注射山莨菪碱,口内含服硝酸甘油扩张血管,降低血压,吸氧。

(2)眼内注射操作不规范,消毒不严格,或者注射用品不能保证无菌状态,而产导致细菌性眼内炎。患者常在术后 1 周内快速进展,视力下降,伴有眼前节、眼后节炎症反应,甚至积脓,此时应抽取眼内液进行细菌培养及药物敏感试验,同时根据感染体征判断进行玻璃体腔内注射抗生素,特别严重者应急诊行玻璃体切除手术,防止感染扩散,造成视网膜损害。

(3)如注射气体操作不当,会使气体形成鱼卵形随视网膜裂孔进入视网膜下,导致视网膜脱离加剧发展。应适时进行玻璃体切除手术,防止视网膜脱离加重。

(4)进针方位不当,导致邻近组织或部位受损:当进针部位过于水平向,或穿刺进针部位过于靠前,对于有晶状体眼会导致晶状体混浊,产生白内障;穿刺进针部位过于靠后,则会造成医源性视网膜裂孔。

3. 操作注意事项

(1)一定要注意注射前患者眼周消毒及操作无菌原则,最大可能避免眼内炎的发生。

(2)精确定位玻璃体穿刺注射眼球部位,防止并发症发生。

(3)按照注射气体种类调整注射气体的体积,注射后一定要询问患者是否有光感,避免注入过量气体。

4. 相关知识　玻璃体腔内注气术于 1911 年 Ohm 首次报道,作为眼内填充物的一种,旨在治疗视网膜脱离,利用气体的表面张力和浮力,通过气泡顶压和封闭视网膜裂孔,促进视网膜下液排出和吸收,达到视网膜复位的目的。此操作可尽量减少手术量和组织损伤等并发症。

玻璃体腔内注射的气体分为过滤空气和惰性气体。空气与惰性气体的作用一致,但空气容易被吸收,眼内作用时间短。1ml 空气在眼内 5 天基本被吸收,注入 2ml 则可保持 7~10 天。惰性气体是一类可吸收血液中的氮气而膨胀的气体,在眼内吸收很缓慢。由于这类气体分子中的硫或碳为氟所包围,化学性质不活跃,故称为惰性气体。目前临床上较常用的有六氟化硫(SF_6)及全氟丙烷(C_3F_8)。SF_6 的膨胀系倍数约为 2 倍,维持时间 10~14 天;C_3F_8 的膨胀倍数约为 4 倍,维持时间 50~60 天。

(二)玻璃体腔注药术

1. 玻璃体腔内注药术操作规范流程

(1)适应证

1)感染性眼内炎:可以通过玻璃体腔内注射方式给予抗生素。由于眼组织耐受抗生素的量很小,因此应注意注射药物的剂量,现已有报道发现万古霉素会导致视网膜毒性反应,引起血管闭塞及视网膜外层缺血。

2)病毒致急性视网膜坏死:可在玻璃体腔内注射抗病毒药物进行治疗,抑制病灶扩散、视网膜溶解、坏死发展。

3)视网膜、脉络膜新生血管性疾病:玻璃体腔内注射抗 VEGF 药物对抑制新生血管疗效较好。

4)葡萄膜炎,尤其是具有全身激素使用禁忌证、炎症性视网膜静脉阻塞所致黄斑水肿、顽固性黄斑水肿者,玻璃体腔内注射短效或者长效缓释糖皮质激素可达到抗炎目的。

5)抗肿瘤药物进行玻璃体腔内注射:抑制视网膜脉络膜肿瘤生长,如甲氨蝶呤玻璃体腔内注射治疗眼内原发性淋巴瘤,美法仑(马法兰)玻璃体腔内注射治疗视网膜母细胞瘤。

(2)禁忌证:玻璃体腔内注射操作需密切防止感染性眼内炎的发生,因此绝对禁忌证是患者眼部有感染因素存在。其余禁忌证只是针对各种治疗适应证,为相对禁忌证。

1)绝对禁忌证:眼部有感染性因素存在,如泪道阻塞并感染、急性结膜炎、急性眼球筋膜炎、急性感染性巩膜炎。

2)相对禁忌证:①抗 VEGF 药物注射后出现全身心脑血管意外,眼部出现黄斑萎缩性改变或发生视网膜色素上皮层撕裂,不应继续使用;②对于长期高眼压患者,玻璃体腔内注射长效缓释糖皮质激素应慎重;③对于全视网膜脱离患者,不应进行单独玻璃体腔内注射,以防止注射针头误入视网膜下间隙。

(3)操作前准备

同第六章第三节玻璃体腔内注气术。

(4)操作步骤

1)术前给予广谱抗菌眼液滴眼,表面麻醉药滴眼,消毒睑缘,消毒铺孔巾。

2)开睑器开睑。

3)5% 聚维酮碘溶液消毒膜囊内(90 秒),生理盐水冲洗结膜囊。

4)指导患者视线移开,暴露注射部位,注射部位位于角膜缘后 3.5~4.0mm 处(有晶状体眼)或 3mm 处(无晶状体眼),垂直于进针处眼球壁,避免水平轴取位,向眼球中心进针(图 6-3-4)。

5)缓慢推注药物,然后快速移除针头,后续玻璃体腔注射应轮换巩膜部位,以避免同一位置反复注射。

6)术毕给予广谱抗菌滴眼液,结膜囊内涂抹抗生素眼膏,用消毒棉垫覆盖术眼。

7)眼内注射后连续 3 天使用广谱抗生素滴眼液;指导患者在出现任何眼内炎征兆时,如眼部疼痛或不适、眼红加重、畏光、飞蚊症或视力下降,应立即告知主诊医师。

8)应于注射后第 1 天至医院复查,观察术眼是否存

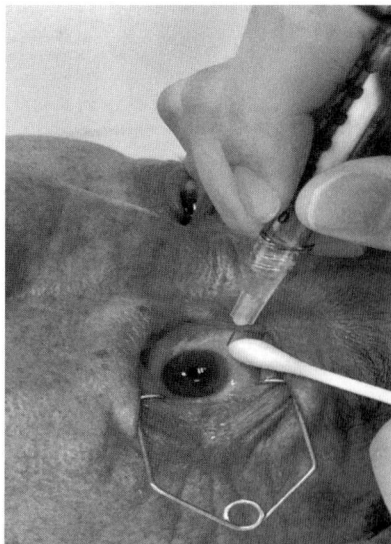
图 6-3-4　玻璃体腔内注药术

在感染等并发症,然后间隔 7 天再复诊;对于进行抗 VEGF 治疗的患者,注射后 1 天、7 天、21 天、30 天门诊复查,或按治疗延长方案遵医嘱复查。

2. 并发症及处理

药物浓度配置不当,造成视网膜毒性损伤。药物浓度过高,尤其是抗生素,会造成视网膜毒性损伤,表现不一,如万古霉素造成视网膜缺血损伤。可采用激素治疗,控制进一步毒性损伤,必要时联合玻璃体切除手术,以尽量降低眼内药物浓度。

余参见"玻璃体腔注气术"相关内容。

3. 操作注意事项

(1)注射前严格进行患者、药物的名称、浓度比对。

(2)严格无菌操作,避免眼内炎的发生。

(3)操作中注意玻璃体腔内注射部位和方位的精确定位。

4. 相关知识 玻璃体腔内注药术可使药物即刻以有效浓度进入作用部位。由于眼球结构的特殊性,眼内填充物为含水量 90% 以上的玻璃体,而视网膜内层则与玻璃体密切接触,甚至紧密连接,利用这一特性,玻璃体腔内注药术可使药物甚至基因成功转载至视网膜、脉络膜。

(三) 玻璃体腔内注射术评估表

见表 6-3-3。

表 6-3-3 玻璃体腔内注射术评估表

项目	内容	是	否
操作前准备	核对患者信息,包括患者姓名、性别、年龄、主诉、眼别		
	询问患者滴用滴眼液时间		
	询问患者既往有无高血压,心、肺、脑疾病等病史		
	询问有无麻醉药物过敏史		
	查看患者检查结果		
	明确患者有无玻璃体腔注射术禁忌证		
	确定患者已签署玻璃体腔注射术同意书		
	玻璃体腔注射术相关设备正常,包括注射器、开睑器、药品;物品消毒措施准备妥当;急救药品准备妥当		
操作过程	术前在术眼表面滴表面麻醉药		
	嘱患者摆出正确手术体位		
	正确配药操作		
	正确选取进针部位:角膜缘后 3.5~4.0mm 处(有晶状体眼)或 3mm 处(无晶状体眼)进针		
	进针后通过瞳孔区观察针尖所在位置		
	进针方向判断:注射针头垂直于进针处眼球壁,避免水平轴取位,向眼球中心进针		
操作后处置	向患者简要介绍手术情况		
	交代患者术后用药与注意事项		

（四）**常见操作错误及分析**　睫状体平坦部穿刺注射部位选取不当,以及进针方向未垂直于眼球壁、指向眼球中心;穿刺注射前可量取角膜缘至穿刺注射部位的距离,确定后垂直穿刺部位进针,瞳孔区观察进针及针头方位,从而避免因穿刺部位不当导致的并发症。

（五）**目前常用训练方法简介**　运用模型眼进行玻璃体穿刺注射部位定位练习,进针部位和方向的选取。

（六）**相关知识测试题（选择题）**

(1) 以下哪种情况**不能**进行玻璃体腔内注气术

 A. 视网膜脱离,PVR B 级   B. 视网膜脱离,PVR C 级

 C. 需乘坐火车回家的患者   D. 视网膜颞上方周边马蹄形裂孔

 E. 视网膜激光光凝术后患者

(2) 玻璃体腔内注药术操作时**不应**注意

 A. 药物浓度   B. 药物种类   C. 注射部位

 D. 注入时间   E. 药物有效期

(3) 玻璃体腔内注气术的适应证是

 A. 黄斑裂孔   B. 下方视网膜裂孔   C. 视网膜脱离

 D. 白内障   E. 继发性青光眼患者

(4) 玻璃体腔内注药术的禁忌证是

 A. 急性结膜炎   B. 急性巩膜炎   C. 急性视网膜坏死

 D. 虹膜睫状体炎   E. 视网膜脱离

(5) 能有效预防眼内炎的操作是

 A. 术前口服抗生素

 B. 术前滴用抗生素滴眼液

 C. 手术开始前采用聚维酮碘冲洗结膜囊

 D. 手术前进行泪道冲洗

 E. 术前挤压睑板腺

参考答案: (1) B;(2) D;(3) A;(4) A;(5) C。

（姜文敏）

四、球周及球后注射

（一）概述

球周及球后注射可使药物在晶状体虹膜隔以后部位,乃至肌锥内,达到治疗浓度。适用于眼后段以及视神经疾病,如视网膜中央血管栓塞、视神经炎、视网膜 - 脉络膜炎等。许多内眼手术为麻痹睫状神经节,也可采用球后注射法进行麻醉。

（二）球周及球后注射操作规范流程

1. 适应证

(1) 手术前进行神经阻滞麻醉,需要行球周或球后麻醉。

(2) 前部炎症,尤其是葡萄膜炎症,需要进行局部激素注射治疗。

(3) 视神经炎症,已接受规范化全身治疗,或者无法进行全身药物治疗的患者,需进行局部激素注射治疗。

（4）视网膜中央动脉栓塞,行球后注射消旋山莨菪碱扩张血管治疗。

2. 禁忌证

（1）绝对禁忌证

1）患有严重出血性疾病。

2）曾经使用局部同种麻醉药物过敏的患者。

3）眼球破裂患者,为避免因眶内压增高导致伤口组织脱出增多,不应进行球周及球后麻醉。

4）晚期青光眼患者因视神经脆弱,应避免球后注射麻醉药物。

（2）相对禁忌证

1）未排除感染性因素,如真菌、结核感染者,不应进行局部激素球周或球后治疗。

2）患者具有精神方面的疾病,无法配合操作。

3. 操作前准备

（1）患者的准备

1）为避免交叉感染,制订合理的消毒措施。

2）签署球周或球后注射治疗手术同意书。

3）术眼局部滴用氧氟沙星滴眼液。

4）对精神紧张者,术前 1 天晚上和术前 2 小时给予少量巴比妥类药物(如苯巴比妥0.06~0.1g)。

（2）物品(器械)的准备

1）玻璃体腔内注射术相关设备正常,包括注射器、开睑器。

2）物品消毒措施准备妥当。

3）急救药品准备妥当。

（3）操作者的准备

1）核对患者信息,包括患者姓名、性别、年龄、眼别、主诉。

2）确认患者滴用滴眼液时间。

3）询问有无麻醉药物过敏史。

4）查看患者检查结果。

5）明确患者有无球周或球后注射术禁忌证。

6）确定患者已签署球周或球后注射术同意书。

4. 操作步骤

（1）患者仰卧位,头部固定。

（2）嘱患者放松,用碘伏消毒下睑缘至眶下缘周围皮肤。

（3）操作者应在患者的对面或头顶侧,用碘伏消毒过的左手拇指和示指固定注射点,右手持注射器,嘱患者眼睛向正前方固视,在眶下缘的中、外 1/3 交界处刺入,再沿眶下缘垂直进针 1.5cm,球周注射使针尖达到眼球赤道平面之后,球后注射需再向鼻上方倾斜向眶尖方向刺入(针尖斜向内、上、后方);进针速度缓慢,当穿过球周的 Tenon 筋膜时,有阻力感;稍用力即刺过筋膜,进入球后部;刺入深度不能超过 30mm。抽空针管如无回血,即可将药物缓缓注入球后(图 6-3-5)。

（4）注射完毕,左手用消毒棉球或纱布压紧针旁皮肤,右手将针管缓慢抽回。用手指垫上纱布按压眼睑 5~8 分钟,以防球后出血。

(5)询问患者注射眼光感情况。

(三) 并发症及其处理

1. 球后出血及血肿形成　在球后或球周注射后拔针发现眼球突出、眶压增高,结膜下及眶周出血,证明球后出血的发生;此时,应立即停止操作,用纱布覆盖术眼,以手掌压迫止血;若眶压逐渐下降,此时用绷带包扎,停止手术;若眶压继续上升,则有视网膜中央动脉阻塞(CRAO)的可能,此时应行 20% 甘露醇静脉滴注。

2. 球结膜水肿　注射量过大或位置过浅,会造成球结膜水肿;一般局部压迫后即可缓解。

3. 眼球穿通或贯穿　轴性近视患者眼球前后径变长,常合并后巩膜葡萄肿,或者注射时不配合,导致针头刺穿眼球壁;如有突破感或推药时阻力大,此时应

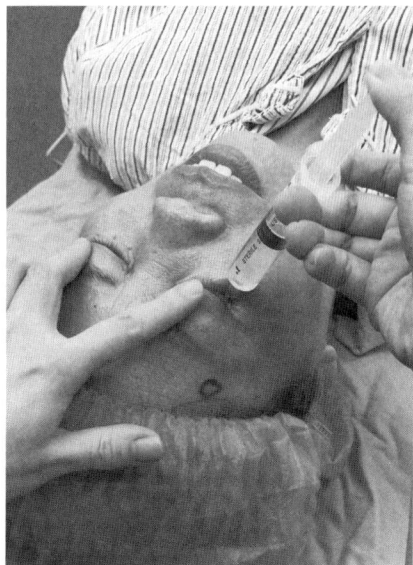

图 6-3-5　球后注射

立即停止注射,查看眼底下方周边视网膜表面是否有新鲜出血或裂孔形成。视网膜裂孔者先行激光或手术封闭裂孔,玻璃体积血者应行玻璃体切割术。

4. 暂时或永久性失明　视神经阻滞,眶压过高,针头穿通眼球壁误入球内注射麻醉药物,或青光眼患者对麻醉药耐受性差,导致暂时或永久性失明。此时应立即停止手术,查找原因,如眶压增高患者予以 20% 甘露醇静脉滴注,舌下含服硝酸甘油;眼球穿通者,经眼底检查证实应立即进行玻璃体切割术,尽量减少麻醉药物对视网膜的毒性作用,同时修补裂孔。

5. 麻醉意外　由于麻醉药物的毒性作用或者由于麻醉药物直接进入血管,造成患者意识淡漠、意识麻痹、呼之不应,严重者全身抽搐,甚至呼吸暂停。此时应立即停止注射,建立静脉循环通路,同时必要时行气管插管,避免脑缺氧的发生。

(四) 操作注意事项

1. 注意患者注射时眼位、进针部位的把控。

2. 当进针时感受到阻力,应立即停止操作。

3. 注射麻醉药物时,注射前一定要回抽针管,确定针头不在血管内再进行注射。

4. 注射完毕一定要询问患者注射眼光感情况。

(五) 相关知识

1. 严格执行无菌操作,防止感染。

2. 进针过程如有抵阻感,不得强行进针,以防刺伤眼球,进针不宜超过 30mm,以防刺入颅内。不要过于偏向鼻侧,以免伤及视神经和血管。切忌在眶内反复捣动,导致球后出血及损伤视神经。

3. 注射后如出现球后出血,如眼睑肿胀、眼球突出、皮下淤血、眶内压增高等,应用绷带加压包扎。刺伤血管的原因通常为刺入过深过速,针头锋利或针体过细过软不能控制方向。

4. 注射后如出现暂时的复视现象,是药物麻痹眼外肌或运动神经所致,一般 2 小时后症状即可缓解。

5. 针尖刺入视神经可发生严重视力障碍。如针尖刺入视神经鞘下,或通过眶上裂刺入蛛网膜下腔,麻醉剂可引起脑干麻痹,而致呼吸心搏骤停、昏迷,应特别警惕,一旦出现生命体征危象,应立即施行气管插管、人工呼吸、心脏按压等抢救措施。

(六) 球周或球后注射术评估表

见表 6-3-4。

表 6-3-4 球周或球后注射治疗评估表

项目	内容	是	否
操作前准备	核对患者信息,包括患者姓名、性别、年龄、主诉、眼别		
	询问患者滴用滴眼液时间		
	询问患者既往有无高血压,心、肺、脑疾病等病史		
	询问有无麻醉药物过敏史		
	查看患者检查结果		
	明确患者有无球周或球后注射禁忌证		
	确定患者已签署球周或球后注射同意书		
	球周或球后注射相关物品正常,包括注射器、药品;物品消毒措施准备妥当;急救药品准备妥当		
操作过程	术前在术眼表面消毒范围正确		
	嘱患者摆出正确的手术体位		
	正确配药操作		
	正确选取进针部位:在眶下缘的中、外 1/3 交界处刺入		
	进针后注射器穿行路径:沿眶下缘垂直进针 1.5cm,球周注射使针尖达到眼球赤道平面之后,球后注射需再向鼻上方倾斜向眶尖方向刺入(针尖斜向内、上、后方)		
	针头到达合适部位后,有回抽针管动作,如无回血,即可将药物缓缓注入球后		
操作后处置	向患者简要介绍手术情况		
	交代患者术后用药与注意事项		

(七) 常见操作错误及分析

球周或球后注射部位过浅,导致球结膜水肿;注射部位过深,易导致球后出血。

(八) 目前常用训练方法简介

选取局部麻醉手术患者,按照正确注射方式进针,逐步感受眼眶内容积、针行途径和突破感。

(九) 相关知识测试题(选择题)

1. 球周注射造成球结膜水肿的原因是

    A. 眼压增高   B. 麻醉效果   C. 眼球穿通

    D. 麻醉部位过浅   E. 眼内炎症

2. 球后注射的禁忌证有

　　A. 视网膜脱离　　　　　　B. 斜视　　　　　　C. 眼球破裂伤

　　D. 感染性眼内炎　　　　　E. 高度近视

3. 球后注射针尖到达的部位是

　　A. 睫状体平坦部　　　　　B. 眼球赤道部　　　　C. 肌圆锥内

　　D. 锯齿缘　　　　　　　　E. 眼球后极部

4. 发现球周或球后注射阻力大、眶压高时,**<u>不应</u>**

　　A. 继续完成注射

　　B. 立即停止注射

　　C. 查看眼底情况,寻找视网膜裂孔或出血处

　　D. 压迫止血

　　E. 问询患者术眼是否感光

5. 发现球后麻醉后患者表情淡漠、呼之不应,应立即(多选)

　　A. 停止注射　　　　　　　B. 监测患者生命体征　　C. 继续手术

　　D. 建立静脉通道　　　　　E. 尽快完成手术

参考答案:1. D;2. C;3. C;4. A;5. ABD。

(姜文敏)

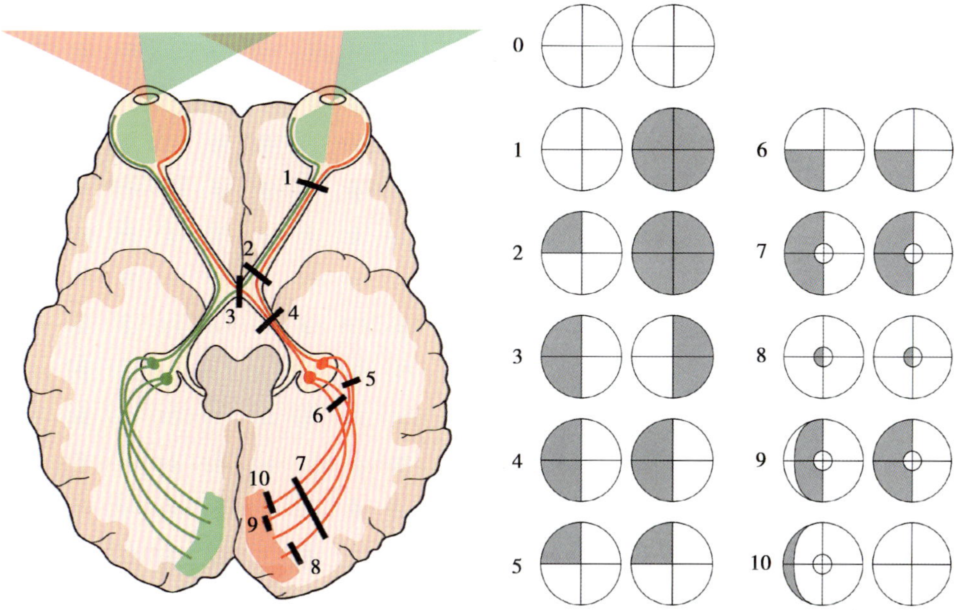

0：无损伤，双视野正常；

1：右眼视神经横断性损伤致右眼视野全盲；

2：右眼视神经末端交叉处外侧损伤，累及右眼鼻颞侧纤维和左眼鼻下方交叉纤维，致右眼视野全盲和左眼视野颞上象限偏盲；

3：视交叉中央损伤，累及双眼鼻侧交叉纤维，致双眼异向偏盲（双颞侧异向偏盲）；

4：右侧视束损伤，累及左眼鼻侧交叉纤维和右眼颞侧未交叉纤维，致双眼同向偏盲（左眼颞侧和右眼鼻侧同向偏盲），伴黄斑分裂；

5：右侧视放射下分纤维损伤致双眼同向象限性偏盲（左眼颞上和右眼鼻上象限同向偏盲）；

6：右侧视放射上分纤维损伤致双眼同向象限性偏盲（左眼颞下和右眼鼻下象限同向偏盲）；

7：右侧视放射后分贯穿性损伤致双眼同向偏盲伴黄斑回避；

8：右侧视皮质后极部损伤，累及左眼交叉黄斑纤维和右眼未交叉黄斑纤维，致双眼同向黄斑缺损（右眼鼻侧和左眼颞侧中心同向偏盲暗点，黄斑分裂）；

9：右侧视皮质中部损伤，累及除黄斑纤维和左眼鼻侧视网膜周边部纤维的视皮质投射区，致双眼同向偏盲伴黄斑回避和颞侧新月回避；

10：右侧视皮质最前端损伤，累及左眼鼻侧最周边部不成对纤维，致左眼颞侧新月缺损。

图 1-2-7　视路系统各节段受损所致视野缺损示意图

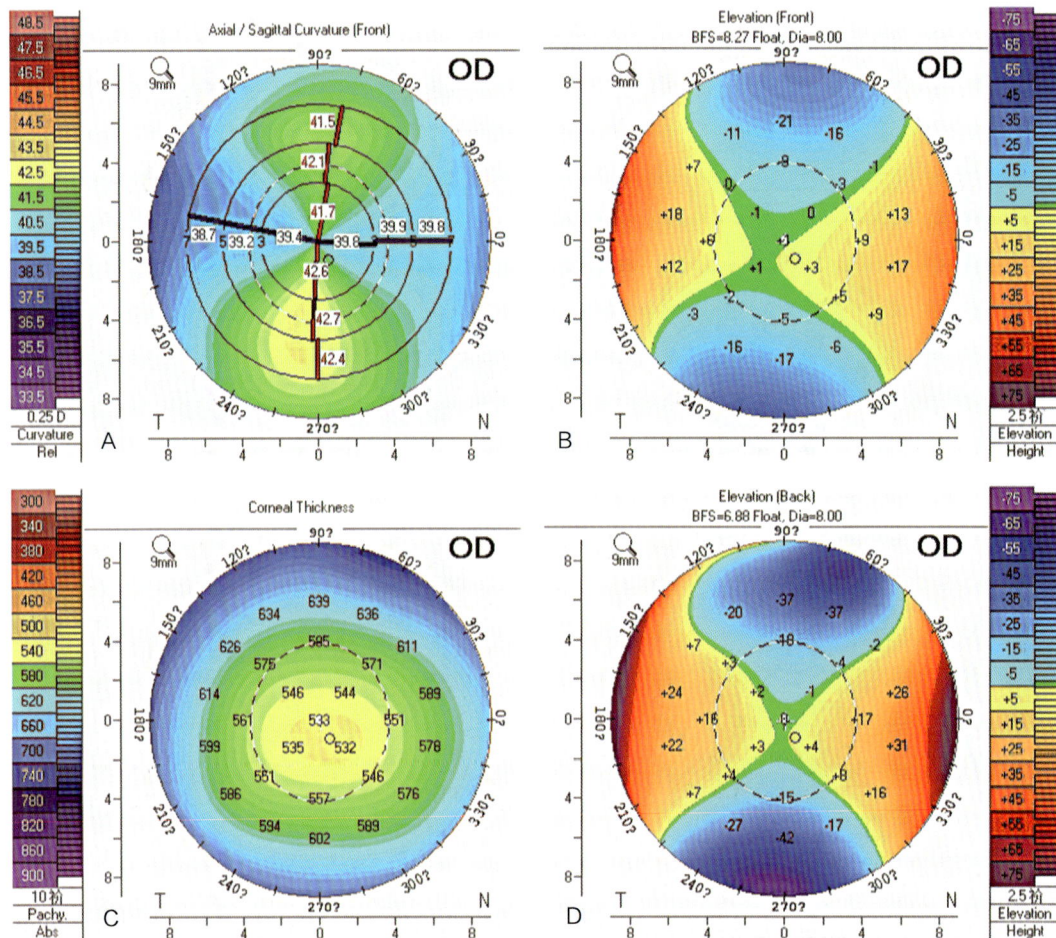

图 2-1-5　角膜地形图常用图形
A. 屈光力图；B. 高度图（前表面图）；C. 厚度图；D. 高度图（后表面图）。

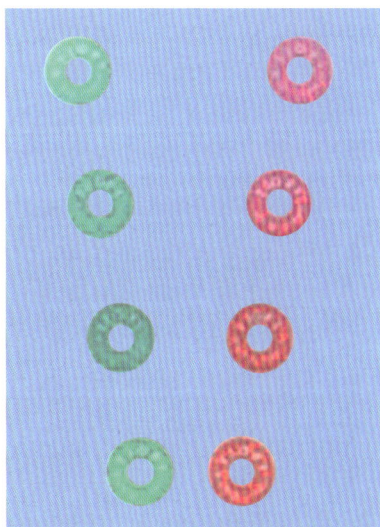

图 2-4-7　救生圈卡训练

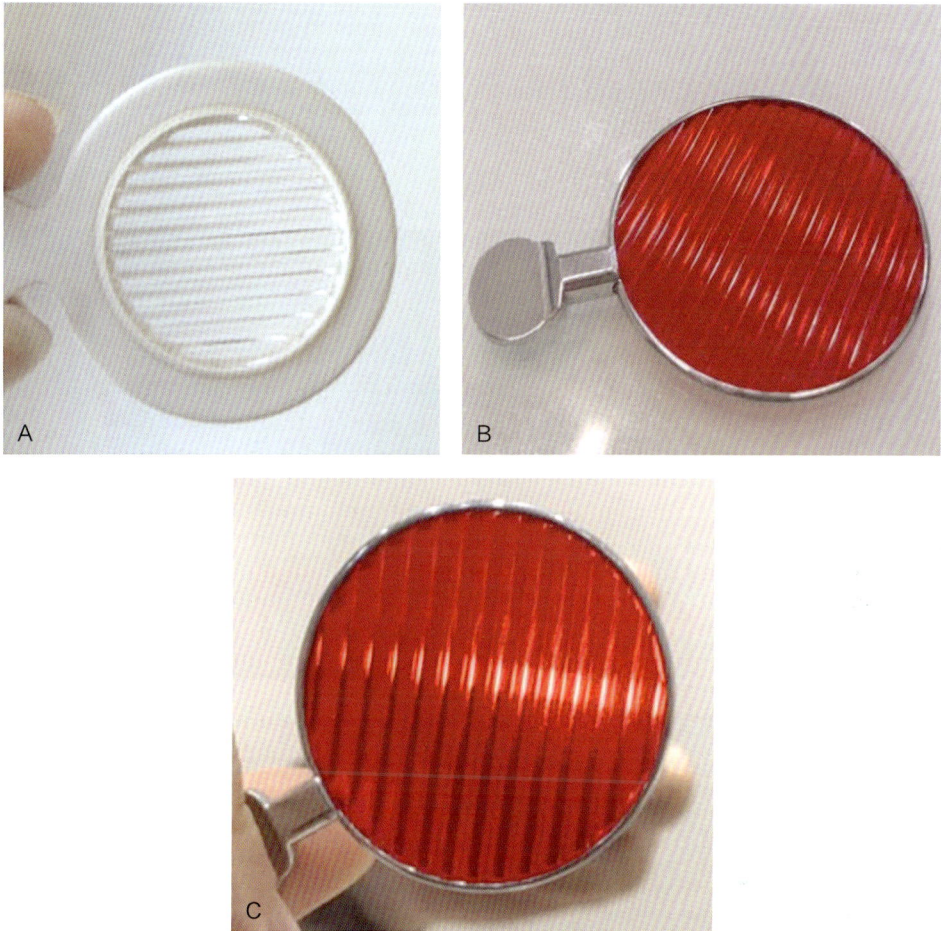

图 4-1-10　Maddox 杆镜片
A. 无色 Maddox 杆;B. 红色 Maddox 杆;C. 垂直 Maddox 杆的带状光。

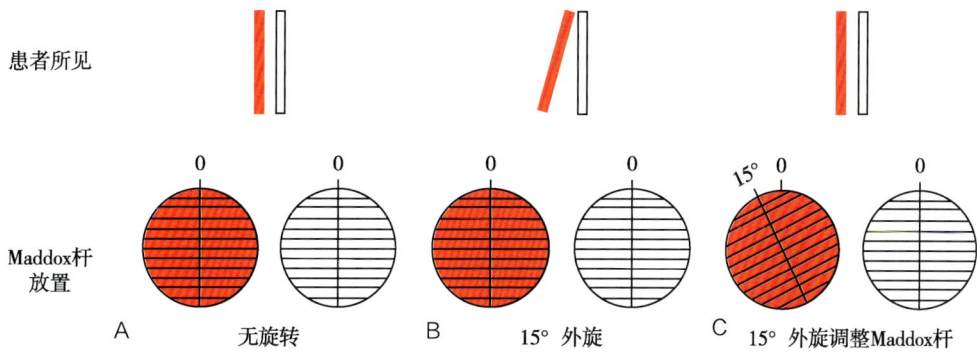

图 4-1-11　双 Maddox 杆试验
A. 无旋转性斜视的患者看到两条相互平行的垂直线条;B. 外旋眼看到线条的 12 点钟位向鼻侧倾斜;C. 将该眼 Maddox 杆如图调整后患者看到的两条眼线平行。

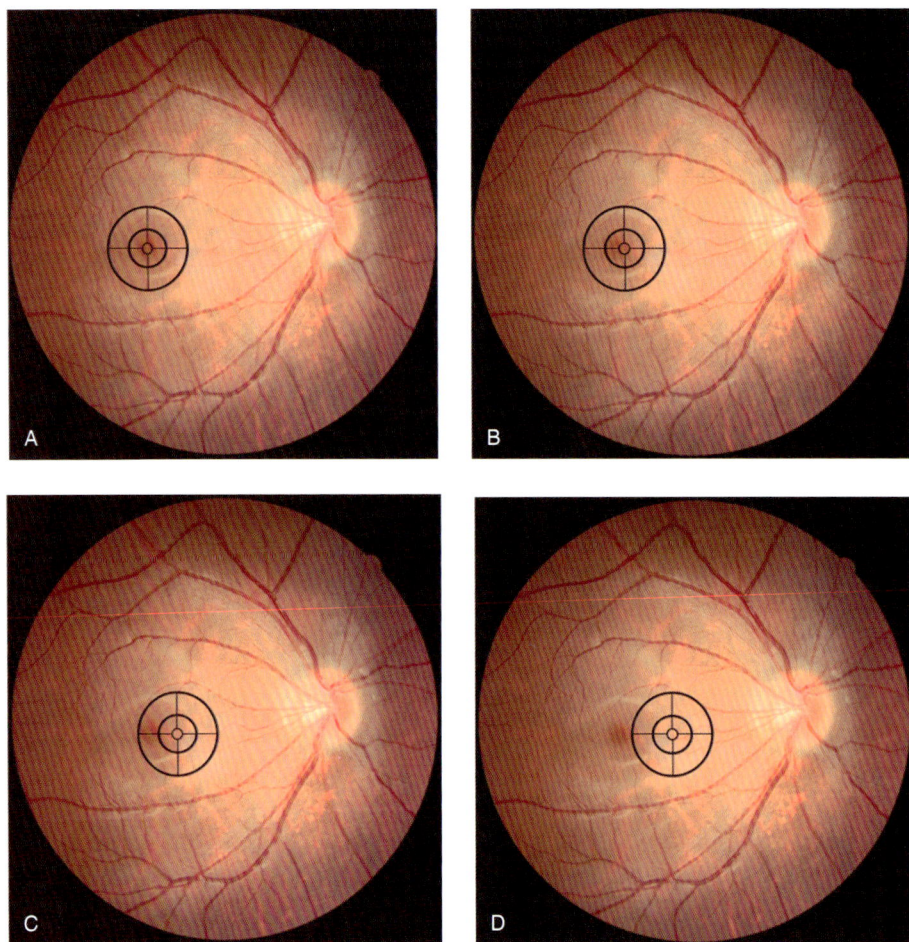

图 4-1-15　注视性质
A. 黄斑中心凹注视;B. 旁中心凹注视;C. 旁黄斑注视;D. 周边注视。

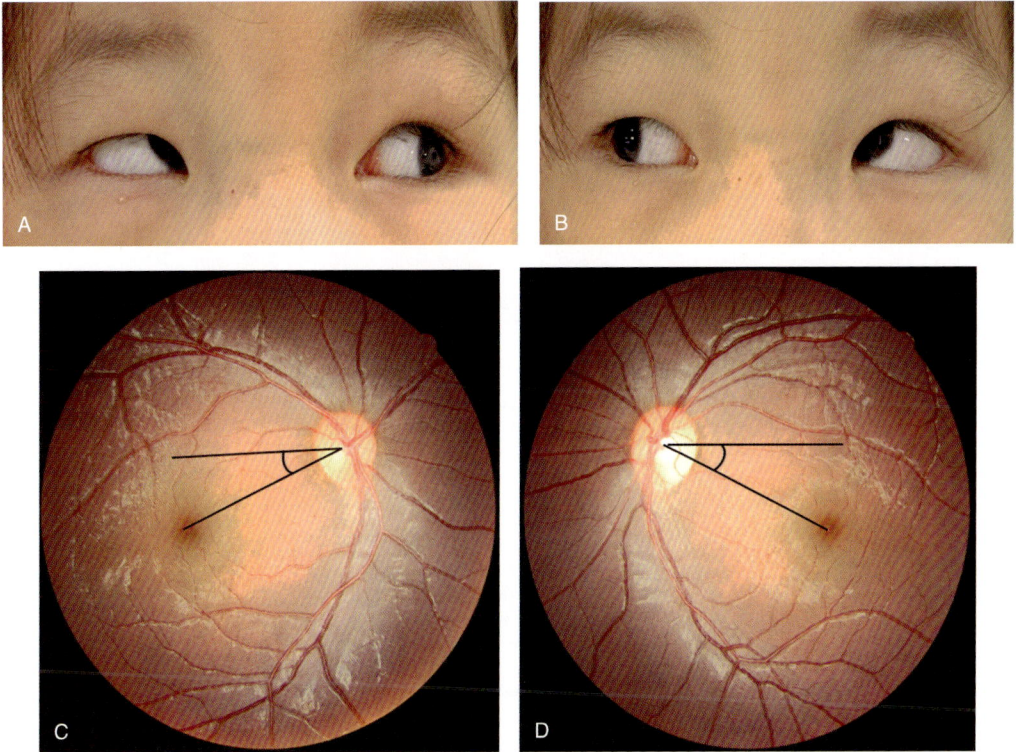

图 4-1-16　外旋眼（双）眼底照相

A、B. 双眼上斜肌麻痹患儿继发性双下斜肌亢进；C、D. 双眼上斜肌麻痹患儿眼底照相呈外旋
（视神经乳头与黄斑中心连线向 6 点偏斜）。

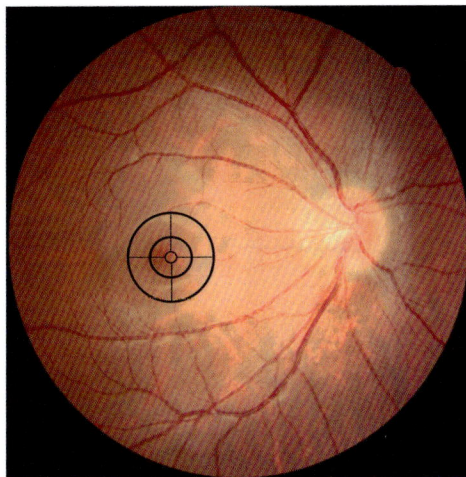

图 4-1-23　注视性质检查结果

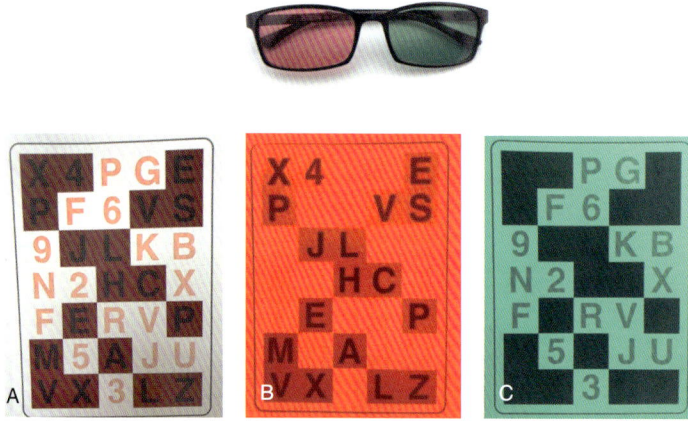

图 4-2-6　双眼视野下单眼训练(红绿眼镜＋脱抑制卡)

A.不戴红绿眼镜所见脱抑制卡;B.戴红绿眼镜右眼所见;C.戴红绿眼镜左眼所见。

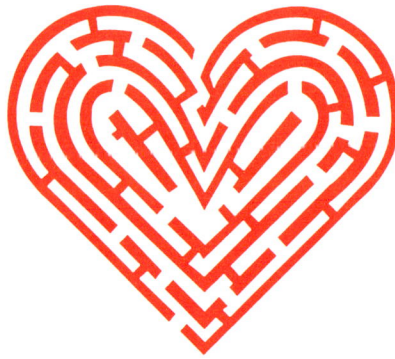

图 4-2-7　双眼视野下单眼训练(优势眼戴红色滤光片后所见空白,仅弱视眼可见)

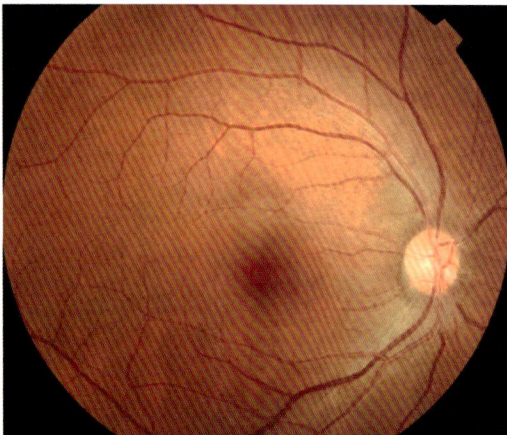

图 6-1-2　眼底彩色照片

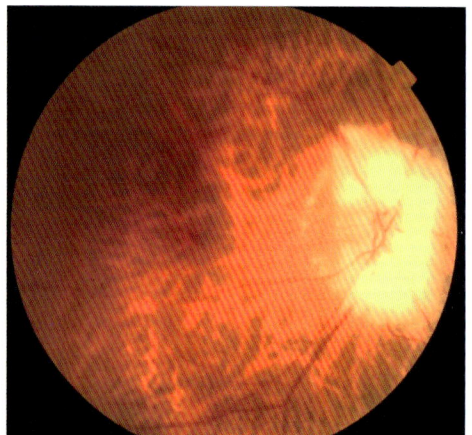

图 6-2-2　视网膜有髓鞘神经纤维

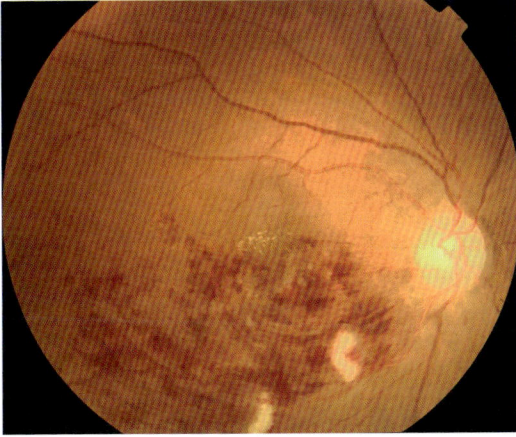

图 6-2-3　视网膜分支静脉阻塞

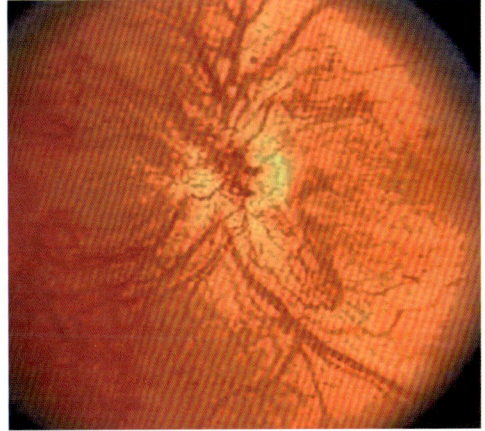

图 6-2-4　糖尿病视网膜病变引起的视网膜
新生血管

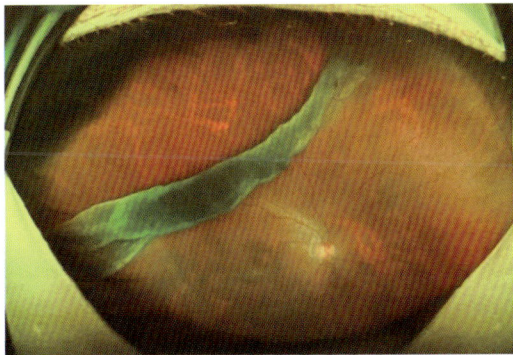

图 6-2-5　视网膜脱离患者超广角眼底成像